生　理　学

常翠鸣　张　慧　李景新　主编

山东大学出版社
SHANDONG UNIVERSITY PRESS
·济南·

图书在版编目(CIP)数据

生理学 / 常翠鸣，张慧，李景新主编. --济南：山东大学出版社，2024.8. --ISBN 978-7-5607-8422-9

Ⅰ. R33

中国国家版本馆 CIP 数据核字第 2024S3V298 号

策划编辑 唐 棣
责任编辑 朱雪蕊
封面设计 王秋忆

生理学

SHENGLIXUE

出版发行 山东大学出版社
社　　址 山东省济南市山大南路 20 号
邮政编码 250100
发行热线 (0531)88363008
经　　销 新华书店
印　　刷 济南巨丰印刷有限公司
规　　格 787 毫米×1092 毫米 1/16
　　　　 30.25 印张 698 千字
版　　次 2024 年 8 月第 1 版
印　　次 2024 年 8 月第 1 次印刷
定　　价 77.00 元

《生理学》
编委会

主　编：常翠鸣　张　慧　李景新
副主编：瞿宝明　孔祥骞　柴　强　赵　强
编　委：(以姓氏笔画为序)

王晓爽　齐鲁理工学院
孔祥骞　山东第一医科大学附属省立医院
刘　洋　齐鲁理工学院
李金霞　齐鲁理工学院
李景新　山东大学
汪　慧　山东科技大学
张　慧　齐鲁理工学院
张明华　山东医学高等专科学校
赵　强　济南市第六人民医院
侯娇娇　齐鲁理工学院
侯晓东　齐鲁理工学院
柴　强　山东第一医科大学
常翠鸣　齐鲁理工学院
逯　巍　齐鲁理工学院
薛　冰　山东大学
瞿宝明　齐鲁理工学院

前 言

为践行教育部对地方本科高校应用型人才培养的要求，将党的二十大精神融入教材，用习近平新时代中国特色社会主义思想铸魂育人，建设医学数字化教材，本团队进行了应用型本科教材的编撰工作。教材的编写以医学生为中心，以切实服务于学生的学习和教学目标为基准，以知识的应用、创新、融合为出发点，将生理学知识与临床应用以及科学研究紧密联系，体现了生理学的临床应用和研究价值。本教材编写注重继承与发扬相结合，以学生岗位胜任力培养为导向，以扎实基础、服务临床为理念安排撰写内容。

教学内容适用于地方高等医学院校本科生，以培养应用型人才为目标，以知识的应用和创新为基本思路，注重理论联系实际，基础结合临床；力求体现系统性、科学性、适用性、启发性和先进性。

本教材在传统纸质教材的基础上，增加了数字资源，实现了纸质教材与数字资源的一体化。每章附有二维码，扫描后可拓展学习前沿知识。

本教材在章节中添加与章节内容密切相关的临床常见病、重点病的案例讨论，使学生在案例讨论中，融会贯通基础知识，学会运用基础知识解决实际问题，体验基础知识对临床的支撑作用；适当结合现代生理学的学科前沿进展以及临床推广应用，融入了人文医学医德素养培育的课程思政元素；在教材编写中贯彻医教协同的理念。

编写过程中为了保证教材的质量，特请临床医师对案例进行了修正和指导。在此，谨向各位编委及临床医师致以诚挚的谢意！由于我们水平有限，教材中难免存在不足之处，恳请广大读者给予批评和指正。

编 者

2024 年 6 月

目　录

第一章　绪　论

学习目标

知识目标：掌握生命的基本特征，内环境和稳态的概念，神经调节、体液调节和自身调节的特点，反馈控制系统；熟悉稳态的意义。了解生理学的研究水平和研究方法。

能力目标：能够理论联系实际，能用辩证唯物主义的观点解释生命活动的规律。

素质目标：养成严谨认真、实事求是的科学态度，建立科学理性思维。

导入及思考

小刘，2023级护理学专业学生，从小立志做一名合格的白衣天使。但令她疑惑的是：作为医学生，为什么一定要学习生理学呢？

请思考：

1.什么是生理学？

2.生理学研究的对象是什么？

3.生理学与医学两者之间有何关系？

第一节　生理学的任务和研究方法

一、生理学及其任务

生理学（physiology）是生物科学的一个分支，是研究机体生命活动现象及其功能活动规律的科学。根据研究对象不同，生理学可分为动物生理学、植物生理学和人体生理学等。人体生理学的任务是研究机体正常状态下各细胞、器官、系统的功能，以及各部分之间相互协调并与外界环境相适应的规律和机制。

生理学是一门基础医学学科。它以人体解剖学、组织学为基础，同时又是药理学、病理学等后续课程和临床各课程的基础，起着承前启后的作用。对医护人员来说，必须在了解正常人体各个组成部分的功能基础上，才能理解各种疾病情况下身体发生的变化，为防病治病、增进人类健康、延长人类寿命提供科学依据。因此，生理学对医学生来说，是一门非常重要的基本理论课程。

二、生理学的研究方法

生理学是一门实验性科学。它的所有结论都来自生活实践、临床实践和实验研究。1628 年，英国医生威廉·哈维（William Harvey）首先利用动物活体解剖和科学实验的方法研究了血液循环现象，发表了基于实验的生理学著作《关于动物心脏与血液运动的解剖研究》，创立了现代实验医学，开启了生理学实验科学的新纪元。

由于生物伦理学对实验对象的限制，不可以在人类身体上进行对机体有害或存在潜在损害的实验研究，因此，利用动物实验来探讨人体的某些生理功能及其产生机制就成了重要的医学研究方法。人类在动物实验中认识到生命伦理的重要性，通过制定减少（reduction）、替代（replacement）和优化（refinement）的“3R”原则以规范使用实验动物进行研究的行为。仅在不损害健康，并得到受试者本人同意的情况下，人体实验才被允许有限进行。

（一）动物实验

1.急性动物实验（acute animal experiment）　急性动物实验是在人工控制的实验环境条件下，在短时间内对动物某些生理活动进行观察和记录的实验。急性动物实验可分为在体实验和离体实验两种方法。

（1）在体实验（experiment in vivo）是动物在麻醉条件下，手术暴露某些所需研究的部位，观察和记录某些生理功能在人为干预条件下的变化。例如，家兔麻醉后，插入动脉插管记录动脉血压，观察某些神经或体液因素对血压的影响。

（2）离体实验（experiment in vitro）是将所需要的器官、组织、细胞或细胞中的某些成分游离出来，置于能保持其正常功能活动的人工环境中，观察某些人为的干预因素对其功能活动的影响。例如，对离体蛙心进行灌流，可用于研究某些生物活性物质或药物对心肌收缩力的影响。

急性动物实验的优点是实验条件比较简单，也较易控制，便于进行直接的观察和细致的分析；离体实验则更能深入细胞和分子水平，有助于揭示生命现象中最为本质的基本规律。

2.慢性动物实验（chronic animal experiment）　慢性动物实验是指用完整、清醒的动物作为研究对象，使动物所处的环境接近于自然常态，在一定时间内，在同一动物身上反复、多次观察完成机体内某些器官功能活动或生理指标变化的实验。

慢性动物实验获得的结果比较接近整体的生理功能活动，较适合于整体水平的研究，但实验条件要求高，时间长，整体条件复杂，影响因素较多，所获得的结果有时难分析。

知识拓展

世界实验动物日

"世界实验动物日"(The World Lab Animal Day),即每年的4月24日,是1979年由英国反活体解剖协会(NAVS)发起的重要的实验动物保护节日,呼吁人类减少和停止不必需的动物实验。世界实验动物日是受联合国认可的、国际性的纪念日,旨在倡导科学、人道地开展动物实验。

(二)人体实验

人体生理研究在不影响健康的前提下,主要是以调查和记录人体的一些生理参数为主,如人体身高、体重、血压、心率、呼吸频率、肺活量、血细胞数量等。现在,随着科学技术的进步,为人体研究提供了条件。利用心电图、脑电图、医学影像技术等可方便研究人体生物电和器官形态功能。近年来,生物芯片、计算机微电子、基因测序等技术可让科学家在生命伦理学的指导下,通过收集、分析乃至大数据大量采集与人体活动相关的生理数据资料,为临床提供更有指导性的实验依据。

总之,不同实验方法各有优缺点。对某种生理功能的研究,究竟适宜采用哪些实验方法,应根据实际情况加以选择。

增值服务:诺贝尔生理学或医学奖

三、生理学研究的不同水平

构成人体基本结构与功能的基本单位是细胞,不同细胞构成不同组织,多种组织组成了器官。具备相同生理功能的不同器官构成系统,各系统相互协调,构成一个统一的整体。因此,要全面探索人体生理学,研究应在整体水平、器官和系统水平以及细胞和分子水平上进行,并将各个水平的研究结果加以整合。

(一)细胞和分子水平

细胞是组成人体的最基本的结构和功能单位,而其亚细胞器又有多种。体内各个细胞的功能都是由构成该细胞的生物大分子的生理特性决定的。因此,研究器官的功能不但需要从细胞水平入手,还必须深入分子水平。

随着科学技术的高速发展,细胞和分子水平的研究取得了很大进展,人们获得了有关细胞及其所含生物大分子活动规律的许多知识,如骨骼肌收缩时的肌丝滑行,细胞兴奋时细胞膜中通道的开放和离子的跨膜移动等。

（二）器官和系统水平

研究各器官、系统功能活动及其调节机制是人们对生理学的最早研究。迄今为止，人们对这一水平的研究已积累了大量的生理学知识。器官和系统水平的研究非常重要，为临床医务人员对各种疾病的认识奠定了理论基础。例如，对心脏泵血的研究是围绕心脏泵血过程、心脏泵血功能的评价和影响心脏泵血功能的因素开展的，从而阐明了心脏的功能。对消化系统的研究，主要围绕食物在消化管道的消化过程、方式、规律以及影响因素等方面开展，从而了解食物消化和吸收的机制。

（三）整体水平

整体水平即观察和分析在正常生理情况下和环境因素改变情况下不同器官、系统之间的相互联系、相互协调，以及完整机体所做出的各种反应的规律。人各器官和系统之间的功能是相互联系和相互配合的，因此生理学研究还必须在整体水平进行。

整体功能活动不等于机体各组成部分功能的简单总和，而是各器官和系统功能相互影响、相互协调、相互制约的综合结果，而且在不同条件下可有很大改变。机体的许多功能并不依靠单一调控机制，而是存在多途径调控，且调控机制也不是一成不变的。因此，现在十分重视将不同水平的研究结果加以联系和综合，以求得对机体功能活动更为全面和整体性的认识，因而出现了整合生理学（integrative physiology）。

生理学研究的最终目的是解决医学中的科学理论问题和促进人类健康事业。近年来，生理学和医学界越来越重视不同水平研究之间的交叉、结合和转化，将研究成果应用于医学和促进人类健康方面所遇到的实际问题，同时也反过来将医学和促进人类健康方面所遇到的实际问题从不同水平进行深入的基础研究，这样的研究称为转化性研究（translational research）。

第二节　生命活动的基本特征

各种生物体都具备一些生命活动的基本特征，如新陈代谢、兴奋性、适应性和生殖。

一、新陈代谢

在生命活动中，机体与环境之间进行物质和能量交换，完成自我更新的过程称为新陈代谢。机体为了生存，就需要不断地与环境进行物质和能量交换，摄取营养物质来合成自身的物质，同时不断分解自身衰老退化的物质，并将分解产物排出体外。新陈代谢包括体内各种物质的合成、分解和能量转化利用，包含了物质代谢和能量代谢。物质代谢包括合成代谢和分解代谢，能量代谢是能量的转换利用。新陈代谢一旦停止，生命活动就会终结。因此，新陈代谢是机体生命活动最基本的特征。

二、兴奋性

机体生存在一定的环境中，当机体感受到内外环境变化时，会对这种变化做出适宜的反应，这一特性被称为兴奋性(excitability)。在生理学上，这种作用于机体的内外环境变化称为刺激(stimulus)，机体对刺激产生的适宜变化称为反应。

这些接受刺激后能迅速产生某种特定生理反应的组织或细胞称为可兴奋组织或细胞。可兴奋组织或细胞在接受刺激发生反应时，主要有两种表现形式：一种是由相对静止变为显著的运动状态，或原有的活动由弱变强，称为兴奋(excitation)；另一种是由运动转为相对静止，或活动由强变弱，称为抑制(inhibition)。可兴奋细胞在发生反应之前都会产生动作电位，因此，现代生理学将能对刺激产生动作电位的细胞称为可兴奋细胞。可兴奋细胞接受刺激产生动作电位的能力就是兴奋性。

并不是所有的刺激都能引起机体发生反应。刺激要引起反应通常必须具备三个条件：足够的刺激强度、足够的刺激作用时间和适当的刺激强度-时间变化率。通常将能引起组织、细胞产生反应的最小刺激强度称为阈强度(treshold intensity)，简称阈值(threshold)。不同的组织、细胞对同样的刺激反应不同，兴奋性高的组织、细胞，用较小的刺激就能让其产生兴奋，其阈值较低；兴奋性低的组织、细胞，需用较强的刺激才能让其产生兴奋，其阈值较高。通常可以用阈值衡量兴奋性的高低，两者呈反变关系：兴奋性∝1/阈值。

知识拓展

肌内注射“两快一慢”原则

肌内注射是护理人员基本的操作技能，也是临床中必不可少的给药方式。在实施肌内注射时，要遵循“两快一慢”的原则，即进针和出针速度要快，推药速度尽量缓慢且均匀。进针与出针快是为了减少刺激的作用时间，而推药慢且均匀是为了减少强度-时间变化率。通过减弱刺激的强度，从而减轻患者的疼痛反应。

刺激强度低于阈值的刺激称为阈下刺激；刺激强度大于阈值的刺激称为阈上刺激；引起反应的最小刺激称为最适刺激；超过最适刺激的称为强刺激或超强刺激，这是一种容易引起组织、细胞疲劳或伤害的刺激。

三、适应性

机体根据内外环境变化调整自身生理功能以适应生存环境变化的能力称为适应性(adaptability)。适应性可以调整机体与环境之间的关系，以保护机体不受损害，并维持机体的正常生存和种族绵延。适应性是在生物进化过程中逐渐发展和完善起来的，这种适应环境的能力随着生物不断进化而增强。适应分为生理性适应和行为性适应两种。长期居住在高原地区的人，为了适应高原缺氧的生存需要，其血液中红细胞数和血红蛋白含量比居住在平原地区的人要高，这是一种生理性适应。寒冷时人们通过添衣和烤火取暖等活动抵御严寒，这是行为性适应。但是，机体的适应性是有一定限度的。超过此限度，机体就会产生适应不全，甚至导致病理损害。

四、生殖

生殖(reproduction)是指机体繁衍后代、延续种系的基本能力。生物体生长发育到一定阶段后,能够产生与自己相似的子代个体。人体的生殖活动经历着从男性和女性生殖细胞结合、子宫内孕育、分娩等一系列过程,可产生与父母相似的子代个体。人类生殖的生物学意义是繁衍后代,延续种族。因此,生殖也是人体生命活动的基本特征之一。

目前,人类辅助生殖技术取得了很大发展,包括体外受精-胚胎移植、卵泡浆内单精子显微注射、胚胎植入前遗传学诊断,不仅解决了人类不孕不育症的困扰,而且使优生优育成为可能。此外,克隆技术的不断发展和多莉羊的诞生对伦理学和传统生殖方式提出了新挑战。

第三节　内环境和稳态

一、机体的内环境

(一)体液及其组成

人体内的液体称为体液(body fluid)。正常成年人的体液量约占体重的60%,其中约2/3分布于细胞内,称为细胞内液(intracellular fluid,ICF);其余约1/3分布于细胞外,称为细胞外液(extracellular fluid,ECF)。细胞外液中约3/4分布于细胞间隙内,称为组织间液(interstitial fluid,ISF)或组织液(tissue fluid);其余约1/4则在血管中不断地循环流动,即为血浆(plasma)。此外,还有少量的淋巴液和脑脊液等。

(二)内环境

内环境这一概念是由法国物理学家克劳德·伯纳德(Claude Bernard)于1852年首先提出的。他指出:机体生存在两个环境中,一个是不断变化着的外环境,另一个是比较稳定的内环境。人体内绝大多数细胞并不与外界环境相接触,而是浸浴于机体内部的细胞外液中,因此细胞外液是细胞直接接触和赖以生存的环境。生理学中将细胞外液称为机体的内环境(internal environment),以区别于机体所处的外环境。机体在外环境不断变化的情况下仍能很好地生存,内环境的相对稳定是机体能自由和独立生存的首要条件。

二、稳态

1926年,美国生理学家沃尔特·坎农(Walter B. Cannon)提出“稳态”(homeostasis)这一重要的生理学概念。稳态是指内环境的理化性质,如温度、pH值、渗透压和各种液体成分等的相对稳定状态。内环境理化性质的相对稳定并非固定不变,而是可在一定范围内变动,但又保持相对稳定的状态,是一种动态平衡。

稳态的维持是机体自我调节的结果。机体可通过多个系统和器官的活动，使遭受破坏的内环境及时得到恢复，从而维持其相对稳定。在这些系统的功能活动中，血液和循环系统参与多种物质的运输。稳态的维持还有赖于运动系统的活动，使机体得以觅食和脱离险境。神经和内分泌系统则通过调节各系统的活动，使稳态的调节更趋协调和完善。因此，稳态的维持需要全身各系统和器官的共同参与和相互协调。

稳态具有十分重要的生理意义。稳态的破坏将影响细胞功能活动的正常进行，引起疾病，甚至危及生命。因此，稳态是维持机体正常生命活动的必要条件。

增值服务：稳态应激和稳态应激态

目前稳态不再局限于内环境的理化性质，而是扩大到泛指体内从细胞和分子水平、器官和系统水平到整体水平的各种生理功能活动在神经和体液等因素调节下保持相对稳定的状态。维持各种生理功能活动的稳态主要依靠体内的负反馈控制系统。

知识拓展

空调病

空调病的主要表现为感冒、过敏、风湿痛、黏膜干燥、紧张、烦躁、注意力难以集中、头痛等。

空调对人的影响主要在于：空调风使人体表面水分蒸发量加大，毛孔收缩，不能正常排汗，也会引起内分泌的紊乱；空调房间里，气流方向经常变换，气流速度增加，空气热量不断变动等因素干扰了人体的嗅觉，削弱了人体对空气中病菌、过敏原和异味的反应；房间内湿度太低，会对眼、鼻等处的黏膜产生不利影响，导致黏膜病；室内空气与外界几乎隔绝，干燥而又温度适宜，空气中有害细菌含量快速上升。

第四节　机体生理功能的调节

人体作为一个有机的整体，具有完备的调节系统和控制系统，能对各系统、器官、组织和细胞的各种生理功能进行有效的调节和控制，维持机体内环境乃至各种生理功能活动的稳态；也能适时地对外界环境变化做出适应性反应，调整机体各组成部分的活动，以应对外界环境所发生的变化。

一、生理功能的调节方式

人体生理功能的主要调节方式有以下三种：神经调节（neuroregulation）、体液调节

(humoral regulation)和自身调节(autoregulation)。这些调节活动既可以单独存在、独立完成,也可以相互配合、协同完成。

(一)神经调节

神经调节是指通过神经系统的活动对机体生理功能进行调节的方式,是人体生理功能调节中最主要的形式。神经调节的主要方式是反射(reflex)。反射是指机体在中枢神经系统的参与下,对内环境、外环境刺激所做出的规律性应答。反射的结构基础是反射弧(reflex arc),反射弧由感受器、传入神经、神经中枢、传出神经和效应器五个部分组成(图 1-1)。感受器(sensory receptor)能够感受体内或外界环境的变化,并将这种变化转变成一定的神经信号,通过传入神经传至相应的神经中枢,神经中枢对传入信号进行分析,并做出反应,通过传出神经改变相应效应器的活动,从而完成反射。反射弧中的任何一个环节被阻断,反射将不能完成。

神经调节的特点是反应迅速,调节精确,作用时间短暂。通常按照反射的发生进行,将其分为非条件反射(unconditioned reflex)和条件反射(conditioned reflex)。

非条件反射是先天的、与生俱来的反射,是生物体在长期进化的过程中形成的产物。条件反射是后天获得的反射,是在非条件反射的基础上,人或高等动物在生活过程中根据不同的环境变化和体验而建立起来的反射活动。条件反射的反射弧不固定,灵活多变,其神经中枢一般位于大脑皮层,因此,是一种高级功能活动。

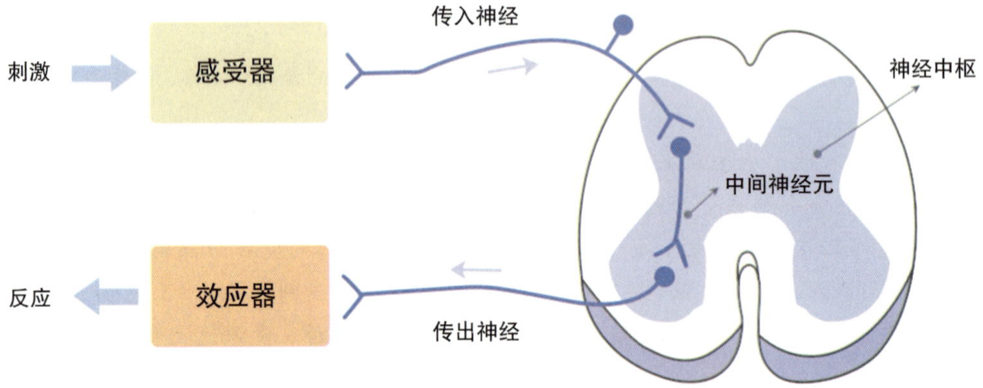

图 1-1 反射弧的组成

(二)体液调节

体液调节是指体内某些特殊的化学物质通过体液运输到达全身组织细胞或某些特殊组织细胞,从而调节生理功能的一种方式。这种特殊的化学物质可以是内分泌细胞或内分泌腺分泌的激素,如甲状腺素、胰岛素、糖皮质激素,也可以是某些组织细胞产生的特殊化学物质,如白细胞介素(简称白介素)、生长因子、趋化因子、组胺,抑或是组织细胞代谢过程中产生的某些代谢产物,如 CO_2、NO、H^+。

一些内分泌细胞分泌的激素(hormone)可循血液途径作用于全身各处的靶细胞,产生一定的调节作用,这种方式称为远距分泌(telecrine)。例如,甲状腺激素分泌后由血液运送到全身组织，对体内几乎所有细胞都有调节作用，主要是促进细胞的物质代谢和能量代谢，也能促进机体的生长发育。有些细胞产生的生物活性物质可不经血液运输，而是在组织液中扩散，作用于邻近细胞，这种方式称为旁分泌(paracrine)。例如，生长抑素在胰岛内抑制 α 细胞分泌胰高血糖素就是以这种方式进行的。一些神经元也能将其合成的某些化学物质释放入血，然后经血液运行至远处，作用于靶细胞。例如，血管升压素由下丘脑视上核和室旁核的神经元合成，先沿轴突运抵神经垂体储存，然后释放入血，作用于肾小管上皮细胞和血管平滑肌细胞。神经激素分泌的方式称为神经-内分泌(neuroendocrine)。

人体内多数内分泌腺或内分泌细胞接受神经的支配，在这种情况下，体液调节便成为神经调节反射弧的传出部分(图 1-2)。这种调节称为神经-体液调节(neurohumoral regulation)。如肾上腺髓质受交感神经节前纤维的支配，交感神经兴奋时，可引起肾上腺髓质释放肾上腺素和去甲肾上腺素，从而使神经与体液因素共同参与机体的调节活动。

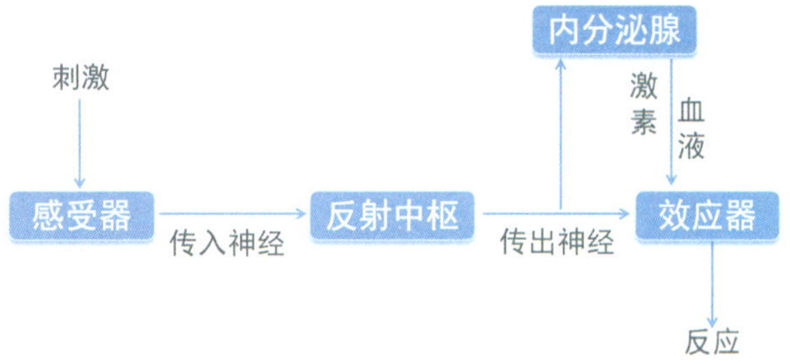

图 1-2 神经-体液调节示意图

和神经调节相比较，体液调节具有反应较缓慢、作用持续时间较长、作用范围较广泛等特点。体液调节对机体稳态的维持具有十分重要的作用。

(三)自身调节

自身调节是指组织细胞不依赖于神经或体液因素，自身对环境刺激发生的一种适应性反应。例如，肾动脉灌注压在 80～180 mmHg 范围内变动时，肾血流量基本保持稳定，从而保证肾泌尿活动在一定范围内不受动脉血压改变的影响。

自身调节是一种比较简单、局限的调节方式。其特点是调节强度较弱，影响范围较小，灵敏度较低，但在维持某些器官功能的稳定中仍有一定的生理意义。

二、体内的控制系统

人体功能活动的调节过程与工程技术中的控制过程有许多共同点，人体内各种生理功能的调节，都可看成是体内各系统组成部分之间，也就是控制系统间的信息传送过程。人体内存在数以千计的控制系统(control system)，甚至在一个细胞内也存在许多精细复杂的控制系统，精确地调控细胞的各种功能活动。从控制论观念来分析，控制系统可分为非自动控制系统、自动控制系统和前馈控制系统三大类。

（一）非自动控制系统

非自动控制系统是一种“开环”系统，其控制部分发出的信息影响受控部分，而受控部分的活动不会反过来影响控制部分的活动。这种控制方式对受控部分的活动实际上不能起调节作用。在人体正常生理功能的调节中，这种方式的控制是极少见的。

（二）自动控制系统

自动控制系统是一种“闭环”系统（closed-loop system），又称为反馈控制系统。在这类控制系统中，控制部分发出指令控制受控部分的活动，而控制部分自身的活动又接受来自受控部分返回信息的影响（图1-3）。由受控部分发出的信息反过来影响控制部分的活动，称为反馈（feedback）。反馈有负反馈和正反馈两种形式。

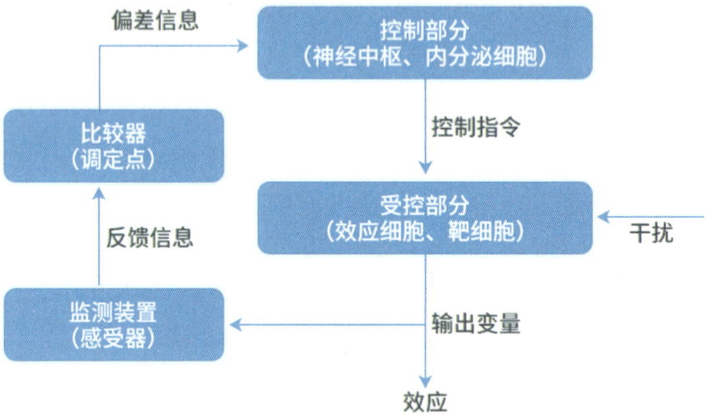

图1-3　反馈控制系统

1.负反馈（negative feedback）　受控部分发出的反馈信息调整控制部分的活动，最终使受控部分的活动朝着与它原先活动相反的方向改变，称为负反馈。人体内的负反馈极为多见，在维持机体生理功能的稳态中具有重要意义。动脉血压的压力感受性反射就是一个极好的例子。当动脉血压升高时，可通过反射抑制心脏和血管的活动，使心脏活动减弱，血管舒张，血压便回降；相反，当动脉血压降低时，也可通过反射增强心脏和血管的活动，使血压回升，从而维持血压的相对稳定。需指出的是，在神经调节、体液调节和自身调节的过程中有许多环节都可通过负反馈而实现自动控制。人体生理活动中有很多这样的例子。

负反馈控制系统是一个闭合回路。反馈可在回路中反复进行，只有经过信息的多次往返才能使偏差逐步缩小，接近正常值均数，使调节达到比较精确的程度。

2.正反馈（positive feedback）　受控部分发出的反馈信息促进与加强控制部分的活动，最终使受控部分的活动朝着与它原先活动相同的方向改变，称为正反馈。正反馈的意义在于促使某一生理活动过程很快达到某种状态并发挥最大效应。如在排尿反射过程中，当排尿发动后，由于尿液进入后尿道并刺激此处的感受器，后者不断发出反馈信息，进一步加强排尿中枢的活动，使排尿反射逐渐加强，直至尿液排完为止。正反馈远不如负反馈多见,且通常在局部和短时间内发挥作用。正反馈没有纠正偏差的功效,一般对稳态的维持不发挥作用;但有些正反馈对稳态的维持也有间接作用,如血液凝固是典型的正反馈过程。发生凝血时,许多凝血因子按顺序活化而产生级联反应,一个凝血因子的活化可引起许多凝血因子的活化,下一级凝血因子的活化又反过来加速活化上一级凝血因子,从而使效应不断放大和加速。显然,血液凝固有利于防止机体进一步失血。因此,从整体的角度看,血液凝固对维持循环血量的稳态具有重要作用。

(三)前馈控制系统

控制部分在反馈信息尚未到达前已受到纠正信息(前馈信息)的影响,及时纠正其指令可能出现的偏差,这种自动控制形式称为前馈(feed-forward)。体内前馈控制的例子有很多。条件反射是一种前馈控制,如食物的外观、气味等有关信号在食物进入口腔之前就能引起唾液、胃液分泌等消化活动。前馈具有预见性,因而适应性更大。但前馈控制有时会发生失误,这是前馈控制的一个缺点,如见到食物后引起唾液和胃液分泌,却可能因某种原因,并没有真正吃到食物,唾液和胃液的分泌就成为一种失误。

思考题:

1.大量出汗或严重腹泻后,如果只喝水,不补充盐,内环境的渗透压会出现什么变化?这会带来怎样的后果?

2.举例说明正反馈、负反馈以及前馈的意义。

第二章　细胞的基本功能

学习目标

知识目标：掌握跨膜物质转运的方式及其特点，静息电位和动作电位的概念及其产生机制，骨骼肌收缩的原理和过程；熟悉几种跨膜信号转导的方式，刺激与兴奋的引起、兴奋性的周期性变化、兴奋的传导，影响骨骼肌收缩的因素；了解细胞膜的基本结构和功能特点，离子通道介导的信号转导，骨骼肌收缩的外部表现和力学分析。

能力目标：能够运用静息电位和动作电位等知识理解细胞物质代谢过程及细胞功能，并解释生物电与生命活动的关系；综合运用骨骼肌收缩的相关知识，分析日常生活中人体运动过程中骨骼肌收缩的形式，了解骨骼肌神经-肌接头的兴奋传递异常导致的相关疾病及作用于神经-肌接头的药物。

素质目标：培养严谨认真、求真务实、团结协作、勇于突破的科学精神，树立创新意识，增强创新思维；了解并宣传有机磷农药的正确使用及其中毒后的紧急处理，劝导人们珍爱生命。

导入及思考

患者，女性，22岁。有十多年的贫血病史，并且一般是在发热以后更为严重。临床表现为贫血、黄疸、脾大。实验室检查表明，患者的红细胞大部分是小的球形红细胞，而且红细胞渗透脆性较高。将患者的红细胞在无菌的条件下放入37 ℃的缓冲盐溶液中孵育，发生溶血的部分远较正常人的多。如果在溶液中加糖和ATP，则可以明显抑制这种“自发性溶血”。患者的红细胞具有正常的Na^+和K^+的浓度，但细胞膜对Na^+和K^+的通透性大约是正常人的3倍，并且膜上的Na^+,K^+-ATP酶水平也是正常人的3倍左右。患者红细胞的平均寿命比正常人明显缩短。将患者的标记红细胞经静脉注入正常人的血液中，这些细胞的生存寿命明显比正常红细胞要短。如果将正常人的红细胞注入该患者的体内，其寿命正常。在行脾切除术后，患者的贫血得到明显改善。诊断：先天性溶血性黄疸。

请思考：

为什么该患者的红细胞渗透脆性较正常人高？当将红细胞放入无菌条件下37 ℃孵育时，该患者的红细胞的自发性溶血为什么较正常人要快？为什么在培养液中加入糖和ATP可以抑制自发性溶血的程度？

细胞是构成人体最基本的结构和功能单位。人体各器官和系统的功能活动都与构成该器官和系统的细胞群体密不可分。人体内细胞约10^{14}个，按其功能可分为200多种，形态各异，分布于特定部位，执行特定功能，如所有细胞都具有物质跨膜转运功能、信号转导功能和生物电现象，各种肌细胞有收缩功能。对所有细胞或某些细胞群体而言，许多基本的功能活动具有普遍性。本章主要介绍细胞这些具有普遍性的基本功能。

第一节　细胞膜的物质转运功能

一、细胞膜的分子结构

细胞膜是分隔细胞质与细胞周围环境的一层膜结构，主要由脂质、蛋白质和糖类等物质组成。其中，蛋白质和脂质的比例在不同种类的细胞中相差很大。一般而言，在功能活跃的细胞，膜蛋白含量较高；而在功能简单的细胞，则膜蛋白含量较低。例如，膜蛋白与膜脂质在小肠黏膜上皮细胞膜中的质量比可高达4.6∶1，而在构成神经纤维髓鞘的施万细胞膜中的质量比仅为0.25∶1。关于各种化学成分在膜中排列的形式，目前广为接受的是辛格(Singer)和尼科尔森(Nicholson)于1972年提出的液态镶嵌模型(fluid mosaic model)学说。这一学说认为，液态脂质双层构成膜的基架，不同结构和功能的蛋白质镶嵌于其中，糖类分子与脂质、蛋白质结合后附在膜的表面。

(一)细胞膜的脂质

在多数细胞，虽然膜蛋白总质量大于膜脂质，但由于蛋白质的分子量远大于脂质，所以膜脂质的分子数远多于蛋白质。膜脂质主要由磷脂、胆固醇和少量糖脂构成。在大多数细胞的膜脂质中，磷脂占总量的70%以上，胆固醇不超过30%，糖脂不超过10%。磷脂是一类含有磷酸的脂类。磷脂中含量最高的是磷脂酰胆碱，其次是磷脂酰丝氨酸和磷脂酰乙醇胺，含量最低的是磷脂酰肌醇。各种膜脂质在膜中的分布是不对称的。大部分磷脂酰胆碱和全部糖脂都分布在膜的外层，含氨基酸的磷脂(磷脂酰丝氨酸、磷脂酰乙醇胺、磷脂酰肌醇)主要分布在膜的内层。其中，磷脂酰肌醇含量虽低，但可作为细胞内第二信使三磷酸肌醇(IP_3)和二酰甘油(DG)的供体，因而在跨膜信号转导中有重要作用。

脂质分子都是双嗜性分子(amphipathic molecule)。磷脂分子中头端的磷酸和碱基、胆固醇分子中的羟基和糖脂分子中的糖链等亲水基团分别形成各分子中的亲水端；分子的另一端则为疏水端，如磷脂分子较长的脂肪酸烃链。脂质分子的双嗜特性使之在质膜中以脂质双层(lipid bilayer)的形式存在,即两层脂质分子的亲水端分别朝向细胞外液或胞质,疏水的脂肪酸烃链则彼此相对,形成膜内部的疏水区。膜脂质可因温度的改变而呈凝胶或溶胶状态。正常人体温高于膜脂质的熔点,即已超过两种状态的转换温度,故膜脂质在人体内呈溶胶状态,具有一定程度的流动性。脂质双分子层在热力学上的稳定性及其流动性,使细胞膜能承受相当大的张力和变形而不至于破裂。膜脂质的流动性还使嵌入的膜蛋白发生侧向移动、聚集和相互作用。细胞的许多基本活动,如膜蛋白的相互作用、膜泡运输、细胞的运动、细胞的分裂、细胞间连接的形成等都有赖于质膜保持适当的流动性。除与温度有关外,质膜的流动性还与膜脂质的成分及膜蛋白的含量有关。胆固醇分子具有不易变形的环体结构,后者与脂肪酸链的结合可限制脂质的流动,故膜脂质中胆固醇含量愈高,膜的流动性就愈低;脂肪酸烃链长度愈长、饱和脂肪酸含量愈多,膜的流动性也愈低,如动物脂肪以饱和脂肪酸为主,室温下可呈固态;膜中镶嵌的蛋白质含量增多时也会降低膜的流动性。

(二)细胞膜的蛋白质

细胞膜的功能主要是通过膜蛋白来实现的。根据膜蛋白在膜中的存在形式,可分为表面蛋白(peripheral protein)和整合蛋白(integral protein)两类。

表面蛋白占膜蛋白的20%~30%,主要附着于细胞膜的内表面。例如,红细胞膜内表面的骨架蛋白就属于这类蛋白质。表面蛋白通过静电引力与脂质的亲水部分相结合或通过离子键与膜中的整合蛋白相结合,但其结合力较弱。高盐溶液可使离子键断开,因而可用于表面蛋白从膜中的洗脱。

整合蛋白占膜蛋白的70%~80%,它们以其肽链一次或反复多次穿越膜脂质双层为特征。穿越脂质双层的肽段以疏水性氨基酸残基为主,肽键之间易形成氢键,因而多以 α 螺旋结构的形式存在;露出膜外表面或内表面的肽段则是亲水性的,分别以直链形式构成连接疏水性 α 跨膜螺旋的细胞外环或细胞内环。一个 α 跨膜螺旋需 18~21 个氨基酸残基才能穿越厚约 3 nm 的疏水区。因此,可根据肽链中所含有的足够长度的疏水性片段的数目来推测整合蛋白中 α 跨膜螺旋的可能数目。例如,G 蛋白耦联受体的肽链包含 7 个有足够长度的疏水性片段,因而推测它是一个 7 次跨膜的蛋白质。整合蛋白与脂质分子结合紧密,在膜蛋白纯化过程中可用两性洗涤剂使之与脂质分离。一般来说,与物质跨膜转运功能和受体功能有关的蛋白质都属于整合蛋白,如载体、通道、离子泵、G 蛋白耦联受体等。也有一些整合蛋白可作为黏附分子在细胞与基质、细胞与细胞之间发挥作用。

(三)细胞膜的糖类

细胞膜中的糖类主要是一些寡糖和多糖链,它们以共价键的形式与膜蛋白或膜脂质结合而形成糖蛋白或糖脂。大多数整合蛋白都是糖蛋白,近 1/10 的膜脂质是糖脂。结合于糖蛋白或糖脂上的糖链几乎总是伸向细胞膜的外侧(被称为细胞“天线”),可作为一种分子标记发挥受体或抗原的作用。例如,霍乱毒素受体就是一种被称为 GM1 的糖脂;红细胞膜中 ABO 血型系统的抗原则由糖蛋白或糖脂上不同的寡糖链所决定,其中A型抗原和B型抗原的差别仅在于此糖链中一个糖基的不同(见第三章)。可见,生物体内除核酸分子中碱基的排列、肽链中氨基酸的排列可起到“分子语言”的作用外,糖类物质中所含糖基序列的不同也有类似作用。此外,细胞膜中的某些糖类还带有负电荷,可影响某些调节分子与细胞或细胞与细胞之间相互作用。例如,血液中红细胞不易发生叠连就与膜上唾液酸携带负电荷有关。

二、跨细胞膜的物质转运

细胞膜脂质双层是一个天然屏障,各种离子和水溶性分子都很难穿越细胞膜脂质双层的疏水区,从而使胞质中溶质的成分和浓度与细胞外液显著不同。然而,由于新陈代谢的需要,细胞总是要从外界摄取 O_2 和营养物质,同时排出其代谢产物,这些物质的进入和排出都要经过细胞膜转运。事实上,细胞维持其生命活动在很大程度上是依赖跨细胞膜的物质转运而实现的。据估计,细胞用于物质转运的能量约占细胞耗能总量的2/3。对于理化性质不同的溶质,细胞膜具有不同的转运机制。

(一)单纯扩散

单纯扩散(simple diffusion)是指物质从质膜的高浓度一侧通过脂质分子间隙向低浓度一侧进行的跨膜扩散。这是一种物理现象,没有生物学机制的参与,无需代谢耗能,也称简单扩散。如图2-1所示,经单纯扩散转运的物质都是脂溶性(非极性)物质或少数不带电荷的极性小分子,如 O_2、CO_2、N_2、类固醇激素、乙醇、尿素、甘油、水等。根据相似相溶原理,高脂溶性物质容易穿越脂质双层,因此 O_2、CO_2、N_2 等高脂溶性小分子的跨膜扩散速度很快;水是不带电荷的极性小分子,也能以单纯扩散的方式通过细胞膜,但脂质双层对水的通透性很低,故扩散速度很慢;分子较大的非脂溶性物质,如葡萄糖、氨基酸等,很难直接通过膜脂质双层;各种带电离子,尽管其直径很小,却也不能通过膜脂质双层。

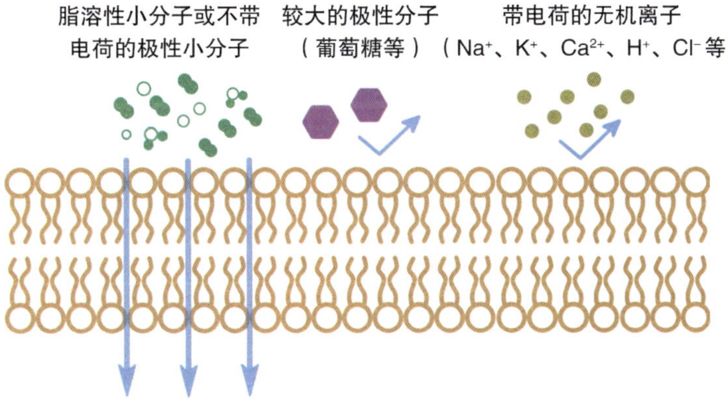

图2-1　单纯扩散示意图

物质经单纯扩散转运的速率主要取决于被转运物在膜两侧的浓度差和膜对该物质的通透性。浓度差愈大,通透性愈高,则单位时间内物质扩散的量就愈多。另外,物质所在溶液的温度愈高、膜有效面积愈大,转运速率也愈高。

(二)易化扩散

在膜蛋白的帮助(或介导)下,非脂溶性的小分子物质或带电离子顺浓度梯度和(或)电位梯度进行的跨膜转运,称为易化扩散(facilitated diffusion)。易化扩散可分为经通道易化扩散和经载体易化扩散两种形式。

1.经通道易化扩散(facilitated diffusion via channel)　各种带电离子在通道(channel)蛋白的介导下,顺浓度梯度和(或)电位梯度的跨膜转运,称为经通道易化扩散。由于经通道转运的溶质几乎都是离子,因而这类通道也称离子通道(ion channel)。离子通道均无分解 ATP 的能力,它们所介导的跨膜转运都是被动的。如图 2-2 所示,离子通道贯穿细胞膜脂质双层,中央有亲水性孔道。当通道处于关闭状态时没有离子通过;通道开放时离子可经孔道从膜的高浓度一侧向低浓度一侧扩散。离子通过时无需与通道蛋白结合,能以极快的速度跨越细胞膜。据测定,通道开放时离子转运速率可达每秒 10^6～10^8 个。

离子通道具有以下两个重要的基本特征:

(1)离子选择性(ion selectivity):离子选择性是指每种通道只对一种或几种离子有较高的通透能力,而对其他离子的通透性很小或不通透。例如,钾通道对 K^+ 的通透性要比 Na^+ 大 1000 倍;乙酰胆碱受体阳离子通道对小的阳离子如 Na^+、K^+ 高度通透,而 Cl^- 则不能通透。根据通道对离子的选择性,可将通道分为钠通道、钙通道、钾通道、氯通道和非选择性阳离子通道等。通道对离子的选择性取决于孔道的口径、内壁的化学结构和带电状况等因素,如阳离子通道的内壁带负电荷,故有助于阳离子通过而阻碍阴离子通过(图 2-2)。

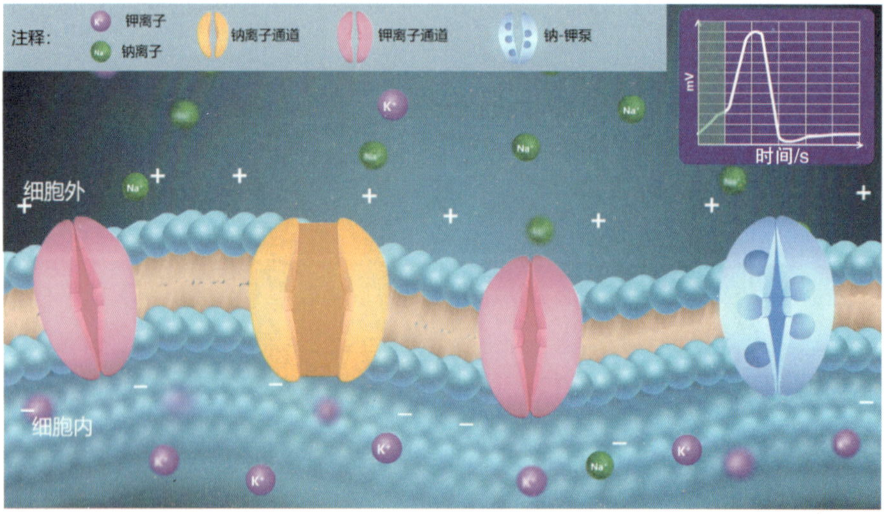

图 2-2　经通道易化扩散示意图

(2)门控特性:大部分通道蛋白分子内部有一些可移动的结构或化学基团,在通道内起"闸门"作用。许多因素可引起闸门运动,导致通道开放或关闭,这一过程称为门控

(gating)。在静息状态下，大多数通道都处于关闭状态，只有受到刺激时才发生分子构象改变，引起闸门开放。根据闸门对不同刺激的敏感性，即门控特性，可将离子通道分为：①电压门控通道(voltage-gated ion channel)，这类通道受膜电位调控(图 2-3A)。当膜两侧电位差发生改变，通常是在膜发生去极化时，通道蛋白分子内的一些带电化学基团(也称电位感受区)发生移动，进而引起分子构象改变和闸门开放，如神经细胞轴突膜中的电压门控钠通道。体内也有少量电压门控通道在膜发生超极化时开放，如存在于心肌细胞膜中的 I_f 通道(见第四章)。②化学门控离子通道(chemical-gated ion channel)，这类通道受膜外或膜内某些化学物质调控(图 2-3B)。这是一类兼有通道和受体功能的蛋白质分子，也称配体门控通道(ligand-gated ion channel)，如骨骼肌终板膜中的 N_2 型乙酰胆碱受体，也称 N_2 型乙酰胆碱受体阳离子通道，其膜外侧有两个乙酰胆碱结合位点，结合位点与乙酰胆碱结合后可使通道的构象发生改变，引起闸门开放。③机械门控通道(mechanically-gated ion channel)，这类通道受机械刺激调控，通常是质膜感受牵张刺激后引起其中的通道开放或关闭(图 2-3C)，如耳蜗毛细胞膜中的机械门控钾通道、动脉血管平滑肌细胞膜中的机械门控钙通道等。此外，还有少数通道始终是开放的，这类通道称为非门控通道(non-gated channel)，如神经纤维膜中的钾漏通道等。

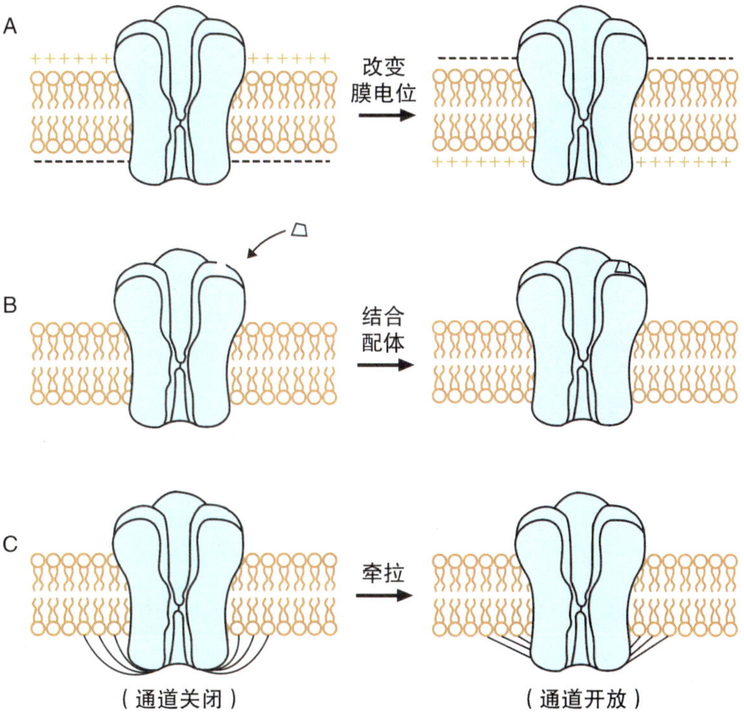

A.电压门控通道；B.化学门控离子通道；C.机械门控通道。

配体，即为能与受体特异结合的化学物质。

图 2-3　离子通道的门控特性示意图

知识拓展

颜宁团队拍下第一张钠离子通道电镜结构

2017 年，清华大学医学院颜宁研究组，用名为冷冻电镜的“照相机”，为钠通道拍下第一张“3D 照片”。同年 2 月 10 日，照片登上《科学》杂志。该团队在线发表论文《真核生物电压门控钠离子通道的近原子分辨率三维结构》，首次报道了真核生物电压门控钠离子通道的冷冻电镜结构。自 2007 年颜宁教授带队建立实验室起即开始了对钠离子的攻坚。十年铸剑，终于等来这张期待已久的照片。

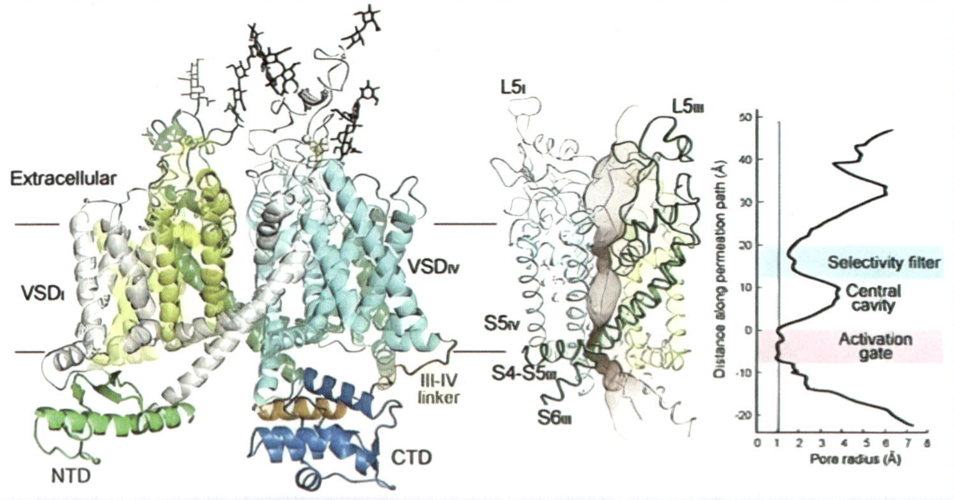

真核生物电压门控钠离子通道的拓扑图和三维电镜结构

（图片来源：*Science*《科学》）

增值服务：细胞膜上的水通道

细胞膜中除离子通道外，还存在水通道（water channel）。由于细胞膜水通道的发现，彼得·阿格雷（Peter Agre）被授予 2003 年诺贝尔化学奖。

2.经载体易化扩散（facilitated diffusion via carrier）　载体（carrier）也称转运体（transporter），是介导多种水溶性小分子物质或离子跨膜转运的一类膜蛋白。与离子通道或水通道不同，各种载体或转运体不存在贯穿整个细胞膜的孔道结构，但能与一个或少数几个溶质分子或离子特异性结合。经载体易化扩散是指水溶性小分子物质或离子在载体蛋白介导下顺浓度梯度进行的跨膜转运，属于载体介导的被动转运。如图 2-4A 所示，当载体上的结合位点朝向被转运物浓度较高的一侧时，结合位点与底物（指被转运物）分子结合的概率较高；与底物结合后，载体蛋白发生构象改变，底物被封闭于载体蛋白内，随之结合位点朝向底物浓度较低的膜的另一侧；于是底物从结合位点上解离并释放到膜的另一侧。当膜两侧的底物浓度相等时，底物的净转运为零。由于载体转运时载体蛋白需经历“与底物结合-构象变化-与底物解离”等一系列过程，因此物质经载体转运的速率较慢，每秒转运的分子或离子数仅有200～50000个，远低于离子通道或水通道的转运速率。体内许多重要的物质如葡萄糖、氨基酸等的跨膜转运就是经载体易化扩散实现的，如葡萄糖转运体（glucose transporter，GLUT）可将胞外的葡萄糖顺浓度梯度转运到细胞内。GLUT有多种类型，分布于不同的组织细胞。其中，GLUT1表达于多种组织细胞，是一种基本的葡萄糖转运体。GLUT4分布于横纹肌和脂肪等组织，基础状态下主要储存于胞质内的囊泡膜中，可受肌肉活动的影响和胰岛素的调节。肌肉活动时，含GLUT4的囊泡通过出胞而插入肌细胞膜，可使肌细胞得到更多的葡萄糖；血中胰岛素水平增高时，CLUT4囊泡可在几分钟内启动出胞而插入细胞膜，大大提高细胞转运葡萄糖的能力。有些糖尿病患者因缺乏胰岛素而不能使血中葡萄糖有效转入细胞内，因而出现高血糖。有些糖尿病患者常伴有GLUT4数量或功能降低，此时即使胰岛素水平正常仍不能有效转运葡萄糖，出现胰岛素抵抗。

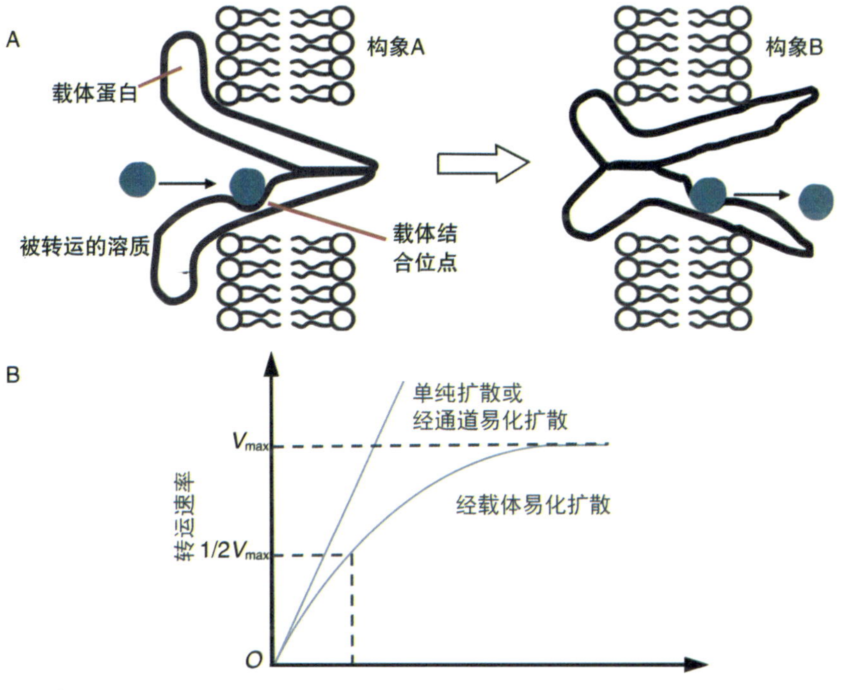

A.经载体易化扩散的过程；B.经载体易化扩散的饱和现象，而单纯扩散或经通道易化扩散则无饱和现象。

V_{max}：最大扩散速率；K_m：米氏常数，即转运速率达到V_{max}一半值所需的底物浓度。

图2-4　经载体易化扩散及其饱和现象示意图

经载体易化扩散具有以下特点：

（1）结构特异性：各种载体仅能识别和结合具有特定化学结构的底物，如在同样浓度差情况下，右旋葡萄糖（人体内可利用的糖类都是右旋的）的转运量远大于左旋葡萄糖。

（2）饱和现象（saturation）：由于细胞膜中载体的数量和转运速率有限，故当被转运的底物浓度增加到一定程度时，底物的扩散速度便达到最大值，不再随底物浓度的增加而增大，这种现象称为载体转运的饱和现象。与此不同的是，在单纯扩散、离子经通道易化扩散以及水的渗透过程中，转运速率通常随被转运物浓度的增加而呈线性增加。最大扩散速度（V_{max}）能反映载体蛋白构象转换的最大速率；扩散速度达 V_{max} 一半（$1/2V_{max}$）时的底物浓度，称为米氏常数（Michealis constant，K_m），可反映载体蛋白对底物分子的亲和力和转运效率。K_m 愈小，表示亲和力和转运效率愈高，反之亦然（图 2-4B）。

（3）竞争性抑制（competition inhibition）：如果有两种结构相似的物质都能与同一载体结合，两底物之间将发生竞争性抑制。其中，浓度较低或 K_m 较大的溶质更容易受到抑制。

（三）主动转运

某些物质在膜蛋白的帮助下，由细胞代谢供能而进行的逆浓度梯度和（或）电位梯度跨膜转运，称为主动转运（active transport）。完成主动转运的膜蛋白本质上也属于载体，它们也有与被转运底物特异性结合的特征。根据膜蛋白是否直接消耗能量，主动转运可分为原发性主动转运和继发性主动转运。一般所说的主动转运是指原发性主动转运。

1.原发性主动转运（primary active transport）　细胞直接利用代谢产生的能量将物质逆浓度梯度和（或）电位梯度转运的过程，称为原发性主动转运。原发性主动转运的物质通常为带电离子，因此介导这一过程的膜蛋白或载体称为离子泵（ion pump）。离子泵的化学本质是 ATP 酶，可将细胞内的 ATP 水解为 ADP，自身被磷酸化而发生构象改变，从而完成离子逆浓度梯度和（或）电位梯度的跨膜转运。离子泵种类很多，常以它们转运的离子种类命名，如同时转运 Na^+ 和 K^+ 的钠-钾泵、转运 Ca^{2+} 的钙泵、转运 H^+ 的质子泵等。

（1）钠-钾泵（sodium-potassium pump）：钠-钾泵是哺乳动物细胞膜中普遍存在的离子泵，简称钠泵。由于钠泵的发现，生物化学家延斯·斯科（Jens C. Skou）与他人共享 1997 年的诺贝尔化学奖。如图 2-5 所示，钠泵是由 α 和 β 两个亚单位组成的二聚体蛋白质。其中，α 亚单位是催化亚单位，需在膜内的 Na^+ 和膜外的 K^+ 共同参与下才具有 ATP 酶活性，故钠泵也称钠-钾依赖式 ATP 酶（Na^+，K^+-ATPase）。α 亚单位上有 3 个 Na^+、2 个 K^+ 和 1 个 ATP 分子的结合位点，可表现为 E1 和 E2 两种主要构象。当 α 亚单位与 ATP 结合时，构象为 E1，离子结合位点朝向细胞内侧，此时 α 亚单位对 K^+ 亲和力较低而对 Na^+ 亲和力较高，使已结合的 2 个 K^+ 释放到细胞内，并与细胞内 3 个 Na^+ 结合；结合 Na^+ 后，α 亚单位的 ATP 酶活性被激活，ATP 分解，α 亚单位被磷酸化，构象由 E1 转变为 E2，离子结合位点朝向细胞外侧，这时 α 亚单位对 Na^+ 亲和力降低而对 K^+ 亲和力增高，使已结合的 3 个 Na^+ 释放到细胞外，并与胞外的 2 个 K^+ 结合；结合 K^+

后,α 亚单位发生去磷酸反应,再次与另一分子的 ATP 结合并触发构象由 E2 回到 E1,从而完成了钠泵的一个转运周期。因此,钠泵每分解一分子 ATP,可逆浓度差将 3 个 Na^+ 移出胞外,将 2 个 K^+ 移入胞内,其直接效应是维持细胞膜两侧 Na^+ 和 K^+ 的浓度差,使细胞外液中的 Na^+ 浓度达到胞质内的 10 倍左右,细胞内的 K^+ 浓度达到细胞外液的 30 倍左右。同时,钠泵每次活动都会使 3 个 Na^+ 移出胞外、2 个 K^+ 移入胞内,产生一个正电荷的净外移,故钠泵具有生电效应。钠泵转运的一个周期约需 10 ms,即最大转运速率为每秒 500 个离子。

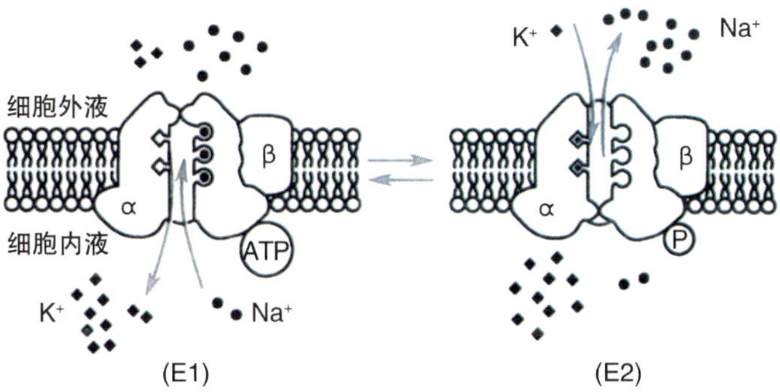

图 2-5　钠泵主动转运示意图

在哺乳动物,细胞膜钠泵活动消耗的能量通常占细胞代谢产能的 20%～30%,有的细胞甚至可占到 70%(如在某些功能活动活跃的神经细胞),提示钠泵活动对维持细胞的正常功能十分重要。一般认为,钠泵活动的生理意义主要有:①钠泵活动造成的细胞内高 K^+ 为胞质内许多代谢反应所必需,如核糖体合成蛋白质就需要高 K^+ 环境。②维持胞内渗透压和细胞容积。在静息状态下,膜对 Na^+、K^+ 都有一定的通透性(漏通道)。虽然 K^+ 的通透性相对较高,但由于膜内有机负离子(带负电的蛋白质、核苷酸等)的吸引,外漏的 K^+ 较少,而 Na^+ 受浓度差和电位差的驱动,漏入胞内的数量则相对较多。钠泵的活动可将漏入胞内的 Na^+ 不断转运出去,保持细胞正常的渗透压和容积,以防细胞内水肿。③钠泵活动形成的 Na^+ 和 K^+ 跨膜浓度梯度是细胞发生电活动的基础(见本章第三节)。④钠泵活动的生电效应可直接使膜内电位的负值增大(见本章第三节)。⑤钠泵活动建立的 Na^+ 跨膜浓度梯度可为继发性主动转运提供势能储备。钠泵抑制剂哇巴因(ouabain)与钠泵 E2 状态下的细胞外部结构有较高的亲和力,可以改变钠泵构象,阻断钠泵活动。

(2)钙泵(calcium pump):钙泵是哺乳动物细胞中广泛分布的另一种离子泵,也称 Ca^{2+}-ATP 酶。钙泵不仅位于质膜中,还集中存在于肌细胞的肌质网和其他细胞的内质网膜中。质膜中的钙泵称为质膜钙 ATP 酶(plasma membrane Ca^{2+}-ATPase,PMCA),肌质网和内质网膜中的钙泵称为肌质网/内质网钙 ATP 酶(sarcoplasmic/endoplasmic reticulum Ca^{2+}-ATPase,SERCA)。细胞内 Ca^{2+} 升高时,Ca^{2+} 通过与钙调蛋白(calmodulin,CaM)结合刺激钙泵活动。PMCA 每分解 1 分子 ATP,可将其结合的 1 个 Ca^{2+} 由胞质内转运至胞外;而 SERCA 每分解 1 分子 ATP 则可将 2 个 Ca^{2+} 从胞质内转运至内质网中。两种钙泵的共同作用可使胞质内游离 Ca^{2+} 浓度保持在 0.1～0.2 μmol/L的低水平，仅为细胞外液 Ca^{2+} 浓度（1～2 mmol/L）的万分之一。在如此低浓度的游离 Ca^{2+} 背景下，细胞对胞质内 Ca^{2+} 浓度的增加非常敏感，以至于经钙通道流入胞质内的 Ca^{2+} 成为触发或激活许多生理过程的关键因素，如肌细胞收缩、腺细胞分泌、神经递质释放以及某些酶蛋白或通道蛋白激活等。

（3）质子泵（proton pump）：人体内有两种重要的质子泵。一种是主要分布于胃腺壁细胞膜和远端肾小管闰细胞膜中的 H^+，K^+-ATP 酶，也称氢-钾泵。氢-钾泵与钠-钾泵同属于一个家族，也由两个亚单位组成，α 亚单位的活动机制类似于钠-钾泵。但氢-钾泵的主要功能是分泌 H^+ 和摄入 K^+，可逆浓度梯度将 H^+ 有效地分泌到胃液或尿液中，分别参与胃酸形成和肾脏的排酸功能。另一种是分布于各种细胞器膜中的 H^+-ATP 酶，也称氢泵。氢泵不依赖 K^+，可将 H^+ 由胞质内转运至溶酶体、内涵体、高尔基复合体、内质网和突触囊泡等细胞器内，以维持胞质的中性和细胞器内的酸性，使不同部位的酶都处于最适 pH 值环境，同时也建立起跨细胞器膜的 H^+ 浓度梯度，为溶质的跨细胞器膜转运提供动力。

2.继发性主动转运（secondary active transport） 有些物质主动转运所需的驱动力并不直接来自 ATP 的分解，而是利用原发性主动转运所形成的某些离子的浓度梯度，在这些离子顺浓度梯度扩散的同时使其他物质逆浓度梯度和（或）电位梯度跨膜转运，这种间接利用 ATP 能量的主动转运过程称为继发性主动转运。显然，继发性主动转运依赖于原发性主动转运，若用药物抑制钠泵活动，相应的继发性主动转运也逐渐减弱或消失。继发性主动转运也称协同转运（cotransport），因为介导这种转运的载体同时要结合和转运两种或两种以上的分子或离子。根据物质的转运方向，协同转运可分为同向转运和反向转运两种形式。

（1）同向转运（symport）：被转运的分子或离子都向同一方向运动的协同转运，称为同向转运，其载体称为同向转运体（symporter）。例如，葡萄糖在小肠黏膜上皮的吸收和在近端肾小管上皮的重吸收都是通过 Na^+-葡萄糖同向转运体实现的。其中，Na^+ 在上皮细胞顶端膜两侧浓度梯度和（或）电位梯度的作用下，被动转入胞内；葡萄糖分子则在 Na^+ 进入细胞的同时逆浓度梯度被带入胞内。Na^+-葡萄糖同向转运体在小肠黏膜是以 2 个 Na^+ 和 1 个葡萄糖协同转运的，在肾小管上皮层是以 1 个 Na^+ 和 1 个葡萄糖协同转运的。氨基酸在小肠的吸收是通过 Na^+-氨基酸同向转运体以同样的方式进行的。此外，肾小管上皮细胞的 Na^+-K^+-$2Cl^-$ 同向转运、Na^+-HCO_3^- 同向转运和甲状腺上皮细胞的 Na^+-I^- 同向转运等都属于这一形式的继发性主动转运。

（2）反向转运（antiport）：被转运的分子或离子向相反方向运动的协同转运，称为反向转运或交换（exchange），其载体称为反向转运体（antiporter）或交换体（exchanger）。人和高等动物体内有两种重要的交换体：①Na^+-Ca^{2+} 交换体。几乎所有细胞都存在 Na^+-Ca^{2+} 交换体，且多以转入 3 个 Na^+ 和排出 1 个 Ca^{2+} 的化学计量协同转运。其中，Na^+ 顺浓度梯度转入胞内，Ca^{2+} 则逆浓度梯度转出胞外。心肌细胞在兴奋-收缩耦联过程中流入胞质的 Ca^{2+} 主要通过 Na^+-Ca^{2+} 交换排出胞外。②Na^+-H^+ 交换体。部分组织细胞，如肾近端小管上皮细胞的 Na^+-H^+ 交换体可将胞外即管腔内的1个 Na^+ 转入胞内，同时将胞内的1个 H^+ 排出到小管液中，这对维持体内酸碱平衡具有重要意义。

在绝大多数情况下，溶质跨质膜转运的动力来自钠泵活动所建立的 Na^+ 的跨膜浓度梯度，而溶质跨细胞器膜转运的动力则来自质子泵活动所建立的 H^+ 的跨膜浓度梯度，如突触囊泡膜中的单胺类递质转运体逆浓度梯度将胞质中的单胺类递质转运至囊泡内，就是与囊泡内高浓度的 H^+ 交换而实现的，囊泡每排出2个 H^+，可将1个单胺类分子转入囊泡内。

（四）膜泡运输

大分子和颗粒物质进出细胞并不直接穿过细胞膜，而是由膜包围形成囊泡，通过膜包裹、膜融合和膜离断等一系列过程完成转运，故称为膜泡运输（vesicular transport）。膜泡运输可同时转运大量物质，故也称批量运输。膜泡运输是一个主动的过程，需要消耗能量，也需要更多蛋白质参与，同时还伴有细胞膜面积的改变。膜泡运输包括出胞和入胞两种形式。

1.出胞（exocytosis）　出胞是指胞质内的大分子物质以分泌囊泡的形式排出细胞的过程。例如，外分泌腺细胞排放酶原颗粒和黏液、内分泌腺细胞分泌激素以及神经纤维末梢释放神经递质等过程都属于出胞。几乎所有的分泌物都是通过内质网-高尔基复合体系统形成和处理的。由粗面内质网上核糖体合成的蛋白质可转移到高尔基复合体加工、处理，形成具有膜包裹的分泌囊泡。出胞时，在多种蛋白质的介导下，囊泡逐渐移向细胞膜的内侧，并与细胞膜发生融合、破裂，最后将其内容物释放到细胞外（图2-6）。由于在出胞过程中囊泡膜与质膜融合，因而会使细胞膜表面积有所增加。出胞有以下两种形式：

（1）持续性出胞：持续性出胞是指细胞在安静情况下，分泌囊泡自发地与细胞膜融合而使囊泡内大分子物质不断排出细胞的过程，如小肠黏膜杯状细胞分泌黏液的过程。

（2）调节性出胞：调节性出胞是指细胞受到某些化学信号（如激素）或电信号（如动作电位）的诱导时，储存于细胞内某些部位的分泌囊泡大量与细胞膜融合，并将囊泡内容物排出细胞的过程，如动作电位到达神经末梢时引起的神经递质释放。

2.入胞（endocytosis）　入胞是指细胞外大分子物质或物质团块如细菌、死亡细胞和细胞碎片等被细胞膜包裹后以囊泡的形式进入细胞的过程，也称内化（internalization）。与出胞相反，入胞过程可使细胞膜面积有所减小。入胞也可分为两种形式。

（1）吞噬（phagocytosis）：被转运物质以固态形式进入细胞的过程称为吞噬。吞噬所转运的物质不是以分子而是以团块或颗粒形式出现的，如细菌、死亡细胞或组织碎片等。吞噬发生时，细胞膜在受体和收缩蛋白等参与下伸出伪足，将团块或颗粒包裹起来，经膜融合、离断后进入胞内，形成直径较大的膜性囊泡（1～2 μm），即吞噬泡。吞噬仅发生于一些特殊的细胞，如单核细胞、巨噬细胞和中性粒细胞等。

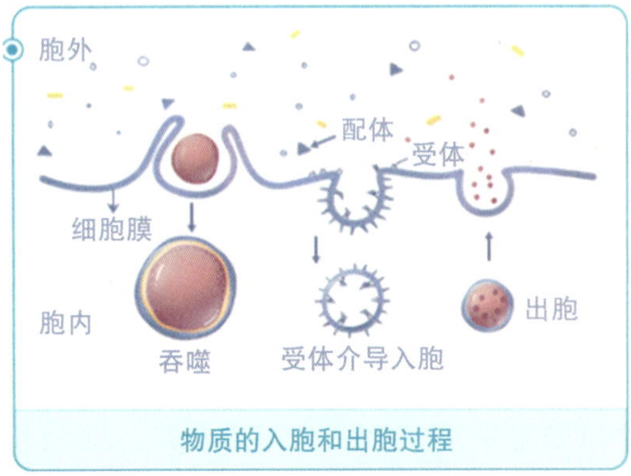

图 2-6　膜泡运输示意图

(2)吞饮(pinocytosis):被转运物质以液态形式进入细胞的过程称为吞饮。吞饮可发生于体内几乎所有的细胞,是多数大分子物质如蛋白质分子进入细胞的唯一途径。发生吞饮时,细胞在接触转运物处的膜发生凹陷,并逐渐形成囊袋样结构包裹被转运物,再经膜的融合、离断,进入胞内,形成直径较小的囊泡(0.1～0.2 μm),即吞饮泡。吞饮又可分为液相入胞(fluid-phase endocytosis)和受体介导的入胞(receptor-mediated endocytosis)两种方式。液相入胞是指溶质连同细胞外液连续不断进入细胞的一种吞饮方式。液相入胞没有特异性,转运溶质的量与胞外溶质的浓度成正比。受体介导的入胞是被转运物与细胞膜受体特异性结合后,选择性进入细胞的一种入胞方式。这种入胞方式非常有效,在溶质选择性进入细胞的同时,细胞外液可以少量进入;而且即使胞外溶质的浓度很低,也不影响有效的入胞过程。许多大分子物质,如转铁蛋白、低密度脂蛋白、维生素 B_{12} 转运蛋白、多种生长因子、胰岛素等蛋白质类激素和糖蛋白等,都是通过受体介导的入胞的方式入胞的。血浆中的低密度脂蛋白(low-density lipoprotein,LDL)主要由肝细胞膜中的 LDL 受体介导的入胞,入胞后被溶酶体消化,将其结合的胆固醇释放出来被利用。如果 LDL 过高或 LDL 受体缺乏,LDL 将不能被正常代谢,从而使血浆中 LDL 浓度升高,引起高胆固醇血症和动脉粥样硬化。

增值服务:细胞囊泡运输调节机制

知识拓展

新型冠状病毒(2019-nCoV)是如何进入细胞内的?

2020 年 2 月 3 日,国际顶级学术期刊《自然》(*Nature*)首次以正式论文的形式在线发表了中国科学院武汉病毒研究所石正丽团队关于新型冠状病毒(2019-nCoV)的研究论文。研究团队对最早在中国武汉引发呼吸系统疾病暴发的一种新型冠状病毒进行了鉴定和表征,分析了 7 例重症肺炎患者的样本,确认了 2019-nCoV 进入细胞的路径是通过一种被称为血管紧张素转换酶 2(angiotensin converting enzyme 2,ACE2)的蛋白质完成的。

ACE2属Ⅰ型跨膜蛋白，即蛋白质N端在细胞外，C端在细胞内，靠近C端有一个跨膜结构，保障ACE2定位于细胞膜。ACE2可催化血管紧张素2的水解，使其升血压活性减弱甚至消失，从而保障机体血压的相对稳定。ACE2在肺泡上皮细胞、小肠黏膜上皮细胞、心和肾的内皮细胞等多种细胞中广泛存在，因此具有重要的生物学功能。

ACE2可与新型冠状病毒的刺突蛋白受体结合区发生特异性识别与结合，启动宿主细胞的细胞膜内陷，从而将新型冠状病毒团团包围，形成一个内吞体进入宿主细胞。因此，一个原本对机体有益的分子，却被新型冠状病毒“劫持”，成为病毒进入细胞的帮凶，起到助纣为虐的作用。

第二节　细胞的信号转导

一、信号转导概述

(一)信号转导的概念

细胞的信号转导(signal transduction)是指生物学信息(兴奋或抑制)在细胞间或细胞内转换和传递，并产生生物效应的过程；但通常所说的信号转导是指跨膜信号转导(transmembrane signal transduction)，即生物活性物质(激素、神经递质和细胞因子等)通过受体或离子通道的作用而激活或抑制细胞功能的过程，亦即信号从细胞外转入细胞内的过程。细胞信号转导的核心在于通过特定信号通路进行生物信息的细胞内转换与传递过程，并涉及对相关蛋白质基因表达过程的调控。

(二)信号转导的生理意义

细胞之间的信号转导本质上就是细胞和分子水平的功能调节，是机体生命活动中的生理功能调节的基础。机体在对内环境、外环境变化的适应过程中，宏观上需要机体各系统之间相互协调(神经、体液和自身调节)完成适应性反应，微观上三种调节方式都需要依赖机体各种功能细胞的协调活动、各司其职，其中必然在各种细胞间需要有复杂的信号交流过程，这一过程就是细胞的信号转导。

信号转导中的信号指的是生物学信号，即带有生物学意义的信号，可以是物理信号，如电、声、光和机械牵张等，更多的是以化学物质为载荷物体的化学信号，如激素、神经递质和细胞因子等。因此，信号载荷物可来自外环境，也可由体内细胞产生和释放。至于信号转导的结果即生物效应，则是各式各样的，可以是对靶细胞功能的影响，或是对靶细胞代谢、分化和生长发育的影响，甚至是对靶细胞形态结构和生存状态等方面的影响。

(三)信号转导的主要通路

在信号转导中，受体(receptor)和配体(ligand)是两个重要概念。受体是指细胞中具有接受和转导信息功能的蛋白质，分布于细胞膜中的受体称为膜受体；位于胞质内和核内的受体则分别称为胞质受体和核受体。凡能与受体发生特异性结合的活性物质则称为配体。根据所介导的配体和受体的不同，信号转导可通过两类方式进行。一类是水溶性配体或物理信号先作用于膜受体，再依次经跨膜的和细胞内的信号转导机制产生效应，这是本节介绍的主要内容。依据膜受体特性的不同，这类信号转导又有多种通路，主要是由离子通道型受体、G 蛋白耦联受体、酶联型受体和招募型受体介导的信号转导。另一类是脂溶性配体直接与胞质受体或核受体结合而发挥作用，这类方式都是通过影响基因表达产生效应(图 2-7)。但需指出的是，由膜受体介导的信号转导也大都可改变转录因子活性而影响基因表达。

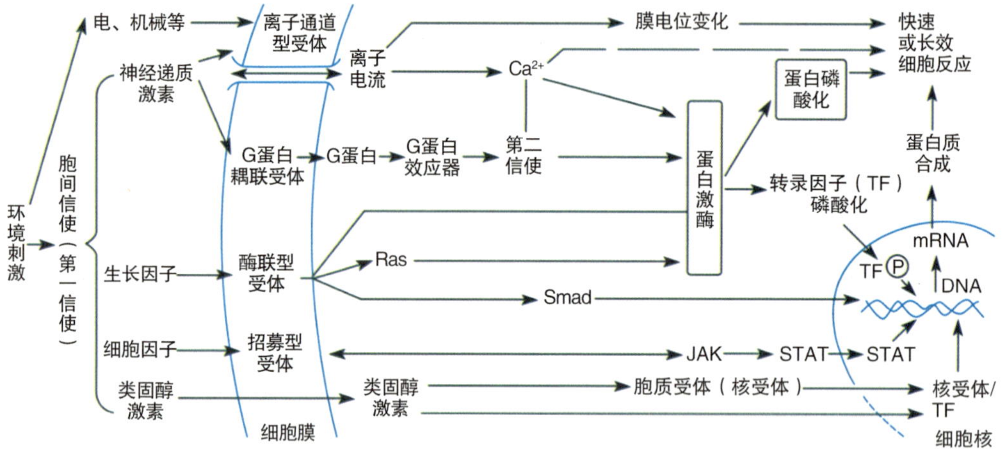

Ras：一种小 G 蛋白；Smad：Smad 蛋白，具有转录因子(TF)作用的蛋白质家族；JAK：Janus 酪氨酸激酶；STAT：信号转导子与转录激活子。

图 2-7　几种主要信号转导通路的模式图

(四)信号网络系统

细胞的信号转导机制研究是目前生理学乃至生命科学研究的热点。已有资料表明，不仅信号转导通路的细节非常复杂，涉及蛋白质等相互作用以及相关基因的表达过程，而且各种信号转导通路间存在更为复杂的联系，构成信号间的交互对话(cross-talk)甚至是信号网络(signaling network)。尽管近年来对信号转导机制的研究已经取得了许多重大进展，相关资料涉及多个组学(omics)，但仍属于亟待深入研究和探索的领域。

(五)信号转导与人类疾病

由于细胞的信号转导功能就是机体生理功能调节的细胞和分子机制，所以信号转导通路及信号网络中各信号分子、信号分子间以及信号通路间的相互作用的改变，是许多人类疾病的分子基础，这已在癌症、动脉硬化、心肌肥大、炎症性疾病以及神经退行性疾病等发生发展的病理机制研究中取得了显著进展。另外，信号分子、信号转导环节，以及信号网络的节点，也是药物作用的有效靶点，是目前基础与临床医学、药物治疗学，乃至药物设计中最前沿的领域之一。

二、离子通道型受体介导的信号转导

本章第一节已述，在按门控特性区分的离子通道中，化学门控离子通道是一类兼有通道和受体功能的膜蛋白，其开放和关闭受某种化学物质（配体）的调控。这类离子通道实际上是由配体结合部位和离子通道两部分所组成的，故也可称为离子通道型受体（ion channel receptor）或促离子型受体（ionotropic receptor），而调控这类通道的化学物质则是一些信号分子。

离子通道型受体因其本身就是离子通道，当配体（激动剂）与受体结合时，离子通道开放，细胞膜对特定离子的通透选择性增加，从而引起细胞膜电位改变，表现出路径简单和速度快的特点，如从神经递质与受体结合到产生电位改变仅需 0.5 ms，适于完成神经电信号的快速传递。常见的非选择性的阳离子通道受体有烟碱（N）型乙酰胆碱受体（nAChR）、谷氨酸促离子型受体（iGluR）等，如骨骼肌终板膜中的 ACh 受体阳离子通道，由运动神经末梢释放的乙酰胆碱（ACh）激活，产生 Na^+ 和 K^+ 的跨膜移动且以 Na^+ 内流为主，导致膜电位改变，最终引起肌细胞兴奋。而氯通道受体有甘氨酸受体（GlyR）、γ-氨基丁酸 A 受体（GABAAR）等，如神经元膜中的 GABAAR 受递质激活后，氯通道开放而引起 Cl^- 内流，使膜电位负性增加，导致突触后神经元兴奋性降低而引起抑制。

尽管电压门控通道和机械门控通道不称为受体，但它们也能将接受的物理信号转换成细胞膜电位改变，具有与化学离子门控通道类似的信号转导功能，故也可归入离子通道型受体介导的信号转导中。与离子通道型受体不同的是，其接受的是电信号和机械信号，但它们也通过离子通道的活动和跨膜离子电流将信号转导到细胞内。例如，骨骼肌终板膜中 ACh 受体阳离子通道激活所产生的膜电位改变，还需进一步激活普通肌细胞膜中的电压门控钠通道，产生动作电位，才能最终引发骨骼肌收缩。血压升高时，血液对血管平滑肌的扩张刺激可激活平滑肌细胞膜中的机械门控通道，导致 Ca^{2+} 内流，引起血管平滑肌收缩。

三、G 蛋白耦联受体介导的信号转导

G 蛋白耦联受体（G protein linked receptor）是指激活后作用于与之耦联的 G 蛋白，然后引发一系列以信号蛋白为主的级联反应而完成跨膜信号转导的一类受体。G 蛋白耦联受体既无通道结构，又无酶活性，它所触发的信号蛋白之间的相互作用主要是一系列生物化学反应（图 2-8），故也称促代谢型受体（metabotropic receptor）。G 蛋白耦联受体介导的信号转导所涉及的信号分子包括多种信号蛋白和第二信使，其中信号蛋白主要包括 G 蛋白耦联受体、G 蛋白、G 蛋白效应器和蛋白激酶等。

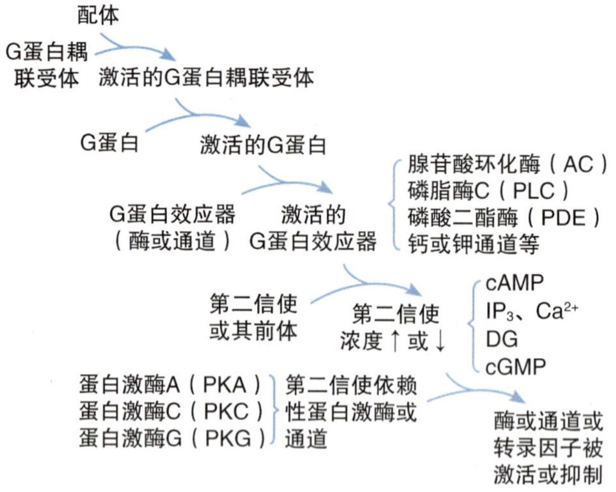

图 2-8　G 蛋白耦联受体介导的跨膜信号转导通路

（一）主要的信号蛋白和第二信使

1.G 蛋白耦联受体　G 蛋白耦联受体分布广泛，是膜受体中最大的家族，目前已知的有 1000 多种，而人类基因组中已知编码该类受体的基因约有 2000 个。激活这类受体的配体种类也很多，如儿茶酚胺、5-羟色胺（5-HT）、乙酰胆碱、氨基酸类递质以及几乎所有的多肽和蛋白质类递质和（或）激素（利尿钠肽家族除外），还有光子、嗅质和味质等。这类受体在结构上均由形成 7 个跨膜区段单条多肽链构成（故又称 7 次跨膜受体），每个跨膜区段由高度保守的 20～27 个氨基酸残基构成 α 螺旋结构。莱夫科维茨（Lefkowitz）和卡比尔卡（Kobilka）因对 G 蛋白耦联受体研究的杰出贡献而共享 2012 年诺贝尔化学奖。这类受体位于胞外的 N 末端有糖基化位点，N 末端或跨膜区可形成配体结合域，位于胞内侧的 C 末端有丝氨酸和苏氨酸的磷酸化位点，而连接跨膜区段的胞内环和 C 末端则形成 G 蛋白结合域。受体被配体激活后，通过改变分子构象而结合并激活 G 蛋白，再通过一系列级联反应将信号传递至下游最终效应靶标，所以由 G 蛋白耦联受体介导的信号转导产生生物效应相对较慢。这一信号转导不仅可调节离子通道活动，还可调节细胞的生长、代谢、细胞骨架结构以及通过改变转录因子的活性而调控基因表达等活动。

2.G 蛋白（G protein）　G 蛋白是鸟苷酸结合蛋白（guanine nucleotide-binding protein）的简称，是 G 蛋白耦联受体联系胞内信号通路的关键膜蛋白。由于对 G 蛋白及其在细胞信号转导中作用的研究成就，吉尔曼（Gilman）和罗德贝尔（Rodbell）共享了 1994 年诺贝尔生理学或医学奖。G 蛋白存在于细胞膜的内侧面，通常指由 α、β 和 γ 三个亚单位构成的异三聚体 G 蛋白。另外，体内还存在小 G 蛋白和转录因子两类 G 蛋白，但它们一般不直接受 G 蛋白耦联受体的激活。在异三聚体 G 蛋白中，α 亚单位是 G 蛋白主要的功能亚单位，其功能特征是既具有结合 GTP（鸟苷三磷酸）或 GDP（鸟苷二磷酸）的能力，又具有 GTP 酶活性；而 β 和 γ 亚单位通常形成功能复合体发挥作用。

根据 α 亚单位基因序列的同源性及其功能，可将 G 蛋白分为 G_s、G_i、G_q 和 G_{12} 等类，每类又可分为多种亚类。

G 蛋白的分子构象依其结合的鸟苷酸不同而异，与 GDP 结合为 G 蛋白三聚体-GDP 复合物呈失活态（图 2-9A），与 GTP 结合则为激活态（图 2-9B、C）。G 蛋白在失活态和激活态两种构象之间相互变换，便发挥信号转导的分子开关（molecular switch）作用，即 G 蛋白耦联受体被细胞外信号分子激活时，激活态 G 蛋白导通信号转导通路，而失活态 G 蛋白则中断信号转导。在此过程中 GDP 的释放和 GTP/GDP 的转换是该循环的限速步骤，α 亚单位的 GTP 酶活性是其关键（图 2-9D）。另外，激活态 G 蛋白解离成 α 亚单位-GTP 复合物（α-GTP）和 βγ 复合体两部分，各自激活其下游的效应器（酶或离子通道），把信号转导到细胞内部。

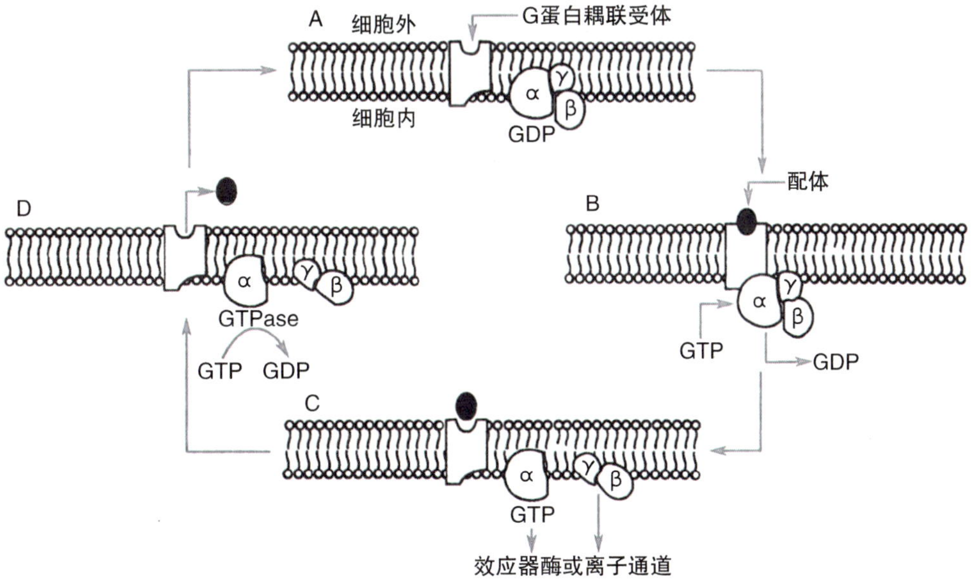

图 2-9　G 蛋白的激活和失活循环示意图

3.G 蛋白效应器（G protein effector）　G 蛋白效应器是指 G 蛋白直接作用的靶标，包括效应器酶、膜离子通道以及膜转运蛋白等。主要的效应器酶有腺苷酸环化酶、磷脂酶 C（phospholipase C，PLC）、磷脂酶 A_2（phospholipase A_2，PLA_2）和磷酸二酯酶（phosphodiesterase，PDE）等。效应器酶的作用是催化生成（或分解）第二信使物质。激活态 G 蛋白的 α 亚单位或 βγ 复合体不仅能直接激活门控离子通道（如 M 型 ACh 受体激活的内向整流钾通道即由 βγ 复合体直接激活），也可调节离子通道的活性（如 βγ 复合体可直接上调甘氨酸受体的活性）。这说明离子通道可成为 G 蛋白效应器，也表明 G 蛋白耦联受体与离子通道型受体各自介导的信号转导通路之间存在交互性。另外，G 蛋白还可通过第二信使等间接调控膜离子通道的活动。

4.第二信使（second messenger）　第二信使是指激素、神经递质、细胞因子等细胞外信号分子（第一信使）作用于膜受体后产生的细胞内信号分子。美国科学家萨瑟兰德

(E. W. Sutherland)因发现环-磷酸腺苷的第二信使作用而荣获1971年诺贝尔生理学或医学奖。第二信使一般是指由G蛋白激活的效应器酶再分解细胞内底物而产生的小分子物质。第二信使可进一步通过激活蛋白激酶，产生以靶蛋白磷酸化和构象改变为特征的级联反应或调控基因表达，导致细胞功能改变。膜离子通道不仅可作为蛋白激酶的靶蛋白受到调控，胞内侧化学门控离子通道也可直接受控于第二信使，如视杆细胞外段膜中钠通道的开放程度受胞质内第二信使环-磷酸鸟苷浓度的调控。除cAMP外，已知的第二信使还有三磷酸肌醇(inositol triphosphate，IP_3)、二酰甘油(diacylglycerol，DC)、环-磷酸鸟苷(cyclic guanosine monophosphate，cGMP)、Ca^{2+}、花生四烯酸(arachidonic acid，AA)及其代谢产物等。

5.蛋白激酶(protein kinase)　蛋白激酶是一类将ATP分子上的磷酸基团转移到底物蛋白而产生蛋白磷酸化(protein phosphorylation)的酶类。被磷酸化的蛋白质底物一方面可发生带电特性改变，另一方面可发生构象改变，导致其生物学特性发生变化。若底物蛋白也是一种蛋白激酶，便可触发瀑布样依次磷酸化反应，称为磷酸化级联反应(phosphorylation cascade)。蛋白激酶引起的磷酸化作用，可通过胞内存在的蛋白磷酸酶(protein phosphatase)使底物蛋白去磷酸化而终止。由第二信使激活的蛋白激酶常称为第二信使依赖性蛋白激酶，如cAMP依赖性蛋白激酶即蛋白激酶A(protein kinase A，PKA)，Ca^{2+}依赖性蛋白激酶即蛋白激酶C(protein kinase C，PKC)等。

(二)主要的信号转导通路

1.受体-G蛋白-AC-cAMP-PKA通路　这一通路的关键信号分子是cAMP，因而该通路也称cAMP第二信号系统。参与该通路的G蛋白有G_s和G_i两类，其中激活态G_s能激活腺苷酸环化酶(AC)，AC被激活后，它位于胞内侧的催化活性部位可催化胞内的ATP分解生成cAMP，提高胞质内cAMP水平；但激活态G_i则抑制AC活性，降低胞质内cAMP水平。所以，该通路中的受体依据其所耦联的G蛋白类型不同，可发挥相互拮抗的作用，如β肾上腺素能受体、多巴胺D_1受体、前列腺素受体等通过G_s激活AC，加速cAMP的产生并进一步激活下游通路；而α_2肾上腺素能受体、5-HT_1受体、多巴胺D_2受体等则激活G_i并抑制AC，减少胞内cAMP产生，进而减弱信号转导通路的活动。另外，与AC作用相反的cAMP磷酸二酯酶(PDE)可催化cAMP生成5′-AMP，进而减弱或终止cAMP的信号分子作用。

cAMP作为第二信使分子，其绝大多数信号转导功能都是通过激活cAMP依赖的PKA而完成的。PKA以丝氨酸/苏氨酸蛋白激酶方式，将ATP分子的磷酸根转移到底物蛋白的丝氨酸和苏氨酸残基上(磷酸化反应)，而磷酸根所带的高密度电荷能引起底物蛋白构象改变，进而使酶的活性、通道活动状态、受体的反应性和转录因子的活性发生改变。例如，PKA在肝细胞激活磷酸化酶激酶而促进肝糖原分解，在心肌细胞使钙通道磷酸化而增强心肌收缩，在海马锥体细胞抑制Ca^{2+}激活的钾通道而使细胞去极化，在细胞核内则可通过cAMP反应元件结合蛋白(cAMP response element binding protein，CREB)、cAMP反应元件调节子(cAMP response element modulator，CREM)和转录激活因子-1(activating transcription factor-1，ATF1)等介导和调节靶基因的表达，生成新的蛋白质，进而改变细胞功能。

cAMP 除通过 PKA 磷酸化下游蛋白而产生生物效应外，还可直接作用于膜离子通道产生信号转导作用，如超极化激活的环核苷酸门控阳离子通道（hyperpolarization-activated cyclic nucleotide-gated cation channel，HCN-gated cation channel）的胞内侧 C 末端含有一个 cAMP 结合域，cAMP 与之结合后可直接门控该通道。另外，cAMP 还可以通过 cAMP 激活的交换蛋白（exchange protein activated by cAMP，EPAC）激活 Ras 相关蛋白（Rap）介导的非 cAMP-PKA 通路，调节细胞的功能。

2.受体-G 蛋白-PLC-IP_3-Ca^{2+} 和 DG-PKC 通路　这一通路的关键信号分子是 IP_3 和 DG，因而该通路也称 IP_3 和 DG 第二信号系统。经由该通路信号转导的受体（如 5-HT_2受体、α_1 肾上腺素能受体等）通常与 G_q 或 G_i（G_{i1}、G_{i2} 和 G_{i3}）耦联而激活 PLC，其中 G_q 的 α 亚单位和 βγ 复合体都能激活 PLC，PLC 再分解膜脂质中的 PIP_2 为 IP_3 和 DG。其中 IP_3 是小分子水溶性物质，扩散入胞质后激活内质网或肌质网等非线粒体 Ca^{2+} 库膜中的 IP_3 受体（IP_3 receptor，IP_3R），后者作为化学门控的钙释放通道（calcium release channel）引起胞内 Ca^{2+} 库释放 Ca^{2+}，使胞质中 Ca^{2+} 浓度升高，进而启动 Ca^{2+} 信号系统而产生众多 Ca^{2+} 依赖的生理效应。IP_3 可被 IP_3 磷酸单脂酶降解而消除。另一信号分子 DG 属于脂溶性物质，生成后与 Ca^{2+} 和膜中的磷脂酰丝氨酸一起，在膜的内侧面结合并激活胞质中的 PKC，后者再磷酸化下游蛋白而发挥生理功能。DG 在 PLA_2 等作用下降解而终止其第二信使作用。但经 PLA_2 降解的产物，如花生四烯酸又可激活 PKC，而花生四烯酸的代谢产物如前列腺素、白三烯等又能进一步发挥信号分子的作用。

PKC 属于丝氨酸/苏氨酸蛋白激酶，其结构中含疏水性调节区和亲水性催化区，调节区有 DG、磷脂和 Ca^{2+} 的结合部位。由于 PKC 有多种亚型，且各自的激活条件、组织分布以及底物特性均有所不同，PKC 激活后使底物蛋白磷酸化可产生多种生物效应。同时，由于 PKC 激活后常与膜脂质、DG 和 Ca^{2+} 形成复合物，故被 PKC 催化的底物多为膜蛋白，如 Na^+-H^+ 交换体被磷酸化可增强 Na^+-H^+ 交换，升高胞质内 pH 值；豚鼠心室肌细胞膜中的钠泵、钙泵和 Na^+-Ca^{2+} 交换体被磷酸化可促进胞内 Ca^{2+} 的排出。

3.Ca^{2+} 信号系统　由上述 IP_3 触发从胞内钙库释放进胞质的 Ca^{2+}，以及经细胞膜中电压门控或化学门控离子通道由胞外进入胞内的 Ca^{2+}（图 2-7），一方面作为带电离子可影响膜电位而直接改变细胞的功能，但更重要的是作为第二信使，通过与胞内多种底物蛋白相结合而发挥作用，参与多种胞内信号转导过程。胞内能与 Ca^{2+} 结合的蛋白质统称为钙结合蛋白（calcium-binding protein，CaBP），其中常见的有横纹肌的肌钙蛋白，后者与 Ca^{2+} 结合后即触发肌肉收缩；心肌肌质网膜中的 ryanodine 受体被 Ca^{2+} 激活后可诱发肌质网释放 Ca^{2+}；PKC 被 Ca^{2+} 激活后可磷酸化底物蛋白并进一步发挥调节作用等。但最重要的 CaBP 是钙调蛋白，Ca^{2+} 与 CaM 形成 Ca^{2+}-CaM 复合物，即可产生多种生理调节功能，如在平滑肌能活化肌球蛋白轻链激酶（myosin light chain kinase，MLCK），使肌球蛋白轻链磷酸化而引发收缩；在血管内皮细胞可激活一氧化氮合酶（nitric oxide synthase，NOS），产生 NO 而舒张血管；特别是 Ca^{2+}-CaM 还可激活 Ca^{2+}-

CaM 依赖的蛋白激酶(Ca^{2+}/CaM-dependent protein kinase,CaMK)、蛋白磷酸酶[如钙调磷酸酶(calcineurin)]、AC、PDE 等,进而改变更多功能性蛋白的活性,甚至激活相应的基因表达,发挥广泛的生物效应。

G 蛋白耦联受体介导的信号转导除上述 AC-cAMP、PLC-IP_3 和 DG 及 Ca^{2+} 通路外,还有 PLA_2、PDE 以及调节离子通道等通路。这些信号转导过程较离子通道型受体介导的信号转导慢,这是因为这些通路需要经过多级信号分子的中继,但其信号分子作用的空间范围要大得多,并具有明显的信号放大效应。

四、酶联型受体介导的信号转导

酶联型受体(enzyme-linked receptor)是指其自身就具有酶的活性或能与酶结合的膜受体。这类受体的结构特征是每个受体分子只有一个跨膜区段,其胞外结构域含有可结合配体的部位,而胞内结构域则具有酶的活性或含能与酶结合的位点。这类受体的主要类型有酪氨酸激酶受体(tyrosine kinase receptor,TKR)、酪氨酸激酶结合型受体(tyrosine kinase associaled receptor,TKAR)、鸟苷酸环化酶受体和丝氨酸/苏氨酸激酶受体,涉及神经营养因子受体、生长因子受体和细胞因子受体等。

(一)酪氨酸激酶受体和酪氨酸激酶结合型受体

酪氨酸激酶受体也称受体酪氨酸激酶(receptor tyrosine kinase),其特征是胞内结构域具有酪氨酸激酶活性。激活这类受体的配体主要是各种生长因子,包括表皮生长因子、血小板源生长因子、成纤维细胞生长因子、肝细胞生长因子和胰岛素等。在其细胞外部分与配体结合后,其胞内侧的酪氨酸激酶即被激活,继而磷酸化下游蛋白的酪氨酸残基。若被磷酸化的是结构蛋白或功能蛋白,则直接改变细胞功能;若被磷酸化的是信号蛋白,则触发下一步信号转导过程(如图 2-7 中的 Ras 小 G 蛋白等)。酪氨酸激酶结合型受体则有所不同,其本身没有酶的活性,而是在激活后才在胞内侧与胞质中的酪氨酸激酶结合,并使之激活,进而磷酸化下游信号蛋白的酪氨酸残基,产生生物效应。通常激活该类受体的配体是各种生长因子和肽类激素,如促红细胞生成素、干扰素、白细胞介素、生长激素、催乳素和瘦素等。与 G 蛋白耦联受体相比,TKR 和 TKAR 介导的信号转导通路较简捷,但产生效应也较缓慢,因为此通路也要通过胞内多种信号蛋白的级联反应,甚至需要通过对基因表达的调控才能产生效应,这些慢效应主要涉及细胞的代谢、生长、增殖、分化和存活等过程。

(二)鸟苷酸环化酶受体

鸟苷酸环化酶(guanylyl cyclase,GC)受体是一种胞外为配体结合域而胞内为 GC 活性结构域的单个 α 跨膜螺旋分子。激活该受体的配体主要是心房利尿肽(atrial natriuretic peptide,ANP)和脑利尿钠肽(brain natriuretic peptide,BNP)。当受体被配体激活后,即可通过其 GC 活性催化胞质中的 CTP 生成 cGMP,后者作为第二信使可进一步激活 cGMP 依赖的蛋白激酶 G,而 PKG 则作为丝氨酸/苏氨酸蛋白激酶,再将底物蛋白磷酸化而实现信号转导。另外,作为气体信号分子的一氧化氮(nitric oxide,NO),

也通过 cGMP-PKG 通路而产生生物效应，如引起血管平滑肌的舒张，但它所作用的受体是一种游离于胞质中的可溶性 GC。

（三）丝氨酸/苏氨酸激酶受体

与酪氨酸激酶受体不同的是，丝氨酸/苏氨酸激酶受体的胞内结构域具有丝氨酸/苏氨酸激酶活性，而非酪氨酸激酶活性。当这类受体被激活后，通过磷酸化下游信号蛋白的丝氨酸/苏氨酸残基而启动信号转导通路。属于这类受体的有转化生长因子-β 受体等。TGF-β 通过激活 TGF-β 受体激酶，使 Smad 蛋白的丝氨酸/苏氨酸残基磷酸化而激活，并转位到细胞核中，调控特定蛋白质基因的表达（图 2-7）。

五、招募型受体介导的信号转导

招募型受体（recruitment receptor）也是单个跨膜受体。受体分子的胞内域没有任何酶的活性，故不能进行生物信号的放大。但招募型受体的胞外域一旦与配体结合，其胞内域即可在胞质侧招募激酶或转接蛋白（adaptor protein），激活下游不涉及经典第二信使的信号转导通路，如细胞因子受体介导的 JAK-STAT 信号通路等（图 2-7），它主要调控造血细胞及免疫细胞的功能。酪氨酸激酶结合型受体（TKAR）也可看作是一种招募型受体。招募型受体对信号转导的特异性通常需要共受体或受体寡聚化来实现。招募型受体的主要配体是细胞因子等，受体涉及细胞因子受体、整联蛋白受体、Toll 及 Toll-like 受体、肿瘤坏死因子受体、T 细胞受体等众多种类。

六、核受体介导的信号转导

前已述，与水溶性配体不同，脂溶性配体可直接进入细胞与胞质受体或核受体结合而发挥作用。由于胞质受体在与配体结合后，一般也要转入核内发挥作用，因而常把细胞内的受体统称为核受体（nuclear receptor）。核受体实质上是激素调控特定蛋白质转录的一大类转录调节因子，包括类固醇激素（如糖皮质激素受体、盐皮质激素受体、性激素受体）、维生素 D_3 受体、甲状腺激素受体和维甲酸受体等。

核受体为多肽单链，含有激素结合域、DNA 结合域、转录激活结合域和铰链区等功能区段。激素结合域位于受体的 C 末端，由 220～250 个氨基酸残基组成，除能与激素结合外，还存在热休克蛋白（heat shock protein，HSP）结合位点、受体二聚体形成所需的片段和转录激活作用。DNA 结合域由 66～68 个氨基酸残基构成，存在两个称为锌指的特异氨基酸序列片段，是介导激素-受体复合物与 DNA 特定部位结合的结构，也存在受体发生二聚体时分子间的作用位点。在受体未与激素结合前，锌指通常被遮盖，此时受体与 DNA 的亲和力较低。转录激活结合域为 N 末端，由 25～603 个氨基酸残基组成，具有转录激活作用。铰链区是处于 DNA 结合域与激素结合域之间的一段氨基酸序列，主要与核受体的核定位信号有关。

核受体一般处于静止状态，需活化后才能与靶基因 DNA 中称为激素应答元件（hormone response element，HRE）的特定片段结合，调控其转录过程。参与胞质中类固醇激素受体活化的主要是称为分子伴娘（molecular chaperone）的蛋白质，如 HSP90、

HSP70 等热休克蛋白。它们能使受体锚定在胞质中，并遮盖受体的 DNA 结合域，使之不能发挥作用（非 DNA 结合型受体）。当类固醇激素进入胞质与受体结合形成激素-受体复合物后，核受体便与热休克蛋白解离，核受体域内的核转位信号暴露，激素-受体复合物即转位至核内，再以二聚体形式与核内靶基因上 HRE 结合（DNA 结合型受体），从而调节靶基因转录并表达特定的蛋白质产物，引起细胞功能改变（图 2-10）。核受体由非 DNA 结合型转变为 DNA 结合型即为核受体的活化。另外，配体与核受体的结合除能去除热休克蛋白而活化核受体外，还能促使核受体发生磷酸化，进一步增强核受体与 HRE 结合的能力。位于核内的核受体，如甲状腺激素受体，不需要与热休克蛋白结合，在未与配体结合前就与靶基因的 HRE 保持结合状态；也没有转录激活作用，只有在与相应配体结合后，才能激活转录过程。

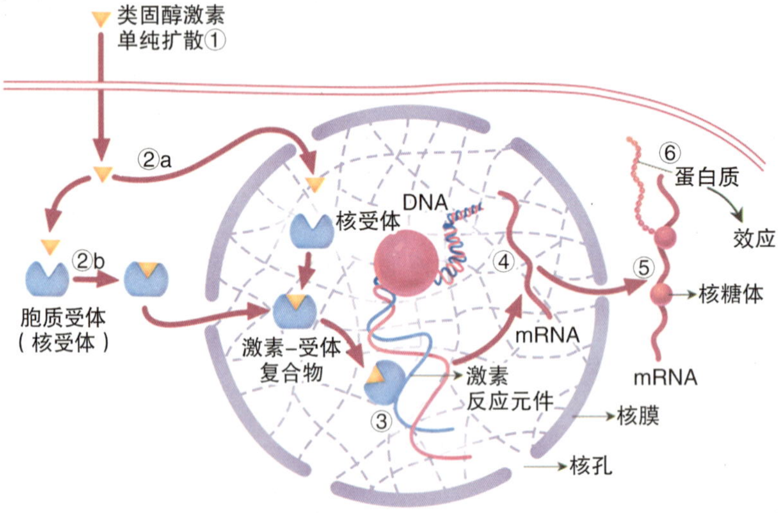

①～⑥为配体自进入细胞至产生生物效应的全过程，详见正文。

HRE：激素应答元件；DNA：脱氧核糖核酸；mRNA：信使核糖核酸。

图 2-10　核受体介导的信号转导通路模式图

第三节　细胞的电活动

细胞在进行生命活动时都伴有电现象，称为细胞生物电（bioelectricity）。细胞生物电是由一些带电离子（如 Na^+、K^+、Cl^-、Ca^{2+} 等）跨细胞膜流动而产生的，表现为一定的跨膜电位（transmembrane potential），简称膜电位（membrane potential）。细胞的膜电位主要有两种表现形式，即安静状态下相对平稳的静息电位和受刺激时迅速发生并向远处传播的动作电位。机体所有的细胞都具有静息电位，而动作电位则仅见于神经细胞、肌细胞和部分腺细胞。临床上诊断疾病时广泛应用的心电图、脑电图、肌电图、胃肠电图和视网膜电图等是在器官水平上记录到的生物电，是在细胞生物电活动基础上发生总和的结果。

一、静息电位

(一)静息电位的测定和概念

如图 2-11 所示，参考电极置于细胞外液，细胞外液接地使之保持在零电位水平。测量电极是尖端极细(可小于 1 μm)的玻璃微电极，可插入细胞内而不明显损伤细胞。当测量电极置于细胞外液时，示波器荧屏上的光点在零电位水平扫描，表示参考电极和测量电极之间没有电位差。在测量电极插入细胞的瞬间，示波器荧屏上的扫描线立即下移，表示电位立即降到零电位水平以下(如蛙神经纤维在−70 mV 左右)，并保持基本稳定。这种安静情况下细胞膜两侧存在的外正内负且相对平稳的电位差，称为静息电位(resting potential，RP)。据测定，当细胞外液固定于零电位时，各类细胞的膜内电位在安静情况下均为负值，范围在−100～−10 mV，如在骨骼肌细胞约为−90 mV，神经细胞约为−70 mV，平滑肌细胞约为−55 mV，红细胞约为−10 mV。由于记录膜电位时均以细胞外为零电位，故细胞内负值越大，表示膜两侧的电位差越大，亦即静息电位越大。由于细胞膜极薄，故其实际承载的电场相当大，如当静息电位为−80 mV，膜厚度约 6 nm 时，膜内外之间可形成的电场强度(E)可达：

$$E=\frac{80\ \text{mV}}{6\ \text{nm}}=\frac{0.08}{6\times10^{-7}}\text{V/cm}=133333\ \text{V/cm}$$

跨膜电场强度不仅直接影响带电离子的跨膜移动，还可通过改变细胞膜中电压门控通道的构象而改变细胞膜对离子的通透性。

生理学中，通常将安静时细胞膜两侧处于外正内负的状态称为极化(polarization)。当细胞受到刺激时，静息电位可发生改变。另外，某些中枢神经元和具有自律性的心肌细胞、平滑肌细胞可出现自发性的静息电位波动。静息电位增大(如细胞内电位由−70 mV变为−90 mV)表示膜的极化状态增强，这种静息电位增大的过程或状态称为超极化(hyperpolarization)；静息电位减小(如细胞内电位由−70 mV 变为−50 mV)表示膜的极化状态减弱，这种静息电位减小的过程或状态称为去极化(depolarization)；去极化至零电位后膜电位若进一步变为正值，使膜两侧电位的极性与原来的极化状态相反，称为反极化(reverse polarization)，膜电位高于零电位的部分称为超射(overshoot)；细胞膜去极化后再向静息电位方向恢复的过程则称为复极化(repolarization)。

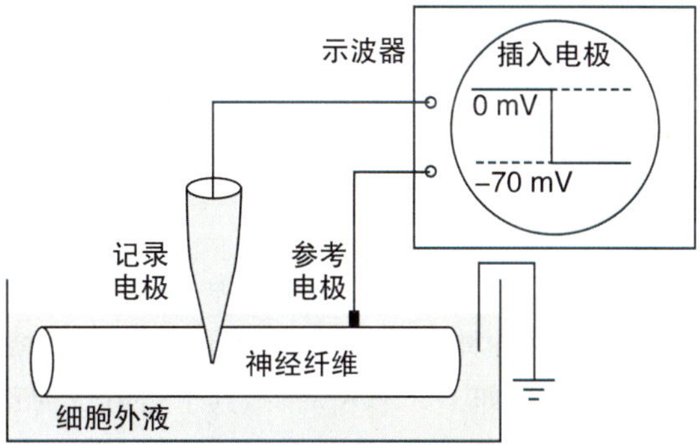

图 2-11　神经纤维静息电位测定示意图

（二）静息电位的产生机制

实际上，静息电位仅存在于质膜内外表面之间。在膜的外表面有一薄层正离子，内表面有一薄层负离子，每一离子层的厚度均不足 1 nm。形成这种状态的基本原因是带电离子的跨膜转运，离子转运速率主要取决于该离子在膜两侧的浓度差和膜对它的通透性。

1.细胞膜两侧离子的浓度差与平衡电位　细胞膜两侧离子的浓度差是引起离子跨膜扩散的直接动力。该浓度差是由细胞膜中的离子泵，主要是钠泵的活动所形成和维持的。表 2-1 显示了哺乳动物骨骼肌膜两侧的离子浓度，其中细胞外液 Na^+ 浓度约为其细胞内液浓度的 10 倍；而细胞内液 K^+ 浓度约为其细胞外液浓度的 30 倍。若质膜只对一种离子通透，该离子将在浓度差的驱动下进行跨膜扩散；但扩散的同时也使膜两侧形成逐渐增大的电位差。该电位差对离子产生的作用与浓度差相反，将阻止该离子的扩散。某种离子在膜两侧的电位差和浓度差两个驱动力的代数和，称为该离子的电-化学驱动力（electrochemical driving force）。当电位差驱动力增加到与浓度差驱动力相等时，电-化学驱动力即为零，此时该离子的净扩散量为零，膜两侧的电位差便稳定下来。这种离子净扩散为零时的跨膜电位差称为该离子的平衡电位（equilibrium potential）。利用以下能斯特（Nernst）公式，便可计算出某种离子由浓度差决定的平衡电位（E_X）。

$$E_X = \frac{RT}{ZF}\ln\frac{[X^+]_o}{[X^+]_i}(\mathrm{V}) \tag{2-1}$$

式中，R 为气体常数，T 为绝对温度，F 为法拉第常数，Z 为离子价数，$[X^+]_o$ 和 $[X^+]_i$ 分别表示该离子在细胞外液和细胞内液中的浓度。如果离子 X^+ 为 1 价，环境温度为 29.2 ℃，并将自然对数转换为常用对数以及 E_X 的单位用 mV 表示时，则上述 Nernst 公式可简化为下式。

$$E_X = 60\lg\frac{[X^+]_o}{[X^+]_i}(\mathrm{mV}) \tag{2-2}$$

表 2-1　哺乳动物骨骼肌细胞外和细胞内主要离子的浓度梯度和平衡电位（温度：37 ℃）

离子（X^+）	胞外浓度 $[X]_o$/(mmol/L)	胞内浓度 $[X]_i$/(mmol/L)	浓度比值 $[X]_o/[X]_i$	平衡电位 /mV	静息电位 /mV
Na^+	145	12	12	+67	−80
K^+	4.5	155	0.026	−95	
Cl^-	116	4.2	29	−89	
Ca^{2+}	1.0	10^{-4}	10^4	+123	

注：表中 Ca^{2+} 浓度为游离 Ca^{2+} 浓度。

在哺乳动物体温（37 ℃）条件下，该公式的系数为 61.5 mV。将膜两侧溶液中的离子浓度分别代入式中，可计算出各种离子的平衡电位，如 K^+ 平衡电位、Na^+ 平衡电位等（见表 2-1）。当 $[X]_o > [X]_i$ 时（如 Na^+ 或 Ca^{2+}），其平衡电位为正值，且 $[X]_o/[X]_i$ 愈大，其平衡电位正值就愈大；当 $[X]_o < [X]_i$ 时（如 K^+），其平衡电位为负值，且

$[X]_o/[X]_i$愈小，其平衡电位负值就愈大。

2.静息时细胞膜对离子的相对通透性　细胞膜在安静状态下如果只对一种离子具有通透性，那么实际测得的静息电位应等于该离子的平衡电位；如果安静状态下细胞膜对几种或多种离子同时具有通透性，静息电位的大小则取决于细胞膜对这些离子的相对通透性和这些离子各自在膜两侧的浓度差。膜对某种离子的通透性愈高，该离子的扩散对静息电位形成的作用就愈大，静息电位也就愈接近于该离子的平衡电位。在安静状态下，细胞膜对各种离子的通透性以 K^+ 为最高，因为细胞膜中存在持续开放的非门控钾通道。例如，神经细胞膜中有钾漏通道（K^+ leak channel）（图 2-12），这种通道在安静时对 K^+ 的通透性为对 Na^+ 通透性的 50～100 倍。因此，静息电位更接近于 K^+ 平衡电位。1939 年，霍奇金（Hodgkin）和赫胥黎（Huxley）将直径仅 0.1 mm 的电极插入枪乌贼的巨大神经轴突（直径可达 1 mm），并利用较精密的示波器，第一次观察和记录到了静息电位。他们发现，测得的静息电位值与计算所得的 K^+ 平衡电位非常接近，而与 Na^+ 平衡电位则相差较远；改变膜两侧 K^+ 浓度梯度也能引起静息电位的相应改变，从而证实了静息电位主要是由安静时细胞膜对 K^+ 通透性较大，K^+ 向细胞外扩散而形成的。在 K^+ 外流过程中，膜内侧带负电荷的有机负离子因细胞膜对它们几乎不通透而聚积于膜的内表面，可将外流的 K^+ 限制在膜的外表面（厚度不足 1 nm），使膜电位仅存在于膜内外表面很薄的一层电偶层之间。实际上，在细胞形成静息电位的过程中，只需极少量的 K^+ 外流即可使膜电位接近 K^+ 平衡电位，达到静息电位水平。同样，当某些细胞形成动作电位时，也只需少量的 Na^+ 内流即可逆转膜的极化状态。

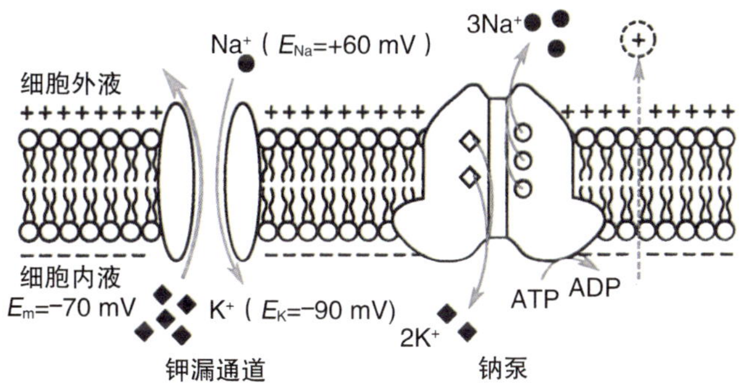

图 2-12　细胞膜中的钾漏通道和钠泵参与静息电位形成的示意图

注：钾漏通道对 K^+ 通透性较大，对 Na^+ 通透性较小；钠泵具有生电作用，每次运转使细胞外净增加一个正电荷。

然而，静息电位的实测值并不等于 K^+ 平衡电位，而是略小于 K^+ 平衡电位，如表 2-1 所示，骨骼肌细胞静息电位（−80 mV）小于 K^+ 平衡电位（−95 mV）。这是因为安静时细胞膜对 Na^+ 也有一定的通透性（为 K^+ 通透性的 1/100～1/50），少量进入细胞的 Na^+ 可部分抵消由 K^+ 外流所形成的膜内负电位。因此，细胞膜的静息电位应当是根据膜对 K^+ 和 Na^+ 的通透性将 K^+ 平衡电位和 Na^+ 平衡电位赋予一定权重后的代数和，可用下式表示。

$$E_m = \frac{P_K}{P_K + P_{Na}} E_K + \frac{P_{Na}}{P_K + P_{Na}} E_{Na} \tag{2-3}$$

式中，E_m 为静息电位，P_K 和 P_{Na}分别为膜对 K^+ 和 Na^+ 的通透性，E_K 和 E_{Na}为 K^+ 和 Na^+ 的平衡电位。它们的系数即权重因子为各自通透性占两者总通透性的比值。由于安静时细胞膜对 K^+ 的通透性明显大于 Na^+ 的通透性，因此，式中 E_K 的权重明显大于 E_{Na}，故静息电位更接近于 E_K。细胞膜对 K^+ 和 Na^+ 的通透性之比愈大，静息电位的负值就越大。例如，横纹肌细胞对 K^+ 和 Na^+ 的通透性之比为 20～100，其静息电位为 −90～−80 mV；平滑肌细胞的上述比值为 7～10，静息电位仅约 −55 mV；视网膜中的视杆细胞在未受到光照时，细胞膜中有相当数量的钠通道处于开放状态，静息电位较神经细胞或肌细胞更小，只有 −40～−30 mV。

除 K^+ 和 Na^+ 外，膜两侧溶液中的离子还有 Cl^-、Ca^{2+} 和有机负离子等，但它们对静息电位的形成均无明显作用。迄今尚未发现主动转运 Cl^- 的泵蛋白，故 Cl^- 的跨膜移动几乎完全是被动的。Cl^- 在膜两侧的分布主要取决于跨膜电位，即跨膜电位是 Cl^- 跨膜扩散的原因，而非其跨膜移动的结果。静息电位总是更接近于（表 2-1）甚或等于 Cl^- 平衡电位。细胞膜两侧的 Ca^{2+} 浓度差虽很大，但 Ca^{2+} 浓度远低于 Na^+ 和 K^+ 浓度（表 2-1），特别是安静时膜对 Ca^{2+} 的通透性很低，故 Ca^{2+} 在静息电位形成中几乎没有作用。膜内侧的有机负离子主要是带负电荷的蛋白质和核苷酸等，膜对它们几乎不通透。它们是使细胞内液保持电中性的主要负离子，可聚集在膜的内表面，与膜外表面的一薄层 K^+ 共同构成强大的跨膜电场。

3.钠泵的生电作用　钠泵通过主动转运可维持细胞膜两侧 Na^+ 和 K^+ 的浓度差，为 Na^+ 和 K^+ 的跨膜扩散形成静息电位奠定基础。同时，钠泵活动本身具有生电作用，可直接影响静息电位。每分解一分子 ATP，钠泵可使 3 个 Na^+ 移出胞外，同时 2 个 K^+ 移入胞内，相当于把一个净正电荷移出膜外（图 2-12），结果使膜内电位的负值增大。因此，钠泵活动在一定程度上也参与静息电位的形成。钠泵活动愈强，细胞内电位的负值就愈大。但一般来说，钠泵的生电作用对静息电位形成的作用并不很大，在神经纤维可能不超过 5%。

根据以上对静息电位形成机制的分析，可见影响静息电位水平的因素主要有：①细胞外液 K^+ 浓度。在安静情况下，细胞膜对 K^+ 的通透性相对较大，改变细胞外 K^+ 浓度即可影响 K^+ 平衡电位和静息电位。当细胞外 K^+ 浓度升高（如高血钾）时，K^+ 平衡电位减小，静息电位也相应减小。②膜对 K^+ 和 Na^+ 的相对通透性。如果膜对 K^+ 的通透性增大，静息电位将增大（更趋向于 E_K）；反之，膜对 Na^+ 的通透性增大，则静息电位减小（更趋向于 E_{Na}）。③钠泵活动水平。钠泵活动增强时，其生电效应增强，膜发生一定程度的超极化；相反，钠泵活动受抑制时，则可使静息电位减小。

知识拓展

膜片钳技术

膜片钳技术是在电压钳技术基础上发展起来的、用以记录单细胞跨膜电流和电位的电生理技术，目前已经成为电生理研究的最常用方法。膜片钳技术的发明，使得人们对细胞电活动的认识有了质的飞跃。1976 年，德国马克斯-普朗克生物物理化学研究所的艾尔文·内尔（Erwin Neher）和贝特·萨克曼（Bert Sakmann）发明了膜片钳技术，首次记录到去神经蛙肌纤维膜上的单通道电流，为证实生物膜通道的存在及通道是以“全或无”规律、随机开放关闭的假说提供了有力依据。以后，随着生物物理学和分子生物学的迅速发展，特别是膜片钳技术与分子克隆及基因突变技术的结合，使离子通道研究迅速进入分子、亚分子水平。人们也开始有能力从分子水平来解释离子通道的孔道特性、动力学过程，了解通道结构与功能的关系及功能的表达与调节等。因此，发明者艾尔文·内尔和贝特·萨克曼获得了 1991 年诺贝尔生理学或医学奖。

增值服务：膜片钳技术简述

二、动作电位

（一）动作电位的概念和特点

动作电位（action potential，AP）是指细胞在静息电位基础上接受有效刺激后产生的一个迅速的可向远处传播的膜电位波动。以神经细胞为例，当受到一个有效刺激时，其膜电位从－70 mV 逐渐去极化到达阈电位水平，此后迅速上升至＋30 mV，形成动作电位的升支（去极相）；随后又迅速下降至接近静息电位水平，形成动作电位的降支（复极相）。两者共同形成尖峰状的电位变化，称为锋电位（spike potential）。锋电位是动作电位的主要部分，被视为动作电位的标志。锋电位之后膜电位的低幅、缓慢波动，称为后电位（after potential）。后电位包括前、后两个部分：前一部分的膜电位仍小于静息电位，称为去极化后电位（after depolarization potential，ADP）；后一部分大于静息电位，称为超极化后电位（after hyperpolarization potential，AHP）。如果沿用电生理学发展早期使用细胞外记录的方法对后电位命名，去极化后电位可称为负后电位（negative after-potential），超极化后电位可称为正后电位（positive after-potential）。后电位的持续时间较长，哺乳动物 A 类神经纤维的后电位可持续将近 100 ms。后电位结束后膜电位才恢复到稳定的静息电位水平（图 2-13）。

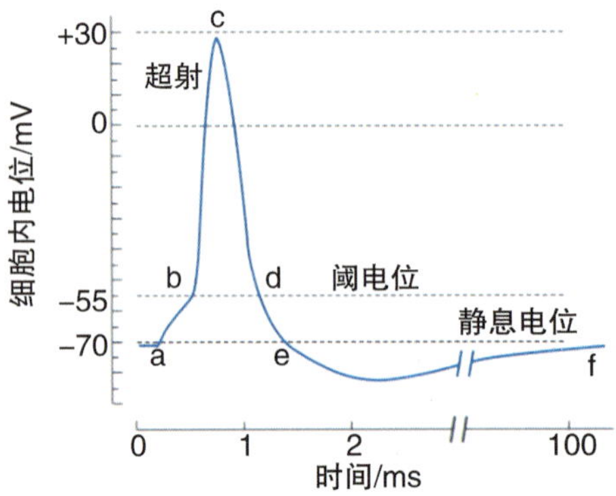

ab:膜电位逐步去极化到达阈电位水平;bc:动作电位快速去极相;
cd:动作电位快速复极相;bcd:锋电位;de:负后电位;ef:正后电位。

图 2-13　神经纤维动作电位模式图

不同细胞的动作电位具有不同的形态,如上述神经细胞的动作电位时程很短,锋电位持续时间仅约 1 ms;骨骼肌细胞的动作电位时程略长,为数毫秒,但波形仍呈尖峰状;心室肌细胞动作电位时程较长,可达 300 ms 左右,其间形成一个平台(见第四章)。

动作电位具有以下特点:①“全或无”(all or none)现象。要使细胞产生动作电位,所给的刺激必须达到一定的强度。若刺激未达到一定强度,动作电位就不会产生(无);当刺激达到一定的强度时,所产生的动作电位,其幅度便到达该细胞动作电位的最大值,不会随刺激强度的继续增强而增大(全),这就是动作电位的“全或无”现象。②不衰减传播。动作电位产生后,并不停留在受刺激处的局部细胞膜,而是沿膜迅速向四周传播,直至传遍整个细胞,而且其幅度和波形在传播过程中始终保持不变。③脉冲式发放。连续刺激所产生的多个动作电位总有一定间隔而不会融合起来,呈现一个个分离的脉冲式发放。

(二)动作电位的产生机制

发生动作电位时,膜电位的波动实际上是离子跨膜移动的结果。当正离子由膜外向膜内转运(如 Na^+、Ca^{2+} 内流)或负离子由膜内向膜外转运(如 Cl^- 外流)时,可造成膜外正电荷流入膜内,这种电流称为内向电流(inward current)。内向电流可使膜电位减小,膜发生去极化。相反,当正离子由膜内向膜外转运(如 K^+ 外流)或负离子由膜外向膜内转运(如 Cl^- 内流)时,可引起膜内正电荷流出膜外,这种电流称为外向电流(outward current)。外向电流可使膜电位增大,膜发生复极化或超极化。不难想象,动作电位的去极相是由内向电流形成的,而复极相则是由外向电流形成的。如前所述,离子跨膜转运需要两个必不可少的因素,一是离子的电-化学驱动力,二是细胞膜对离子的通透性。动作电位的产生正是在静息电位基础上两者发生改变的结果。

1.电-化学驱动力及其变化　根据平衡电位的定义,当膜电位(E_m)等于某种离子的平衡电位(E_X)时，这种离子受到的电-化学驱动力等于零。因此，离子的电-化学驱动力可用膜电位与离子平衡电位的差值(E_m-E_X)表示，差值愈大，离子受到的电-化学驱动力就愈大。数值前的正负号则表示离子跨膜流动的方向，正号为外向，负号为内向。

如图 2-14 所示，当细胞(以神经细胞为例)处于安静状态时，根据静息膜电位(E_m=－70 mV)以及 Na^+ 平衡电位(E_{Na}=＋60 mV)和 K^+ 平衡电位(E_K=－90 mV)的数值，可分别求得 Na^+ 和 K^+ 受到的电-化学驱动力：

Na^+ 的电-化学驱动力$=E_m-E_{Na}=-70\ mV-(+60\ mV)=-130\ mV$(内向)

K^+ 的电-化学驱动力$=E_m-E_K=-70\ mV-(-90\ mV)=+20\ mV$(外向)

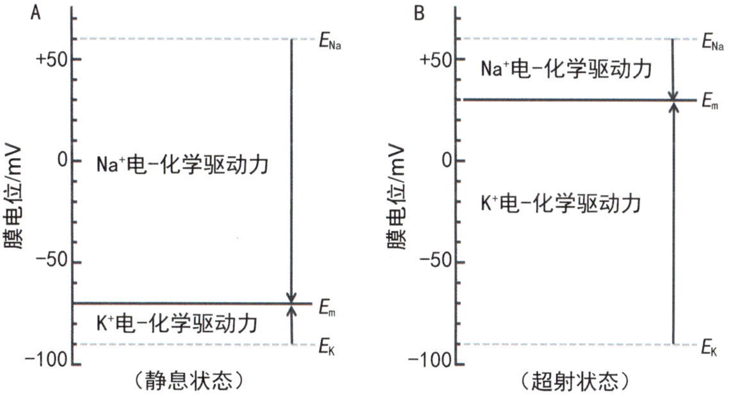

A.静息状态下 Na^+ 和 K^+ 的电-化学驱动力；B.超射达到最大值时 Na^+ 和 K^+ 的电-化学驱动力。
E_{Na}：Na^+ 平衡电位；E_K：K^+ 平衡电位；E_m：膜电位。水平虚线为离子平衡电位水平，实线为膜电位水平；
箭头方向向下为内向驱动力，向上为外向驱动力。

图 2-14　离子电-化学驱动力示意图

可见，在安静情况下，Na^+ 内向驱动力明显大于 K^+ 外向驱动力。在动作电位期间，E_{Na} 和 E_K 基本不变，因为每次进出细胞的离子仅占离子总量的几万分之一，故膜两侧的离子浓度差基本不受影响；但膜电位(E_m)将随去极化和复极化发生大幅度改变。因此，Na^+ 和 K^+ 的电-化学驱动力在整个动作电位期间的每个瞬间都将随膜电位的变化而变化。当膜电位 E_m 在＋30 mV 的超射值水平时，膜对 Na^+ 和 K^+ 的驱动力分别为：

Na^+ 的电-化学驱动力$=E_m-E_{Na}=+30\ mV-(+60\ mV)=-30\ mV$(内向)

K^+ 的电-化学驱动力$=E_m-E_K=+30\ mV-(-90\ mV)=+120\ mV$(外向)

因此，当膜电位向 Na^+ 平衡电位方向发展(去极化)时，Na^+ 内向驱动力将逐渐减小，而 K^+ 外向驱动力则逐渐增大。

2.动作电位期间细胞膜通透性的变化　根据以上分析，细胞在安静时 Na^+ 受到很强的内向驱动力，如果此时膜对 Na^+ 的通透性增大，将出现很强的内向电流，从而引起膜的快速去极化；细胞发生动作电位后，随着膜去极化程度的增加，K^+ 将受到越来越强的外向驱动力，若此时膜对 K^+ 的通透性增大，将出现很强的外向电流，从而引起膜的快速复极化。为了能直接测定动作电位期间膜对离子通透性的动态变化，20 世纪 40 年代后期，英国的霍奇金（Hodgkin）和赫胥黎（Huxley）设计并成功地在枪乌贼巨轴突上进行了著名的电压钳（voltage clamp）实验。他们通过测定跨膜离子电流以观察膜通透性的改变，证实了膜对 Na^+ 和 K^+ 通透性的相继改变是动作电位形成的离子基础。由于这一贡献，Hodgkin 和 Huxley 共同获得了 1963 年的诺贝尔生理学或医学奖。

（1）电压钳技术与膜电导的测定：由于离子跨膜流动时会产生膜电流，因此膜对离子的通透性可用膜电导（G_X）（膜电阻的倒数）表示。膜电导的测定原理是欧姆定律，可在电-化学驱动力（$E_m - E_X$）保持恒定的条件下直接测量某种离子（X）的膜电流（I_X），并按下式计算出膜电导。

$$G_X = \frac{I_X}{E_m - E_X} \tag{2-4}$$

但在动作电位期间，各种离子的电-化学驱动力并不恒定，总是随膜电位的变化而变化（见前文）。由于离子的平衡电位基本不变，故只有在膜电位保持不变的情况下才能使电-化学驱动力保持恒定；而电压钳技术采用一个反馈电路，可使膜电位 E_m 被钳制（固定）于任意水平，从而使通过测定某种离子膜电流的变化来反映其膜电导变化成为可能。

（2）钠电导和钾电导的变化：Hodgkin 和 Huxley 在电压钳实验中通过钳制枪乌贼巨轴突的膜电位于不同水平，直接测定了动作电位期间发生的膜电流变化，并推算出 G_{Na} 和 G_K 的变化，证实了膜对 Na^+ 和 K^+ 通透性的相继改变是动作电位形成的离子基础。如图 2-15A 所示，当枪乌贼大神经纤维的膜电位从 −70 mV 突然被钳制到 −130 mV（60 mV 超极化）时，没有记录到膜电流的变化，表明超极化没有改变膜的通透性；相反，当膜电位由 −70 mV 突然被钳制到 −10 mV（60 mV 去极化）并保持不变时（图 2-15B），可记录到首先向下的内向电流，随后转变为向上的外向电流，表明去极化刺激可引起膜电导即膜通透性的改变。在给予钠通道特异性阻滞剂河鲀毒素（tetrodotoxin，TTX）后，只有外向电流存在，内向电流全部消失，表明消失的内向电流是 Na^+ 介导的电流（I_{Na}）；而给予钾通道特异性阻滞剂四乙胺（tetraethylammonium，TEA）后，只有内向电流存在，延迟出现的外向电流完全消失，表明外向电流是 K^+ 所介导（I_K）。将记录到的膜电流值（I_{Na} 和 I_K）和被钳制的电位值代入式 2-4，即可分别计算出膜的钠电导（G_{Na}）和钾电导（G_K）。

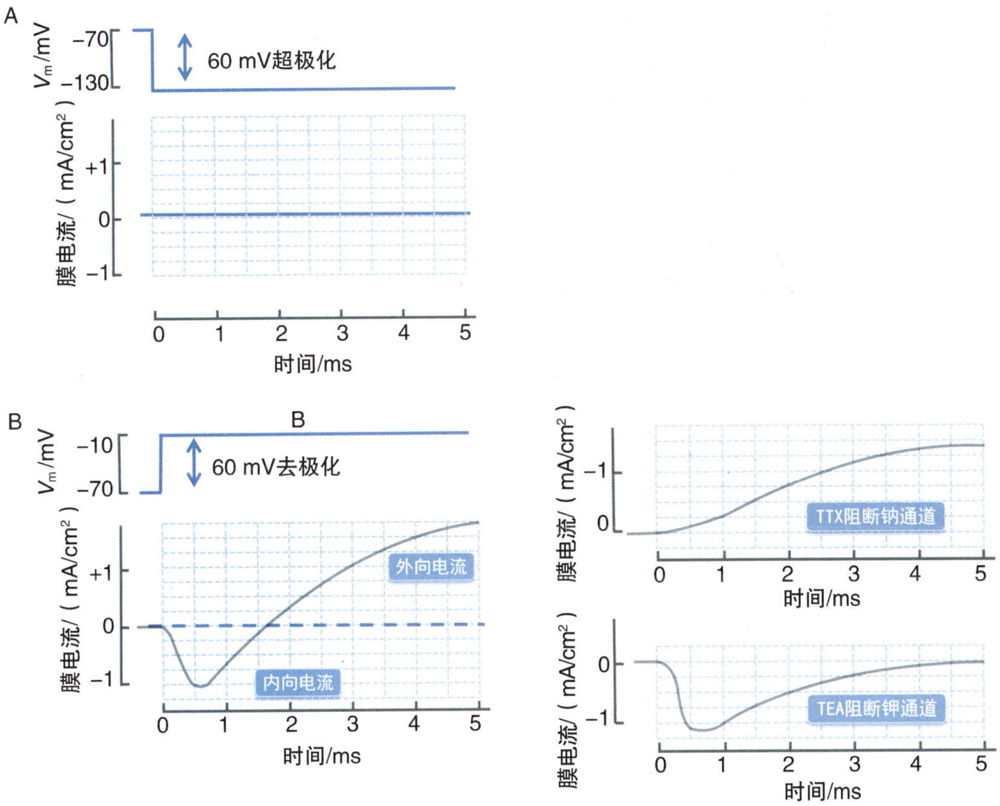

A：将膜电位从－70 mV钳制到－130 mV时没有膜电流出现；

B：将膜电位从－70 mV钳制到－10 mV时出现了先内向、后外向的膜电流。

TTX：河鲀毒素；TFA：四乙胺。

图 2-15　利用电压钳技术结合药理学手段记录全细胞膜电流

电导反映的是膜对离子的通透性，没有正负之分。如果利用计算机程序给予细胞内施加一组钳制电压，每次将膜电位钳制于不同的水平并持续一定时间，则可记录到一组幅度不同的 I_{Na} 和 I_K 曲线，计算出不同膜电位下不同的 G_{Na} 和 G_K。由此便可同时研究膜电导对电压和时间的依赖性。图 2-16 所示为四个不同膜电位钳制水平下的 G_{Na} 和 G_K 变化过程。从图中可见，膜的 G_{Na} 和 G_K 都有明显的电压依赖性，表现为膜电位去极化程度愈大，G_{Na} 和 G_K 就愈大。其中，去极化程度的增加可引起 G_{Na} 增加，而 G_{Na} 增加引起的 Na^+ 内流又促进了膜电位的去极化，两者互为增强，表现为 G_{Na} 的正反馈性激活，这一特征有助于动作电位去极化时相的快速形成；去极化也使 G_K 增大，但 G_K 增大后引起的 K^+ 外流将促使去极化的膜电位快速向静息电位恢复，即复极化。同时，G_{Na} 和 G_K 还表现出明显的时间依赖性。G_{Na} 表现为快速（小于 1 ms）一过性激活（电导最大值前为激活，之后为失活），使 Na^+ 内流出现在前，由此而引发动作电位去极化的产生；G_K 则在 G_{Na} 失活时逐渐激活，这使 K^+ 外流出现在 Na^+ 内流之后，与 G_{Na} 失活共同导致了膜的复极化。

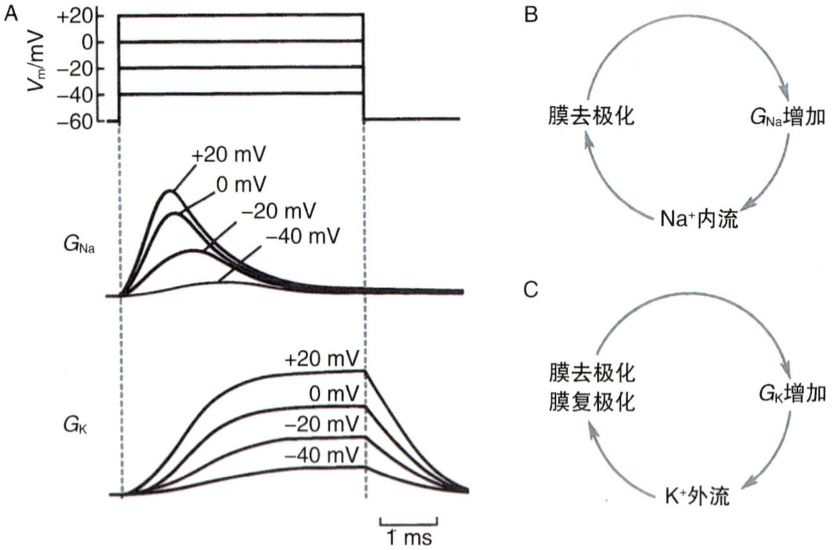

A.钠电导(G_{Na})和钾电导(G_K)随去极化程度增加而增加;B.膜去极化与G_{Na}之间形成正反馈,使之快速去极化,形成动作电位升支;C.膜去极化也使G_K增大,导致膜复极化,使之恢复到静息电位水平。另外,从A小图中可见G_{Na}在膜去极化一开始(电压从−60 mV钳制到+20 mV时)就立刻增大,而后很快自行下降;G_K则经一定延迟后逐渐增大,当膜复极化(电压钳制从+20 mV回到−60 mV时)快速回到原先水平,两者都表现出一定的时间依赖性。

图 2-16 细胞膜 Na^+ 电导和 K^+ 电导的电压及时间依赖性示意图

根据以上对离子电-化学驱动力以及对细胞膜G_{Na}和G_K的电压依赖性和时间依赖性特征的分析,不难理解动作电位期间的跨膜离子流动和动作电位的形成过程:当细胞受到有效刺激时,细胞膜的G_{Na}将首先增大,Na^+在较大的电-化学驱动力推动下流入胞内,Na^+内流引起的去极化达到一定程度(即阈电位,见后文)后,去极化与G_{Na}之间出现正反馈,使膜电位急剧上升,形成动作电位迅速上升的去极化和超射,到达接近E_{Na}的峰值;此后随着G_{Na}迅速下降和G_K的增大,K^+在强大的外向驱动力作用下快速外流,使膜迅速复极化,形成动作电位的降支,并与升支共同构成尖峰状的锋电位。若将细胞外液中的Na^+用其他物质取代或给予钠通道阻滞剂TTX后,神经纤维动作电位的幅度将下降或消失。

膜的钙电导(GCA)也有类似于G_{Na}的电压依赖性和时间依赖性,许多细胞动作电位的升支是Ca^{2+}内流产生的,如平滑肌细胞、某些心肌细胞和内分泌细胞等。

(3)膜电导改变的实质:膜电导即膜对离子通透性变化的实质是膜中离子通道的开放和关闭。但有关离子通道的描述在20世纪50年代仍然是推测性的,那时还没有记录到单个离子通道活动形成的离子电流。与电压钳技术不同的是,膜片钳技术是将微电极下方的一小片膜(可能只包含一个或几个离子通道)进行电压固定,因而可观测单个离子通道的活动(图2-17A)。图2-17B所示是采用膜片钳技术记录到的典型的单通道K^+电流。单通道的开闭是“全或无”式的,每次开放可产生皮安级(pA,10^{-12} A)电流。由于开放和关闭的转换速度非常快,且开放或关闭的持续时间是随机的,因而单通道电流表现为一个个宽窄不同的矩形波。根据记录的单通道电流（single channel current），可计算出单通道电导、通道开放概率、平均开放时间和平均关闭时间等指标，从而反映通道功能活动的特征。有人利用计算机将一段时间内重复多次给予去极化刺激记录到的单通道 Na^+ 电流叠加平均后与用全细胞或一段神经纤维记录的电流，即 Na^+ 宏膜电流（macroscopical current）进行比较，发现两者的形状非常相似，都有时间依赖性特征，两者都可被 TTX 所阻断，说明两种电流都由电压门控钠通道所介导，全细胞 G_{Na} 的迅速增大是膜中电压门控钠通道大量开放所致。宏膜电流（I）与单通道电流之间的关系可用下式表示。

$$I = N \cdot P_o \cdot i \tag{2-5}$$

式中，N、P_o 和 i 分别为通道开放的数目、通道开放概率和单通道电流。可见，全细胞电流的变化与单通道开放的数量、通道的开放概率和单通道的电导都有关。

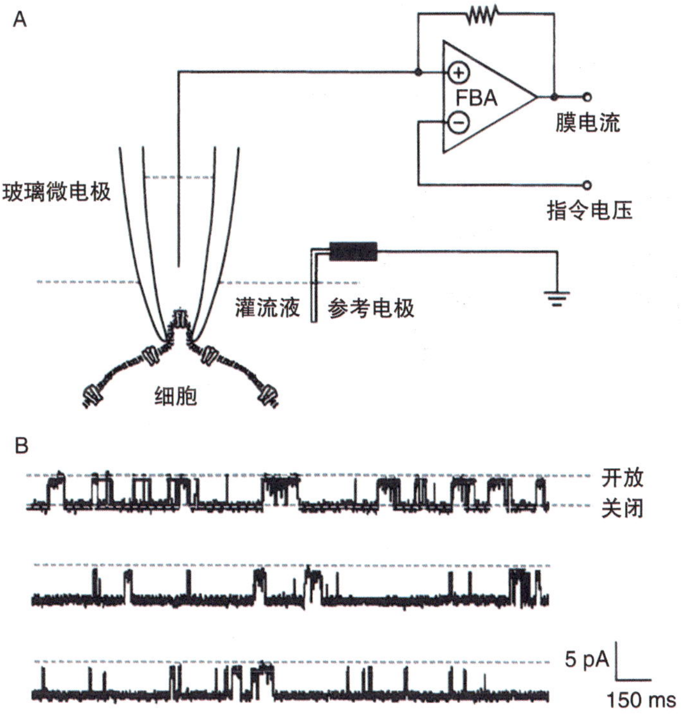

A.单通道电流记录装置示意图。FBA：反馈放大器。B.连续记录的去极化激活的单通道 K^+ 电流。

图 2-17　单通道电流记录装置及所记录到的单通道电流

（4）离子通道的功能状态：根据钠电导的电压依赖和时间依赖特性，人们推测神经细胞膜中的电压门控钠通道存在三种功能状态：①静息态（resting state），是通道在受刺激前尚未开放的状态。②激活态（activated state），是通道在受去极化刺激后开放的状态，此时全细胞 Na^+ 电流迅速增大，膜对 Na^+ 的通透性可增加 500～5000 倍。③失活态（inactivated state），是通道在激活态之后对去极化刺激不再反应的状态，尽管此时去极化电压仍继续存在，但 Na^+ 电流消失，通道处于持续关闭状态。目前认为，钠通道的上述三种状态是通道分子内部两个闸门，即激活门（m 门）和失活门（h 门）活动的结果。只有当这两个闸门都开放时通道才导通，且两个闸门具有不同的动力学特征。当膜电位保持－70 mV 时，激活门完全关闭，失活门则接近完全开放，此时钠通道关闭，处于“静息态”。当膜迅速去极化至＋20 mV时，激活门迅速开放，失活门则逐渐关闭。由于两个闸门的运动速度不等，故当激活门迅速开放而失活门尚未关闭时，通道出现瞬间导通，呈“激活态”。随后，尽管激活门仍开放，但随着失活门的完全关闭，通道不再导通而进入“失活态”（图 2-18A、B）。随着膜的复极化，失活门从通道口逐渐退出，回到开放状态；而激活门则回到通道中央，保持关闭状态。于是，通道又回到原先的“静息态”，这一过程称为通道的复活。可见，钠通道的“静息态”和“失活态”属于持续态，而“激活态”则属于瞬态，是一过性的中间状态。通道失活后不能立即被激活，只有经复极化回到“静息态”后才能再次被激活。

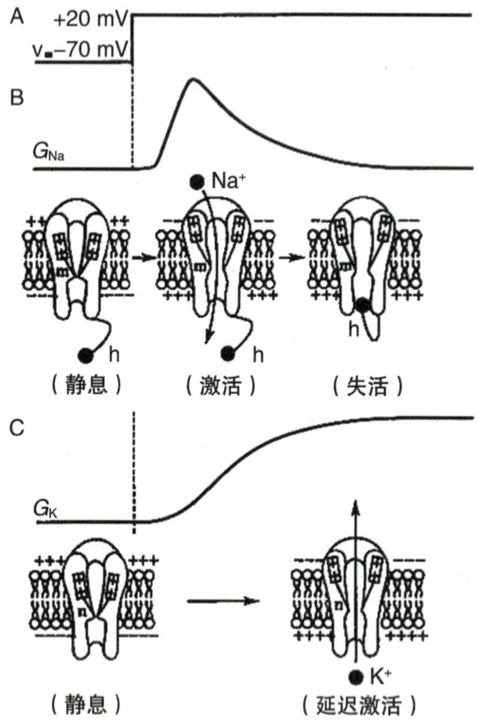

A.钳制电压；B.电压门控钠通道的电导变化及功能状态；
C.电压门控钾通道的电导变化及功能状态。

图 2-18　电压门控钠通道和电压门控钾通道功能状态示意图

有些细胞膜电位的去极相是由电压门控钙通道开放，钙内流引起的。电压门控钙通道也具有类似于电压门控钠通道的门控机制，但其激活和失活都较慢，故称为慢通道。钙通道参与的动作电位，如心肌、平滑肌、腺体和某些神经元的动作电位，持续时间较长。

钾电导的变化曲线明显不同于钠电导，它在膜持续去极化期间不会自动降低，只有当钳制电压回到起始水平时钾电导才减小。因此，人们推测神经细胞膜中的电压门控钾通道没有失活门，而只有一个激活门（n 门）；通道可有两种功能状态，即安静时激活门关闭的“静息态”和去极化时激活门开放、K^+外流的“激活态”。电压门控钾通道的激活门在去极化时开放，但反应速度较电压门控钠通道激活门要慢得多，多数是在钠通道失活后才开放，表现为延迟激活（图 2-18A、C）。

（三）动作电位的触发

1.阈刺激　刺激（stimulus）是指细胞所处环境的变化，包括物理、化学和生物等性质的环境变化。若要使细胞对刺激发生反应，特别是使某些细胞产生动作电位，刺激必须达到一定的量。刺激量通常包括三个参数，即刺激的强度、刺激的持续时间和刺激强度-时间变化率。由于电刺激的这两个参数很容易控制，且重复性好，对组织的损伤性小，故生理学实验中常选用电脉冲。作为人工刺激，实际测量中为方便起见，常将刺激的持续时间和强度-时间变化率固定，观察刺激强度与反应的关系，能使细胞产生动作电位的最小刺激强度，称为阈强度（threshold intensity）或阈值（threshold value）；相当于阈强度的刺激称为阈刺激（threshold stimulus），大于或小于阈强度的刺激分别称为阈上刺激和阈下刺激。所谓有效刺激，指的就是能使细胞产生动作电位的阈刺激或阈上刺激。

2.阈电位　阈下刺激通常不能触发动作电位，在某些情况下，刺激即使达到阈值，但若引起细胞膜发生超极化，也不能触发动作电位，如某些神经递质作用于细胞后引起 Cl^- 内流，此时细胞产生的反应是抑制。只有当某些刺激引起膜内正电荷增加，即负电位减小（去极化）并减小到一个临界值时，细胞膜中的钠通道才大量开放而触发动作电位，这个能触发动作电位的膜电位临界值称为阈电位（threshold potential，TP）（图 2-13）。一般来说，细胞的阈电位比静息电位小 10～20 mV，如神经细胞的静息电位约－70 mV，其阈电位为－55 mV 左右。阈刺激就是其强度刚好能使细胞的静息电位发生去极化达到阈电位水平的刺激。一定强度的阈下刺激也能引起部分钠通道开放，引起 Na^+ 内流而产生轻微的去极化，但由于达不到阈电位水平，其去极化很快被增强的 K^+ 外流所抵消而出现复极化。当刺激引起的去极化达到阈电位水平时，则 K^+ 外流不足以对抗 Na^+ 内流，于是在净内向电流的作用下，膜发生的去极化与 Na^+ 电导之间形成正反馈，使膜电位出现爆发性去极化，形成动作电位陡峭的升支。因此，对那些以钠通道大量开放而触发的动作电位而言，阈电位也可定义为刚好能触发膜去极化与 Na^+ 电导之间形成正反馈的膜电位水平。动作电位之所以具有“全或无”特点，是因为刺激强度只决定是否能使膜去极化达到阈电位水平，一旦到达阈电位即可爆发动作电位，而动作电位的幅度和速度则取决于钠通道的性状和离子所受到的电-化学驱动力大小，不再与刺激强度变化相关。

（四）动作电位的传播

1.动作电位在同一细胞上的传播　细胞膜某一部分产生的动作电位可沿细胞膜不衰减地传遍整个细胞，这一过程也称为传导（conduction）。动作电位传导的原理可用局部电流学说解释。如图 2-19 所示，在动作电位的发生部位即兴奋区，膜两侧电位呈外负内正的反极化状态，而与它相邻的未兴奋区则仍处于外正内负的极化状态（图 2-19A 上图）。因此，兴奋区与邻旁未兴奋区之间将出现电位差，并产生由正电位区流向负电位区的电流。这种在兴奋区与邻旁未兴奋区之间的电流称为局部电流（local current）。局部电流的方向在膜内侧是由兴奋区经细胞内液流向邻旁未兴奋区，向外穿过质膜后，又经细胞外液返回兴奋区，构成电流回路。局部电流的结果是使邻旁未兴奋区的膜电位减小，即发生去极化。当此处膜去极化达到阈电位时即可触发该区爆发动作电位，使它成为新的兴奋区（图 2-19A 下图），而原来的兴奋区则进入复极化状态。新的兴奋区又与其前方的未兴奋区再形成新的局部电流，恰如多米诺骨牌倾倒一样，一处发生的兴奋将成为下一处兴奋的诱因，从而使动作电位由近及远地传播开来。因此，动作电位在同一细胞上的传导实质上是细胞膜依次再生动作电位的过程。如果细胞各部位的质膜对 Na^+ 的通透性以及 Na^+ 的电-化学驱动力维持不变，动作电位就能不衰减地传导下去。此外，由于兴奋区和邻旁未兴奋区之间的电位差高达 100 mV（即动作电位的幅值），是邻旁未兴奋区去极化到阈电位所需幅值（10～20 mV）的数倍，故局部电流的刺激强度远大于细胞兴奋所需的阈值，因此动作电位在生理情况下的传导是十分“安全”的。

在无髓神经纤维或肌纤维，兴奋传导过程中局部电流在细胞膜上是顺序发生的，即整个细胞膜都依次发生 Na^+ 内流和 K^+ 外流介导的动作电位；而在有髓神经纤维，动作电位的传导则有所不同。有髓纤维的轴突具有胶质细胞反复包绕形成的髓鞘。髓鞘不是连续的，每隔一段（约 1mm）便有一个轴突裸露区（1～2 μm），即郎飞结（node of Ranvier）。在有髓鞘包裹的区域，轴突膜中几乎没有钠通道，且轴浆与细胞外液之间的膜电阻因胶质细胞膜的多层包裹而加大，因此跨膜电流大大减小，膜电位的波动达不到阈电位。在郎飞结处，轴突膜中的钠通道非常密集（可达 10^4～10^5 个），且轴突膜是裸露的，故跨膜电流较大，膜电位的波动容易达到阈电位。因此，在有髓神经纤维上只有郎飞结处能发生动作电位，局部电流也仅在兴奋区的郎飞结与邻旁未兴奋区的郎飞结之间发生（图 2-19B 上图）。当一个郎飞结的兴奋通过局部电流影响到邻旁郎飞结并使之去极化达到阈电位时，即可触发新的动作电位（图 2-19B 下图）。这种动作电位从一个郎飞结跨越结间区“跳跃”到下一个郎飞结的传导方式称为跳跃式传导（saltatory conduction）。

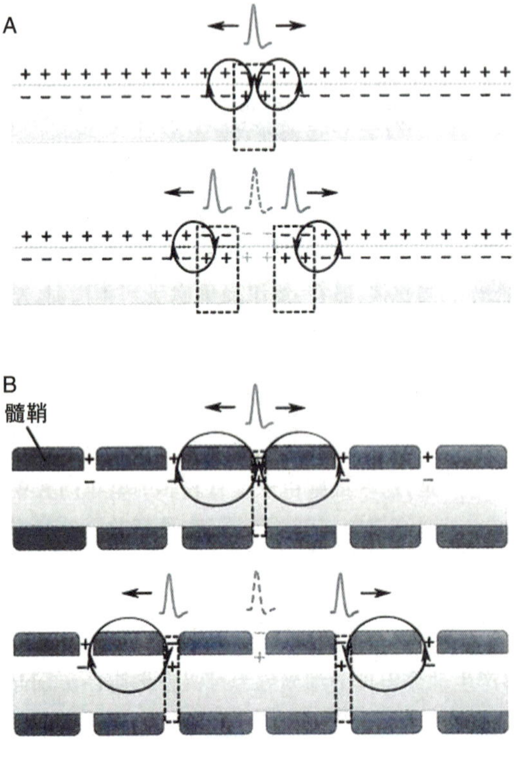

A：动作电位在无髓神经纤维上传导示意图；B：动作电位在有髓神经纤维上传导示意图；虚线方框代表兴奋区。

图 2-19　动作电位在神经纤维上的双向传导示意图

2.动作电位在细胞之间的传播　一般而言，细胞之间的电阻很大，无法形成有效的局部电流，因此动作电位不能由一个细胞直接传播到另一个细胞。但在某些组织，如脑内某些核团、心肌以及某些种类的平滑肌，细胞间存在缝隙连接（gap junction）。缝隙连接是一种特殊的细胞间连接方式，可使动作电位在细胞之间直接传播。在缝隙连接处，相耦联的两个细胞的质膜靠得很近(<3 nm),如图 2-20 所示。每侧细胞膜中都规则地排列着一些蛋白质颗粒,它们是由六个连接蛋白(connexin)单体形成的同六聚体,称为连接子(connexon)。每个连接子中央有一个亲水性孔道。两侧膜中的连接子端端相连,亲水性孔道对接,由此形成连通两个细胞胞质的缝隙连接通道(gap junction channel)。这些缝隙连接通道属于非门控通道,常处于开放状态,孔径为 1.2～2 nm,允许小分子(分子质量小于 1.0 kDa)的水溶性物质和离子通过。在以缝隙连接相连的细胞群中,其中一个细胞产生动作电位后,局部电流可通过缝隙连接直接传播到另一个细胞。缝隙连接的生理意义在于使某些同类细胞发生同步化活动,如心肌细胞的同步收缩有利于射血,子宫平滑肌的同步收缩有利于胎儿分娩。神经细胞之间的缝隙连接也称电突触(electrical synapse),与化学突触相比,电突触具有兴奋传播速度快和双向传播等特点,可使某些功能相同的神经元发生同步化活动。当细胞内 Ca^{2+} 水平增高和(或)pH 值降低时,缝隙连接通道可关闭。

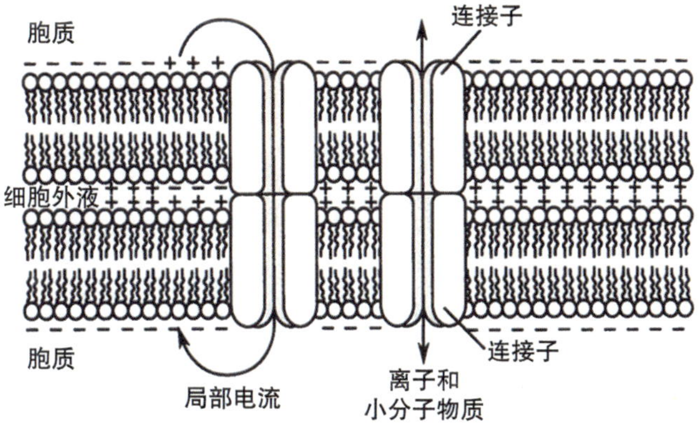

图 2-20　动作电位通过缝隙连接在细胞之间传播

(五)兴奋性及其变化

1.兴奋性(excitability)　兴奋性是指机体的组织或细胞接受刺激后发生反应的能力或特性,它是生命活动的基本特征之一。当机体、器官、组织或细胞受到刺激时,功能活动由弱变强或由相对静止转变为比较活跃的反应过程或反应形式,称为兴奋(excitation)。神经细胞、肌细胞和部分腺细胞很容易接受刺激并发生明显的兴奋反应。特别是这些细胞由于具有较多的电压门控钠通道或电压门控钙通道,受刺激后首先发生的共同反应就是基于这些离子通道激活而产生的动作电位,而后才表现出不同的功能活动形式,如肌细胞通过兴奋-收缩耦联发生收缩,腺细胞通过兴奋-分泌耦联引起分泌,神经细胞出现动作电位在神经纤维上的传导,即产生神经冲动。因此,生理学中常将神经细胞、肌细胞和部分腺细胞这些能够产生动作电位的细胞称为可兴奋细胞(excitable cell)。对这些可兴奋细胞而言,兴奋性又可定义为细胞接受刺激后产生动作电位的能力,而动作电位的产生过程或动作电位本身又可称为兴奋。实际上,任何活细胞都具有兴奋性。所谓可兴奋细胞,是因为它们对电刺激较敏感,能以动作电位作为其兴奋的标志。其他细胞对电刺激不甚敏感,不能产生动作电位,但它们对于电刺激以外的其他刺激可能很敏感。因此,用产生动作电位的能力作为兴奋性或用动作电位本身作为兴奋的定义都是相对狭义的。细胞兴奋性高低可用刺激的阈值大小来衡量。阈值愈小,兴奋性就愈高;阈值愈大,兴奋性则愈低。

2.细胞兴奋后兴奋性的变化　可兴奋细胞在发生一次兴奋后,其兴奋性将出现一系列周期性变化(图 2-21)。

(1)绝对不应期(absolute refractory period):在兴奋发生后的最初一段时间内,无论施加多强的刺激也不能使细胞再次兴奋,这段时间称为绝对不应期。细胞于此期的阈值无限大,兴奋性为零。其原因是大部分钠(或钙)通道已进入失活状态,不可能再次接受刺激而激活。在神经细胞或骨骼肌细胞,由于绝对不应期的长短正好对应于锋电位发生的时期,所以锋电位不会发生融合。同时,锋电位的最高频率也受限于绝对不应期的长短。例如,神经细胞的绝对不应期约 2 ms,故理论上其锋电位的最大频率可达每秒 500 次。心室肌细胞的绝对不应期约 200 ms,理论上其动作电位的最大频率不超过每秒 5 次。

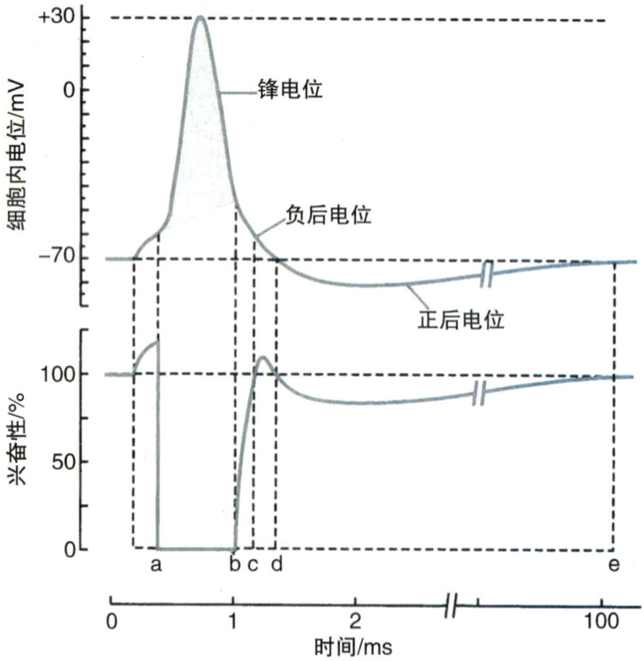

ab:绝对不应期;bc:相对不应期;cd:超常期;de:低常期。

图 2-21　兴奋性变化与动作电位的时间关系示意图

(2)相对不应期(relative refractory period):在绝对不应期之后,兴奋性逐渐恢复,受刺激后可发生兴奋,但刺激强度必须大于原来的阈值,这一时期称为相对不应期。相对不应期是细胞兴奋性从零逐渐恢复到接近正常的时期。此期兴奋性较低的原因是失活的电压门控钠(或钙)通道虽已开始复活,但复活的通道数量较少(部分尚处于复活过程中)，因此必须给予阈上刺激才能引发动作电位。在神经纤维，相对不应期的持续时间相当于动作电位负后电位的前半时段。由于电压门控钙通道的复活时间长于钠通道，因而由钙通道开放而触发的动作电位，其不应期也较长。

(3)超常期(supranormal period)：相对不应期过后，有的细胞可出现兴奋性轻度增高的时期，此期称为超常期。在神经纤维，超常期相当于动作电位负后电位的后半时段。此时电压门控钠(或钙)通道已基本复活，膜电位却尚未完全回到静息电位，由于距离阈电位水平较近，因而只需阈下刺激就能使膜去极化达到阈电位而再次兴奋。

(4)低常期(subnormal period)：超常期后，有的细胞还会出现兴奋性轻度降低的时期，此期称为低常期。低常期相当于动作电位的正后电位时段。这个时期电压门控钠(或钙)通道虽已完全复活，但膜电位处于轻度的超极化状态，与阈电位水平的距离加大，因此需要阈上刺激才能引起细胞再次兴奋。

三、电紧张电位和局部电位

(一)细胞膜和胞质的被动电学特性

细胞膜和胞质作为一个静态的电学元件时所表现的电学特性，称为被动电学特性，它包括静息状态下的膜电容、膜电阻和轴向电阻等。

1.膜电容(membrane capacilance，C_m)　细胞膜脂质双层具有绝缘性，膜两侧是能导电的细胞内液和细胞外液，这种情况类似于一个平行板电容器，因此细胞膜具有电容器的性质。当一个电容器的两块极板接到电池上充电时，将在一个极板上积聚过量的正电荷，而在另一极板上留下相等的过量的负电荷。其电容(C)可定义为对加于电容器上的每1 V电压(U)所积聚的电荷量(Q)，公式如下所示。

$$C=\frac{Q}{U} \tag{2-6}$$

电容器两极板之间的距离愈近，它们分隔并储蓄电荷的能力愈强，即电容愈大。细胞膜的厚度仅约6 nm，故膜电容较大。此外，细胞膜的表面积愈大，细胞总的膜电容也愈大。多数细胞膜的电容值为1 $\mu F/cm^2$。当膜中的离子通道开放而引起离子跨膜流动时，就相当于在电容器上充电或放电，从而在膜两侧产生电位差，即跨膜电位或膜电位。根据式2-6，在已知膜电容的基础上，可求得细胞维持一定膜电压(如静息电位)所需的电量，即离子流量。经计算，一个直径为10 μm、细胞内K^+浓度为100 mmol/L的细胞，形成细胞内−61.5 mV的膜电位，K^+只需向细胞外扩散0.004%(不足万分之一)。可见，形成静息电位或产生动作电位只需要少量离子跨膜移动即可达到一定的膜电位水平，而不会明显扰乱膜两侧的离子浓度梯度。

2.膜电阻(membrane resistance，R_m)　单纯的脂质双层对电流几乎是绝缘的，在1 cm^2的面积上，其电阻可高达10^6～10^9 Ω；而生物膜的实际电阻，即膜电阻却要小得多，仅约10^3 Ω，这主要是由于生物膜的脂质双层中镶嵌着许多导电性能较好的离子通道(如漏通道)和转运体，其数量越多或活动程度越大，膜电阻就越小。膜电阻通常用它的倒数膜电导(membrane conductance，G)来表示，单位是Sicmens，缩写为S。如前所述，膜电导所反映的是膜对离子的通透性。

3.轴向电阻　某些细胞（如神经轴突）的直径较小，其长轴延伸的距离较长，在研究其电活动产生和传导时，还应当考虑这些细胞沿长轴存在的轴向电阻（R_i）。一般来说，直径越小、轴向延伸的距离越长，轴向电阻就越大。

由于质膜兼有电容和电阻的特性，因此可用并联的阻容耦合电路来描述其电学特性。如图 2-22A 所示，细胞膜可分成许多小片段，每一小片膜都有各自的膜电容和膜电阻，彼此间在膜内由轴向电阻相连，在膜外由细胞外液（由于电阻很小，常忽略不计）短路连接。利用这一等效电路，可分析细胞膜在静息时和受刺激时膜电流与膜电位的变化规律。

（二）电紧张电位

如果在神经轴突的某一点向轴浆内注入电流（细胞外为零电位），在不引起膜对离子通透性发生改变的情况下，该电流将沿轴浆向两端流动形成轴向电流，同时该电流可以沿途流过细胞膜形成跨膜电流。由于轴向电阻的存在及不断有电流经原本开放的离子通道（如漏通道）跨膜流出，轴向电流和跨膜电流都将随离开电流注入点距离的增加而逐渐衰减（图 2-22B），所产生的膜电位也逐渐衰减，形成一个规律的膜电位分布（图 2-22C），即注入电流处的膜电位最大，其周围一定距离处的膜电位将作为距离的指数函数而衰减。同时，由于膜电容的存在，跨膜电流对其充、放电需要一定时间，使膜电位在任何一处膜上的生成或下降都不能在瞬间达到稳定值（图 2-22C 中的小图）。这种由膜的被动电学特性决定其空间分布和时间变化的膜电位称为电紧张电位（electrotonic potential）。

1.电紧张电位的扩布范围和生成速度　描述电紧张电位空间分布（即扩布范围）特征的参数是空间常数（space constant），常用 λ 表示，它是指膜电位衰减至最大值的 37%（e^{-1}）时所扩布的空间距离（见图 2-22C）。显然，λ 越大，电紧张电位扩布的范围就越大，对邻旁细胞膜的影响范围就越大。λ 主要受膜电阻和轴向电阻的影响，增大膜电阻（如有髓纤维或髓鞘在一定范围内增厚）或减小轴向电阻（如加大直径）可使 λ 加大。一般来说，细胞的 λ 较小，为 0.1～1 mm。描述电紧张电位时间变化（即生成速度）特征的参数是时间常数（time constant），常用 T 表示，它是指膜电位上升或下降到稳定值的 63%（$1-e^{-1}$）时的所需时间（图 2-22C 小图）。显然，T 越小，电紧张电位的生成速度就越快。影响 T 的因素包括膜电阻和膜电容，主要是膜电容，减小膜电容（如髓鞘包裹轴突）可缩短电紧张电位达到稳定值的时间。一般来说，细胞的 T 为 1～20 毫秒。电紧张电位的扩布范围和生成速度可影响动作电位的产生及传导速度。动作电位在有髓神经纤维上传导较快，就是因为轴突被髓鞘包裹后，膜电阻加大、膜电容减小，从而使电紧张电位的空间常数加大、时间常数减小的缘故。

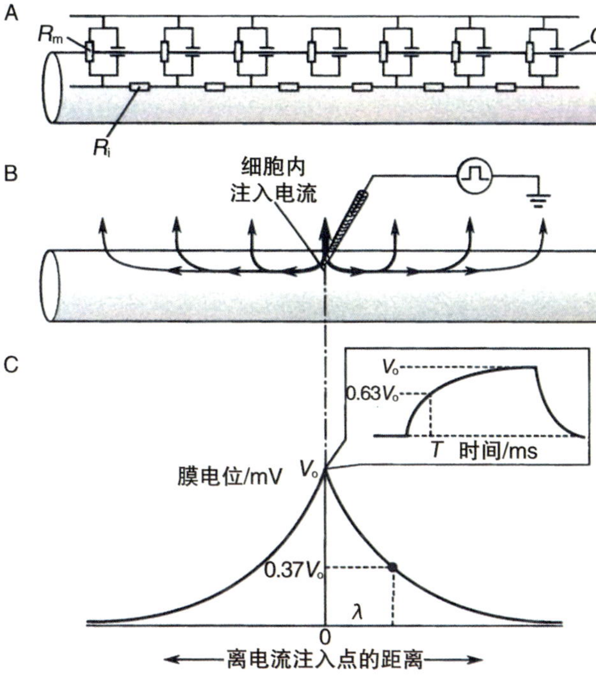

A.细胞膜的等效电路图。R_m：膜电阻；C_m：膜电容；R_i：轴向电阻。B.经微电极向轴突内注入电流后轴向电流和跨膜电流密度变化示意图。C.电紧张电位随传播距离增加呈指数性衰减，小插图显示电紧张电位形成的时间过程。λ：空间常数；T：时间常数；V_o：注入电流部位的最大膜电位值。

图 2-22　细胞膜的被动电学特性与电紧张电位示意图

2.电紧张电位的极性　电紧张电位可因细胞内注入电流的性质不同而表现为去极化电紧张电位和超极化电紧张电位。如果用正、负两个电极从膜外侧施加电刺激(与向细胞内注入电流等效)，可在两个刺激电极下方同时产生极性不同的电紧张电位。其中，只有负电极下方的细胞膜可产生去极化电紧张电位，因为胞质内的正电荷会流向负电极的下方，相当于经插入胞内的电极注入正电荷(图 2-22B)；而正电极下方的细胞膜可产生超极化电紧张电位，因为胞内的负电荷会流向正电极下方，相当于在细胞膜接触正电极的部位向膜内注入负电荷。这样，当用细胞外电极刺激组织时，只有在出现去极化电紧张电位的负电极下方才可能产生动作电位。

3.电紧张电位的特征　电紧张电位完全由质膜和胞质固有的被动电学特性所决定，其产生没有离子通道的激活和膜电导的改变。与动作电位相比，电紧张电位具有以下特征：①等级性电位，电紧张电位的幅度可随刺激强度的增大而增大。②衰减性传导，电紧张电位的幅度随传播距离的增加呈指数函数下降。③电位可融合，由于电紧张电位无不应期，故多个电紧张电位可融合在一起，当去极化电紧张电位的幅度达到一定程度时，可引起膜中少量电压门控钠(或钙)通道开放，形成局部电位(见下文)。

(三)局部电位

电紧张电位完全由细胞膜的被动特性决定，没有离子通道的激活和膜电导的改变。

但在生物体内，如在神经递质的作用下或在电紧张电位的刺激下，细胞膜可出现部分离子通道开放，形成由细胞膜主动特性参与的去极化或超极化反应。如图 2-23 所示，用双极电极在细胞外给予神经纤维多次逐渐增大的直流电刺激，可分别在刺激电极的正极和负极附近的细胞内记录到不同的膜电位变化。正极下方的细胞膜受到的是超极化刺激，膜电位发生超极化改变（图 2-23B 中静息电位水平以下部分）；负极下方的细胞膜受到的是去极化刺激，膜电位发生去极化改变（图 2-23B 中静息电位水平以上部分）。图中显示，随刺激强度的增大，正极下方的超极化电位随之成比例增大，表明超极化刺激引起的电位改变完全是基于膜被动特性的电紧张电位。负极下方出现的去极化电位在刺激强度很小（约 1/3 阈值）时，其幅度与相应刺激强度的超极化电位相同，只是方向相反（图 2-23B 中 1、2 和 1′、2′），说明此时的去极化电位改变也是基于膜被动特性的电紧张电位。当去极化刺激进一步增强时（仍然是阈下刺激），膜电位改变的幅度却明显大于相应刺激强度的超极化电位（图 2-23B 中 3、4 和 3′、4′），说明这时已有膜主动特性引起的电变化参与到去极化刺激引起的膜电位改变之中。这是因为增大的去极化刺激形成的电紧张电位激活了少量钠通道，由此产生的 Na^+ 内流可使膜去极化，并与去极化电紧张电位相融合，叠加为一个更大的去极化波动。这种由少量钠通道激活而产生的去极化膜电位波动属于局部电位（local potential）或局部反应，准确来说，称为局部兴奋（local excitation）。

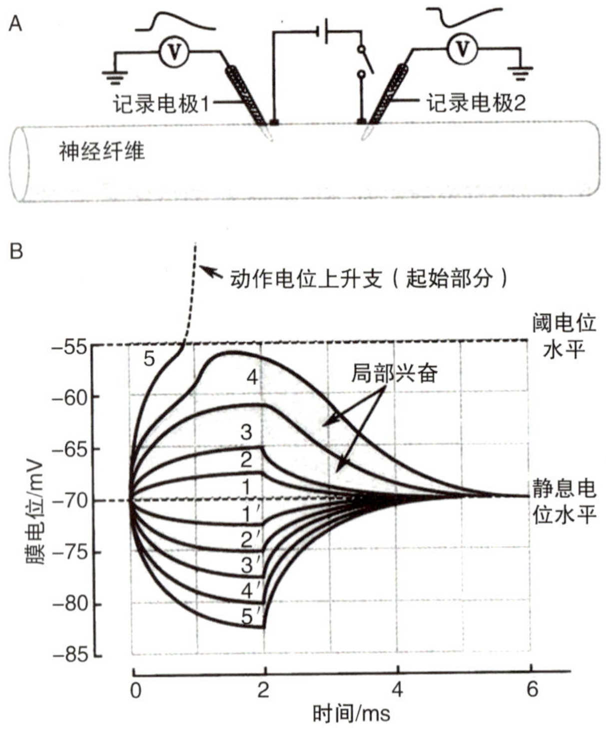

A.刺激和记录实验装置：刺激采用细胞外双极刺激，记录电极 1 置于细胞内靠近刺激电极负极处，记录电极 2 置于细胞内靠近刺激电极正极处。B.细胞内记录的膜电位变化：静息电位水平以上为记录电极 1 记录到的去极化电紧张电位和局部兴奋，静息电位水平以下为记录电极 2 记录到的超极化电紧张电位。

图 2-23 局部兴奋的实验装置和实验结果示意图

局部电位具有电紧张电位的电学特征：①等级性电位，即其幅度与刺激强度相关，而不具有“全或无”特点；②衰减性传导，局部电位以电紧张的方式向周围扩布，扩布范围一般不超过 1 mm 半径；③没有不应期，反应可以叠加总和，其中相距较近的多个局部反应同时产生的叠加称为空间总和(spatial summation)，多个局部反应先后产生的叠加称为时间总和(temporal summation)。较大的局部兴奋或小的局部兴奋经总和后可使细胞膜去极化达到阈电位，从而引发动作电位(图 2-23B 中电压变化曲线 5)。

局部电位不仅发生在可兴奋细胞，也可见于其他不能产生动作电位的细胞，如感受器细胞。去极化和超极化的局部电位均无不应期，它们可通过幅度变化、空间和时间总和等效应在多种细胞实现信号编码与整合。因而是体内除动作电位之外的另一类与信息传递和处理有关的重要电信号。

知识拓展

低钙惊厥的生理学基础

细胞外高浓度的 Na^+ 和 Ca^{2+} 分布使得两者的平衡电位都在正电压范围。当电压门控钠通道和电压门控钙通道开放时，Na^+ 和 Ca^{2+} 的内流将引起膜的去极化。然而，持续的去极化将会导致骨骼肌持续收缩和僵直，导致心功能异常，持续的细胞内 Ca^{2+} 水平异常增高还可引起细胞死亡。安静情况下钠通道和钙通道是处于关闭状态的，只有当细胞受到去极化刺激且膜电位达到阈电位水平时，通道才大量开放。电压门控钠通道的主要作用是激发神经元、骨骼肌和心肌发生动作电位，构成动作电位的快速去极相。在生理情况下，电压门控钠通道对 Ca^{2+} 或其他二价阳离子几乎不通透。但是，钠通道的电压门控依赖性却受到细胞外 Ca^{2+} 浓度的影响。如果将细胞外 Ca^{2+} 浓度逐渐增加到正常生理水平以上，钠通道的电压激活范围将逐渐偏向更正的范围，即电位抬高、不容易被去极化激活。相反，如果 Ca^{2+} 浓度降低，电压激活范围将向更负的电压方向偏移(负偏移)，变得更容易被去极化所激活。

这种钠通道激活随着胞外 Ca^{2+} 浓度而偏移的现象具有十分重要的临床意义。其中，低钙引起的负偏移将导致动作电位发放的阈电位水平降低(靠近静息电位水平)，兴奋性增高，可出现肌肉自发性抽搐。细胞外液 Ca^{2+} 浓度增高引起的钠通道激活曲线正偏移将导致阈电位水平抬高(远离静息电位)、组织兴奋性降低，从而导致肌无力。因此，某些代谢性疾病导致血钙浓度异常时，例如甲状旁腺机能减退(低钙)和甲状旁腺机能亢进(高钙)，都能引起明显的神经和神经肌肉症状。

增值服务：神经冲动研究先驱

生物电是许多生理活动的基础，因此探索生物电的产生机制对许多生命现象的理解都具有十分重要的意义。

第四节　肌细胞的收缩

根据结构和收缩特性的不同，人体的肌组织可分为骨骼肌、心肌和平滑肌三类，其中骨骼肌和心肌在光学显微镜下显现明暗交替的横纹，故统称为横纹肌。另外，依据所受神经支配和控制的差异，肌组织又可分为随意肌（骨骼肌）和非随意肌（心肌和平滑肌），前者受躯体运动神经的支配和控制，后者则受自主神经的支配和控制。

一、横纹肌

尽管骨骼肌和心肌都属于横纹肌，但心肌属于非随意肌，骨骼肌属于随意肌。骨骼肌的收缩需在中枢神经系统控制下完成，只有当支配骨骼肌的神经纤维发生兴奋时，才能产生收缩活动；此外，骨骼肌细胞收缩功能的实现还依赖于多个亚细胞生物网络系统的协调活动。

（一）骨骼肌神经-肌接头处的兴奋传递

1.骨骼肌神经-肌接头的结构特征　骨骼肌神经-肌接头（neuromuscular junction）是运动神经末梢与其所支配的骨骼肌细胞之间的特化结构，由接头前膜（prejunctional membrane）、接头后膜（postjunctional membrane）和接头间隙（junctional cleft）构成。接头前膜是运动神经轴突末梢膜的一部分。接头后膜是与接头前膜相对的骨骼肌细胞膜，也称终板膜（endplate membrane），呈向内凹陷的浅槽。运动神经轴突在到达末梢处失去髓鞘，以裸露的轴突末梢嵌入终板膜浅槽中。槽底部终板膜又向内凹陷，形成许多皱褶以增大其表面积。接头间隙是接头前膜与后膜之间的间隔，宽 20～30 nm，间隙内充满细胞外液。接头前膜内侧的轴浆中含约 3×10^5 个突触囊泡或突触小泡（synaptic vesicle），每个囊泡内含约 10^4 个乙酰胆碱（acetylcholine，ACh）分子。接头后膜中有 N_2 型 ACh 受体阳离子通道（N_2-ACh receptor cation channel），集中分布于皱褶的开口处（图 2-24）。在接头后膜外表面还分布有乙酰胆碱酯酶（acetylcholinesterase），后者能将 ACh 分解为胆碱和乙酸。

2.骨骼肌神经-肌接头处的兴奋传递过程　神经-肌接头处的兴奋传递过程如图 2-24所示，具有电-化学-电传递的特点：即由运动神经纤维传到末梢的动作电位（电信号）触发接头前膜 Ca^{2+} 依赖性突触囊泡出胞，释放 ACh 至接头间隙（化学信号），再由 ACh 激活终板膜中的 N_2 型 ACh 受体阳离子通道，产生终板膜电位变化（电信号）。

N_2 型ACh 受体阳离子通道的直径约 0.65 nm，允许 Na^+、K^+ 和 Ca^{2+} 跨膜移动，但主要是 Na^+ 内流和 K^+ 外流。在安静状态下，Na^+ 内向驱动力大于 K^+ 外向驱动力（见本章第三节），故以 Na^+ 内流为主，其速度最高可达每秒 3×10^7 个 Na^+。Na^+ 的净内流使终板膜发生去极化，这一电位改变称为终板电位（endplate potential，EPP），其幅度可达 50～75 mV。EPP 属于局部电位，可以电紧张的方式向周围传播，刺激邻旁普通肌膜（非终板膜）中的电压门控钠通道开放，引起 Na^+ 内流和普通肌膜的去极化；当去极化达到阈电位水平时即可爆发动作电位（图 2-25A），并传遍整个肌细胞膜。在 ACh 释放后几毫秒内，ACh 即可被存在于终板膜外侧的乙酰胆碱酯酶迅速分解而消除其作用，使终板膜恢复到接受新兴奋传递的状态。

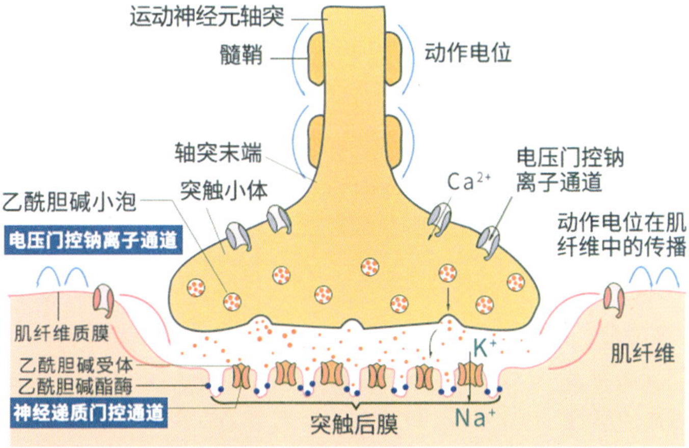

图 2-24　骨骼肌神经-肌肉接头的结构

在骨骼肌神经-肌接头处的兴奋传递过程中，ACh 释放是一个关键性步骤。首先，接头前膜的 ACh 释放具有 Ca^{2+} 依赖性。这一观点是由中国生理学家冯德培在神经-肌接头传递的研究中首先提出的。接头前膜产生的动作电位需通过激活前膜中的电压门控钙通道，导致 Ca^{2+} 内流而触发囊泡的出胞，故细胞外 Ca^{2+} 浓度的改变可明显影响兴奋的传递。其次，运动神经末梢释放 ACh 是一种量子式释放（quantal release），即 ACh 的释放是以囊泡为单位进行的。一个囊泡称为一个“量子”，释放时囊泡内的 ACh 倾囊而出。到达接头前膜的一次动作电位可引发大约 125 个囊泡释放而产生 EPP。在安静状态下，因囊泡的随机运动也会发生单个囊泡的自发释放，并引起终板膜电位的微小去极化，即微终板电位（miniature end-plate potential，MEPP）（图 2-25B），其频率平均 1 次/秒。每个 MEPP 的幅度平均仅 0.4 mV（图 2-25C）。所以由接头前膜一次动作电位引发的 EPP 是由大量囊泡同时释放所引起的 MEPP 总和而形成的。

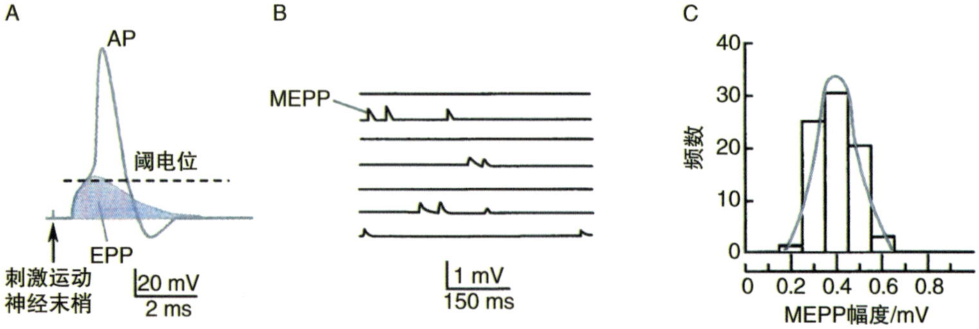

A.终板膜邻旁普通肌膜处记录到的终板电位和动作电位；B.不施加刺激时自发出现的微终板电位(MEPP)；C.低 Ca^{2+} 溶液中自发 MEPP 幅度-观察次数(发生频次)直方图，显示每个 MEPP 的幅度平均为 0.4 mV。

图 2-25　终板电位和微终板电位

知识拓展

重症肌无力

重症肌无力是一种罕见的慢性自身免疫性疾病，由神经-肌肉接头传递功能障碍引起，病程长、难治愈、易复发，2018 年已被纳入我国《第一批罕见病目录》。据估计，我国至少有 65 万名重症肌无力患者。重症肌无力主要表现为全身或局部肌肉无力，容易疲劳，在临床中常常出现复视、斜视、肢体无力、咀嚼无力、吞咽困难、说话不清、抬头困难等症状，可能影响患者任意的行为能力，患者每天像背着沙袋在生活。若处理不及时或不当等，易诱发重症肌无力危象，出现严重窒息。该病症持续时间长，并发症较多，院内死亡率高达 11%，目前并没有治愈的方法，给患者及家庭都带来了极大的压力和困扰。

每年 6 月 15 日是重症肌无力关爱日。

(二)横纹肌细胞的结构特征

横纹肌细胞的结构特征是细胞内含有大量的肌原纤维和高度发达的肌管系统。

1.肌原纤维和肌节　横纹肌细胞内含有上千条直径 1～2 μm、纵向平行排列的肌原纤维，在光镜下沿长轴可见明暗交替的横纹，分别称为明带和暗带。在暗带的中央有一条横向的线，称为 M 线，M 线两侧有相对较亮的区域称为 H 带；在明带的中央也有一条横线，称为 Z 线(立体看为 Z 盘)。相邻两 Z 线之间的区段称为肌节，是肌肉收缩和舒张的基本单位。肌原纤维由粗肌丝和细肌丝构成，正是粗、细肌丝在肌节中的规则排列才使肌原纤维呈现明暗交替的横纹(图 2-26)。

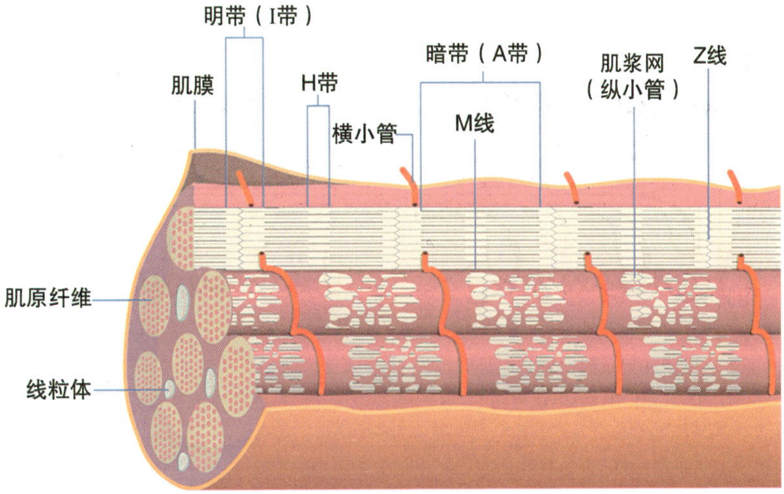

图 2-26　骨骼肌的肌原纤维和肌管系统

2.肌管系统　横纹肌细胞中有横管和纵管两种肌管系统（见图 2-26）。横管又称 T 管，是与肌原纤维走行方向垂直的膜性管道，由细胞膜内陷并向深部延伸而成。纵管也称 L 管，是与肌原纤维走行方向平行的膜性管道，即肌质网（SR），其中包绕在肌原纤维周围并交织成网的部分称为纵行肌质网，其膜中有钙泵，可逆浓度梯度将胞质中 Ca^{2+} 转运至 SR 内；SR 与 T 管膜或肌膜（见于心肌）相接触的末端膨大或呈扁平状，称为连接肌质网（JSR）或终池。JSR 内储有高浓度的 Ca^{2+}，其浓度比胞质中 Ca^{2+} 浓度高近万倍。JSR 膜中嵌有钙释放通道，也称 ryanodine 受体（ryanodine receptor，RYR），它们在 JSR 膜中的分布与 T 管膜或肌膜中的 L 型钙通道（L-type calcium channel）相对应。在骨骼肌，T 管与其两侧的终池形成三联管结构，而在心肌，T 管与单侧的终池相接触形成二联管结构，这些结构是兴奋-收缩耦联的关键部位。

（三）横纹肌细胞的收缩机制

在光镜下观察到，横纹肌收缩时肌肉缩短，但暗带宽度不变，只有明带和 H 带相应变窄，表明横纹肌的收缩并非由肌丝缩短引起。横纹肌的收缩机制一般用肌丝滑行学说（sliding filament theory）来解释，即肌肉的缩短和伸长系粗肌丝与细肌丝在肌节内相互滑行所致，而粗肌丝和细肌丝本身的长度并不改变。

1.肌丝的分子结构　粗肌丝长约 1.6 μm，主要由许多肌球蛋白（myosin）分子聚合而成。单个肌球蛋白分子呈豆芽状，有一个杆部和两个球形的头部，由 6 条肽链构成。两条重链组成杆部，两条重链的头端各结合一对轻链而构成头部，头部连同与它相连的一小段称为“桥臂”的杆部从粗肌丝中向外伸出而形成横桥（cross-bridge）（图 2-27）。在粗肌丝中，肌球蛋白杆部集合在一起，且都以尾端朝向暗带中央的 M 线排列，形成粗肌丝的主干。每条粗肌丝伸出的横桥一般有 300～400 个，在粗肌丝上近 M 线端约 0.2 μm的部分仅由杆部构成，没有横桥。横桥具有 ATP 酶活性，并能与肌动蛋白结合。

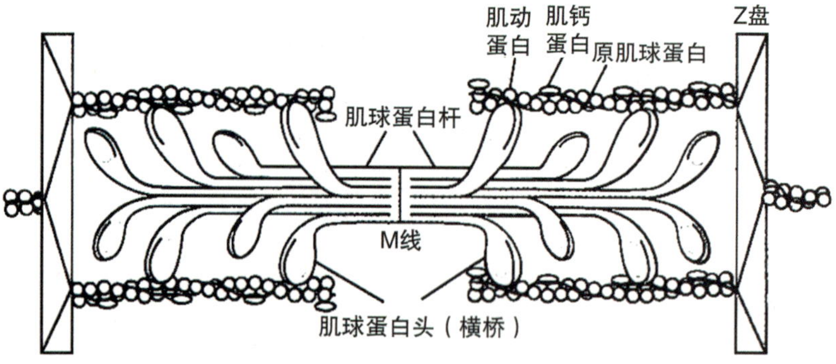

图 2-27　肌丝的分子结构示意图

注：粗肌丝由肌球蛋白组成，包括杆部和头部(横桥)。细肌丝由肌动蛋白、原肌球蛋白和肌钙蛋白(3个亚单位的聚合体)组成。

细肌丝长约1.0 μm，主要由肌动蛋白(actin)、原肌球蛋白(tropomyosin)和肌钙蛋白(troponin)三种蛋白质构成(图 2-27)，三者的比例为7∶1∶1。肌动蛋白单体为球形分子，通过聚合而形成两条链，并相互缠绕成螺旋状，构成细肌丝的主干。肌动蛋白分子上有能与粗肌丝横桥结合的位点。原肌球蛋白分子呈长杆状，由两条肽链缠绕成双螺旋结构，其长度相当于肌动蛋白中连续7个单体的总长度。许多原肌球蛋白分子首尾相接，形成长链，沿肌动蛋白双螺旋的浅沟旁走行。当肌肉处于舒张状态时，原肌球蛋白所在的位置恰好能掩盖肌动蛋白分子上的横桥结合位点。肌钙蛋白以一定的间距(7个肌动蛋白单体的长度)出现在原肌球蛋白的双螺旋结构上，即与原肌球蛋白分子以1∶1的比例相结合。肌钙蛋白由肌钙蛋白T(troponin T，TnT)、肌钙蛋白I(troponin I，TnI)和肌钙蛋白C(troponin C，TnC)三个亚单位构成。肌肉舒张时，TnT与TnI分别与原肌球蛋白和肌动蛋白紧密相连，将原肌球蛋白保持在遮盖肌动蛋白上结合位点的位置；TnC上有Ca^{2+}结合位点，每分子TnC可结合4个Ca^{2+}。当胞质中Ca^{2+}浓度升高时，Ca^{2+}与TnC结合可使肌钙蛋白的构象发生变化，这种变构将引起TnI与肌动蛋白的结合减弱和原肌球蛋白分子向肌动蛋白双螺旋沟槽的深部移动，从而暴露出肌动蛋白上的结合位点，引发横桥与肌动蛋白的结合，导致肌肉收缩。

在上述肌丝蛋白中，肌球蛋白和肌动蛋白直接参与肌肉收缩，故称为收缩蛋白；而原肌球蛋白和肌钙蛋白不直接参与肌肉收缩，但可调控收缩蛋白间的相互作用，故称为调节蛋白。

2.肌丝滑行的过程　粗肌丝与细肌丝间的相互滑行是通过横桥周期完成的。横桥周期(cross-bridge cycling)是指肌球蛋白的横桥与肌动蛋白结合、扭动、复位的过程。其主要过程如图 2-28 所示：①在舒张状态下，横桥以其ATP酶活性将与之结合的ATP分解，同时与ADP和无机磷酸结合，分解ATP所产生的部分能量用于复位上次收缩时发生扭动的横桥，使横桥与细肌丝保持垂直的方位，此时的横桥处于高势能状态，并对细肌丝中肌动蛋白的结合位点具有高亲和力；②当胞质中Ca^{2+}浓度升高时，Ca^{2+}通过与肌钙蛋白结合而使原肌球蛋白发生位移，暴露出肌动蛋白上的横桥结合位点，横桥立即与肌动蛋白结合；③横桥与肌动蛋白的结合导致横桥构象改变，使之头部向桥臂方向扭动 45°，产生“棘齿作用”（ratchet action）而拖动细肌丝向 M 线方向滑行，横桥储存的势能转变为克服负荷的张力和（或）肌节长度的缩短，同时与横桥结合的 ADP 和无机磷酸被解离；④与 ADP 解离后的横桥再与 ATP 结合，导致横桥与肌动蛋白的亲和力降低而分离，分离的横桥再次分解 ATP 而使横桥重新复位，重复上述过程。一次横桥周期所需时间为 20～200 毫秒，其中横桥与肌动蛋白结合的时间约占其中的一半。

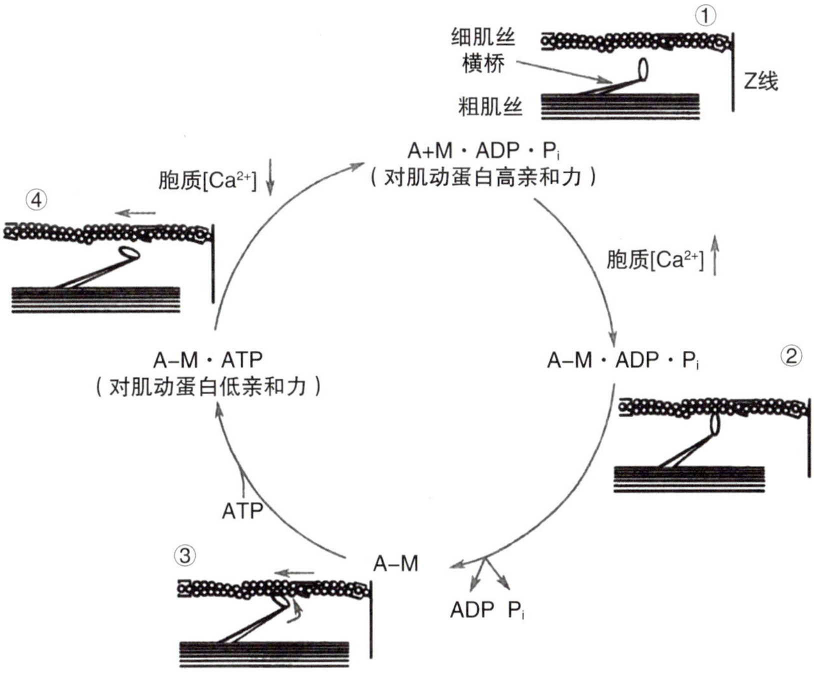

A：肌动蛋白；M：肌球蛋白；A-M：肌动蛋白与肌球蛋白结合物。

图 2-28　横桥周期示意图

3.横桥周期的运转模式与肌肉收缩表现的关系　通过横桥周期完成肌丝滑行而实现肌肉收缩，实质上是通过肌动蛋白与肌球蛋白的相互作用，将分解 ATP 获得的化学能转变为机械能的过程。横桥周期的运转模式不同，导致肌肉收缩产生张力和缩短两种表现。若肌肉在保持长度不变的条件下进行收缩，由于横桥头部与杆部之间的桥臂具有弹性，横桥的扭动可使桥臂被拉长，因其弹性回位而产生张力（肌丝不滑行）。若产生的张力能克服阻力而发生肌丝滑行，则表现为肌肉缩短。由于肌肉收缩所产生的张力是每一瞬间处于与肌动蛋白结合状态的横桥所产生的张力的总和，故遇到较大负荷时，每一横桥周期中横桥与肌动蛋白结合的时间延长，每一瞬间处于结合状态的横桥数目增加，进而增大收缩所产生的张力。至于肌肉缩短的速度或张力产生的速度，则取决于横桥周期的长短。周期越短则横桥扭动速度越快，肌肉收缩的速度也越快。

（四）横纹肌细胞的兴奋-收缩耦联

将横纹肌细胞产生动作电位的电兴奋过程与肌丝滑行的机械收缩联系起来的中介机制或过程，称为兴奋-收缩耦联（excitation-contraction coupling）。兴奋-收缩耦联的耦联因子是 Ca^{2+}，而其结构基础，在骨骼肌是三联管结构，在心肌则为二联管结构。

1.横纹肌细胞的电兴奋过程　骨骼肌细胞的动作电位是在约－90 mV 的静息电位基础上产生的，其电位变化与神经细胞动作电位十分相似，也呈尖峰样，持续时间稍长（2～4 毫秒），其形成机制亦与神经细胞动作电位相同。心肌细胞的动作电位依细胞类型不同而异，其特征详见第四章。

2.兴奋-收缩耦联的基本步骤　在横纹肌，由肌膜上的动作电位转变为肌细胞的收缩须经历如下基本步骤：①T 管膜的动作电位传导。由于 T 管是由肌膜向内凹陷而成，所以 T 管膜是肌膜的延续部分，肌膜上的动作电位可沿 T 管膜传至肌细胞内部，并激活 T 管膜和肌膜中的 L 型钙通道。②JSR 内 Ca^{2+} 的释放。在骨骼肌，肌膜的去极化可引起 L 型钙通道的电压敏感肽段发生位移（构象改变），产生“拔塞”样作用，使 JSR 膜中的钙释放通道开放，JSR 内的 Ca^{2+} 顺浓度差释放到胞质中。在心肌，肌膜的去极化则引起 L 型钙通道激活而出现少量 Ca^{2+} 内流，进入胞质的 Ca^{2+} 与 JSR 膜中的钙结合位点结合，再引起 JSR 膜中的钙释放通道开放，即钙致钙释放（calcium induced calcium release，CICR）（图 2-29），结果使胞质内的 Ca^{2+} 浓度由静息时的 0.1 μmol/L 水平迅速升高百倍以上。③Ca^{2+} 触发肌肉收缩。胞质内 Ca^{2+} 浓度的升高促使 Ca^{2+} 与 TnC 结合而触发肌肉收缩。④JSR 回收 Ca^{2+}。胞质内 Ca^{2+} 浓度的升高激活 LSR 膜中的钙泵，将胞质中的 Ca^{2+} 回收入 JSR 中，胞质中 Ca^{2+} 浓度降低则引起肌肉舒张，可见肌肉舒张的过程也需耗能。

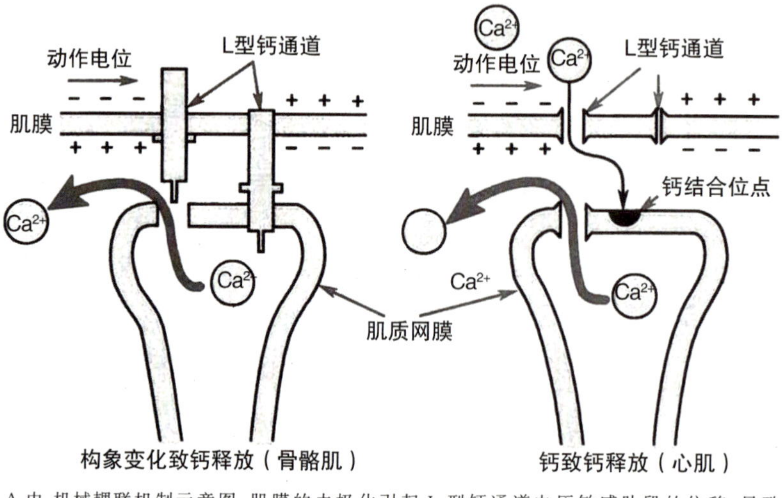

A.电-机械耦联机制示意图，肌膜的去极化引起 L 型钙通道电压敏感肽段的位移，导致“拔塞”样作用的构象改变，使肌质网膜中的钙释放通道开放；

B.钙致钙释放机制示意图，肌膜去极化激活 L 型钙通道和 Ca^{2+} 内流，Ca^{2+} 结合于肌质网膜中的钙结合位点，引起钙释放通道开放。

图 2-29　横纹肌肌质网 Ca^{2+} 释放机制

在骨骼肌的一次收缩中，肌膜和 T 管膜中 L 型钙通道的激活几乎不引起 Ca^{2+} 内流，胞质内增加的 Ca^{2+} 几乎 100% 由 JSR 释放。而在心肌，由 JSR 释放的 Ca^{2+} 仅占 80%～90%，另有 10%～20% 的 Ca^{2+} 则由细胞外经 L 型钙通道内流而来。当骨骼肌舒张时，胞质内增加的 Ca^{2+} 几乎全部经 JSR 膜中的钙泵活动被回收，而心肌胞质内的 Ca^{2+} 大部分经 JSR 膜中的钙泵活动被回收，尚有 10%～20% 的 Ca^{2+} 则由肌膜中的 Na^{+}-Ca^{2+} 交换体和钙泵排出胞外。

（五）影响横纹肌收缩效能的因素

肌肉收缩效能（performance of contraction）是指肌肉收缩时产生的张力大小、缩短程度以及产生张力或缩短的速度。根据肌肉收缩的这些外在表现，可将收缩分为等长收缩（isometric contraction）和等张收缩（isotonic contraction）两种形式，前者表现为肌肉收缩时长度保持不变而只有张力的增加，后者表现为肌肉收缩时张力保持不变而只发生肌肉缩短。最常见的收缩形式是先等长收缩增加张力，当张力足以克服阻力时，发生等张收缩而肌肉缩短。影响横纹肌收缩效能的因素包括负荷、肌肉收缩能力及收缩的总和等。

1.前负荷（preload） 前负荷是指肌肉在收缩前所承受的负荷。由于前负荷即为牵拉肌肉的力量，前负荷越大肌肉就被拉得越长，因而前负荷决定肌肉在收缩前的长度，即初长度（initial length），此时因肌肉受到牵拉而弹性回位的张力属于被动张力。通常可将前负荷与初长度看成同义词，在肌肉收缩实验中常用初长度来表示前负荷。例如，在等长收缩实验中，可测定不同初长度条件下肌肉主动收缩产生的张力（即主动张力），对应作图即得到长度-张力关系曲线（length-tension relationship curve）（图 2-30A）。从图中可见，在一定范围内肌肉收缩张力（即主动张力）随初长度的增加而增大，但过度增加初长度则可使收缩张力下降，表明肌肉收缩存在一个最适初长度（optimal initial length），即产生最大收缩张力的初长度。肌肉初长度对收缩张力的影响与肌节长度的变化有关，如图 2-30B 所示，与最适初长度相对应的肌节长度为 2.0～2.2 μm，此时不仅全部横桥都能发挥作用，而且肌丝间的相互关系也最适合于横桥的活动，因而能产生最大的收缩张力。在整体情况下，肌肉一般都处于最适初长度状态，以利于产生最大的收缩张力。

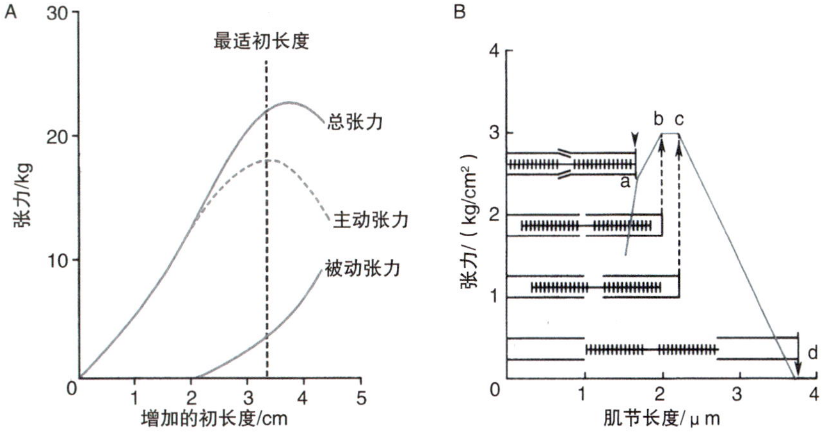

A.肌肉的长度-张力关系曲线，主动张力＝总张力－被动张力；B.肌节的长度-张力关系示意图。

图 2-30 肌肉等长收缩时的长度-张力关系

2.后负荷(afterload) 后负荷是指肌肉在收缩后所承受的负荷。由于肌肉在等张收缩时产生的收缩张力与后负荷大小相等,方向相反,故在数值上可用后负荷反映收缩张力的大小。通过测定不同后负荷(张力)时肌肉缩短的速度,对应作图即可得到张力-速度关系曲线(force-velocity relationship curve)(图 2-31A)。后负荷影响肌肉收缩的特点是:后负荷在理论上为零时,肌肉收缩产生的张力为零,而缩短速度却达到最大,称为最大缩短速度(V_{max}),肌肉收缩表现为等张收缩;随着后负荷的增大,收缩张力增加,但肌肉开始缩短的时间推迟,肌肉缩短的程度和速度也减小,肌肉收缩表现为先等长收缩而后等张收缩;当后负荷增加到使肌肉不能缩短时,缩短速度为零,而肌肉产生的张力却达到最大,称为最大收缩张力(P_o),肌肉收缩表现为等长收缩。张力-速度关系曲线表明,后负荷增大时肌肉收缩张力和速度呈反变关系,这是由于后负荷对横桥周期的影响所致(图 2-31B)。

3.肌肉收缩能力(muscle contractility) 肌肉收缩能力是指与前负荷和后负荷均无关的能影响肌肉收缩效能的肌肉内在特性。前述前负荷和后负荷对收缩效能的影响,都是在一定肌肉收缩能力(内在因素)条件下,外加因素的作用。当肌肉收缩能力改变时,前负荷和后负荷的影响也将发生变化,如肌肉收缩能力提高可致长度-张力关系曲线上移、张力-速度关系曲线右上移。除与前、后负荷相关的因素外,肌肉收缩能力涉及多方面与肌肉收缩相关的内在因素,可看作是肌肉内在结构和功能特性的总和,如兴奋-收缩耦联过程中胞质内 Ca^{2+} 浓度的变化、与肌丝滑行有关的横桥 ATP 酶活性、肌细胞能量代谢水平、各种功能蛋白及其亚型的表达水平以及肌原纤维的肥大与否等。更重要的是,机体的神经和体液调节系统、一些致病因素和治疗药物也可通过影响这些内在特性,调节肌肉收缩能力,这在心肌要比在骨骼肌具有更重要的生理意义。

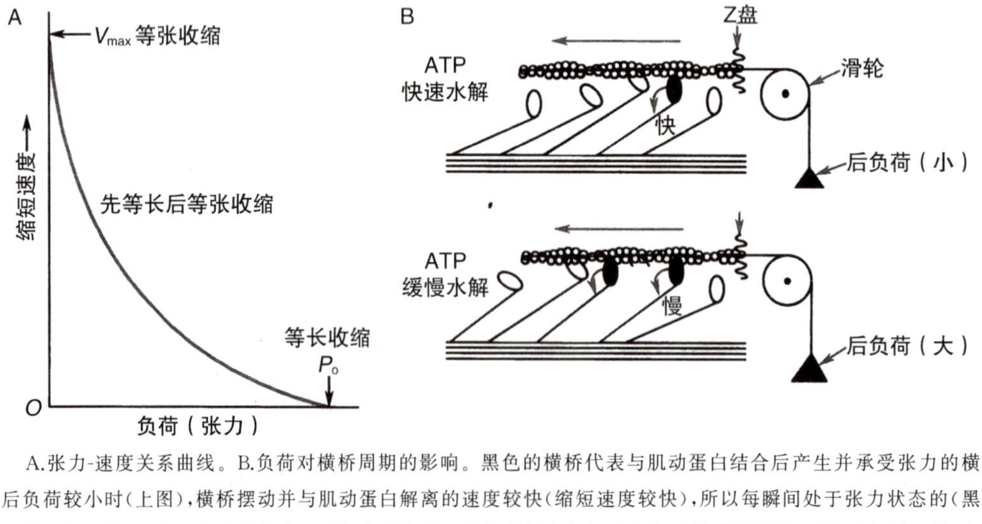

A.张力-速度关系曲线。B.负荷对横桥周期的影响。黑色的横桥代表与肌动蛋白结合后产生并承受张力的横桥,后负荷较小时(上图),横桥摆动并与肌动蛋白解离的速度较快(缩短速度较快),所以每瞬间处于张力状态的(黑色的)横桥数量较少(产生张力亦较小);后负荷较大时(下图)横桥头部摆动速度减慢,横桥周期延长,因而每瞬间有较多数量的横桥处于产生和维持张力的状态(收缩张力增加)。

图 2-31 肌肉等张收缩时的张力-速度关系

4.收缩总和(summation of contraction) 收缩总和是指肌细胞收缩的叠加特性,是骨骼肌快速调节其收缩效能的主要方式。其中,空间总和形式称为多纤维总和(multiple fiber summation),时间总和形式称为频率总和(frequency summation)。不过,心脏的收缩为“全或无”式的,不会发生心肌收缩的总和。另外,由于骨骼肌是随意肌,生理情况下骨骼肌的收缩都是由躯体运动神经控制的,故骨骼肌收缩的总和实质上是中枢神经系统调节骨骼肌收缩效能的方式。

多纤维总和原指多根肌纤维同步收缩产生的叠加效应。但在整体情况下,骨骼肌都以一个运动神经元及其轴突分支所支配的全部肌纤维所构成的运动单位(motor unit)为基本单元进行收缩,其叠加效应通常是参与同步收缩的运动单位数目的增加,故又称多运动单位总和。运动单位有大小之分,且大小相差很大。由于运动单位的总和依照一定的规律进行,即当收缩较弱时,仅有少量的和较小的运动单位发生收缩。随着收缩的增强,可有越来越多、越来越大的运动单位参加收缩,产生的收缩张力也越来越大;而当舒张时,最大的运动单位最先停止收缩,而最小的运动单位则最后停止收缩。骨骼肌这种调节收缩强度的方式称为大小原则(size principle)。这种方式不仅能有效实现收缩强度的调控,也有利于精细活动的调节,因为收缩强度较弱时参与收缩的运动单位较少也较小,调节就比较灵活。

频率总和是指提高骨骼肌收缩频率而产生的叠加效应,这是运动神经通过改变冲动发放频率而调节骨骼肌收缩形式和效能的一种方式。当诱发骨骼肌收缩的动作电位频率很低时,每次动作电位之后出现一次完整的收缩和舒张过程,这种收缩形式称为单收缩(single twitch)(图 2-32)。在一次单收缩中,完成一次动作电位仅需 2～4 毫秒,而完成一次收缩过程则长达数十甚至数百毫秒,因而当动作电位频率增加到一定程度时,由前后连续的两个动作电位所触发的两次收缩就有可能叠加起来,产生收缩的总和。若后一次收缩过程叠加在前一次收缩过程的舒张期,所产生的收缩总和称为不完全强直收缩(incomplete tetanus);若后一次收缩过程叠加在前一次收缩过程的收缩期,所产生的收缩总和则称为完全强直收缩(complete tetanus)(图 2-32)。在等长收缩条件下,完全强直收缩所产生的张力可达单收缩的 3～4 倍。这是因为肌细胞动作电位的高频发放能使胞质中 Ca^{2+} 浓度持续升高,一方面可保证收缩蛋白的充分活化并产生最大张力,另一方面能有效克服肌肉组织的弹性缓冲而表达出稳定的最大收缩张力。在生理情况下,骨骼肌的收缩几乎都以完全强直收缩的形式进行,因为躯体运动神经上的传出冲动总是连续成串的,其频率足以引起骨骼肌进行强直收缩,有利于产生强大的收缩张力,完成各种躯体运动和对外界物体做功。即使在安静状态下,运动神经也经常发放较低频率的冲动,使骨骼肌进行一定程度的强直收缩,这种微弱而持续的收缩即为肌紧张(见第九章)。

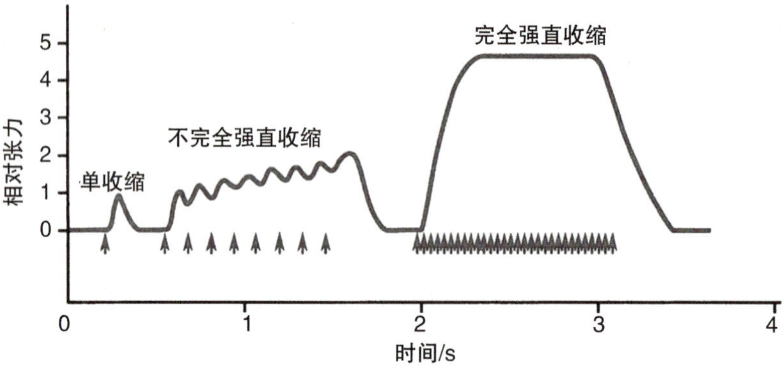

图 2-32　刺激频率对骨骼肌收缩形式影响的示意图

二、平滑肌

平滑肌是构成气道、消化道、血管、泌尿生殖器等器官的主要组织成分，这些器官不仅依赖平滑肌的紧张性收缩来对抗重力或外加负荷，保持器官的正常形态，而且借助于平滑肌收缩而实现其运动功能。平滑肌属于非随意肌，其舒缩活动受自主神经的调控。平滑肌在细胞结构和收缩机制等方面均与横纹肌有明显的差别。

（一）平滑肌的分类

根据肌细胞之间的相互关系和功能活动特征，通常将平滑肌分为单个单位平滑肌和多单位平滑肌两类。单个单位平滑肌（singe-unit smooth muscle）又称内脏平滑肌（visceral smooth muscle），如小血管、消化道、输尿管和子宫等器官的平滑肌。这类平滑肌的肌细胞之间存在大量的缝隙连接，类似于心肌，一个肌细胞的电活动可通过缝隙连接直接传导到其他肌细胞。这样，平滑肌中的全部肌细胞就能作为一个整体进行舒缩活动，即所谓的功能合胞体样活动。另外，这类平滑肌中还有少数起搏细胞（pacemaker cell），它们能自发地产生节律性兴奋和舒缩活动，即具有自动节律性或自律性（autorhythmicity），并能引领整个平滑肌的电活动和机械收缩活动。

多单位平滑肌（multi-unit smooth muscle）主要包括睫状肌、虹膜肌、竖毛肌以及气道和大血管的平滑肌等。这类平滑肌的肌细胞之间几乎不含缝隙连接，各自独立，以单个肌细胞为单位进行活动，类似于骨骼肌。这类平滑肌没有自律性，其收缩活动受自主神经的控制，收缩强度取决于被激活的肌纤维数目（空间总和）和神经冲动的频率（时间总和）。

（二）平滑肌细胞的结构特点

平滑肌细胞呈细长纺锤形，长 20～500 μm，直径 1～5 μm。与横纹肌相比，平滑肌细胞内的细肌丝数量明显多于粗肌丝，其比值为（10～15）∶1（在横纹肌为 2∶1）。尽管粗肌丝和细肌丝保持互相平行和有序的排列，但无肌节结构，故不显横纹。平滑肌细胞内没有 Z 盘，相应的功能结构是致密体（dense body）和附着于细胞膜的致密斑，为细肌丝提供附着点并传递张力(图 2-33A)。平滑肌细胞内的中间丝则把致密体和致密斑连接起来,形成细胞的结构网架。平滑肌细胞的粗肌丝结构也不同于横纹肌,以相反的方向在不同方位上伸出横桥,这不仅可使不同方位的细肌丝相向滑行,更可使粗肌丝和细肌丝之间的滑行范围延伸到细肌丝全长(图 2-33B),因而具有更大的舒缩范围。平滑肌细胞间有两种连接结构,致密带(指相邻两细胞膜以致密斑对接的部位)为机械连接,缝隙连接为电耦联。

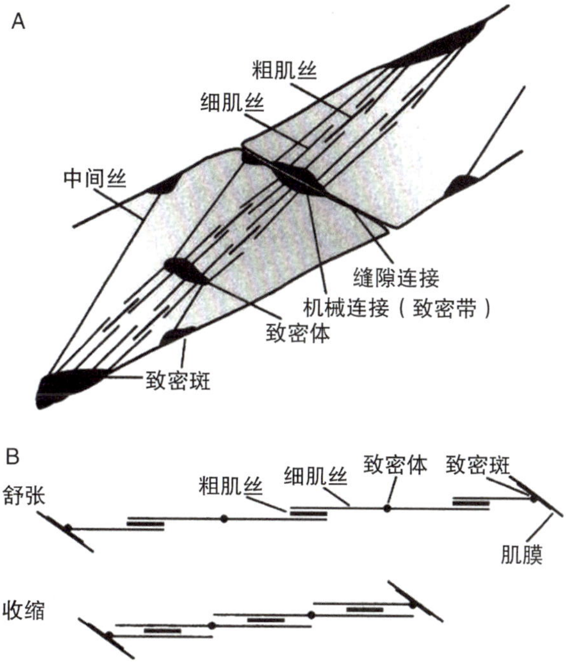

A.平滑肌结构示意图;B.平滑肌粗细肌丝滑行示意图。

图 2-33　平滑肌的结构和肌丝滑行示意图

平滑肌的细胞膜形成一些纵向走行的袋状凹入,以增加细胞膜的表面积,但没有内陷的 T 管,故细胞膜上的动作电位不能迅速到达深部,这可能是平滑肌收缩缓慢的原因之一。尽管平滑肌细胞的 SR 不发达,但在 SR 膜中除存在对 Ca^{2+} 敏感的 RYR 外,还存在对 IP_3 敏感的 IP_3 受体,两者均起钙释放通道的作用。

(三)平滑肌细胞的生物电现象

平滑肌细胞的静息电位低于横纹肌,为−60～−50 mV,主要是由于平滑肌细胞膜对 Na^+ 的通透性相对较高所致。单个单位平滑肌的静息电位不稳定,可出现缓慢的自发节律性波动,称为慢波(见第六章),周期为数秒至数分钟。平滑肌细胞的动作电位因平滑肌的类型和部位而异,如肠道和输精管平滑肌细胞的动作电位去极相主要依赖于 Ca^{2+} 内流,而膀胱和输尿管平滑肌细胞则以 Na^+ 内流为主。动作电位复极相则依赖于 K^+ 外流。平滑肌动作电位的时程为骨骼肌的 5～10 倍,可达 10～50 毫秒。

(四)平滑肌细胞的收缩机制

1.平滑肌收缩的触发因子　与骨骼肌相同,触发平滑肌收缩的因子也是 Ca^{2+},但平滑肌胞质中 Ca^{2+} 浓度的调控存在电-机械耦联和药物-机械耦联两条途径。电-机械耦联(electromechanical coupling)是指平滑肌细胞先在化学信号或牵张刺激作用下产生动作电位,再通过兴奋-收缩耦联过程升高胞质中 Ca^{2+} 浓度。但 Ca^{2+} 主要来源于细胞外,即 Ca^{2+} 从细胞膜中电压门控通道或机械门控通道流入胞内,仅小部分 Ca^{2+} 自 SR 通过

RYR 释放。药物-机械耦联(pharmacomechanical coupling)是指在不产生动作电位的情况下,通过接受化学信号而直接诱发胞质中 Ca^{2+} 浓度的升高。胞外化学信号可通过激活 G 蛋白耦联受体-PLC-IP_3 通路而生成 IP_3,IP_3 再激活 SR 膜中的 IP_3R,使 SR 内 Ca^{2+} 释放到胞质内,导致胞质内 Ca^{2+} 浓度升高。在平滑肌舒张过程中,胞质内 Ca^{2+} 浓度的下降则依靠 SR 膜中钙泵活动将 Ca^{2+} 回收入 SR,以及通过肌膜中 Na^+-Ca^{2+} 交换体和钙泵将 Ca^{2+} 转运出细胞。这一过程要比骨骼肌慢,可能是平滑肌舒张相对缓慢的原因之一。

2.平滑肌细胞的肌丝滑行　平滑肌细胞内不含肌钙蛋白,但有钙调蛋白(CaM),故胞质中 Ca^{2+} 主要通过 Ca^{2+}-CaM 通路作用于粗肌丝而触发收缩。平滑肌粗肌丝的横桥受磷酸化调节,在安静状态下横桥头部的 ATP 酶活性很低,而肌球蛋白轻链(myosin light chain,MLC)的磷酸化可提高横桥 ATP 酶活性,并引发肌丝滑行和肌肉收缩。在多数平滑肌细胞,Ca^{2+} 引起的磷酸化过程为:细胞质中 Ca^{2+} 浓度升高时,Ca^{2+} 与 CaM 结合形成 Ca^{2+}-CaM 复合物,后者与胞质中的肌球蛋白轻链激酶(MLCK)结合而使 MLCK 活化,活化的 MLCK 进一步使横桥中一对 20 kDa 的 MLC 磷酸化,从而触发平滑肌收缩。反之,当胞质中 Ca^{2+} 浓度降低时,MLCK 失活,而磷酸化的 MLC 在胞质中肌球蛋白轻链磷酸酶(MLC phosphatase,MLCP)的作用下去磷酸化,导致平滑肌细胞舒张。

(五)平滑肌活动的神经调节

作为非随意肌,大多数器官的平滑肌接受交感和副交感神经的双重支配,且神经的兴奋通过非定向突触传递方式传递到平滑肌细胞。产生的作用比较弥散、缓慢,除兴奋作用外,也有抑制作用。对于具有自律性的内脏平滑肌,自主神经的活动主要是调节其兴奋性和收缩的强度与频率,而对多单位平滑肌,通常由自主神经直接控制其收缩活动。

思考题

1.举例说明原发性主动转运和继发性主动转运,同向转运和反向转运的区别。

2.试以一种人类疾病为例,说明信号转导通路异常在其发病机制中的作用。

3.利用 Nernst 方程和已知的细胞内外离子浓度,计算当细胞外液 K^+ 浓度由 4.5 mmol/L增加到 9 mmol/L 时的 K^+ 平衡电位,与正常 K^+ 平衡电位比较后说明细胞发生的是去极化还是超极化?

4.在测定可兴奋细胞膜电位的基础上,如何设计实验证实动作电位去极相是 Na^+ 内流引起的?

5.单一神经纤维的动作电位是“全或无”的,而神经干的复合电位幅度却因刺激强度的不同而发生变化,为什么?

6.为什么临床上使用的琥珀酰胆碱等 N_2 型 ACh 受体阳离子通道激动剂也能产生肌松作用?

第三章　血　液

学习目标

知识目标：掌握血细胞比容、血量、血浆渗透压的概念及其意义；牢记红细胞的数量、功能和生理特性及其生成与调节过程，白细胞的数量及其功能，血小板的数量及其功能；熟悉生理性止血的概念及其过程；熟悉血液凝固的概念及其基本过程和特点；了解交叉配血试验及输血原则。

能力目标：能根据血液的理化性质，分析总结临床上输液的原则及注意事项。能运用所学知识解释血液常规检查的目的、意义；能根据血小板在血液凝固中的作用及血液凝固与抗凝的调节，了解凝血障碍相关疾病之间的关系，以及临床血栓的形成及相应的溶栓治疗。

素质目标：通过血型及输血知识的学习，培养学生热爱生命、甘于奉献的人道主义精神，树立以人为本、将人民的健康利益放在首位的职业道德感。

导入及思考

患者，女性，56 岁，1 天前开始出现发烧，体温最高 38.9 ℃，伴有咽喉肿痛，无胸闷、心慌、恶心、呕吐现象。其间自服感冒药、布洛芬等药物，但体温仍反复升高，遂来医院就诊。体检发现，体温 38.6 ℃，血压 128/84 mmHg，心率 92 次/分，咽部潮红，扁桃体Ⅱ°肿大并附有脓点，未见疱疹，双肺呼吸音粗，无啰音。血常规检查显示：白细胞总数 15×10^9/L，中性粒细胞占 80.5%，淋巴细胞占 13%，嗜酸性粒细胞 0.2%，嗜碱性粒细胞 0%，单核细胞 6.3%；红细胞总数 3.5×10^9/L，血红蛋白 101 g/L，血小板计数为 220×10^9/L；血沉 12 mm/h，血浆 pH 值 7.39，血细胞比容 36%。诊断：①上呼吸道感染；②贫血。经对症输液治疗，5 天后咽喉肿痛消失，体温恢复正常。

请思考：

1.该患者病毒性感染还是细菌性感染的可能性大？为什么？

2.医生诊断患者贫血的依据是什么？

血液(blood)是一种流体组织,在心血管系统内循环流动,起着运输物质的作用。因此,运输是血液的基本功能。血液一方面将从肺获取的 O_2 和从肠道吸收的营养物质运送到各器官、细胞,将内分泌腺产生的激素运输到相应的靶细胞;另一方面,血液又将细胞代谢产生的 CO_2 运送到肺,将其他代谢终产物运送到肾脏等排泄器官而排出体外。血液还具有缓冲功能。它含有多种缓冲物质,可缓冲进入血液的酸性或碱性物质引起的血浆 pH 值变化。血液中的水分有较高的比热,有利于运送热量,参与体温相对恒定的调节。因此,血液在维持机体内环境稳态中起着非常重要的作用。很多疾病可导致血液的成分或性质发生特征性的变化,故血液检查在临床医学诊断上具有很重要的价值。

第一节　血液生理概述

一、血液的组成

血液由血浆(plasma)和悬浮于其中的血细胞(blood cell)组成。

(一)血浆

血浆是一种含有多种物质的溶液,包括水、蛋白质和溶解于其中的多种电解质、小分子有机化合物,还有一些气体。

血浆中的电解质大多是由以离子形式存在的无机盐组成的,其中阳离子含量最多的是 Na^+,还有少量的 K^+、Mg^{2+} 以及 Ca^{2+} 等;阴离子主要为 Cl^-,其他还有 HCO_3^-、SO_4^{2-}、HPO_4^{2-} 等。由于这些溶质和水都很容易透过毛细血管壁与组织液中的物质进行交换,因此血浆中电解质的含量与组织液的基本相同。临床检测循环血浆中各种电解质的浓度可大致反映组织液中这些物质的浓度。

血浆的另一成分是血浆蛋白(plasma protein)。血浆蛋白是血浆中多种蛋白质的总称。用盐析法可将血浆蛋白分为白蛋白、球蛋白和纤维蛋白原三类;用电泳法又可进一步将球蛋白区分为 α_1-球蛋白、α_2-球蛋白、β-球蛋白和 γ-球蛋白等。正常成年人血浆蛋白含量为 65～85 g/L,其中白蛋白为 40～48 g/L,球蛋白为 15～30 g/L。除 γ-球蛋白来自浆细胞外,白蛋白和大多数球蛋白主要由肝脏产生,因此患肝病时常引起血浆白蛋白/球蛋白的比值下降(正常人为 1.5～2.5)。血浆蛋白的功能主要有以下方面:①形成血浆胶体渗透压,可调节血管内外水平衡;②与甲状腺激素、肾上腺皮质激素等结合,使血浆中的这些激素不会很快地经肾脏排出,从而维持这些激素在血浆中相对较长的半衰期;③作为载体运输脂质、离子、维生素、代谢废物以及一些异物(包括药物)等低分子物质;④参与凝血、抗凝和纤溶等生理过程;⑤抵御病原微生物(如病毒、细菌等)的入侵;⑥营养功能。血浆的主要成分及正常值见表 3-1。

表 3-1　血浆的成分及正常值

成分	正常均值	成分	正常均值
水(91%～92%)		蛋白质(6%～8%)	
电解质(<1%)		白蛋白	45 g/L
Na^+	142 mmol/L	球蛋白	25 g/L
K^+	4.3 mmol/L	纤维蛋白原	3 g/L
Ca^{2+}	2.5 mmol/L	营养物质	
Mg^{2+}	1.1 mmol/L	葡萄糖	100 mg/100 mL
Cl^-	104 mmol/L	氨基酸	40 mg/100 mL
HCO_3^-	24 mmol/L	磷脂	500 mg/100 mL
$HPO_4^{2-}/H_2PO_4^-$	2 mmol/L	胆固醇	150～250 mg/100 mL
SO_4^{2-}	0.5 mmol/L	代谢产物	
气体		非蛋白氮	0.3 g/L
O_2	0.1 mmol/L	尿素	0.14 g/L
CO_2	1 mmol/L	肌酐	0.014 g/L
N_2	0.5 mmol/L		

(二)血细胞

血细胞可分为红细胞(erythrocyle 或 red blood cell,RBC)、白细胞(leukocyte 或 white blood cell,WBC)和血小板(platelet 或 thrombocyte)三类,其中红细胞的数量最多,约占血细胞总数的 99%,白细胞最少。若将一定量的血液与抗凝剂混匀,置于比容管中,以每分钟 3000 转的速度离心 30 分钟,由于密度的不同,血细胞与血浆分开,比容管中上层的淡黄色液体为血浆,下层深红色液体为红细胞,二者之间的一薄层白色不透明的是白细胞和血小板。血细胞在血液中所占的容积百分比称为血细胞比容(hematocrit)。由于血液中白细胞和血小板仅占总容积的 0.15%～1%,故血细胞比容可反映血液中红细胞的相对浓度。正常成年男性的血细胞比容为 40%～50%,成年女性为 37%～48%。贫血患者血细胞比容降低;严重腹泻或大面积烧伤患者,血细胞比容会增高。血液的组成如图 3-1。

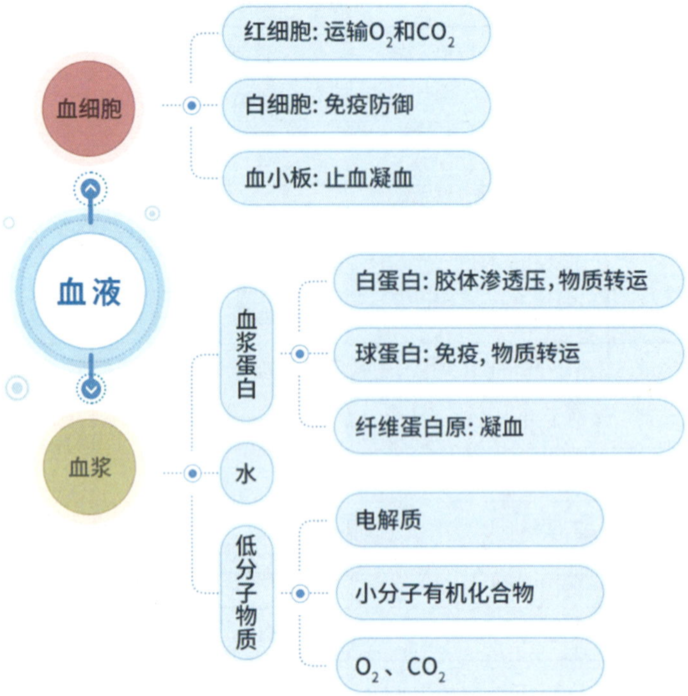

图 3-1　血液的组成

二、血量

血量(blood volume)是指全身血液的总量。健康成人正常血量相当于体重的7%～8%，即每千克体重有 70～80 mL 血液，一个体重 60 kg 的人，其血量为 4.2～4.8 L。安静时，全身大部分血液(占总血量的 80%)在心血管中快速地循环流动，称为循环血量；小部分的血液滞留在肺、肝、腹腔静脉和皮下静脉丛中，称为贮存血量。在剧烈运动或大失血时，贮存血量可被动员释放出来以补充循环血量，维持血压正常，保证心、脑等重要脏器的血液供应。

血量的相对恒定是维持正常血压和各组织、器官正常血液供应的必要条件。当机体失血时，如果一次失血量不超过血液总量的 10%，机体可反射性引起血管收缩、心脏活动加强，使心血管内血液充盈度不发生显著变化；同时，贮存血量可及时补充循环血量，故而无明显的临床症状。血浆中丢失的水和电解质，可在 1～2 小时内由组织液进入毛细血管得以补充；丢失的蛋白质，可由肝脏加速合成，在 1～2 天内得到补充；失血使组织供氧减少，肾脏的促红细胞生成素(erythropoietin，EPO)增多，促进骨髓造血，红细胞数量可在一个月左右恢复。健康成人一次失血 400 mL 以内，机体通过上述调节，各种生理功能无明显影响；如果一次失血量超过体内血液总量的 20%，则血压会显著下降，导致机体生理活动障碍而出现一系列临床症状；若失血超过总血量的 30%就可能危及生命。因此，大量失血时需及时进行输血输液治疗。

三、血液的理化特性

(一)血液的颜色

动脉血中氧分压高,氧合血红蛋白含量较多,呈鲜红色;静脉血中二氧化碳分压高,去氧血红蛋白含量较多,故呈暗红色。空腹血浆清澈透明,进餐之后,尤其摄入较多的脂类食物后,血浆中悬浮着很多的脂蛋白微滴而使其变得混浊。因此,临床做某些血液化学成分检测,要求空腹采血,以避免食物的影响。

(二)血液的比重

正常人全血的相对密度为 1.050～1.060。血液中红细胞数量越多,全血相对密度就越大。血浆的相对密度为 1.025～1.030,其高低主要取决于血浆蛋白的含量。红细胞的相对密度为 1.090～1.092,与红细胞内血红蛋白的含量呈正相关。

(三)血液的黏度

液体的黏度(viscosity)来源于液体内部分子或颗粒间的摩擦,即内摩擦。通常是在体外测定血液或血浆相对于水的黏滞性。如果水的黏度为 1,则全血的相对黏度为 4～5,血浆的相对黏度为 1.6～2.4(温度为 37 ℃时)。当温度不变时,全血的黏度主要取决于血细胞比容的高低,血浆的黏度主要取决于血浆蛋白的含量。严重贫血的患者血细胞比容降低,血液黏滞性下降;而大面积烧伤的患者,由于血浆大量渗出,血细胞比容相对增高,使血液黏滞性增大。血液的黏滞性是形成血流阻力和影响微循环正常灌注的重要因素之一。

(四)血浆渗透压

1.渗透压的概念　溶液渗透压(osmotic pressure)是指溶液所具有的吸引水分子透过单位面积半透膜的力量,其高低取决于单位体积溶液中溶质颗粒数目的多少,而与溶质的种类和颗粒的大小无关。将两种不同浓度的同种溶液用半透膜隔开,水分子从低浓度溶液向高浓度溶液中扩散,这就是渗透现象,其动力为渗透压。通常用渗透浓度来表示溶液的渗透压,单位是 Osm/L(渗量)或 mOsm/L(毫渗量)。血浆渗透浓度接近 300 mmol/L(实为 280～290 mmol/L),即 300 mOsm/(kg · H_2O)相当于 770 kPa 或 5790 mmHg。

2.血浆渗透压的组成　血浆的渗透压主要来自溶解于其中的晶体物质。由晶体物质所形成的渗透压称为晶体渗透压(crystal osmotic pressure),约 80％来自 Na^+ 和 Cl^-,约占血浆总渗透压的 99.6％。除晶体物质外,血浆中还含有一定量的胶体物质,主要是血浆蛋白,但因蛋白质的分子量大,分子数量少,所形成的渗透压小,约占血浆总渗透压的 0.4％。由蛋白质所形成的渗透压称为胶体渗透压(colloid osmotic pressure)。在血浆蛋白中,白蛋白的分子量小,其分子数量远多于球蛋白,故血浆胶体渗透压的 75％～80％来自白蛋白。若血浆中白蛋白的数量减少,即使其他蛋白增加而保持血浆蛋白总量不变,血浆胶体渗透压也将明显降低。

3.血浆渗透压的生理作用

(1)血浆晶体渗透压：水分子容易通过细胞膜，但细胞外液中的晶体物质大多不易通过细胞膜，若血浆晶体渗透压与血细胞内液的渗透压不相等，水可以顺渗透压梯度进出细胞膜，将会影响细胞的形态和容积，进而影响其功能。因此，血浆晶体渗透压对维持细胞内外水平衡、保持血细胞的正常形态和功能起重要作用。

(2)血浆胶体渗透压：毛细血管壁的通透性很高，允许除蛋白质以外的其他小分子物质自由进出。因此，当血浆晶体渗透压发生改变时，它与组织液间能很快达到平衡。但如果血浆胶体渗透压发生改变，由于血浆蛋白一般不能通过毛细血管壁，故可引起水分在血管内外移动。因此，血浆胶体渗透压对维持血管内外水平衡、保持血容量起重要作用。

4.等渗溶液与等张溶液　在临床上和生理实验中所使用的各种溶液，其渗透压与血浆渗透压相等，称为等渗溶液(iso-osmotic solution)。渗透压高于或低于血浆渗透压的溶液称为高渗或低渗溶液。浓度为0.9%的NaCl溶液为等渗溶液，红细胞悬浮于其中可保持正常形态和大小。需指出的是，并非每种物质的等渗溶液都能使悬浮于其中的红细胞保持正常形态和大小，如1.9%的尿素溶液虽然与血浆等渗，但红细胞置于其中后，立即发生溶血。这是因为尿素分子可自由通过红细胞膜，并依其浓度梯度进入红细胞，导致红细胞内渗透压增高，水进入细胞，结果使红细胞肿胀破裂而发生溶血。NaCl却不易通过红细胞膜，因而不会发生上述现象。一般把能够使悬浮于其中的红细胞保持正常形态和大小的溶液称为等张溶液(isotonic solution)。实际上，等张溶液是由不能自由通过细胞膜的溶质所形成的等渗溶液。因此，0.9% NaCl溶液既是等渗溶液，也是等张溶液；1.9%尿素溶液虽是等渗溶液，却不是等张溶液。

(五)血浆的酸碱度

正常人血浆pH值为7.35～7.45。血浆pH值的相对恒定有赖于血液内的缓冲物质，以及肺和肾的正常功能。血浆内的缓冲物质主要包括$NaHCO_3/H_2CO_3$、蛋白质钠盐/蛋白质和Na_2HPO_4/NaH_2PO_4三个缓冲对，其中最重要的是$NaHCO_3/H_2CO_3$。此外，红细胞内还有血红蛋白钾盐/血红蛋白、氧合血红蛋白钾盐/氧合血红蛋白、K_2HPO_4/KH_2PO_4、$KHCO_3/H_2CO_3$等缓冲对，参与维持血浆pH值的恒定。当血浆pH值低于7.35时，称为酸中毒，高于7.45时则为碱中毒。血浆pH值低于6.9或高于7.8都将危及生命。

在病理情况下，人体内酸性或者碱性物质产生过多，超过了缓冲对以及肺、肾的缓冲调节能力，过多的酸性和碱性物质不能及时排除，导致人体酸碱平衡失常，血浆pH值也随之发生改变，严重时可危及生命。

保持体液中的酸碱平衡，主要生理意义有：①使参与各种代谢的酶活性处于最佳状态，保证代谢活动的正常进行。②保持神经系统的正常兴奋性。在酸中毒时，脑组织中谷氨酸脱羧基酶活性增强，γ-氨基丁酸生成增多，对中枢神经系统产生抑制作用。碱中毒则相反，中枢神经系统的兴奋性增强。③维持细胞外液电解质浓度的稳定。在碱中毒时，细胞外H^+浓度降低，细胞内H^+转移至膜外，K^+则进入细胞内，加之此时肾小管

上皮细胞 Na^+-H^+ 交换减少而 Na^+-K^+ 交换增多，排出 K^+ 增多，可引起血钾降低。④维持心脏的正常节律性活动和收缩力。在酸中毒时，H^+ 浓度增高，H^+ 抑制心肌细胞膜上的 Ca^{2+} 通道，使 Ca^{2+} 流减少，抑制肌质网释放 Ca^{2+}，两者导致肌质中 Ca^{2+} 浓度降低，加之 H^+ 同 Ca^{2+} 争夺肌钙蛋白上的位点，故导致心肌收缩力减弱。细胞外液中 H^+ 增多，H^+ 进入细胞内，细胞内 K^+ 转移至膜外，加之此时肾小管上皮细胞排 H^+ 增多排 K^+ 减少，两者导致血钾升高。血钾升高，心肌细胞静息电位减小，动作电位 0 期幅度减小，去极化速度减慢，可产生心内传导阻滞。

第二节　血细胞生理

血细胞包括红细胞、白细胞和血小板，均起源于造血干细胞（hemopoietic stem cells）。在个体发育过程中，造血中心不断变迁，逐渐由胚胎发育早期的卵黄囊造血转移到肝、脾造血，并过渡到骨髓造血。出生后血细胞几乎都是在骨髓生成，但在造血需要增加时，肝脾可再参与造血以补充骨髓功能的不足，此时骨髓外造血具有代偿作用。到 18 岁左右，只有椎骨、髂骨、肋骨、胸骨、颅骨和长骨近端骨骺处才有造血骨髓，但足以进行正常造血。成年人若出现骨髓外造血，已无代偿意义，是造血功能失常的表现（图 3-2）。

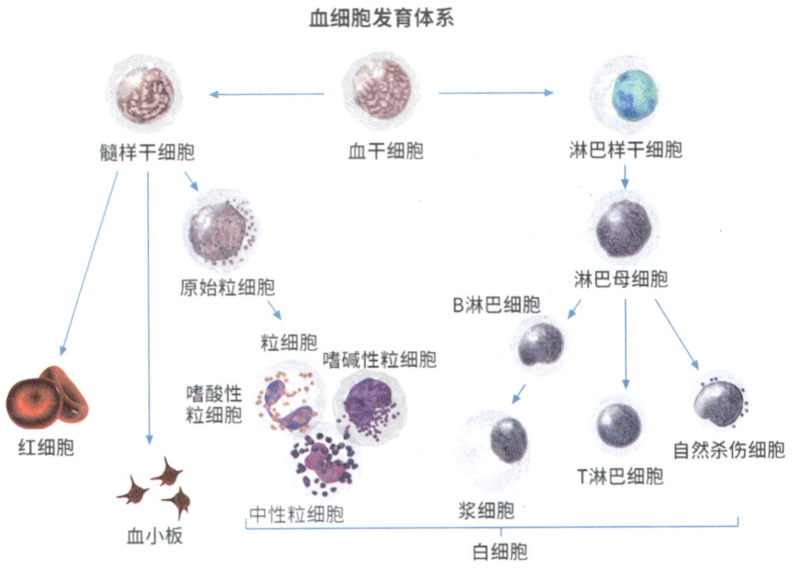

图 3-2　血细胞生成模式图

一、红细胞生理

（一）红细胞的形态和数量

正常成熟红细胞无核，呈双凹圆碟形，直径 7～8 μm，周边最厚处的厚度约 2.5 μm，中央最薄处约 1 μm。红细胞保持正常双凹圆碟形需消耗能量。成熟红细胞无线粒体，糖酵解是其获得能量的唯一途径。红细胞从血浆摄取葡萄糖,通过糖酵解产生 ATP,维持细胞膜中钠泵的活动,以保持细胞内外 Na^+ 和 K^+ 的正常分布、细胞容积和双凹圆碟状的形态。

红细胞是血液中数量最多的血细胞。我国成年男性红细胞的数量为(4.0～5.5)×10^{12}/L,女性为(3.5～5.0)×10^{12}/L,新生儿的红细胞数量可高达(6.0～7.0)×10^{12}/L。红细胞内的蛋白质主要是血红蛋白(hemoglobin,Hb)。我国成年男性血红蛋白浓度为 120～160 g/L,成年女性为 110～150 g/L,新生儿血红蛋白达 170～200 g/L。正常人红细胞数量和血红蛋白浓度不仅有性别差异,还可因年龄、生活环境和机体功能状态不同而有差异。例如,儿童红细胞数量和血红蛋白含量低于成年人(但新生儿高于成年人);高原地区的居民红细胞数量和血红蛋白浓度都高于平原地区的居民;妊娠后期因血浆量增多而致红细胞数量和血红蛋白浓度相对减少。

人体外周血液红细胞数量、血红蛋白浓度低于正常称为贫血。贫血临床表现的病理生理基础是血液携氧能力的降低,导致组织器官缺氧。疲乏困倦和活动耐力减退是贫血患者最早出现和最常见的症状。红细胞生成减少、红细胞破坏过多或失血过多都可引起贫血。

(二)红细胞的生理特征

红细胞具有可塑变形性、悬浮稳定性和渗透脆性等生理特征。

(1)可塑变形性:正常红细胞在外力作用下具有变形的能力。红细胞的这种特性称为可塑变形性(plastic deformation)。外力撤销后,变形的红细胞又可恢复其正常的双凹圆碟形。红细胞在全身血管中循环运行时,须经过变形才能通过口径比它小的毛细血管和血窦孔隙(图 3-3)。可塑变形性是红细胞生存所需的最重要的特性。红细胞的变形能力取决于红细胞的几何形状、红细胞内的黏度和红细胞膜的弹性,其中红细胞正常的双凹圆碟形的几何形状最为重要。血红蛋白发生变性或细胞内血红蛋白浓度过高时,可因红细胞内黏度增高而降低红细胞的变形能力。

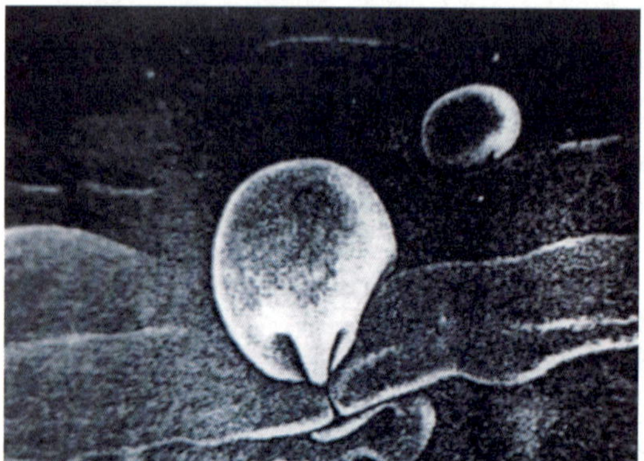

图 3-3　红细胞挤过脾窦的内皮细胞裂隙(大鼠)

(2)悬浮稳定性:将盛有抗凝血的血沉管垂直静置,尽管红细胞的密度大于血浆,但正常时红细胞下沉缓慢,表明红细胞能相对稳定地悬浮于血浆中。红细胞的这一特性称为悬浮稳定性(suspension stability)。通常以红细胞在第一小时末下沉的距离来表示红细胞的沉降速度,称为红细胞沉降率(erythrocyte sedimentation rate,ESR),即血沉。正常成年男性红细胞沉降率为 0～15 mm/h,成年女性为 0～20 mm/h。沉降率愈快,表示红细胞的悬浮稳定性愈小。红细胞能相对稳定地悬浮于血浆中,是由于红细胞与血浆之间的摩擦力阻碍了红细胞的下沉。双凹圆碟形的红细胞的表面积与体积比值较大，所产生的摩擦力较大，故红细胞下沉缓慢。某些疾病如活动性肺结核、肿瘤、风湿热等，均可出现红细胞悬浮稳定性降低，血沉加快。其原因主要是红细胞能彼此以凹面相贴聚集在一起，形成红细胞叠连，此时，红细胞团块的总表面积与总体积之比减小，导致摩擦力相对减小。决定红细胞叠连快慢的因素不在于红细胞本身，而在于血浆成分的变化。实验表明，若将正常人的红细胞置于红细胞沉降率快者的血浆中，红细胞也会较快发生叠连而沉降率加速；而将红细胞沉降率快者的红细胞置于正常人的血浆中，则沉降率正常。通常血浆中纤维蛋白原、球蛋白和胆固醇的含量增高时，可加速红细胞叠连和沉降率；血浆中白蛋白、卵磷脂的含量增多时则可抑制叠连发生，使沉降率减慢。

(3)渗透脆性：红细胞在低渗盐溶液中发生膨胀、破裂和溶血的特性，称为红细胞渗透脆性(osmotic fragility)。正常情况下，红细胞内的渗透压与血浆渗透压基本相等。红细胞在等渗的0.9% NaCl溶液中可保持其正常形态和大小。若将红细胞悬浮于一系列浓度递减的低渗NaCl溶液中，水将在渗透压差的作用下渗入细胞，于是红细胞由正常双凹圆碟形逐渐胀大，成为球形；当NaCl浓度降至0.42%时，部分红细胞开始破裂而发生溶血；当NaCl浓度降至0.35%时，则全部红细胞发生溶血。这一现象表明红细胞对低渗盐溶液具有一定的抵抗力，这种抵抗力用渗透脆性来表示。渗透脆性越大，表示红细胞对低渗溶液的抵抗力越小。正常状态下，同一个体的红细胞对低渗盐溶液的抵抗力并不相同。生理情况下，衰老红细胞对低渗盐溶液的抵抗力弱，即脆性高；而初成熟的红细胞的抵抗力强，即脆性低。某些疾病也可影响红细胞的脆性，如遗传性球形红细胞增多症患者的红细胞脆性变大，故测定红细胞的渗透脆性有助于一些疾病的临床诊断。

(三)红细胞的功能

红细胞的主要功能是运输O_2和CO_2。血液中98.5%的O_2是与血红蛋白结合成氧合血红蛋白的形式存在的，此形式运输的O_2大约为溶解于血浆中O_2的65倍。CO_2在血液中主要以碳酸氢盐(HCO_3^-)和氨基甲酸血红蛋白两种形式存在，分别占CO_2运输总量的88%和7%。红细胞运输O_2的功能由血红蛋白来实现，一旦红细胞破裂，血红蛋白逸出到血浆中，即丧失运输O_2的能力，成为溶血。

红细胞内有许多缓冲对，可缓冲体内过多的酸碱物质，在维持血浆pH值的相对稳定中起重要作用。此外，红细胞表面还具有Ⅰ型补体的受体，可与抗原-抗体-补体复合物相结合，促进巨噬细胞(macrophage)对抗原-抗体-补体免疫复合物的吞噬，防止免疫复合物沉积于组织内而引起免疫性疾病，因此具有免疫功能。

(四)红细胞生成的调节

骨髓是成年人生成红细胞的唯一场所。红骨髓内的造血干细胞首先分化成为红系定向祖细胞，再经过原红细胞、早幼红细胞、中幼红细胞、晚幼红细胞和网织红细胞的阶段，成为成熟红细胞。从原红细胞到中幼红细胞阶段，经历3～5次有丝分裂，每次有丝分裂约持续一天。一个原红细胞可产生8～32个晚幼红细胞。晚幼红细胞不再分裂，细胞内血红蛋白含量已达正常水平，细胞核逐渐消失，成为网织红细胞，需3～5天。机体贫血时细胞分裂加快，此过程仅需2天。网织红细胞在脾内停留1～2天，继续发育成熟后进入血液循环。外周血中也有少量网织红细胞，占红细胞总数的0.5%～1.5%。当骨髓造血功能增强时，大量网织红细胞释放入血，血液中网织红细胞计数可高达红细胞总数的30%～50%。临床工作常通过外周血网织红细胞计数来了解骨髓造血功能的盛衰。

1.红细胞生成所需物质　在红细胞生成的过程中，需要有足够的蛋白质、铁、叶酸和维生素 B_{12} 的供应。蛋白质和铁是合成血红蛋白的基本原料，而叶酸和维生素 B_{12} 是红细胞成熟所必需的辅酶物质。此外，红细胞生成还需要氨基酸、维生素 B_6、维生素 B_2、维生素C、维生素E和微量元素铜、锰、钴、锌等。由于红细胞可优先利用体内的氨基酸来合成血红蛋白，故单纯因缺乏蛋白质而发生贫血者较为罕见。

(1)铁：铁是合成血红蛋白的必需原料。成年人每天需要20～30 mg铁用于合成血红蛋白，但每天仅需从食物中吸收1 mg以补充排泄的铁，其余95%来自体内铁的再利用。铁多以高铁 Fe^{3+} 化合物的形式存在于有机物中，须经胃酸作用，将其还原成亚铁离子(Fe^{2+})，才可以被吸收，因此胃酸缺乏时可影响铁的吸收。衰老红细胞被巨噬细胞吞噬后，血红蛋白分解所释放的铁，每天约25 mg，这部分铁可再利用，又称“内源性铁”。进入循环血液的铁通过与转铁蛋白(transferrin)结合而被运送到幼红细胞。当铁吸收障碍，或铁的需要量增多，或长期慢性失血等以致机体缺铁时，可使血红蛋白合成减少，红细胞体积较小，引起低色素小细胞性贫血，即缺铁性贫血。

(2)叶酸和维生素 B_{12}：叶酸和维生素 B_{12} 是合成DNA所需的重要辅酶。叶酸在体内须转化成多谷氨酸四氢叶酸后才能参与DNA的合成。叶酸的转化需要维生素 B_{12} 的参与。维生素 B_{12} 缺乏时，叶酸的利用率下降，可引起叶酸的相对不足。因此，缺乏叶酸或维生素 B_{12} 时，DNA合成障碍，可引起细胞核发育异常，但细胞质的成熟不受影响，幼红细胞分裂减慢，而红细胞体积增大，导致巨幼红细胞性贫血。正常情况下，食物中叶酸和维生素 B_{12} 的含量能满足红细胞生成的需要，但维生素 B_{12} 的吸收需要胃黏膜的壁细胞产生的内因子(intrinsic factor)的参与。内因子可与维生素 B_{12} 结合，形成内因子 B_{12} 复合物，能保护维生素 B_{12} 免受消化液的破坏，并促进维生素 B_{12} 在回肠远端的重吸收。

当胃大部分切除或胃的壁细胞损伤时，引起内因子缺乏，或回肠被切除后，均可因维生素 B_{12} 吸收障碍导致巨幼红细胞性贫血。但在正常情况下，体内储存有4～5 mg维生素 B_{12}，而红细胞生成每天仅需2～5 μg，故当维生素 B_{12} 吸收发生障碍时，常在3～5年后才出现巨幼红细胞性贫血。正常人体内叶酸的储存量为5～20 mg，每天叶酸的需要量约为200 μg，当叶酸摄入不足或吸收障碍时，3～4个月后可发生巨幼红细胞性贫血。

2.红细胞生成的调节　正常红细胞的生成与破坏保持动态平衡，血液中红细胞数目保持相对恒定。红细胞的生成过程是经多种调节因子的作用逐渐完成的。红系祖细胞向红系前体细胞增殖分化是红细胞生成的关键环节。红系祖细胞发育阶段分为两个亚群：①早期红系祖细胞，称为爆式红系集落形成单位(burst forming unit-erythroid，BFU-E)，因为它们在体外培养时能形成很大的集落；②晚期红系祖细胞，称为红系集落形成单位(colony forming unit-erythroid，CFU-E)，因为它们在体外培养时只能形成很小的集落。现已发现，白介素-3、干细胞因子和粒-巨噬细胞集落刺激因子(colony stimulating factor,CSF)可刺激早期红系祖细胞增殖并发育成为晚期红系祖细胞。晚期红系祖细胞上促红细胞生成素受体密集,因此主要受 EPO 的调节(图 3-4)。

(1)促红细胞生成素:EPO 是一种主要由肾皮质、肾小管周围的间质细胞合成的糖蛋白,晚期红系祖细胞上 EPO 受体的数量最多,因此 EPO 主要作用是促进晚期红系祖细胞的增殖、分化。其促红细胞生成作用可归纳为:①刺激有丝分裂,主要促进晚期红系祖细胞(CFU-E)的增殖,对早期红系祖细胞及幼红细胞的增殖也有一定的促进作用;②激活血红蛋白等红系特异基因的表达,促进红系祖细胞向原红细胞分化,幼红细胞的成熟及血红蛋白的合成;③作为存活因子抑制 CFU-E 的凋亡而促进红细胞的生成;④促进网织红细胞的成熟与释放。低氧是刺激 EPO 生成的主要因素,血浆 EPO 的水平与血液血红蛋白的浓度呈负相关,严重贫血时血浆中 EPO 浓度可增高 1000 倍左右。当组织缺氧或耗氧量增加时,EPO 的合成和分泌增加,24 小时达到高峰,使循环血液中红细胞数量增加,提高血液的运氧能力,改善机体缺氧状态;当红细胞数量增多时,EPO 分泌则减少。这一负反馈调节使血液中红细胞数量保持相对稳定。双肾实质严重破坏的晚期肾脏病患者常因缺乏 EPO 而发生肾性贫血;正常人从平原进入高原低氧环境后,肾产生 EPO 增多,可使外周血液的红细胞数量和血红蛋白含量增高。

低氧促进 EPO 基因表达的机制与低氧诱导因子-1(hypoxia-inducible factors-1,HIF-1)的作用有关。HIF-1 是一种转录因子。低氧时肾内 HIF-1 的活性增强从而促进 EPO 的表达。此外,肾外组织缺 O_2 亦可促进肾分泌 EPO,这可能是由于肾外组织产生去甲肾上腺素、肾上腺素和若干种前列腺素,转而刺激肾产生 EPO。除肾来源外,正常人体内还有 5%~10%的 EPO 是由肾外组织(如肝)产生的,故双肾严重破坏而依赖人工肾生存的尿毒症患者,体内仍有低水平的红细胞生成。目前,临床上已将重组的人 EPO 应用于促进贫血患者的红细胞生成。此外,近年来的研究显示,EPO 还可促进如心脏、神经等多种非造血组织细胞的存活和增殖。

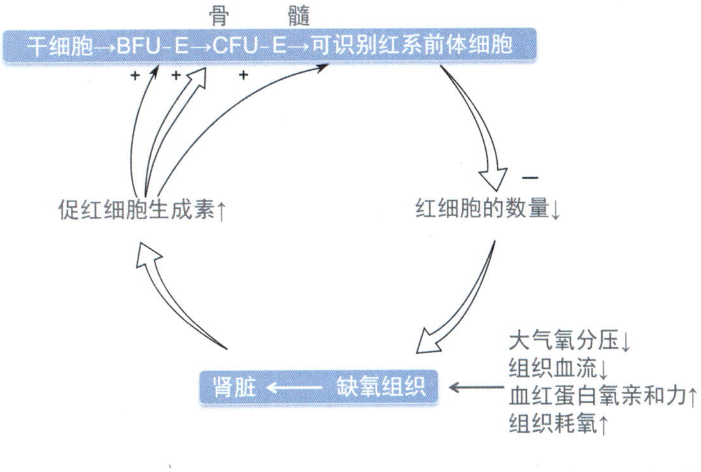

BFU-E:爆式红系集落形成单位;CFU-E:红系集落形成单位;+表示促进;−表示抑制。

图 3-4 促红细胞生成素调节红细胞生成的反馈环

（2）性激素：雄激素可提高血浆中EPO的浓度，促进红细胞生成。此外，也有实验显示，雄激素刺激骨髓红系祖细胞增殖的效应先于体内EPO的增加，表明雄激素也可直接刺激骨髓红系祖细胞增殖而使红细胞数量增加。雌激素可降低红系祖细胞对EPO的反应，抑制红细胞的生成。雄激素和雌激素对红细胞生成的不同效应，可能是成年男性红细胞数高于女性的原因之一。

此外，还有一些激素如甲状腺激素、糖皮质激素和生长激素等也可调节红细胞生成。

（五）红细胞的破坏

正常人红细胞的平均寿命为120天。每天约有0.8%的衰老红细胞被破坏，其中大约90%的衰老红细胞被巨噬细胞吞噬。由于衰老红细胞的变形能力减退，脆性增高，难以通过微小的孔隙，因此容易滞留于肝和脾中而被巨噬细胞所吞噬，这称为血管外破坏。巨噬细胞吞噬红细胞后，将血红蛋白消化，释出铁、氨基酸和胆红素，其中铁和氨基酸可被重新利用，脱铁血红素转为胆红素则排出体外。还有10%的衰老红细胞在血管中受机械冲击而破损，此称为血管内破坏。血管内破坏所释放的血红蛋白立即与血浆中的触珠蛋白结合，进而被肝摄取。当血管内的红细胞大量破坏，血浆中血红蛋白浓度过高而超出触珠蛋白的结合能力时，未能与触珠蛋白结合的血红蛋白将经肾排出，出现血红蛋白尿。

知识拓展

红细胞增多症

红细胞增多症是各种原因导致的单位容积血液中红细胞数、血红蛋白量高于参考值高限的一组综合征，成年男性血红蛋白>165 g/L，成年女性血红蛋白>160 g/L或红细胞压积升高。红细胞增多症可分为相对性增多和绝对性增多，绝对性红细胞增多症又可分为继发性红细胞增多症和原发性红细胞增多症。原发性红细胞增多症还可以分成先天性原发性红细胞增多症和获得性原发性红细胞增多症，其中获得性原发性红细胞增多症又称真性红细胞增多症（PV）。

真性红细胞增多症是一种以红细胞增多为主的慢性骨髓增殖性肿瘤。该病多见于老年患者，起病隐匿，进展缓慢，临床可表现为脾大、皮肤瘙痒、神经系统表现等。血栓和出血是其最常见和最重要的并发症。

二、白细胞生理

（一）白细胞的形态、分类与数量

白细胞为无色、有核的细胞，在血液中一般呈球形。白细胞可分为中性粒细胞（neutrophil）、嗜酸性粒细胞（eosinophil）、嗜碱性粒细胞（basophil）、单核细胞(monocyte)和淋巴细胞(lymphocyte)五类。前三者因其胞质中含有嗜色颗粒,故总称为粒细胞;后两者称为无粒细胞。正常成年人血液中白细胞数为$(4.0\sim10.0)\times10^9$/L,其中中性粒细胞占50%～70%,嗜酸性粒细胞占0.5%～5%,嗜碱性粒细胞占0～1%,单核细胞占3%～8%,淋巴细胞占20%～40%。正常人血液中白细胞数目可因年龄和机体处于不同功能状态而有变化:①新生儿白细胞数较高,一般在$(12\sim20)\times10^9$/L,婴儿期维持在10×10^9/L左右。新生儿血液中的白细胞主要为中性粒细胞,以后淋巴细胞逐渐增多,占70%,3～4岁后淋巴细胞逐渐减少,至青春期时与成年人基本相同。②有昼夜波动,下午白细胞数稍高于早晨。③进食、疼痛、情绪激动和剧烈运动等可使白细胞数显著增多。④女性妊娠末期白细胞数可升高,分娩时可高达34×10^9/L。

(二)白细胞的生理特性和功能

白细胞的主要功能是防御异物的入侵,参与机体免疫功能。白细胞所具有的变形、游走、趋化、吞噬和分泌等特性是执行防御功能的生理基础。除淋巴细胞外的白细胞均能伸出伪足做变形运动,通过变形运动,白细胞可穿过血管壁进入组织,称为白细胞渗出(diapedesis)。渗出到血管外的白细胞也可借助变形运动在组织内游走,在某些化学物质的吸引下,迁移到炎症区发挥其生理作用。白细胞朝向某些化学物质运动的特性,称为趋化性(chemotaxis)。吸引白细胞发生定向运动的化学物质,称为趋化因子(chemokine)。能诱发白细胞趋化作用的物质有细胞的降解产物、抗原-抗体复合物、细菌毒素和细菌等。

血液中的白细胞主要通过吞噬作用和免疫活动实现防御和保护功能。其中中性粒细胞和巨噬细胞属于吞噬细胞,参与机体的非特异性免疫功能,吞噬和杀灭侵入机体的病原微生物以及体内的坏死组织细胞和衰老的红细胞。淋巴细胞参与特异性免疫功能,可产生针对异物或微生物的特异性抗体,发挥作用。

1.中性粒细胞　中性粒细胞的胞核呈分叶状,故又称多形核白细胞(polymorphonuclear leukocyte)。血管中的中性粒细胞约有一半随血液循环,称为循环池,白细胞计数即反映这部分中性粒细胞的数量;另一半则滚动在小血管的内皮细胞上,称为边缘池。这两部分细胞可相互交换,保持动态平衡。肾上腺素可促进中性粒细胞自边缘池进入循环池,在5～10分钟内即可使外周血中的中性粒细胞增高50%。此外,在骨髓中还储备有2.5×10^{12}个成熟中性粒细胞,为外周血液中性粒细胞总数的15～20倍。在机体需要时,储存的中性粒细胞可在数小时内大量进入循环血液。

中性粒细胞在血管内停留的时间平均只有6～8小时,一旦进入组织,它们就不再返回血液。中性粒细胞的变形游走能力和吞噬活性都很强。当细菌入侵时,中性粒细胞在炎症区域产生的趋化因子作用下,自毛细血管渗出而被吸引到病变部位吞噬细菌。中性粒细胞是体内游走速度最快的细胞,感染发生时中性粒细胞是首先到达炎症部位的效应细胞,6小时左右局部中性粒细胞的数目达高峰,可增高10倍以上。中性粒细胞吞噬细菌后立即启动杀菌过程。中性粒细胞可通过颗粒中所含有的水解酶、乳铁蛋白、杀菌性通透性增加蛋白等抗菌性蛋白分子对细菌进行非需氧杀伤;也可通过产生大量具有很强的细胞毒性作用的活性氧基团(如超氧阴离子、过氧化氢等)进行需氧杀菌。

虽然中性粒细胞颗粒内的非氧杀伤能力低于依氧杀菌，但杀菌后对细菌的分解依赖于溶酶体中大量的溶酶体酶来实现。当中性粒细胞吞噬 3～20 个细菌后，自身开始解体，释放的各种溶酶体酶又可溶解周围组织而形成脓液。有炎症时，炎症产物的作用可使骨髓内储存的中性粒细胞大量释放而使外周血液的中性粒细胞数目显著增多，有利于更多的中性粒细胞进入炎症区域。此外，中性粒细胞还可吞噬和清除衰老红细胞和抗原-抗体复合物等。

2.单核细胞　从骨髓进入血液的单核细胞是尚未成熟的细胞。单核细胞在血液中停留 2～3 天后迁移入组织中，继续发育成巨噬细胞，细胞体积增大，细胞内溶酶体颗粒和线粒体的数目增多，具有比中性粒细胞更强的吞噬能力，可吞噬更多的细菌、原虫、病毒等大的致病物和颗粒，以及衰老的红细胞等。此外，巨噬细胞的溶酶体还含有大量的酯酶，可消化某些细菌（如结核杆菌）的脂膜。当有细菌入侵时，组织中已存在的巨噬细胞可立即发挥抗感染作用。巨噬细胞对于某些细胞内细菌、真菌和原虫的杀伤极为关键。出生时因单核细胞和巨噬细胞的功能尚未充分发育，新生儿对病毒及细胞内致病菌的感染尤为敏感。由于单核细胞的趋化游走速度较中性粒细胞慢，外周血和骨髓中储存的单核细胞数目较少，需要数天至数周时间巨噬细胞才能成为炎症局部的主要吞噬细胞。单核细胞还可在组织中发育成树突状细胞。树突状细胞仅有微弱的吞噬活性，不直接参与宿主的防御功能，但其抗原呈递能力远强于巨噬细胞，为功能最强的抗原呈递细胞，是机体特异免疫应答的始动者。

3.嗜酸性粒细胞　嗜酸性粒细胞的主要作用有：①限制嗜碱性粒细胞和肥大细胞在Ⅰ型超敏反应中的作用。嗜酸性粒细胞一方面通过产生前列腺素 E 抑制嗜碱性粒细胞合成和释放生物活性物质；另一方面又通过吞噬嗜碱性粒细胞、肥大细胞所排出的颗粒，以及释放组胺酶和芳基硫酸酯酶等酶类分别灭活嗜碱性粒细胞所释放的组胺、白三烯等生物活性物质。②参与对蠕虫的免疫反应。对于不能被细胞吞噬的大目标物如蠕虫的幼虫，嗜酸性粒细胞可通过释放其颗粒内含物将其杀灭。嗜酸性粒细胞是机体对抗蠕虫幼体感染的主要防御机制。当机体发生过敏反应和寄生虫感染时，常伴有嗜酸性粒细胞增多。此外，在某些情况下，嗜酸性粒细胞也可导致组织损伤。嗜酸性粒细胞可释放多种促炎介质，释放的主要碱性蛋白对支气管上皮有毒性作用，并能诱发支气管痉挛。目前，研究者认为嗜酸性粒细胞是在哮喘发生发展中组织损伤的主要效应细胞。

4.嗜碱性粒细胞　嗜碱性粒细胞释放的肝素具有抗凝血作用，有利于保持血管通畅，使吞噬细胞能到达抗原入侵部位而将其破坏。肝素还可作为酯酶的辅基，加速脂肪分解为游离脂肪酸的过程。组胺和过敏性慢反应物质可使毛细血管壁通透性增加，引起局部充血水肿，并可使支气管平滑肌收缩，从而引起荨麻疹、哮喘等Ⅰ型超敏反应症状。此外，嗜碱性粒细胞活化时释放的嗜酸性粒细胞趋化因子 A 可吸引嗜酸性粒细胞，使之聚集于局部，以限制嗜碱性粒细胞在过敏反应中的作用。近年来，还有动物实验显示，嗜碱性粒细胞在机体抗寄生虫免疫应答中可能有重要作用。

5.淋巴细胞　淋巴细胞在免疫应答反应过程中起核心作用。根据其生长发育的过程、细胞表面标志和功能的不同，可将淋巴细胞分成 T 淋巴细胞、B 淋巴细胞和自然杀伤细胞三大类。T 细胞主要与细胞免疫有关，B 细胞主要与体液免疫有关，而 NK 细胞则是机体固有免疫的重要执行者。

（三）白细胞的生成和调节

与红细胞一样，白细胞也起源于骨髓中的造血干细胞。造血干细胞先分化形成粒-单核系祖细胞和淋巴系祖细胞，再发育为可识别的前体细胞，最后分化成各种类型的白细胞。白细胞的增殖分化受到集落刺激因子的调节，包括粒-巨噬细胞集落刺激因子、粒细胞集落刺激因子、巨噬细胞集落刺激因子等。这些因子能刺激相应的祖细胞增殖，并增强成熟细胞的活性。此外，乳铁蛋白和转化生长因子 β 等抑制因子可直接抑制白细胞的增殖，与促白细胞生成的刺激因子共同维持正常的白细胞生成过程。

（四）白细胞的破坏

由于白细胞主要在组织中发挥作用，淋巴细胞可往返于血液、组织液和淋巴之间，并能增殖分化，故白细胞的寿命较难准确判断。循环血液只是将白细胞从骨髓和淋巴组织运送到机体所需部位的通路。白细胞在血液中停留的时间较短。一般来说，中性粒细胞在循环血液中停留 6～8 小时后进入组织，4～5 天后衰老死亡，或经消化道排出。若有细菌入侵，中性粒细胞在吞噬过量细菌后，因释放溶酶体酶而发生“自我溶解”，与破坏的细菌和组织碎片共同形成脓液。单核细胞在血液中停留 2～3 天，然后进入组织，并发育成巨噬细胞，在组织中可生存 3 个月左右。

知识拓展

白血病

白血病是因造血干细胞增殖、分化异常而导致机体造血功能受到抑制的一类常见的恶性血液肿瘤，也是儿童时期最常见的恶性肿瘤。据统计，我国 15 岁以下儿童白血病的发病率为 4/10 万左右，每年约有 1.5 万例 15 岁以下的儿童白血病。

依据白血病的自然病程，可将白血病分为急性与慢性两类。急性白血病按照国际上常用的法美英分型系统，被分为急性淋巴细胞白血病（ALL）和急性髓细胞性白血病（AML）。成人以急性髓系白血病多见，而儿童以急性淋巴细胞白血病多见。慢性白血病常见类型为慢性粒细胞白血病（CML）和慢性淋巴细胞白血病（CLL）。目前，白血病的治疗方法主要包括化疗、放疗、免疫疗法以及造血干细胞移植，但是治疗效果一直无法令人满意。

四、血小板生理

（一）血小板的形态和数量

血小板无细胞核，呈双面微凸的圆盘状，体积很小，直径仅 2～3 μm。当血小板与玻片接触或受刺激时可伸出伪足，呈不规则形状。正常成年人血液中的血小板数量为

$(100\sim300)\times10^9$/L。正常人血小板计数可有6%～10%的生理变动，通常午后较清晨高，冬季较春季高，剧烈运动后和妊娠中晚期升高，静脉血的血小板数量较毛细血管高。血小板数量超过1000×10^9/L时，易发生血栓。血小板有助于维持血管壁的完整性，当血小板数量降至50×10^9/L时，毛细血管脆性增高，微小的创伤或仅血压升高即可使之破裂而出现小的出血点。血小板减少的动物输入新鲜血小板后，可在电镜下观察到血小板黏附并融合到血管内皮中，从而维持血管内皮的完整性。

（二）血小板的生理特性

血小板在生理性止血过程中发挥着重要作用，这与血小板的生理特性密切相关。

1.黏附　血小板黏着于非血小板的表面，称为血小板黏附（platelet adhesion）。血小板并不能黏附于正常内皮细胞的表面，当血管损伤暴露出内膜下的胶原组织时，血小板便黏附在胶原组织上。这是血小板开始发挥作用的第一步。这一过程需要血小板膜上的糖蛋白、内皮下成分和血浆血管性血友病因子（von Willebrand factor, vWF）的共同参与。

2.聚集　血小板与血小板之间相互黏着在一起称为血小板聚集（platelet aggregation）。血小板聚集存在两个时相：第一时相发生快，由受损组织释放的二磷酸腺苷（ADP）触发产生，为可逆性聚集；第二时相发生较慢，由血小板释放的内源性ADP引起，为不可逆聚集。能够引起血小板聚集的因素统称为致聚剂。生理性致聚剂主要有ADP、肾上腺素、5-羟色胺、组胺、胶原、凝血酶（thrombin）、血栓素A_2（thromboxane, TXA_2）等，病理性致聚剂有细菌、病毒、免疫复合物、药物等。

3.释放　血小板受到刺激后，在发生黏附和聚集的同时，将贮存在致密体、α颗粒或溶酶体内的多种活性物质排出的现象称为血小板释放（platelet release）。血小板释放的物质包括致密体中的ADP、ATP、5-HT、Ca^{2+}，α颗粒中的β-血小板球蛋白质、纤维蛋白原、vWF、血小板因子4（PF_4）、凝血因子Ⅴ（FⅤ）、凝血酶敏感蛋白、血小板源生长因子（platelet-derived growth factor，PDGF），以及溶酶体中的酸性蛋白水解酶和组织水解酶等。血小板释放的这些物质具有进一步促进血小板聚集、血管收缩、伤口愈合与血管再生，加速血液凝固等多种复杂的生理功能。

4.吸附　血小板表面能吸附血浆中多种凝血因子（如因子Ⅰ、Ⅳ、Ⅺ、Ⅻ等）。当血管内皮受损时，血小板可在破损的局部黏附和聚集，使局部凝血因子的浓度升高，有利于血液凝固和生理性止血。

5.收缩　血小板具有收缩能力。血小板的收缩与血小板内的收缩蛋白有关。在血小板中含有与骨骼肌类似的收缩蛋白系统，如肌动蛋白、肌球蛋白、微管和微丝等。血小板活化后，胞质中的Ca^{2+}浓度增高，引起血小板收缩反应。血凝块中的血小板收缩导致血块回缩，形成坚实的止血栓。血小板数量减少或功能降低时，可引起血凝块回缩不良。临床上常根据体外血凝块回缩的状态大致估计血小板的数量与功能是否正常。

（三）血小板的生理功能

血小板的主要生理功能是参与止血、促进血液凝固和保持毛细血管壁的完整性。

1.参与生理性止血　血液循环中的血小板通常处于“静止”状态，当血管损伤时，血小板被激活，在生理性止血过程中起重要作用。正常情况下，小血管破损刺激血小板黏附到破损周围，形成血小板血栓堵塞伤口，释放 TXA_2、5-HT 等缩血管物质，引起血管收缩，达到初步的止血作用。

2.促进血液凝固　激活的血小板提供磷脂表面，以利血液凝固反应的进行，并吸附大量凝血因子，使局部的凝血因子浓度升高，并相继激活，极大地提高凝血酶原转变成凝血酶的速度。血小板 α 颗粒释放纤维蛋白原，增加纤维蛋白的形成，可加固血凝块。血凝块中的血小板伸出伪足进入纤维蛋白网，血小板内的收缩蛋白收缩，使血凝块回缩，形成坚实的止血栓，牢固地封闭血管破口。血小板通过上述几个环节促进血液凝固。在血小板第三因子的参与下，凝血酶原转变成凝血酶的速度可提高 30 万倍，血液凝固过程大大加速。

3.保持血管壁的完整性　血小板可以融合入血管内皮细胞，而且能随时沉着于血管壁，以填补内皮细胞脱落留下的空隙。此外，血小板还可释放血管内皮生长因子(vascular endothelial growth factor，VEGF)、血小板源性生长因子(platelet-derived growth factor，PDGF)促进血管内皮细胞、平滑肌细胞、成纤维细胞的增殖，也有利于受损血管的修复。

(四)血小板的生成和调节

血小板是从骨髓成熟的巨核细胞(megakaryocyte)胞质裂解脱落下来的具有生物活性的小块胞质。造血干细胞首先分化为巨核系祖细胞，然后再分化为原始巨核细胞，并经过幼巨核细胞而发育为成熟巨核细胞。一般人体内的细胞均为二倍体($2N$)，而巨核细胞在进行核内有丝分裂时不伴随胞质的分裂，使细胞的染色体数成倍增加，形成 $4N$、$8N$、$16N$、$32N$ 和少量的 $64N$ 细胞，成为多倍体细胞。成熟巨核细胞紧靠骨髓血窦壁外，其胞质形成突起(即前血小板)穿过血窦壁进入窦腔，胞质突起脱落下来便成为血小板，进入血液。一个巨核细胞可产生 2000～5000 个血小板。从原始巨核细胞到释放血小板入血需要 8～10 天。进入血液的血小板，约 2/3 存在于外周循环血液中，其余储存在脾脏和肝脏。

血小板生成素(thrombopoietin，TPO)是体内血小板生成调节最重要的生理性调节因子。TPO 主要由肝细胞产生，肾也可少量产生。TPO 是由 332 个氨基酸残基组成的糖蛋白，其分子质量为 50～70 kDa。TPO 能促进造血干细胞的存活和增殖，刺激造血干细胞向巨核系祖细胞分化，并特异地促进巨核祖细胞增殖、分化，以及巨核细胞的成熟与释放血小板，是刺激巨核祖细胞增殖和分化作用最强的细胞因子。TPO 的促血小板生成作用是通过其受体 Mpl(为原癌基因 *c-mpl* 的表达产物)实现的。敲除小鼠 TPO 或 TPO 受体后，其巨核细胞和血小板的量将减少 90%。与 EPO 不同，TPO 的生成速率并不受血小板数目的影响。无论血小板数目是否正常，肝脏的 TPO 都以恒定的速率生成并释放。血小板膜上含有高亲和力的 TPO 受体，该受体可与 TPO 结合而将 TPO 从循环中清除。当外周血的血小板计数正常时，血浆中大量的 TPO 结合于血小板上而被清除，以维持正常的血浆 TPO 浓度。当外周血的血小板计数降低时，血浆中

TPO 清除减少,使得血浆 TPO 浓度增高,进而促进骨髓血小板的生成。临床试验显示,重组人血小板生成素可有效促进血小板的生成。

（五）血小板的破坏

血小板进入血液后,其寿命为 7～14 天,但它只在最初两天具有生理功能。衰老的血小板在脾、肝和肺组织中被吞噬破坏。此外,在维持血管内皮的完整过程(血小板融入血管内皮)及生理止血活动中,血小板聚集后,其本身将解体并释放出全部活性物质,表明血小板除衰老破坏外,还可在发挥其生理功能时被消耗。

增值服务:造血干细胞移植的分类

第三节　生理性止血

正常情况下,小血管受损后引起的出血在几分钟内就会自行停止,这种现象称为生理性止血(physidogical hemostasis)。生理性止血是机体重要的保护机制之一。当血管受损时,一方面要求迅速形成止血栓以避免血液的流失;另一方面要使止血反应限制在损伤局部,保持全身血管内血液的流体状态。因此,生理性止血是多种因子和机制相互作用,维持精确平衡的结果。临床上常用小针刺破耳垂或指尖,使血液自然流出,然后测定出血延续的时间,这段时间称为出血时间(bleeding time),正常人不超过 9 分钟(模板法)。出血时间的长短可反映生理性止血功能的状态。若生理性止血功能减退,可有出血倾向,而生理性止血功能过度激活则可导致血栓形成。

一、生理性止血的基本过程

生理性止血过程主要包括血管收缩、血小板止血栓形成和血液凝固三个过程。

（一）血管收缩

生理性止血首先表现为受损血管局部和附近的小血管收缩,使局部血流减少。若血管破损不大,可使血管破口封闭,从而制止出血。引起血管收缩的原因有以下三个方面:①损伤性刺激反射性使血管收缩;②血管壁的损伤引起局部血管肌源性收缩;③黏附于损伤处的血小板释放 5-HT、TXA_2 等缩血管物质,引起血管收缩。

（二）血小板止血栓形成

血管损伤后,由于内皮下胶原暴露,1～2 秒内即有少量血小板黏附于内皮下胶原上。这是形成止血栓的第一步。通过血小板黏附可“识别”损伤部位,使止血栓准确定位。黏附的血小板进一步激活血小板内信号途径,导致血小板聚集。局部受损红细胞释放的 ADP 和局部凝血过程中生成的凝血酶均可使血小板活化而释放内源性 ADP 和

TXA_2，进而激活血液中其他血小板，募集更多的血小板相互黏着而发生不可逆聚集，放大血小板的聚集反应，使血流中的血小板不断地聚集、黏着在已黏附固定于内皮下胶原的血小板上，形成血小板止血栓，从而将伤口堵塞，达到初步的止血，也称一期止血。一期止血主要依赖于血管收缩及血小板止血栓的形成。此外，受损血管内皮的前列环素生成减少，也有利于血小板的聚集。

（三）血液凝固

血管受损也可启动凝血系统，在局部迅速发生血液凝固，使血浆中可溶性的纤维蛋白原转变成不溶性的纤维蛋白，并交织成网，以加固止血栓，称二期止血（图 3-5）。最后局部纤维组织增生，并长入血凝块，达到永久性止血。生理性止血虽然分为血管收缩、血小板止血栓形成和血液凝固三个过程，但这三个过程相继发生并相互重叠，彼此密切相关。只有在血管收缩使血流减慢时，血小板黏附才易于实现；血小板激活后释放的 5-HT、TXA_2 又可促进血管收缩。活化的血小板可为血液凝固过程中凝血因子的激活提供磷脂表面。血小板表面结合有多种凝血因子，还可释放纤维蛋白原等凝血因子，从而大大加速凝血过程。而血液凝固过程中产生的凝血酶又可加强血小板的活化。此外，血凝块中血小板的收缩可引起血凝块回缩，挤出其中的血清，使血凝块变得更为坚实，牢固封住血管的破口。因此，生理性止血的三个过程相互促进，使生理性止血能及时而快速地进行。由于血小板与生理性止血过程的三个环节均有密切关系，因此，血小板在生理性止血过程中居于中心地位。当血小板减少或功能减退时，出血时间就会延长。

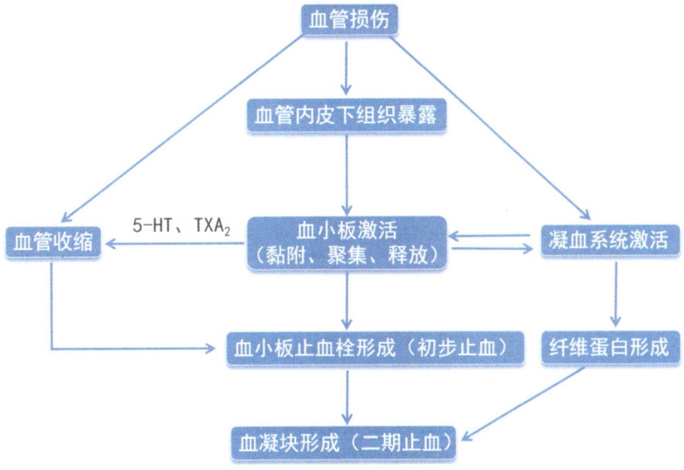

5-HT：5-羟色胺；TXA_2：血栓素 A_2。

图 3-5　生理性止血过程示意图

二、血液凝固

血液凝固（blood coagulation）是指血液由流动的液体状态变成不能流动的凝胶状态的过程。其实质就是血浆中的可溶性纤维蛋白原转变成不溶性的纤维蛋白的过程。

纤维蛋白交织成网，把血细胞和血液的其他成分网罗在内，从而形成血凝块。血液凝固是一系列复杂的酶促反应过程，需要多种凝血因子的参与。正常人凝血块形成的时间为5～15分钟（玻管法），称为凝血时间（clotting time，CT）。在血液凝固后，静止1～2小时可见凝血块回缩，有淡黄色的液体析出，这种液体称为血清（blood serum）。由于在凝血过程中一些凝血因子被消耗，因此血清和血浆的主要区别是血清中没有纤维蛋白原和部分凝血因子，但增加了少量凝血过程中由血小板释放的物质。

（一）凝血因子

血浆与组织中直接参与血液凝固的物质统称为凝血因子（coagulation factor或clotting factor）。目前已知的凝血因子主要有14种，其中12种根据国际命名法按发现的先后顺序用罗马数字进行编号（见表3-2），即凝血因子Ⅰ～ⅩⅢ（简称FⅠ～FⅩⅢ，其中FⅥ是血清中活化的FVa，已不再视为一个独立的凝血因子）。此外还包括前激肽释放酶、高分子量激肽原等。

凝血因子有几个特征：①除FⅢ（组织因子）外，其他凝血因子均存在于血浆中。②除FⅣ是Ca^{2+}外，其余的凝血因子都是蛋白质，这些因子大多在肝脏合成，其中FⅡ、FⅦ、FⅨ、FⅩ的合成还必须有维生素K参与，故它们又称依赖维生素K的凝血因子。③血中具有酶特性的凝血因子都以无活性的酶原形式存在，必须通过其他酶的水解作用才具有活性，这一过程称为凝血因子的激活。通常在其代号的右下角标有“a”表示激活的因子，如$FⅡ_a$等。

表3-2 凝血因子的某些特性

编号	同义名	合成部位	作用
Ⅰ	纤维蛋白原	肝细胞	转变成纤维蛋白
Ⅱ	凝血酶原	肝细胞（需要维生素K）	转变为凝血酶，催化纤维蛋白原转变为纤维蛋白
Ⅲ	组织因子	内皮细胞和其他细胞	启动外源性凝血途径
Ⅳ	钙离子	—	辅因子，参与凝血的大部分过程
Ⅴ	促凝血球蛋白原	内皮细胞和血小板	加速因子$Ⅹ_a$对凝血酶原的激活
Ⅶ	促凝血酶原激酶原	肝细胞（需要维生素K）	参与外源性凝血过程，与Ⅲ因子形成复合物以激活因子Ⅹ
Ⅷ	抗血友病蛋白A	肝与血管内皮等	辅因子，增强因子Ⅸ的作用，激活因子Ⅹ
Ⅸ	抗血友病蛋白B	肝细胞（需要维生素K）	激活因子Ⅹ
Ⅹ	自体凝血酶原C	肝细胞（需要维生素K）	活化因子Ⅹ，激活凝血酶原
Ⅺ	抗血友病球蛋白C	肝细胞	活化因子Ⅺ在钙离子存在下，可激活因子Ⅸ
Ⅻ	表面因子	肝细胞	内源性凝血的启动因子，激活因子Ⅺ等
ⅩⅢ	血纤维稳定因子	肝细胞和血小板	使纤维蛋白单体相互交联聚合形成纤维蛋白网

注：因子Ⅵ被证实是活化的第五因子，已被取消命名。

（二）凝血的过程

血液凝固是由凝血因子按一定顺序相继激活而生成的凝血酶最终使纤维蛋白原（fibrinogen）变为纤维蛋白（fibrin）的过程。因此，凝血过程可分为凝血酶原酶复合物（也称凝血酶原激活复合物）的形成、凝血酶的激活和纤维蛋白的生成三个基本步骤（图3-6）。

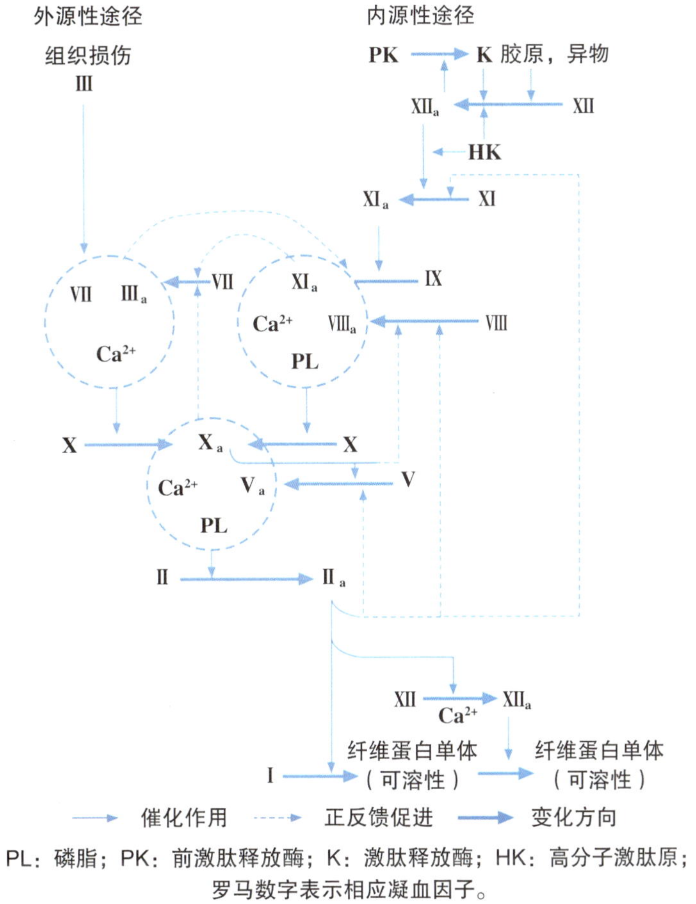

图3-6　凝血过程示意图

1.凝血酶原酶复合物（prothrombinase complex）的形成　凝血酶原酶复合物可通过内源性和外源性两条凝血途径形成。两条途径的启动方式和参与的凝血因子不同，但两条途径中的某些凝血因子可以相互激活，相互联系，并不完全独立。

（1）内源性凝血途径（intrinsic pathway）：内源性凝血途径是指参与凝血的因子全部来自血液，通常因血液与带负电荷的异物表面（如玻璃、白陶土、硫酸酯、胶原等）接触而启动的凝血过程。当血液与带负电荷的异物表面接触时，首先是FⅫ结合到异物表面，并被激活为FⅫa。FⅫa再激活FⅪ成为FⅪa，从而启动内源性凝血途径。此外，FⅫa还能使前激肽释放酶成为激肽释放酶，反过来激肽释放酶又可以促进FⅫ生成更多的F Ⅻ$_a$，形成正反馈效应。从F Ⅻ接触异物表面到F Ⅺ$_a$形成的过程称为表面激活。表面激活还需要高分子量激肽原的参与，作为辅因子加速表面激活过程。

表面激活所生成的F Ⅺ$_a$在Ca^{2+}存在的情况下可激活F Ⅸ生成F Ⅸ$_a$。F Ⅸ$_a$在Ca^{2+}的作用下与F Ⅷ$_a$在活化的血小板膜磷脂表面结合成复合物(因子Ⅹ酶复合物)，可进一步激活F Ⅹ为F Ⅹ$_a$。在此过程中，F Ⅷ$_a$作为辅因子，可使F Ⅸ$_a$对F Ⅹ的激活速度提高20万倍。正常情况下，血浆中F Ⅷ与vWF以非共价形式结合成复合物，该复合物可避免F Ⅷ被活化的蛋白质C降解，提高其稳定性。vWF缺陷时血浆F Ⅷ水平降低。F Ⅷ活化成为F Ⅷ$_a$后就从vWF上释放出来。

F Ⅷ或F Ⅸ的缺乏均可导致因子Ⅹ酶复合物生成障碍而发生出血性疾病。缺乏F Ⅷ导致的疾病称为血友病A，而缺乏F Ⅸ导致的疾病称为血友病B，二者都是性联隐性遗传性出血性疾病，是最常见的先天性出血性疾病之一。由于F Ⅹ受F Ⅺ$_a$的激活，F Ⅺ的缺陷也可导致凝血过程的障碍，过去曾称为血友病C。此外，血浆中vWF可保护血浆中的F Ⅷ不被降解。因此，vWF的缺陷常有血浆F Ⅷ降低，并将导致凝血功能障碍，称为血管性血友病。

(2)外源性凝血途径(extrinsic pathway)：由来自于血液之外的F Ⅲ，即组织因子(tissue factor，TF)暴露于血液而启动的凝血过程，称为外源性凝血途径，又称组织因子途径。组织因子是一种跨膜糖蛋白，存在于大多数组织细胞。生理情况下，直接与循环血液接触的血细胞和内皮细胞不表达组织因子，但约有0.5%的F Ⅶ处于活化状态(F Ⅶ$_a$)。当血管损伤时暴露出组织因子，可与血浆中的F Ⅶ结合并迅速激活，同时与F Ⅶ$_a$和Ca^{2+}相结合形成F Ⅶ$_a$-组织因子复合物。后者可催化两个重要的反应：①激活F Ⅹ生成F Ⅹ$_a$。在此过程中，组织因子既是F Ⅶ和F Ⅶ$_a$的受体，使F Ⅶ$_a$-组织因子复合物定位于损伤部位；又是辅因子，能使F Ⅶ$_a$催化F Ⅹ激活的效力增加1000倍。生成的F Ⅹ$_a$又能反过来激活F Ⅶ，进而可使更多F Ⅹ激活，形成外源性凝血途径的正反馈效应。②激活F Ⅸ生成F Ⅸ$_a$。F Ⅸ$_a$也能反馈激活F Ⅶ。因此，通过F Ⅶ$_a$-组织因子复合物的形成，使内源性凝血途径和外源性凝血途径相互联系，相互促进，共同完成凝血过程。需指出的是，在病理状态下，细菌内毒素、补体C5a、免疫复合物、肿瘤坏死因子等均可刺激血管内皮细胞和单核细胞表达组织因子，从而启动凝血过程，引起弥散性血管内凝血。

由内源性和外源性凝血途径所生成的F Ⅹ$_a$，在Ca^{2+}存在的情况下可与F Ⅴ$_a$在磷脂膜表面形成F Ⅹ$_a$-F Ⅴ$_a$-Ca^{2+}-磷脂复合物，即凝血酶原酶复合物(prothrombinase complex)，进而激活凝血酶原。

2.凝血酶形成　凝血酶原酶激活物形成后的数秒内，即可将凝血酶原(F Ⅱ)激活生成凝血酶(F Ⅱ$_a$)。在该反应中，凝血酶原激活物中的F Ⅹ$_a$是直接发挥水解作用的蛋白酶，F Ⅴ$_a$作为辅因子可使凝血酶生成的速度提高10000倍。F Ⅹ$_a$和F Ⅰ通过Ca^{2+}共同连接于血小板磷脂。

3.纤维蛋白形成　F Ⅱ$_a$催化F Ⅰ的分解，使每一分子的F Ⅰ从N端脱下4个小分子肽表面，生成可溶性纤维蛋白单体。在Ca^{2+}作用下，凝血酶能激活F ⅩⅢ生成F ⅩⅢ$_a$。然后在Ca^{2+}和F ⅩⅢ$_a$的作用下，使纤维蛋白单体互相连接形成牢固的交联纤维蛋白多聚体,也就是不溶于水的纤维蛋白丝。这种纤维蛋白丝交织成网,网织红细胞从而形成稳定的血凝块。

以上血液凝固反应的多个步骤都是在血小板提供的磷脂表面上进行的,从而防止凝血因子被稀释以及被血浆中对抗凝血的因素影响。

由于凝血是一系列凝血因子相继酶解、激活的过程,每步酶促反应均有放大效应,即少量被激活的凝血因子可使大量下游凝血因子激活,逐级激活,整个凝血过程呈现出巨大的放大效应。例如,1 分子 FXI_a 最终可产生上亿分子的纤维蛋白。

(三)体内生理性凝血机制

在体内,当组织和器官损伤时,暴露出的组织因子和胶原虽可分别启动外源性和内源性凝血系统,但临床观察发现,先天性缺乏 FⅫ和前激肽释放酶或高分子量激肽原的患者几乎没有出血症状,而 FⅦ缺乏的患者却会产生明显的出血症状。这表明外源性凝血途径在体内生理性凝血反应的启动中起关键性作用,组织因子是生理性凝血反应过程的启动因子,而内源性凝血途径对凝血反应开始后的维持和巩固起非常重要的作用。

(四)血液凝固的调控机制

正常人在日常活动中常发生轻微的血管损伤,体内也常有凝血系统激活,但循环血液并不凝固。即使当组织损伤而发生生理性止血时,止血栓只局限于病变部位,并不延及未损部位。这表明体内存在抗凝系统,生理性凝血过程在时间和空间上受到严格的控制。这是一个多因素综合作用的结果。

1.血管内皮的抗凝作用　正常的血管内皮可防止血小板、凝血因子与内皮下的成分接触,避免血小板活化和凝血系统的激活,起到屏障保护作用。血管内皮还具有抗凝血和抗血小板的功能。血管内皮细胞膜上存在硫酸乙酰肝素蛋白多糖、凝血酶调节蛋白、合成分泌组织因子途径抑制物和抗凝血酶(antithrombin)等抗凝物质。血管内皮细胞还可释放前列环素(PGI_2)和一氧化氮(NO),从而抑制血小板聚集。通过上述过程,血管内皮细胞可灭活自凝血部位扩散而来的活化的凝血因子,阻止血栓延伸到完整内皮细胞部位。此外,血管内皮细胞还能合成分泌组织型纤溶酶原激活物,后者可激活纤维蛋白溶解酶原为纤维蛋白溶解酶,以保持血管通畅。

2.纤维蛋白的吸附、血流的稀释和单核-巨噬细胞的吞噬作用　纤维蛋白与凝血酶有高度的亲和力。在凝血过程中所形成的凝血酶 85%～90%可被纤维蛋白吸附。这不仅有助于加速局部凝血反应的进行,也可避免凝血酶向周围扩散。进入循环的活化的凝血因子可被血流稀释,并被血浆中的抗凝物质灭活和被单核-巨噬细胞吞噬。

3.生理性抗凝物质　正常人每 1 mL 血浆充分激活可生成凝血酶 300 单位。但在生理性止血时,每 1 mL 血浆所表现出的凝血酶活性很少超过 8～10 单位。这表明正常人体内有很强的抗凝血酶活性。体内的生理性抗凝物质可分为丝氨酸蛋白酶抑制物、蛋白质 C 系统和组织因子途径抑制物三类。

(1)丝氨酸蛋白酶抑制物:血浆中含有多种丝氨酸蛋白酶抑制物,主要有抗凝血酶、肝素辅因子Ⅱ、C1 抑制物、α_1-抗胰蛋白酶、α_2-抗纤溶酶(α_2-antiplasmin,α_2-AP)和 α_2-巨球蛋白等。抗凝血酶是最重要的抑制物，负责灭活60%～70%的凝血酶，其次是肝素辅因子Ⅱ，可灭活30%的凝血酶。抗凝血酶是由肝细胞和血管内皮细胞分泌的，能与凝血酶、凝血因子(FⅨ$_a$、FⅩ$_a$、FⅪ$_a$)等分子活性中心的丝氨酸残基结合而抑制其活性，进而抗凝血。当肝素缺乏时，抗凝血酶直接抗凝作用非常弱，不能有效地抑制凝血，但与肝素(heparin)结合后，其抗凝作用可增强2000倍。正常情况下，循环血液中几乎无肝素存在，抗凝血酶主要通过与内皮细胞表面的硫酸乙酰肝素结合，从而加强血管内皮的抗凝功能。

(2)蛋白质C系统：主要包括蛋白质C(protein C，PC)、凝血酶调节蛋白(thrombomodulin，TM)、蛋白质S和蛋白质C的抑制物。蛋白质C是由肝合成的依赖于维生素K的因子，其以酶原的形式存在于血浆中，由凝血酶激活。当凝血酶离开损伤部位而与正常血管内皮细胞上的凝血酶调节蛋白结合后，可激活蛋白质C；激活后的PC可灭活FⅤ$_a$和FⅧ$_a$，抑制FⅩ$_a$对凝血酶原的激活，还可以增强纤溶酶活性，促进纤维蛋白的溶解。凝血酶调节蛋白是凝血酶激活蛋白质C的辅因子，可使凝血酶激活蛋白质C的速度提高1000倍。因此，凝血酶调节蛋白是将凝血酶从促凝作用转变为抗凝物的转换分子。血浆中的蛋白质S是活化蛋白质C的辅因子，可使活化的蛋白质C对FⅧ$_a$和FⅤ$_a$的灭活作用大大增强。

(3)组织因子途径抑制物(tissue factor pathway inhibitor，TFPI)：组织因子途径抑制物是一种主要由小血管内皮细胞产生的糖蛋白，其分子质量为34 kDa，是外源性凝血途径的特异性抑制物。目前认为，TFPI是体内主要的生理性抗凝物质。TFPI的抗凝机制主要是可与FⅩ$_a$结合，抑制FⅩ$_a$的活性；在Ca^{2+}作用下，与FⅦ$_a$-FⅢ复合物及FⅩ$_a$结合形成FⅦ$_a$-FⅢ-TFPI-FⅩ$_a$四聚体，从而灭活FⅦ$_a$-FⅢ复合物，抑制外源性凝血途径。但在上述四聚体的形成过程中，TFPI只有结合FⅩ$_a$后才能结合FⅦ$_a$-组织因子复合物，因此，TFPI并不阻断组织因子对外源性凝血途径的启动，只有生成一定数量的FⅩ$_a$后，才负反馈地抑制外源性凝血途径。TFPI还可与内皮细胞表面的硫酸乙酰肝素结合，注射肝素可引起内皮细胞结合的TFPI释放，血浆TFPI水平可升高几倍。

(4)肝素：肝素是主要由肥大细胞和嗜碱性粒细胞产生的一种酸性黏多糖，肺、心、肝等组织中含量丰富。肝素在体内及体外均能发挥很好的抗凝作用。缺乏抗凝血酶的条件下，肝素的抗凝作用很弱，这表明肝素主要通过与血浆中的抗凝血酶结合，增强抗凝血酶的活性而灭活活化的凝血因子，间接发挥抗凝作用。此外，肝素还能抑制凝血酶原的激活，阻止血小板黏附、聚集、释放，从而促使血管内皮细胞释放抗凝物质和纤溶酶原激活物，刺激血管内皮细胞释放TFPI，增强蛋白质C的活性和刺激血管内皮细胞释放纤溶酶原激活物，增强纤维蛋白溶解。因此，肝素在体内的抗凝作用强于体外。同时肝素还能激活血浆中的酯酶，加速血浆中乳糜微粒的清除，有助于防止与血脂有关的血栓形成。

临床工作中常需采取各种措施加速或者防止血液凝固。外科手术常用温热的生理盐水纱布压迫止血，主要是因为粗糙表面有利于激活FⅫ和血小板黏附、聚集，同时在一定温度范围内，提高温度可使酶的活性提高，加速凝血过程。反之，降低温度和增加异物表面的光滑度（如涂有硅胶或液体石蜡的表面），可延缓血液凝固的过程。钙离子也是一个重要的凝血因子，在血液凝固的多个环节中都需要 Ca^{2+} 的参加，故临床上可添加或去掉 Ca^{2+}，达到促凝和抗凝的目的。如在化验或输血时用枸橼酸盐和草酸盐作为体外抗凝剂，它们可与 Ca^{2+} 结合而除去血浆中的 Ca^{2+}，从而起到阻止凝血的作用。维生素 K 拮抗剂（如华法林）可抑制 FⅡ、FⅦ、FⅨ、FⅩ 等维生素 K 依赖的凝血因子的合成，因而在体内也具有抗凝作用。

三、纤维蛋白的溶解

正常情况下，组织损伤后所形成的止血栓在止血、伤口愈合后，形成止血栓的纤维蛋白将被逐步降解液化，从而保证血管重新畅通，也有利于受损组织的再生和修复。纤维蛋白或纤维蛋白原被纤维蛋白溶解酶降解液化的过程称为纤维蛋白溶解（fibrinolysis），简称纤溶。纤溶可以使血液由胶冻状态恢复为液态。纤溶系统主要包括纤维蛋白溶解酶原（plasminogen，简称纤溶酶原，又称血浆素原）、纤维蛋白溶解酶（plasmin，简称纤溶酶，又称血浆素）、纤溶酶原激活物（plasminogen activator）与纤溶抑制物。纤溶可分为纤溶酶原的激活与纤维蛋白或纤维蛋白原的降解两个基本阶段（图 3-7）。

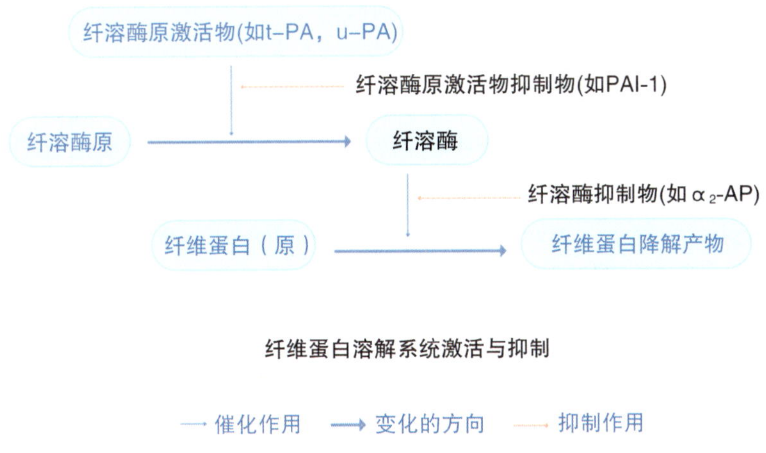

图 3-7　纤维蛋白溶解系统激活与抑制示意图

（一）纤溶酶原的激活

纤溶酶原可由肝、肾、骨髓与嗜酸性粒细胞生成，血浆中含量最高。生理状态下，纤溶酶原不具有活性，在激活物作用下发生有限水解，脱去一段肽链成为纤溶酶，才能发挥作用。根据纤溶酶原激活物分布的部位不同，可将其分为三类：①血管激活物：由小血管内皮细胞产生并释放入血，也称组织型纤溶酶原激活物（tissue type plasminogen activator，t-PA）。t-PA 是血液中主要的内源性纤溶酶原激活物。②组织激活物：广泛存在于多种组织中，子宫、肺等组织较多，在组织损伤时可释放增多。故上述器官手术时常有术后渗血的现象。肾脏分泌的尿激酶是一种活性很强的组织激活物，又称为尿激酶型纤溶酶原激活物(rine plasminogen activator,u-PA)。u-PA 是血液中活性仅次于 t-PA 的生理性纤溶酶原激活物。u-PA 通过与多种靶细胞膜上相应受体,即尿激酶型纤溶酶原激活物受体(urokinase-type plasminogen activator receptor,u-PAR)结合,促进结合于靶细胞表面的纤溶酶原激活。u-PA 的主要功能是溶解血管外蛋白,其次才是清除血浆中的纤维蛋白。③血浆激活物也称为依赖于凝血 FⅫ的激活物。如前激肽释放酶被 $FⅫ_a$ 激活后生成激肽释放酶,后者可激活纤溶酶原,促进纤维蛋白溶解。由于 $FⅫ_a$ 既是内源性凝血途径的启动因子,又可激活纤溶酶原,血凝和纤溶形成对立统一,保持血液的液体状态。

(二)纤维蛋白与纤维蛋白原的降解

纤溶酶属于丝氨酸蛋白酶,是血浆中活性最强但特异性低的蛋白水解酶,主要作用于纤维蛋白和纤维蛋白原。在纤溶酶的作用下,纤维蛋白和纤维蛋白原可被分解为许多可溶性小肽,称为纤维蛋白降解产物,这些降解产物通常不再凝固,部分还具有抗凝作用。同时,纤溶酶对 FⅡ、FⅤ、FⅧ、FⅩ、FⅫ等凝血因子也有一定的降解作用。正常情况下,纤溶酶的作用不易发挥,但血管受损发生血凝块或血栓后,由于纤维蛋白能吸附纤溶酶原和激活物而不吸附抑制物,因而纤溶酶大量形成和发挥作用,使血凝块或血栓发生溶解液化。纤溶活性异常增强,称为纤溶亢进,此时可因凝血因子的大量分解和纤维蛋白降解产物的抗凝作用而产生出血倾向。

(三)纤溶抑制物

体内能抑制纤溶系统活性的物质是纤溶抑制物,主要有两类。一类为抗纤溶酶,如 α_2-抗纤溶酶,主要由肝分泌,血小板中也有少量。α_2-AP 能与纤溶酶结合形成复合物而抑制纤溶酶的活性。另一类是纤溶酶原激活物抑制物,其中最主要的是纤溶酶原激活物抑制物-1(plasminogen activator inhibitor type-1,PAI-1),通过与组织型纤溶酶原激活物如尿激酶竞争而抑制纤溶酶的激活。在临床广泛应用的氨甲苯酸和氨基己酸等止血药,就是通过抑制纤溶酶生成及其作用而发挥止血作用的。

在正常安静状态下,血管内皮细胞分泌的纤溶酶原激活物的抑制物明显高于纤溶酶原激活物的量,同时抗纤溶酶对纤溶酶具有灭活作用,因此,血液中的纤溶活性很低;而当血管壁上纤维蛋白形成时,血管内皮分泌的纤溶酶原激活物会增多,从而增加纤溶系统的活性。在生理水平,机体内在纤溶与抗纤溶之间维持动态平衡状态,既可防止血栓堵塞血管,保证血栓形成部位有适度的纤溶过程,又可防止全身性纤溶系统的亢进而出血不止,从而维持血流正常运行。凝血过程与纤溶系统均能由 $FⅫ_a$ 启动而激活,同时 $FⅫ_a$ 还能激活补体系统。因此,$FⅫ_a$ 能将凝血、纤溶、激肽以及补体等系统有效地联系起来,从而维持血流正常运行,同时有效地保护机体、减轻创伤带来的危害。

第四节 血型与输血

一、血型与红细胞凝集

血型(blood group)通常指红细胞膜上特异性抗原的类型。若将血型不相容的两个人的血液混合,会出现红细胞彼此凝集成簇,这种现象称为红细胞凝集(erythrocyte agglutination)。在补体的作用下,可引起凝集的红细胞破裂,发生溶血。红细胞凝集的本质是抗原-抗体反应。在红细胞发生凝集反应中起抗原作用的称为凝集原(agglutinogen),即血型抗原。凝集素(agglutinin)则是血清中存在的能与红细胞膜上的凝集原起反应的特异性抗体。每一个抗体上存在 2～10 个抗原结合位点,抗体在若干个带有相应抗原的红细胞之间形成桥梁,使红细胞聚集成簇。当给人体输入血型不相容的血液时,可在血管内发生红细胞凝集和溶血反应,严重时甚至危及生命。

其实,除了红细胞血型外,还有白细胞血型、血小板血型等。至今人类已发现 40 多个不同的红细胞血型系统,400 多种抗原类型。人类白细胞上的抗原有 112 种,白细胞上最强的同种抗原是人类白细胞抗原(human leukocyte antigen,HLA)系统。HLA 是一个极复杂的抗原系统,在体内分布广泛,是引起器官移植后免疫排斥反应最重要的抗原。由于无关个体之间 HLA 表型完全相同的概率极低,所以 HLA 分型还是法医学鉴定个体或亲子关系的重要手段之一。人类血小板表面也有一些特异性的抗原系统,如 PI、Zw、Ko 等。血小板抗原与输血后血小板减少症的发生有关。

二、红细胞血型

1901 年,卡尔·兰德斯坦纳(Karl Landsteiner)发现了第一个人类血型系统——ABO 血型系统,因此获得 1930 年诺贝尔生理学或医学奖。医学上常见的红细胞血型系统包括 ABO、Rh、MNSs、Lutheran Kell、Lewis、Duff 和 Kidd 等,将这些血型的血液输入血型不相容的受血者,都可引起溶血性输血反应。其中,与临床关系最为密切的是 ABO 血型系统和 Rh 血型系统。

(一)ABO 血型系统

1.ABO 血型的分型　根据红细胞膜上是否存在 A 抗原和 B 抗原,可将 ABO 血型分为四种:红细胞膜上只含 A 抗原者为 A 型,只含 B 抗原者为 B 型,含有 A 与 B 两种抗原者为 AB 型,A 和 B 两种抗原均无者为 O 型。ABO 血型系统存在与 A 抗原和B 抗原相对应的天然抗体,即抗 A 抗体和抗 B 抗体两种。不同血型的人的血清中含有不同的抗体,但不含与自身红细胞抗原相对应的抗体。在 A 型血者的血清中,只含抗 B 抗体;B 型血者的血清中只含抗 A 抗体;AB 型血者的血清中全无抗 A 和抗 B 抗体;而 O 型血者的血清中则含有抗 A 和抗 B 两种抗体。同时四种血型均含有 H 抗原,A、B 抗原都是在 H 抗原基础上形成的,但其抗原性较弱,血清中检测不到相应抗体。ABO 血型系统还有几种亚型,其中最重要的亚型是 A 型中的 A_1 和 A_2 亚型。A_1 型血红细胞

上含有 A_1 抗原和 A 抗原，而 A_2 型血红细胞上仅含 A 抗原；因此，A_1 型血的血清中只含抗 B 抗体，而 A_2 型血的血清中则含有抗 B 抗体和抗 A_1 抗体。同样，AB 型血型中也有 A_1B 和 A_2B 两种主要亚型。ABO 血型系统各型抗原与抗体情况见表 3-3。虽然在我国汉族人中 A_2 型和 A_2B 型者分别只占 A 型和 AB 型人群的 1%以下，但 A_1 型红细胞可与 A_2 型血清中的抗 A_1 抗体发生凝集反应。而且 A_2 型和 A_2B 型红细胞比 A_1 型和 A_1B 型红细胞的抗原性弱得多，在用抗 A 抗体作血型鉴定时，容易将 A_2 型和 A_2B 型血误定为 O 型和 B 型。因此在输血时仍应注意 A_2 和 A_2B 亚型的存在。

表 3-3　ABO 血型系统的抗原和抗体

血型	亚型	红细胞膜上的凝集原	血清中的凝集素
A 型	A_1	$A+A_1$	抗 B
	A_2	A	抗 $B+$抗 A_1
B 型		B	抗 A
AB 型	A_1B	$A+A_1+B$	无抗 A，无抗 A_1，无抗 B
	A_2B	$A+B$	抗 A_1
O 型		无 A，无 B	抗 A+抗 B

2.ABO 血型系统的抗原　ABO 血型系统抗原的特异性取决于红细胞膜上的糖蛋白或糖脂上所含的糖链。这些糖链都是由暴露在红细胞表面的少数糖基所组成的寡糖链。A 和 B 抗原的特异性就取决于这些寡糖链的组成与连接顺序。A 抗原、B 抗原都是在 H 抗原的基础上形成的。H 抗原形成的结构基础是含四个糖基的前驱物质，通过 H 基因编码的岩藻糖基转移酶的作用，在前驱物质半乳糖末端上连接岩藻糖形成H 抗原。在 A 基因的控制下细胞合成的转糖基酶能使一个乙酰半乳糖胺基连接到 H 抗原上，形成 A 抗原；而在 B 基因控制下合成的转糖基酶，将一个半乳糖基连接到 H 抗原上，形成 B 抗原。O 型红细胞虽然不含 A 与 B 抗原，但有 H 抗原。若 H 基因缺损，将缺乏岩藻糖基转移酶，则不能生成 H 抗原以及 A 和 B 抗原；但有前驱物质，其血型为孟买型。因此，ABO 血型系统就是在不同基因的控制下，通过将不同的寡糖链连接到 H 抗原上，产生 4 种血型。

因此，基因通过决定生成的糖基转移酶的种类而决定催化何种糖基连接在前体物质的哪个位置上，进而间接控制决定血型抗原特异性的寡糖链的组成，并决定其血型的表现型。

在 5～6 周龄的人胚胎红细胞膜上已可检测到 A 和 B 抗原。婴儿红细胞膜上 A、B 抗原的位点数仅约成年人的 1/3，到 2～4 岁时才完全发育。血型抗原在人群中的分布按地域和民族的不同而有差异。在中欧地区的人群中，40%以上为 A 型，近 40%为 O 型，10%左右为 B 型，6%左右为 AB 型；而在美洲土著民族中，约 90%为 O 型。在我国汉族中，A 型、B 型、O 型各占 30%左右，AB 型约占 10%。

A、B、H 抗原不仅存在于红细胞膜上，也广泛存在于淋巴细胞、血小板以及大多数上皮细胞和内皮细胞的膜上。组织细胞还能分泌可溶性 A、B、H 抗原进入唾液、泪液、尿液、胃液、胆汁、血浆和羊水等多种体液中，其中以唾液中含量最为丰富。体液中含有这种血型物质者称分泌型，体液中不含该血型物质者为非分泌型。通过测定体液或分泌物中的血型物质也可帮助确定血型。个体的分泌型或非分泌型也是由遗传基因所决定的。

3.ABO 血型系统的抗体　血型抗体有天然抗体和免疫性抗体两类。ABO 血型系统的抗体是天然抗体。天然抗体多属 IgM，分子量大，不能通过胎盘。因此，母婴血型不合时，母亲体内的天然 ABO 血型抗体一般不能通过胎盘到达胎儿体内，不会使胎儿的红细胞发生凝集破坏。新生儿血液中没有自身产生的 ABO 血型的抗体，但存在来自母体的 IgM 型抗 A 或抗 B 抗体。出生后 2～8 个月血液中才开始出现，8～10 岁时达到高峰。免疫性抗体是通过免疫反应而产生的抗体。免疫性抗体属于 IgG 抗体，分子量小，能通过胎盘进入胎儿体内。若母亲过去因输血或妊娠接受过与自身抗原不同的外源性抗原，通过免疫反应会产生免疫性抗体，母婴血型不合时，母亲体内的 IgG 型抗 A 或抗 B 抗体可进入胎儿体内而引起胎儿红细胞破坏，发生新生儿溶血。

4.ABO 血型的遗传　人类 ABO 血型系统具有遗传性，控制 A、B 和 H 凝集原生成的基因位于 9 号染色体的一对等位基因上。在一对染色体上只可能出现 A、B 和 O 三个等位基因中的两个，分别来自母体和父体，他们决定了子代血型的基因型。三个基因可组成六组基因型，其中 A 和 B 基因为显性基因，O 基因为隐性基因，故血型的表现型仅有四种。血型相同的人的遗传基因型不一定相同。因此，表现型为 A 型的人，其基因型可为 AA 或 AO；表现型为 B 型的人，其基因型可为 BB 或 BO；但表现型为 O 的人，其基因型只能是 OO。利用血型的遗传规律，可能从血型表现型来推断亲子关系，如表现型分别为 A 型和 B 型血型的父母，可能分别来自 AO 和 BO 基因型，故完全可能生下 O 型表现型的子女。必须注意的是，法医学上依据血型来判断亲子关系时，只能做出否定的参考，却不能做出肯定的判断。由于血型是由遗传决定的，故正常人 ABO 血型终身不变。

5.ABO 血型的鉴定　正确鉴定血型是保证输血安全的基础，ABO 血型的定型包括正向定型(forward typing)和反向定型(reverse typing)。正向定型是将已知血型的血清与被鉴定者的红细胞相混合，根据是否发生凝集反应，判断待鉴定红细胞上的抗原，从而确定血型。反向定型是用已知血型的红细胞与待鉴定的血清相混，根据是否出现凝集现象，分析判断被鉴定者血清中所含的血型抗体。具体判断结果如表 3-4 所示。同时进行正向定型和反向定型是为了相互印证。由于新生儿血液中的血型抗体来自母体，故新生儿血型鉴定时只进行正向定型。

表 3-4 红细胞常规 ABO 定型

标准血清＋受检者红细胞			标准红细胞＋受检者血清			被鉴定者血型
抗 A（B 型血清）	抗 B（A 型血清）	抗 A＋抗 B（O 型血清）	A 型红细胞	B 型红细胞	O 型红细胞	
＋	－	＋	－	＋	－	A 型
－	＋	＋	＋	－	－	B 型
－	－	－	＋	＋	－	O 型
＋	＋	＋	－	－	－	AB 型

知识拓展

ABO 血型的发现者——卡尔·兰德斯坦纳

卡尔·兰德斯坦纳（Karl Landsteiner）是奥地利著名医学家、生理学家。因 1901 年发现了 A、B、O 三种血型，于 1930 年获得诺贝尔生理学或医学奖。

1900 年兰德斯坦纳在维也纳病理研究所工作时，发现了甲者的血清有时会与乙者的红细胞凝结的现象。之后，他用 22 位同事的正常血液交叉混合，发现红细胞和血浆之间发生反应，最终发现了人类的血液按红细胞与血清中的不同抗原和抗体分为许多类型，于是将血型分成 A、B、O 三种。不同血型的血液混合在一起就会出现不同的情况，可能发生凝血、溶血现象，这种现象如果发生在人体内，就会危及人的生命。

1902 年，兰德斯坦纳的两名学生把实验范围扩大到 155 人，发现除了 A、B 和 O 三种血型外还存在第四种类型，即 AB 型。1927 年，经国际会议公认，采用兰德斯坦纳原定的字母命名，即确定血型有 A、B、O、AB 四种类型，至此现代血型系统正式确立。

（二）Rh 血型系统

1.Rh 血型的发现和分布　兰德斯坦纳和维纳（Wiener）于 1940 年发现了人类另一个红细胞血型——Rh 血型。Rh 血型系统是红细胞血型中最复杂的一个系统。Rh 凝集原最早是在恒河猴的红细胞上发现的，因此取名 Rh 抗原，目前发现的 Rh 抗原有 50 多种，其中与临床最密切的是 D、E、C、e、c 五种。其中 D 抗原的抗原性最强，是最重要的抗原，因此，红细胞膜上有 D 抗原的称为 Rh 阳性，而红细胞上缺乏 D 抗原者称为 Rh 阴性。Rh 抗原只存在于红细胞上，出生时已发育成熟。在我国汉族和大部分少数民族的人群中，Rh 阳性者约占 99%，Rh 阴性者仅 1%左右。但在某些少数民族中，Rh 阴性者较多，如塔塔尔族约占 15.8%，苗族约占 12.3%，布依族和乌孜别克族约占 8.7%。

知识拓展

Rh 血型的发现

Landsteiner 和 Wiener 于 1940 年将恒河猴(Rhesus monkey)的红细胞重复多次注入家兔体内,使之产生抗恒河猴红细胞的抗体,再用含这种抗体的家兔血清与人的红细胞混合,发现白种人中约 85%的人的红细胞可被这种血清凝集,表明这些人的红细胞上具有与恒河猴红细胞同样的抗原,因此把这种血型称为 Rh 阳性血型;其余约 15%的人的红细胞不被这种血清凝集,称为 Rh 阴性血型。这一血型系统称为 Rh 血型系统。

2.Rh 血型的特点及其临床意义 与 ABO 血型系统不同,人的血清中不存在 Rh 抗原的天然抗体,只有当 Rh 阴性者在接受 Rh 阳性的血液后,才会通过体液性免疫产生抗 Rh 的免疫性抗体,输血后 2～4 个月血清中抗 Rh 抗体的水平达到高峰。因此,Rh 阴性受血者在第一次接受 Rh 阳性血液后,由于其体内没有天然的抗 Rh 抗体,一般不产生明显的输血反应,但在输入红细胞所含 Rh 抗原的作用下,该 Rh 阴性的人体内将产生抗 Rh 抗体。当第二次接受 Rh 阳性输血时,即可发生抗原-抗体反应,输入的 Rh 阳性红细胞将被破坏而发生溶血。在临床上给患者重复输血时,即使是同一供血者的血液,也要做交叉配血试验,避免因 Rh 血型不合而引起的输血反应。Rh 系统的抗体属于免疫性抗体,主要是 IgG,因分子量小,故能透过胎盘。当 Rh 阴性的孕妇怀有 Rh 阳性的胎儿时,Rh 阳性胎儿的少量红细胞或 D 抗原可进入母体,使母体产生抗 Rh 抗体。这种抗体可透过胎盘进入胎儿血液,使胎儿的红细胞发生溶血,严重时可致流产或胎儿死亡。由于一般只有在妊娠晚期或分娩时才有一定数量的胎儿红细胞进入母体,而母体血液中抗体的浓度是缓慢增加的,故 Rh 阴性的母体怀第一胎 Rh 阳性的胎儿时,很少出现新生儿溶血的情况。但在第二次妊娠时(或曾输入 Rh 阳性血液的母亲在怀第一胎时),母体内的抗 Rh 抗体可进入胎儿体内而引起新生儿溶血现象。怀孕次数越多,溶血症状越重。若 Rh 阴性母亲生育第一胎后,及时输注特异性抗 D 免疫球蛋白,中和进入母体的 D 抗原,可以预防第二次妊娠时新生儿溶血的发生。

增值服务:胎儿新生儿溶血病的发病机理和危险因素

三、输血原则

输血已经是一种临床治疗的重要手段,通过输血,可以治疗疾病、抢救伤员生命和保证一些手术得以顺利进行。若输血不当,会给患者造成严重的损害,甚至引起患者死亡。为了保证输血的安全，避免出现输血反应，必须先鉴定血型，坚持同型输血的原则。

由于临床输血反应中最容易发生的是因 ABO 血型不合引起的输血反应，并且症状较重，在准备输血时，首先必须鉴定血型，保证供血者与受血者的 ABO 血型相合。对于符合生育年龄的妇女和需要反复输血的患者，还必须使供血者与受血者的 Rh 血型相合，特别要注意 Rh 阴性受血者产生抗 Rh 抗体的情况。

输血最好坚持同型输血。即使供血者和受血者血型相同，输血前也必须进行交叉配血试验(cross-match test)。将供血者的红细胞与受血者的血清进行配合试验，称为交叉配血主侧；再将受血者的红细胞与供血者的血清相配合，称为交叉配血次侧，观察是否发生凝集(图 3-8)。这样，既可检验血型鉴定是否有误，又能发现供血者和受血者的红细胞或血清中是否还存在其他不相容的血型抗原或抗体。如果交叉配血试验的两侧均未发生凝集反应，则为配血相合，可以进行输血，此为同型输血；如果主侧发生凝集反应，则为配血不合，绝对不可以输血；如果主侧不发生凝集反应，而次侧发生凝集反应，遵循异型输血原则，只能在紧急情况下缓慢少量输血，如将 O 型血输给其他血型的受血者，或 AB 型受血者接受其他血型的血液。异型输血时保证供血者的红细胞不被受血者血清中的抗体所凝集，输血量要少(一般少于 200 mL)，输血速度也不宜太快，血清中抗体效价不能小于 1∶200。这是因为虽然供血者红细胞膜上的抗原不与受血者血清中的抗体发生凝集反应，但受血者红细胞膜上的抗原会与供血者血清中的抗体发生反应。如果输血量过多或输血速度较快，则会因输入供血者血浆中抗体过多或不能很快被稀释，使抗体的效价过高，从而与受血者红细胞膜上的抗原发生凝集反应。在输血过程中还应密切观察受血者的情况，若发生输血反应，立即停止输注。

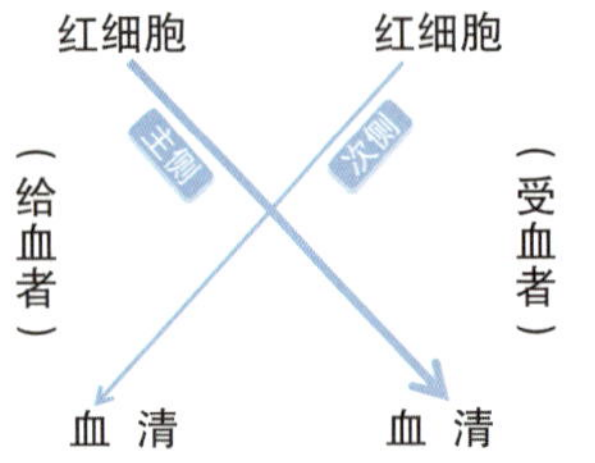

图 3-8　交叉配血试验示意图

以往曾把 O 型血的人称为“万能供血者”，认为他们的血液可输给其他任何 ABO 血型的人，这种说法是不严谨的。因为 O 型血的红细胞上虽然没有 A 和 B 抗原，不会被受血者血清中的抗体所凝集，但 O 型血的血浆中存在抗 A 和抗 B 抗体，这些抗体能与其他血型受血者的红细胞发生凝集反应。另外，也曾将 AB 型血的人称为“万能受血者”，认为他们可接受其他任何 ABO 血型供血者的血液，这种说法同样也是不可取的。

随着医学和科学技术的逐步发展，血液成分分离机得到广泛应用以及分离技术等不断提高，输血疗法已从原来的输全血发展为成分输血。成分输血(transfusion of blood components)是将人血中的各种不同成分，如红细胞、粒细胞、血小板和血浆等，制备成高纯度或高浓度制品输注给患者。严重贫血患者主要是红细胞量不足，血液总量不一定缺乏，宜输注浓缩红细胞悬液；大面积烧伤患者因创面渗出而导致血浆大量丢失，宜输入血浆或血浆代用品，如右旋糖酐溶液等；对于部分出血性疾病，可输入浓缩的血小板悬液或含凝血因子的新鲜血浆，以促进止血及凝血过程。由此可知，成分输血可增强治疗的针对性，提高疗效，减少不良反应，且能节约血源。

异体输血具有传播艾滋病、乙型肝炎、疟疾等血液传染性疾病的潜在危险，而且还可能出现溶血反应、发热及过敏等并发症，故临床上自体输血得到快速发展。自体输血(autologous transfusion)是采用患者自身血液成分，以满足本人手术或紧急情况下需要的一种输血疗法。自体输血首先确保了输血安全，同时也扩大了血源，尤其适合稀有血型的手术患者。采用自体输血时可于手术前若干日内定期反复采血储存以备手术之需；也可临手术前自体采血，并在使用血浆代用品维持患者正常血容量的条件下开展手术，然后在需要时输还患者。此外，还可在手术过程中无菌收集出血，经适当处理后回输患者。因此，自体输血是一种值得推广的安全输血方式。

思考题：

1.临床常用的促凝血药有哪些？生理机制分别是什么？

2.试述贫血的定义、临床上贫血的类型及其原因。

3.造血干细胞在临床治疗学上有哪些意义？

4.临床上给患者输液时，为什么用0.9%氯化钠溶液或5%的葡萄糖溶液？

5.试分析血小板在生理性止血中的作用。

第四章　血液循环

学习目标

知识目标：掌握心肌细胞的生理特性和跨膜电位；掌握心脏的泵血过程；掌握动脉血压的形成原理及影响因素、静脉回流及影响静脉回心血量的因素、微循环的组成及影响因素，组织液的生成与回流；掌握心血管活动的神经调节，掌握肾上腺素和去甲肾上腺素、肾素-血管紧张素、血管升压素的作用。熟悉心肌细胞的类型；熟悉心力储备；熟悉正常心音的组成和特征、正常心电图的波形及意义；熟悉各类血管的功能特点、静脉血压；熟悉冠脉循环、肺循环和脑循环的特点及调节。了解动脉脉搏的波形、淋巴液的生成与回流；了解心肺感受器引起的心血管反射、心房利尿钠肽的作用。

能力目标：能应用心脏的生物电活动相关知识解释不同类型心律失常的发病机制和治疗原理。能运用心脏泵血功能相关知识解释心力衰竭的发病机制和临床表现，并能提供疾病的健康指导。能运用动脉血压的影响因素解释高血压患者日常生活的注意事项和健康指导。能运用静脉回流、组织液生成和淋巴回流解释水肿的发病机制。

素质目标：培养学生分析问题、解决问题以及将理论应用于实践的能力。养成严谨认真、实事求是的科学态度，建立科学理性思维。

导入及思考

39岁男性患者，因“心悸1年余”入院。患者1年前感冒后，自觉脉搏不齐，在当地医院就诊，发现心律不齐，未给予特殊治疗。此后，患者偶有头晕，出现视物模糊等症状。现为求进一步诊治，以“室性早搏”入院。查体未见明显异常。心电图显示：心律失常，室性早搏。超声心动图显示：左心增大，心律失常。

诊断：心律失常，室性早搏。

讨论：
1.室性早搏是正常心律吗？
2.心脏的正常生理功能是什么？

心血管系统主要由心脏和血管组成。心脏是血液循环的动力器官，终生工作不息，推动血液在心血管系统内循环流动。血管是血液运行的管道和物质交换的场所，由动脉、毛细血管、静脉组成。血液在心血管系统按一定方向流动，周而复始，称为血液循环。

血液循环的主要功能是完成体内的物质运输，如运输代谢原料和代谢产物，使机体新陈代谢能不断进行；体内各内分泌腺分泌的激素，或其他体液因子，通过血液的运输，作用于相应的靶细胞，实现机体的体液调节；机体内环境理化特性相对稳定的维持和血液防御功能的实现，也都有赖于血液的不断循环流动。近年研究发现，心血管系统还具有一定的内分泌功能。

第一节　心脏的泵血功能

心脏的节律性收缩和舒张对血液的驱动作用称为心脏的泵功能（pump function）或泵血功能，是心脏的主要功能。心脏收缩时将血液射入动脉，并通过动脉系统将血液分配到全身各组织；心脏舒张时则通过静脉系统使血液回流到心脏，为下一次射血做准备。正常成年人安静时，心脏每分钟可泵出血液 5～6 L。

一、心动周期和心率

心脏的一次收缩和舒张构成一个机械活动周期，称为心动周期（cardiac cycle）。在一个心动周期中，心房和心室的机械活动可分为收缩期（systole）和舒张期（diastole）。由于心室在心脏泵血活动中起主要作用，故心动周期通常是指心室的活动周期。

每分钟心脏搏动次数即心率（heart rate）。在安静状态下，健康成年人心率的正常范围为 60～100 次/分，平均 75 次/分左右。人体心率存在正常变异，初生儿大于 130 次/分；而成人在 60～90 次/分；女性心率高于男性；体质弱者的心率高于体质强者；运动和情绪激动时的心率高于安静和休息时。此外体温也会影响心率，一般体温每升高 1 ℃，心率每分钟增加 12～18 次。

知识拓展

心率的生理变化

心率可随年龄、性别和不同生理状态而发生较大的变动。新生儿的心率较快；随着年龄的增长，心率逐渐减慢，至青春期接近成年人水平。成年女性的心率稍快于成年男性。经常进行体力劳动或体育运动的人，平时心率较慢。在同一个体，安静或睡眠时的心率较慢，而运动或情绪激动时心率加快。

心动周期的长度与心率成反变关系。如果正常成年人的心率为75次/分，则每个心动周期持续0.8秒。如图4-1所示，在心房的活动周期中，先是左、右心房收缩，持续约0.1秒，继而心房舒张，持续约0.7秒。在心室的活动周期中，也是左、右心室先收缩，持续约0.3秒，随后心室舒张，持续约0.5秒。当心房收缩时，心室仍处于舒张状态；心房收缩结束后不久，心室开始收缩。心室舒张期的前0.4秒期间，心房也处于舒张状态，这一时期称为全心舒张期。在一个心动周期中，心房和心室的活动按一定的次序和时程先后进行，左、右两个心房的活动是同步进行的，左、右两个心室的活动也是同步进行的，心房和心室的收缩期都短于各自的舒张期。心率加快时，心动周期缩短，收缩期和舒张期都相应缩短，但舒张期缩短的程度更大，这对心脏的持久活动是不利的。

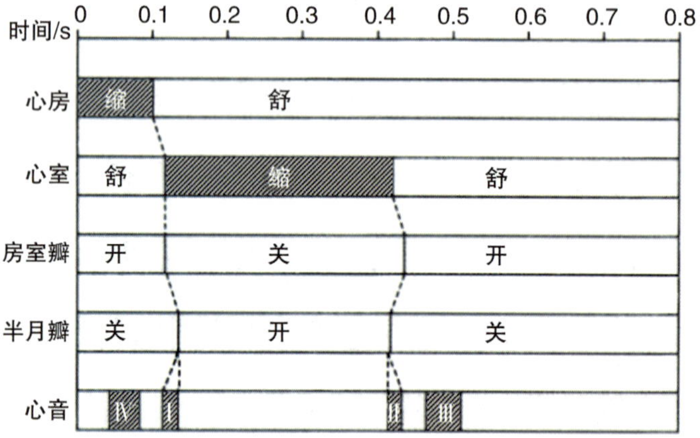

图4-1　心动周期中心房和心室活动的顺序和时间关系

二、心脏的泵血过程

左、右心室的泵血过程相似且几乎同时进行。现以左心室为例，说明一个心动周期中心室射血和充盈的过程（图4-2），以便了解心脏泵血的机制。

（一）心室收缩期

心室收缩期（period of ventricular systole）可分为等容收缩期和射血期，射血期又可分为快速射血期和减慢射血期。

1.等容收缩期（period of isovolumic contraction）　心室开始收缩，心室内的压力开始升高。当室内压升高到超过房内压时，即推动房室瓣使之关闭，因而血液不会倒流入心房。但此时室内压尚低于主动脉压，因此主动脉瓣仍处于关闭状态，心室暂时成为一个封闭的腔。从房室瓣关闭到主动脉瓣开启前的这段时期，心室的收缩不能改变心室的容积，故称为等容收缩期。此期持续约0.05秒。由于此时心室继续收缩，因而室内压急剧升高。在主动脉压升高或心肌收缩力减弱时，等容收缩期将延长。

2.射血期（period of ventricular ejection）　当心室收缩使室内压升高至超过主动脉压时，半月瓣开放。这标志着等容收缩期结束，进入射血期。射血期又可因为射血速度的快慢而分为两期。

(1)快速射血期(period of rapid ejection):在射血的早期,由于心室射入主动脉的血液量较多,血液流速也很快,故称为快速射血期。此期持续约 0.1 秒。在快速射血期内,心室射出的血液量约占总射血量的 2/3,由于心室内的血液很快进入主动脉,故心室容积迅速缩小,但由于心室肌强烈收缩,室内压仍继续上升,并达到峰值,主动脉压也随之进一步升高。

(2)减慢射血期(period of reduced ejection):在射血的后期,由于心室收缩强度减弱,射血的速度逐渐减慢,故称为减慢射血期。此期持续约 0.15 秒。在减慢射血期内,室内压和主动脉压都由峰值逐渐下降。需指出的是,在快速射血期的中期或稍后,乃至整个减慢射血期,室内压已略低于主动脉压,但此时心室内的血液因具有较高的动能,故仍可逆压力梯度继续进入主动脉。

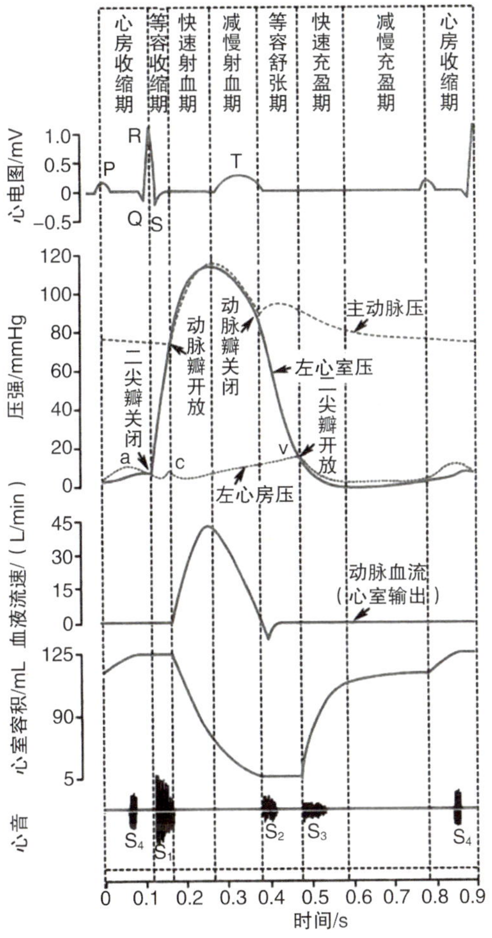

P、Q、R、S、T:表示心电图基本波形;a、c、v:心动周期中三个向上的心房波;S_1、S_2、S_3、S_4:表示第一、二、三、四心音。

图 4-2　心动周期各时相中左心室压力、容积和瓣膜等变化

(二)心室舒张期

心室舒张期(period of ventricular diastole)可分为等容舒张期和心室充盈期,心室

充盈期又可分为快速充盈期和减慢充盈期，也包括心房收缩期在内。

1.等容舒张期(period of isovolumic relaxation)　心室开始舒张，室内压急剧下降，主动脉内的血液向心室方向反流，推动半月瓣使之关闭。但此时室内压仍高于房内压，故房室瓣仍处于关闭状态，心室又暂时成为一个封闭的腔。从半月瓣关闭至房室瓣开启前的这一段时间内，心室舒张而心室的容积并不改变，故称为等容舒张期。此期持续0.06～0.08秒。由于此时心室肌继续舒张，因而室内压急剧下降。

2.心室充盈期(period of ventricular filling)　随着心室肌的舒张，室内压进一步下降，当室内压下降到低于房内压时，心房内的血液冲开房室瓣进入心室，进入心室充盈期。

(1)快速充盈期(period of rapid filling)：房室瓣开启初期，由于心室肌很快舒张，室内压明显降低，甚至成为负压，心房和心室之间形成很大的压力梯度，因此心室对心房和大静脉内的血液可产生“抽吸”作用，血液快速流入心室，使心室容积迅速增大，故这一时期称为快速充盈期，持续约0.11秒。在快速充盈期内，进入心室的血液量约为心室总充盈量的2/3。

(2)减慢充盈期(period of reduced filling)：随着心室内血液充盈量的增加，房、室间的压力梯度逐渐减小，血液进入心室的速度减慢，故心室舒张期的这段时间称为减慢充盈期，持续约0.22秒。在心室舒张期的最后0.1秒，心房收缩期开始，使心室进一步充盈。

(3)心房收缩期(period of atrial systole)：在心室舒张的最后0.1秒，心房收缩使心房内压力升高，将心房内血液射入心室，使心室充盈量增加到最大，称心房收缩期。心房收缩期间，进入心室的血量约占每个心动周期的心室总回流量的25%。此后心室活动周期便进入新一轮周期。

右心室的泵血过程与左心室基本相同。但由于肺动脉压约为主动脉压的1/6，因此在心动周期中右心室内压的变化幅度要比左心室内压的变动小得多。

(三)心房和心室在心脏泵血活动中的作用

心室肌的收缩和舒张是造成心室内压变化，导致心房和心室之间以及心室和动脉之间产生压力梯度的根本原因；而压力梯度则是推动血液在心房、心室以及动脉之间流动的主要动力。在收缩期，心室肌收缩产生的压力增高和血流惯性是心脏射血的动力，而在舒张早期，心室主动舒张是心室充盈的主要动力，在舒张晚期，心房肌的收缩可进一步充盈心室。

心房在心动周期的大部分时间里都处于舒张状态，其主要作用是接纳、储存从静脉不断回流的血液。在心室收缩和射血期间，这一作用的重要性尤为突出。在心室舒张的大部分时间里，心房也处在舒张状态(全心舒张期)，这时心房只是静脉血液反流回心室的一个通道。只有在心室舒张期的后期心房才收缩。由于心房壁薄，收缩力量不强，收缩时间短，其收缩对心室的充盈仅起辅助作用。然而，心房的收缩可使心室舒张末期容积进一步增大，也即心室肌收缩前的初长度增加，从而使心肌的收缩力加大，提高心室的泵血功能。如果心房不能有效收缩，房内压将增高，不利于静脉回流，并间接影响心室射血功能。因此，心房的收缩起着初级泵的作用，有利于心脏射血和静脉回流。

知识拓展

冠心病

冠心病的全称是“冠状动脉粥样硬化性心脏病”，有时也叫“缺血性心脏病”，是指冠状动脉粥样硬化导致心肌缺血、缺氧而引起的心脏病。冠状动脉是唯一供给心脏血液的血管，其形态似冠状，故称为冠状动脉。全身动脉硬化时这条血管也随同全身血管一样的硬化，呈粥样改变，造成供养心肌血液循环障碍，引起心肌缺血、缺氧，即为冠心病。冠心病是中老年人的常见病、多发病，严重危及人的生命。多数人平时没有任何症状，工作、生活均如常，但常有心肌缺血的征象，如心前区不适或者乏力等症状。虽症状轻微，但若及时做心电图检查，会发现心肌缺血情况，可以尽早预防，这多数属于隐性冠心病。有的患者症状比较明显，经常出现胸骨后或左心区疼痛，多呈一过性，持续时间较短，说明心脏已有供血不足的情况。如急性发作时出现心前区剧痛、脉微、大汗淋漓、口唇发绀等症状，说明有心肌梗死，应急救处理后再由医院抢救。因此，中老年人应经常检查心电图，防止发生意外。

增值服务：微创瓣膜手术的发展

三、心泵功能的评价

（一）每搏输出量与射血分数

一侧心室一次心脏搏动所射出的血液量称为每搏输出量（stroke volume），简称搏出量。正常成年人在安静状态下，左心室舒张末期容积（end-diastolic volume，EDV）约125 mL，收缩末期容积（end-systolic volume，ESV）约55 mL，二者之差值即为搏出量，约70 mL（60～80 mL）。可见，心室在每次射血时，并未将心室内充盈的血液全部射出。搏出量占心室舒张末期容积的百分比，称为射血分数（ejection fraction）。健康成年人的射血分数为55%～65%。

（二）每分输出量和心指数

一侧心室每分钟射出的血液量称为每分输出量（minute volume），也称心输出量（cardiac output）或心排出量。左、右两侧心室的心输出量基本相等。心输出量等于心率与搏出量的乘积。心输出量与机体的新陈代谢水平相适应，可因性别、年龄及其他生理情况的不同而不同。如果心率为75次/分，搏出量为70 mL，则心输出量约为

5 L/min。一般健康成年男性在安静状态下的心输出量为 4.5～6.0 L/min。女性的心输出量比同体重男性低 10%左右。青年人的心输出量较老年人高。成年人在剧烈运动时，心输出量可高达 25～35 L/min；而在麻醉情况下则可降到 2.5 L/min 左右。

对不同身材的个体测量心功能时，若用心输出量作为指标进行比较，是不全面的。因为身材矮小和身材高大的机体具有不同的耗氧量和能量代谢水平，心输出量也就不同。调查资料表明，人在安静时的心输出量并不与体重成正比，而是与体表面积成正比。以单位体表面积(m^2)计算的心输出量称为心指数(cardiac index)。安静和空腹情况下测定的心指数称为静息心指数，可作为比较身材不同个体的心功能的评价指标。例如，中等身材的成年人体表面积为 1.6～1.7 m^2，在安静和空腹的情况下心输出量为 5～6 L/min，故静息心指数为 3.0～3.5 L/(min·m^2)。

(三)心脏做功量

血液在心血管内流动过程中所消耗的能量是由心脏做功供给的，即心脏做功所释放的能量转化为提升动脉血压的压强能和推动血液流动的动能。心室一次收缩所做的功称为每搏功或搏功，每搏功乘以心率即为心室每分钟内收缩所做的功，称为每分功(minute work)。右心室搏出量与左心室相等，但肺动脉平均压仅为主动脉平均压的 1/6左右，故右心室做功量也只有左心室的 1/6。用做功量来评定心泵血功能，其意义是显而易见的。因为心脏收缩不仅是排出一定量的血液，而且这部分血液具有很高的压强能。在动脉压增高的情况下，心脏要射出与原先同等量的血液就必须加强收缩。如果此时心肌收缩的强度不变，那么搏出量将会减少。

四、心脏泵血功能的储备

健康成年人在安静状态下，心输出量 5～6 L。剧烈运动时，心输出量可达 25～30 L，为安静时的 5～6 倍。这说明正常心脏的泵血功能有相当大的储备量。心输出量可随机体代谢需要而增加的能力称为心泵功能储备或心力储备(cardiac reserve)。心泵功能储备可用心脏每分钟能射出的最大血量，即心脏的最大输出量来表示。训练有素的运动员，心脏的最大输出量远较一般人高，可达 35 L/min 以上，为安静时心输出量的 7 倍或更多。有些心脏病患者，安静时的心输出量与健康人无明显差异，尚能满足安静状态下机体代谢的需要，但在代谢活动增强(如进行肌肉活动)时，心输出量则不能相应增加，也就是说，心脏的最大输出量明显低于正常人，表明其心泵功能储备已经降低。实际上是在安静时已有相当部分的储备量被动用，而剩余的储备量已不能满足代谢活动增强时的需要。

心泵功能储备的大小主要取决于搏出量和心率能够提高的程度，因而心泵功能储备包括搏出量储备(stroke volume reserve)和心率储备(heart rate reserve)两部分。

(一)搏出量储备

搏出量是心室舒张末期容积和收缩末期容积之差，所以，搏出量储备可分为收缩期储备和舒张期储备两部分。前者是通过增强心肌收缩能力和提高射血分数来实现的，而后者则是通过增加舒张末期容积而获得的。安静时，左心室舒张末期容积约125 mL，左心室收缩末期容积约为 55 mL，搏出量为 70 mL。由于正常心室腔不能过分扩大，一般只能达到 140 mL 左右，故舒张期储备仅 15 mL 左右；而当心肌做最大程度收缩时，心室收缩末期容积可减小到不足 20 mL，因而收缩期储备可达 35～40 mL。相比之下，收缩期储备要比舒张期储备大得多。

（二）心率储备

正常健康成年人安静时的心率为 60～100 次/分。假如搏出量保持不变，使心率在一定范围内加快，当心率达 160～180 次/分时，心输出量可增加至静息时的 2～2.5 倍，称为心率储备。但如果心率过快（大于 180 次/分），由于舒张期过短，心室充盈不足，可导致搏出量和心输出量减少。

心力衰竭患者心肌收缩力减弱，搏出量减少，射血后心室内的剩余血量增多，心室舒张末期容积增大，表明收缩期储备和舒张期储备均下降。在这种情况下，常出现心率代偿性加快，以保证心输出量不致过低，也就是说，患者在安静状态下已动用心率储备。心力衰竭患者往往在心率增快到 120～140 次/分时心输出量就开始下降，表明此时心率储备已不足以代偿搏出量储备的降低，所以心力衰竭患者的心率储备也显著低于正常人。

在进行强烈的体力活动时，体内交感肾上腺髓质系统的活动增强，主要通过动用心率储备和收缩期储备而使心输出量增加。

知识拓展

心动过缓

心动过缓又称“心率过缓”，是心律失常的一个重要类型。正常成人的心率每分钟 60～100 次，如果低于 60 次，称为心动过缓。有些患者平时的基础心率偏慢，每分钟 50～60 次，甚至低于 50 次，平时有头晕、乏力、倦怠、精神差的症状。

五、影响心输出量的因素

如前所述，心输出量等于搏出量与心率的乘积，因此凡能影响搏出量和心率的因素均可影响心输出量。而搏出量的多少则取决于心室的前负荷、后负荷和心肌收缩能力等。

（一）心室收缩的前负荷

1.心室肌的前负荷　前负荷可使骨骼肌在收缩前处于一定的初长度（见第二章）。对中空、近似球形的心脏来说，心室肌的初长度取决于心室舒张末期的血液充盈量，换言之，心室舒张末期容积相当于心室的前负荷。由于测量心室内压比测定心室容积方便，且心室舒张末期容积与心室舒张末期压力（end-diastolic pressure，EDP）在一定范围内具有良好的相关性，故在实验中常用心室舒张末期压力来反映前负荷。又因为正常人心室舒张末期的心房内压力与心室内压力几乎相等，且心房内压力的测定更为方便，故又常用心室舒张末期的心房内压力来反映心室的前负荷。

2.心肌异长自身调节　与骨骼肌相似，心肌的初长度对心肌的收缩力量具有重要影响。但心肌的初长度和收缩功能之间的关系具有其特殊性。

(1)心室功能曲线与心定律：在实验中逐步改变心室舒张末期压力值，并测量相对应的心室搏出量或每搏功，将每个给定的压力值时所获得的相对应的搏出量或每搏功的数据绘制成的曲线，称为心室功能曲线（ventricular function curve)（图 4-3)。心室功能曲线大致可分三段：①左心室舒张末期压在 5～15 mmHg 的范围内为曲线的上升支，随着心室舒张末期压的增大，心室的每搏功也增大。通常状态下，左心室舒张末期压仅 5～6 mmHg。左心室舒张末期压为 12～15 mmHg 是心室最适前负荷，说明心室有较大的初长度储备。与骨骼肌相比，体内骨骼肌的自然长度已经接近最适初长度，故初长度储备很小，即通过改变初长度调节骨骼肌收缩功能的范围很小。②左心室舒张末期压在 15～20 mmHg 的范围内，曲线趋于平坦，说明前负荷在其上限范围变动时对每搏功和心室泵血功能的影响不大。③左心室舒张末期压高于 20 mmHg，曲线平坦或甚至轻度下倾，但并不出现明显的降支，说明心室前负荷即使超过 20 mmHg，每搏功仍不变或仅轻度减少。只有在发生严重病理变化的心室，心室功能曲线才出现降支。

从心室功能曲线看，在增加前负荷（初长度）时，心肌收缩力加强，搏出量增多，每搏功增大。这种通过改变心肌初长度而引起心肌收缩力改变的调节，称为异长自身调节（heterometric autoregulation)。

早在 1895 年，德国生理学家弗兰克（Frank）在离体蛙心实验中就已观察到这种心肌收缩力随心肌初长度增加而增强的现象。1914 年，英国生理学家斯塔林（Starling）在犬的心-肺制备标本上也观察到，在一定范围内增加静脉回心血量，心室收缩力随之增强；当静脉回心血量增大到一定限度时，则心室收缩力不再增强而室内压开始下降。Starling 将心室舒张末期容积在一定范围内增大可增强心室收缩力的现象称为心定律（law of the heart)，后人称之为 Frank-Starling 定律，而把心室功能曲线称为 Frank-Starling 曲线。

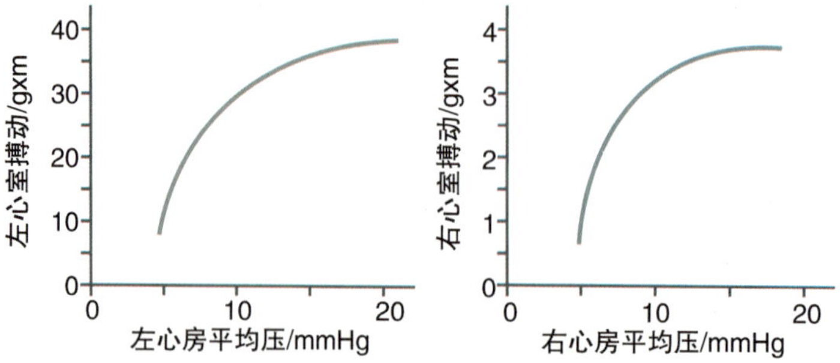

图 4-3　犬左、右心室功能曲线

注：实验中分别以左、右心房平均压代替左、右心室舒张末期压。

(2)正常心室肌的抗过度延伸特性：初长度对心肌收缩力影响的机制与骨骼肌相似（见第二章），即不同的初长度可改变心肌细胞肌节中粗、细肌丝的有效重叠程度。当肌节的初长度为 2.00～2.20 μm 时，粗、细肌丝处于最佳重叠状态，横桥活化时可与肌动蛋白形成连接的数目最多，肌节收缩产生的张力最大。此时的初长度即为最适初长度。在肌节长度达到最适初长度之前，随着前负荷和肌节初长度的增加，粗、细肌丝的有效重叠程度增加，活化时形成的横桥连接的数目增多，因而肌节乃至整个心室的收缩力加强，搏出量增多，每搏功增大。可见，心室功能曲线是心肌初长度与主动张力间的关系在整个心室功能上的反映。

与骨骼肌不同的是，正常心室肌具有较强的抗过度延伸的特性，肌节一般不会超过 2.25～2.30 μm，如果强行将肌节拉伸至 2.60 μm 或更长，心肌将会断裂。因此，心室功能曲线不会出现明显的下降趋势。心脏的可伸展性较小，主要是由于肌节内连接蛋白的存在。连接蛋白是一种大分子蛋白质，可将肌球蛋白固定在肌节的 Z 盘上；且又有很强的黏弹性，可限制肌节的被动拉长。当心肌收缩后发生舒张时，由连接蛋白产生的弹性回缩力是心室舒张初期具有抽吸力的细胞学基础；此外，心肌细胞外的间质内含大量胶原纤维，且心室壁多层肌纤维呈交叉方向排列，当心肌肌节处于最适初长度时，产生的静息张力已经很大，这也使心肌不易被伸展。

上述心肌能抵抗被过度延伸的特性对心脏泵血功能具有重要的生理意义。它使心脏在前负荷明显增加时一般不会发生搏出量和做功能力的下降。心室功能曲线不出现明显下降的趋势，并非表示心肌初长度在超过最适初长后不再对心肌收缩功能发生影响，而是初长度在这种情况下不再与室内压呈平行关系，也就是说，此时初长度不再随室内压的增加而增加。但在有些慢性心脏病患者，当心脏被过度扩张时，心室功能曲线可出现降支，表明此时心肌的收缩功能已严重受损。

（3）异长自身调节的生理学意义：异长自身调节的主要生理学意义是对搏出量的微小变化进行精细的调节，使心室射血量与静脉回心血量之间保持平衡，从而使心室舒张末期容积和压力保持在正常范围内。例如，在体位改变或动脉血压突然升高时，以及在左、右心室搏出量不平衡等情况下，心室的充盈量可发生微小的变化。这种变化可立即通过异长自身调节来改变搏出量，使搏出量与回心血量之间重新达到平衡状态。但若循环功能发生幅度较大、持续时间较长的改变，如肌肉活动时的循环功能改变，仅靠异长自身调节不足以使心脏的泵血功能满足机体当时的需要。在这种情况下，需要通过调节心肌收缩能力来进一步加强心脏的泵血功能。

3.影响前负荷的因素　在整体情况下，心室的前负荷主要取决于心室舒张末期充盈的血液量。因此，凡能影响心室舒张期充盈量的因素，都可通过异长自身调节使搏出量发生改变。心室舒张末期充盈量是静脉回心血量和射血后心室内剩余血量二者之和。

（1）静脉回心血量：在多数情况下，静脉回心血量的多少是决定心室前负荷大小的主要因素。静脉回心血量又受到心室充盈时间、静脉回流速度、心室舒张功能、心室顺应性和心包腔内压力等因素的影响。

1）心室充盈时间：当心率增快时，心动周期（尤其是心室舒张期）缩短，因而心室充盈时间缩短，心室充盈不完全，静脉回心血量减少；反之，心室充盈时间延长，心室充盈完全，则静脉回心血量增多。但如果在心室完全充盈后继续延长心室充盈的时间，则不能进一步增加静脉回心血量。

2）静脉回流速度：在心室充盈持续时间不变的情况下，静脉回流速度越快，静脉回心血量就越多；反之，则静脉回心血量越少。在全心舒张期，静脉回流速度取决于外周静脉压与心房、心室内压之差。当外周静脉压增高（如循环血量增多、外周静脉管壁张力增高等）和（或）心房、心室内压降低时，静脉回流速度加快。

3）心室舒张功能：心室舒张是一个耗能的过程（见第二章），与收缩期末的心肌细胞内升高的 Ca^{2+} 回降速率有关。舒张期 Ca^{2+} 回降速率越快，Ca^{2+} 与肌钙蛋白 C 结合位点解离并触发舒张过程越快，心肌舒张速率也越快；这样快速充盈期产生的心室负压就越大，抽吸作用也越强。在相同的外周静脉压条件下，心室抽吸作用越强，静脉回心血量越多，心室能充盈更多的血量；如果这一机制受损（如降低肌质网对 Ca^{2+} 的回收率），即可诱发心肌舒张速率下降，使全心舒张期的静脉回心血量减少，特别是使快速充盈期的静脉回心血量减少。

4）心室顺应性（ventricular compliance，C_V）：心室顺应性是指心室壁受外力作用时能发生变形的难易程度，通常用心室在单位压力差（ΔP）作用下所引起的容积改变（ΔV）来表示，如下式所示。

$$C_V=\frac{\Delta V}{\Delta P} \tag{4-1}$$

心室僵硬度（ventricular stiffness，S_V）则是心室顺应性的倒数，见下式。

$$S_V=\frac{1}{C_V}=\frac{\Delta P}{\Delta V} \tag{4-2}$$

心室顺应性是一个被动的过程，取决于左心室的几何形状和质量以及左心室的黏弹特性和心包。心室顺应性高时，在相同的心室充盈压条件下能容纳更多的血量；反之，则心室充盈量减少（图 4-4）。当发生心肌纤维化或心肌肥厚时，心室顺应性降低，使舒张期特别减慢充盈期和心房收缩期的心室充盈量降低。这种心室充盈量的降低可通过提高心房压而代偿。

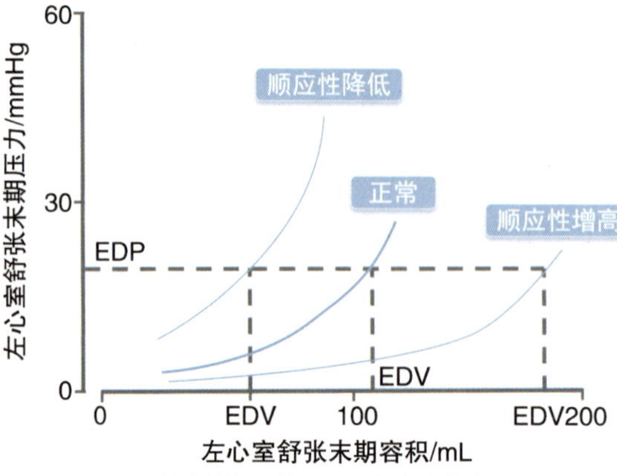

EDP：舒张末期压力；EDV：舒张末期容积。

图 4-4 左心室压力-容积曲线

5）心包腔内压力：正常情况下，心包的存在有助于防止心室的过度充盈。当发生心包积液时，心包腔内压力增高，可使心室充盈受到限制，导致静脉回心血量减少。

(2)射血后心室内的剩余血量：假如静脉回心血量不变，当动脉血压突然升高使搏出量暂时减少时，射血后心室内剩余血量增加，也可使心室充盈量增加。但实际上，射血后心室内剩余血量增加时，舒张末期心室内压也增高，静脉回心血量将会减少，因而心室充盈量并不一定增加。

(二)心室收缩的后负荷

心室收缩时，必须克服大动脉血压，才能将血液射入动脉内。因此，大动脉血压是心室收缩时所遇到的后负荷。在心肌初长度、收缩能力和心率都不变的情况下，如果大动脉血压增高，等容收缩期室内压的峰值将增高，结果使等容收缩期延长而射血期缩短，射血期心室肌缩短的程度和速度都减小，射血速度减慢，搏出量减少；反之，大动脉血压降低，则有利于心室射血。

大动脉血压的改变在影响搏出量的同时，还能继发性地引起心脏内的一些调节活动。当大动脉压突然升高而使搏出量暂时减少时，射血后心室内的剩余血量将增多，即心室收缩末期容积增多，若舒张期静脉回心血量不变或无明显减少，则心室舒张末期容积将增大。此时可通过异长自身调节加强心肌的收缩力量，使搏出量回升，从而使心室舒张末期容积逐渐恢复到原先水平。尽管此时大动脉血压仍处于高水平，但心脏的搏出量不再减少。

在整体条件下，正常人主动脉压在 80～170 mmHg 范围内变动时，心输出量一般并不发生明显的改变。这是因为除通过上述异长自身调节机制增加心肌初长度外，机体还可通过神经和体液机制以等长调节的方式改变心肌收缩的能力，使搏出量能适应于后负荷的改变。这种调节的生理意义在于当大动脉血压在一定范围内改变时，心搏出量可维持在接近正常的水平。但当大动脉血压升高超过一定的范围并长期持续时，心室肌因长期加强收缩活动，心脏做功量增加而心脏效率降低，久之心肌逐渐发生肥厚，最终可能导致泵血功能减退。如在高血压病引起心脏病变时，可先后出现左心室肥厚、扩张以至左心衰竭。

(三)心肌收缩能力

前负荷和后负荷是影响心脏泵血的外在因素，而肌肉本身的功能状态也是决定肌肉收缩效果的重要因素。心肌不依赖于前负荷和后负荷而能改变其力学活动(包括收缩的强度和速度)的内在特性，称为心肌收缩能力(myocardial contractility)，又称心肌的变力状态(ionotropic state)。在完整的心室，心肌收缩能力增强可使心室功能曲线向左上方移位，表明在同样的前负荷条件下，每搏功增加，心脏泵血功能增强。这种通过改变心肌收缩能力的心脏泵血功能调节称为等长调节(homometric regulation)。

(四)心率

在一定范围内，心率加快可使心输出量增加。当心率增快但尚未超过一定限度时，尽管此时心室充盈时间有所缩短，但由于静脉回心血量大部分在快速充盈期内进入心室，因此心室充盈量和搏出量不会明显减少，因而心率的增加可使每分输出量明显增加。但是，如果心率过快，当超过160～180次/分，将使心室舒张期明显缩短，心舒期充盈量明显减少，因此搏出量也明显减少，从而导致心输出量下降。如果心率过慢，当低于40次/分，将使心室舒张期过长，此时心室充盈早已接近最大限度，心舒期的延长已不能进一步增加充盈量和搏出量，因此心输出量也减少。

在整体情况下，心率受神经和体液因素的调节。交感神经活动增强时心率加快，迷走神经活动增强时心率减慢。循环血中肾上腺素、去甲肾上腺素（norepinephrine，NE或noradrenalia，NA）和甲状腺激素水平增高时心率加快。此外，心率还受体温的影响，体温每升高1 ℃，心率每分钟可增加12～18次。

六、心音

在心动周期中，心肌收缩、瓣膜启闭、血液流速改变形成的湍流和血流撞击心室壁和大动脉壁引起的振动都可通过周围组织传递到胸壁，用听诊器便可在胸部某些部位听到相应的声音，即为心音（heart sound）。若用传感器将这些机械振动转换成电信号记录下来，便可得到心音图（phonocardiogram）。

心音发生在心动周期的一些特定时期，其音调和持续时间也有一定的特征。正常人在一次心搏过程中可产生四个心音，即第一、第二、第三和第四心音。通常用听诊的方法只能听到第一和第二心音；在某些青年人和健康儿童可听到第三心音；用心音图可记录到四个心音。

（一）第一心音

第一心音标志着心室收缩的开始，在心尖搏动处（左第五肋间锁骨中线）听诊最为清楚，其特点是音调较低，持续时间较长。第一心音是由于房室瓣突然关闭引起心室内血液和室壁的振动，以及心室射血引起的大血管壁和血液湍流所发生的振动而产生的。

（二）第二心音

第二心音标志着心室舒张期的开始，在胸骨右、左两旁第二肋间（即主动脉瓣和肺动脉瓣听诊区）听诊最为清楚，其特点是频率较高，持续时间较短。第二心音主要因主动脉瓣和肺动脉瓣关闭，血流冲击大动脉根部引起血液、管壁及心室壁的振动而引起。

（三）第三心音

在部分健康儿童和青年人，偶尔可听到第三心音。第三心音出现在心室快速充盈期之末，是一种低频、低幅的振动，是由于快速充盈期之末室壁和乳头肌突然伸展及充盈血流突然减速引起的振动而产生的。

（四）第四心音

第四心音出现在心室舒张晚期，是由于心房收缩使血液进入心室，引起心室壁振动而产生的，故又称心房音。正常心房收缩时一般不产生声音，但异常强烈的心房收缩和左心室壁顺应性下降时可产生第四心音。

增值服务：心音检测技术

第二节 心脏的生物电活动

心脏的泵血功能是通过不停的节律性的收缩和舒张来实现的。而心脏节律性兴奋的发生、传播以及收缩与舒张的协调交替活动无不与心脏的生物电活动有关。

根据组织学和电生理学特点，可将心肌细胞分成工作细胞（working cell）和自律细胞（autorhythmic cell）。前者包括心房肌细胞和心室肌细胞，它们有稳定的静息电位，主要执行收缩功能。后者主要包括窦房结细胞和浦肯野细胞，它们组成心内特殊传导系统，大多没有稳定的静息电位，并可自动产生节律性兴奋。根据心肌细胞动作电位去极化的快慢及其产生机制，又可将心肌细胞分成快反应细胞（fast response cell）和慢反应细胞（slow response cell）。快反应细胞包括心房、心室肌和浦肯野细胞，其动作电位的特点是去极化速度和幅度大，兴奋传导速度快，复极过程缓慢且可分成几个时相，因而动作电位时程很长。慢反应细胞包括窦房结和房室结细胞，其动作电位特点是去极化速度和幅度小，兴奋传导速度慢，复极过程缓慢而没有明确的时相区分。快反应细胞和慢反应细胞在某些实验条件或病理情况下可发生转变。

一、心肌细胞的跨膜电位及其形成机制

各类心肌细胞动作电位的形状（图 4-5）及其形成机制都不尽相同。在不同动物的同类心肌细胞，动作电位的形状及其形成机制的离子流也有很大差异，即存在着明显的种属差异，人类与动物之间的差异则尤为显著。

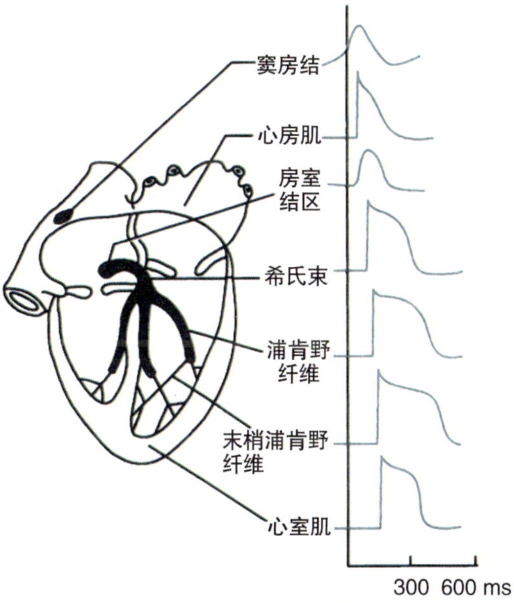

图 4-5 心脏各部分心肌细胞的跨膜电位

（一）工作细胞跨膜电位及其形成机制

1.静息电位 心肌工作细胞（心房、心室肌细胞）的静息电位稳定，为 −90～−80 mV。细胞膜在静息状态下对 K^+ 有较高的通透性，而细胞内的 K^+ 浓度又远高于细胞外，所以心肌工作细胞静息电位的形成机制与神经细胞和骨骼肌细胞相似，也主要是由 K^+ 外流引起的 K^+ 平衡电位而产生。

2.心室肌细胞动作电位　心室肌细胞动作电位由去极化和复极化两个过程或五个时期组成，即 0 期（快速去极期）、1 期（快速复极初期）、2 期（平台期）、3 期（快速复极末期）和 4 期（完全复极期，或静息期）。

（1）动作电位 0 期及其离子流：在适宜的外来刺激作用下，心室肌细胞兴奋时，膜内电位由静息状态时的－90 mV 迅速去极化到＋30 mV 左右，即膜两侧原有的极化状态消失并出现反极化，构成动作电位的上升支。人和哺乳动物心室肌细胞动作电位的0 期很短，仅 1～2 毫秒，去极化幅度很大，可达 120 mV，0 期电位变化的最大速率可达200～400 V/s。

0 期去极化主要由钠内向电流（I_{Na}）引起。当心室肌细胞受刺激，使膜去极化达阈电位水平（－70 mV）时，膜上钠通道开放，于是 Na^+ 顺其浓度和电位梯度快速进入膜内，使膜进一步去极化。0 期去极化的钠通道是一种快通道（fast channel），它不但激活很快，而且激活后很快就失活，当膜去极化到一定程度（0 mV 左右）时，钠通道就开始失活而关闭，最后终止 Na^+ 的内流。0 期去极化是一个再生性过程，即膜去极化达到阈电位时，I_{Na}将超过 K^+ 外向电流，于是在净内向电流的作用下使膜进一步去极，从而引起更多的钠通道开放，产生更大的 I_{Na}，形成 I_{Na}与膜去极化之间的正反馈，使膜在约 1 ms 时间内迅速去极化到接近 Na^+ 平衡电位（E_{Na}）的水平，这就是心室肌细胞 0 期去极速度很快、动作电位升支非常陡峭的原因。快钠通道可被河鲀毒素（TTX）所阻断，但心肌细胞的钠通道对 TTX 的敏感性仅为神经细胞和骨骼肌细胞的钠通道的 1/1000～1/100。

T 型钙电流（T-type calcium current，$I_{Ca\text{-}T}$）是 0 期去极化中的另一个离子流。它参与 0 期末段的形成。$I_{Ca\text{-}T}$的激活电位与 I_{Na}相似，也是一种快速的内向离子流。由于该离子流较弱，在促进心室肌 0 期去极化过程中的作用不大。

当 I_{Na}受抑制时，0 期最大去极化速率（dv/dt_{max}或 V_{max}）降低，表现出去极化过程变慢，上升支幅度降低，结果导致兴奋传导减慢。严重时，I_{Na}完全被阻断，快反应电位可变成慢反应电位。Ⅰ类抗心律失常药主要是以抑制 I_{Na}的作用为其特征。

（2）复极化过程：心室肌细胞的复极化过程比较缓慢，包括 1 期、2 期和 3 期，历时200～300 毫秒。

1）1 期（快速复极化初期）：此期膜内电位由＋30 mV 迅速下降到 0 mV 左右，历时约 10 毫秒。由于 0 期和 1 期膜电位变化迅速，在记录的动作电位图形上呈尖峰状，常合称为锋电位，此时快钠通道已经失活关闭。1 期快速复极化由瞬时外向电流（transient outward current，I_{to}）引起，主要离子成分是 K^+。I_{to}通道在膜电位去极化到－40～－30 mV时激活开放，引起 K^+ 的迅速短暂外流而形成 1 期，但迅速失活关闭，I_{to}通道可以被钾通道阻滞剂 4-氨基吡啶（4-AP）选择性阻断。

2）2 期（平台期）：本期复极化缓慢，膜电位停滞在 0 mV 左右，形成平台期（plateau），持续 100～150 毫秒，是心室肌动作电位时程较长的主要原因，也是区别于骨骼肌和神经细胞动作电位的主要特征。

2 期是参与的离子流最多，也是最复杂的一个时期，它既包含内向离子流，也有外向离子流。在内向电流中，L 型钙电流（L-type calcium current，$I_{Ca\text{-}L}$）是此期中主要去极化电流。钙通道的激活、失活以及复活的过程均较缓慢，因此，又称慢通道（slow channel）。该通道可被维拉帕米阻断。Ca^{2+}缓慢而持久的内流是形成平台期主要原因。另一个内向电流则是慢失活的 I_{Na}，这种电流虽然作用强度不太大，但在其受到激动时或失活受到阻碍时可以明显增强，致使动作电位难以复极，而出现动作电位时程延长，甚至出现第二平台期。

在 2 期早期，Ca^{2+} 的内流和 K^+ 的外流处于平衡状态，膜电位保持于零电位上下。随着时间的推移，钙通道逐渐失活，K^+ 外流逐渐增加，缓慢地复极，形成 2 期晚期。因此，2 期中的 Ca^{2+}、Na^+ 内向电流和 K^+ 外向电流的轻微变化都会影响平台期的长短，同时影响到动作电位时程的长短。

3）3 期（快速复极末期）：此期膜电位由 0 mV 水平快速下降到 −90 mV，完成复极化过程，历时 100～150 毫秒。3 期快速复极主要是 L 型钙通道失活关闭，Ca^{2+} 内流停止，而 K^+ 外流又进行性增加所致。在 3 期之初，主要是 I_K 外流；而当膜电位复极化到 −60 mV左右，K^+ 通道又渐开放，K^+ 也可以循通道外流，导致膜的复极化越来越快，直到复极化完成。

（3）静息期：在心室肌细胞，4 期膜电位虽然基本上稳定于静息电位水平（−90 mV），但此时离子的跨膜转运仍在活跃进行。因为在动作电位期间有 Na^+ 和 Ca^{2+} 流入细胞内和 K^+ 流出细胞，造成细胞内、外离子分布的改变。因此，细胞需要排出 Na^+ 和 Ca^{2+}，摄入 K^+，以恢复细胞内外各种离子的正常浓度梯度，保持心肌细胞的正常兴奋性。Na^+ 和 K^+ 的转运是依靠细胞膜上 Na^+-K^+ 泵的活动，是一种主动转运过程。每消耗 1 分子的 ATP 可将 3 个 Na^+ 排出细胞外，同时摄入 2 个 K^+，因此该过程是生电性的，产生外向电流（泵电流）。

（二）自律细胞的跨膜电位及其形成机制

与心室肌细胞相比，自律细胞动作电位的特点是 3 期复极化末达最大复极电位后，立即发生自动去极化，当去极化达到阈电位水平时，产生下一个动作电位。4 期自动去极化是产生自动节律性兴奋的基础。不同类型的自律细胞，其 4 期自动去极化的速度和离子机制不同。

1.浦肯野细胞　浦肯野细胞是一种快反应自律细胞，最大复极电位约为 −90 mV。除 4 期外其动作电位形态及其离子基础基本与心室肌细胞相似。4 期自动去极化主要是由随时间而逐渐增强的内向电流（I_f）所引起的，其通道因膜电位超极化而激活开放，和其他的通道因去极化而激活开放截然相反，故被命名为 I_f 通道。I_f 通道在膜电位 −60 mV开始激活，−100 mV 充分激活，但通道的开放缓慢，需要一定时间才能开放到该膜电位水平所能达到的最大开放程度，所以 I_f 电流在 4 期内逐步增大。当内向电流引起的自动去极化达到阈电位水平时，就使浦肯野细胞产生一个动作电位。I_f 通道在膜的去极化水平达 −50 mV 左右时关闭。

2.窦房结细胞　窦房结细胞是一种慢反应自律细胞。与浦肯野快反应自律细胞相比，其动作电位具有以下特点：①窦房结细胞的最大复极电位仅为 −70 mV；阈电位约 −40 mV。②0 期去极化结束时膜内电位为 0 mV 左右，不出现明显的超射；动作电位幅值约 70 mV，时程长约 7 毫秒。③没有明显的复极 1 期和平台期。④4 期自动去极速度（约 0.1 V/s）快于浦肯野细胞（0.02 V/s）（图 4-6）。

（1）去极化过程：窦房结细胞的去极化过程为动作电位的 0 期。当膜电位由最大复极电位（－70 mV）自动去极化达到阈电位水平（约－40 mV）时，激活膜上的 L 型钙通道，引起 Ca^{2+} 内流，导致 0 期去极化。由于 L 型钙通道的激活和失活都较缓慢，故窦房结细胞的 0 期去极化过程比较缓慢，持续时间较长。由慢 Ca^{2+} 通道开放引起缓慢去极化的心肌细胞，如窦房结细胞和房室交界区细胞，称为慢反应细胞（slow response cell）。它们的动作电位称为慢反应动作电位。

（2）复极化过程：窦房结 P 细胞缺乏 I_{to} 通道，因此其动作电位无明显的 1 期和2 期，0 期去极化后直接进入 3 期复极化过程，其复极化主要依赖 I_K 来完成，I_K 的激活不仅使动作电位复极，并且使之达到最大复极电位水平。0 期去极化达到 0 mV 左右时，L 型钙通道逐渐失活关闭，Ca^{2+} 内流减少；另一方面，在复极化的初期，I_K 通道被激活开放，出现 K^+ 外流，形成复极初期，即动作电位的 1 期。接着由于慢 Ca^{2+} 通道失活，Ca^{2+} 内流终止，K^+ 外流增多，便较快地经过 2 期而转入 3 期，即复极后期。从 1 期到3 期过渡平缓，三者的界限难以准确区分，故常被合并称为复极化 3 期。当 3 期复极完成，膜电位达到最大复极电位后转入 4 期。

（3）4 期自动去极化：动作电位 4 期自动去极化是窦房结细胞自发节律性活动的基础。参与 4 期自动去极化的离子流复杂，既有外向电流的衰减，也有内向电流的增加，从而造成快速的去极化。一般认为，当 P 细胞动作电位达到最大复极电位后，由于外向 I_K 逐步衰减和由超极化激活的内向离子电流（hyperpolarization-activated inward ion current，I_f）引起的内向电流促使 4 期发生自动去极化；当去极化达到－50 mV 左右时，内向的 T 型钙电流（T-type calcium current，$I_{Ca\text{-}T}$）的加入进一步加速了 4 期自动去极化，达到 $I_{Ca\text{-}L}$ 通道的阈电位时，$I_{Ca\text{-}L}$ 通道激活，$I_{Ca\text{-}L}$ 的内流引起一个新的动作电位。与此同时，$I_{Na\text{-}Ca}$ 在自动去极化过程的后 1/3 期间也起一定作用。可见窦房结 P 细胞动作电位4 期自动去极化机制体现在外向电流减弱和内向电流增强两个方面，其中 I_K、I_f、$I_{Ca\text{-}T}$ 与 4 期自动去极化最为相关。凡能影响 I_K、I_f 和 $I_{Ca\text{-}T}$ 三种电流的因素都可影响到窦房结 P 细胞的 4 期自动去极化速率，从而对窦房结自律性发挥调控作用。例如，肾上腺素通过 β 肾上腺素能受体可增强 I_f 和 $I_{Ca\text{-}T}$，产生正性变时效应；乙酰胆碱则通过 M 型胆碱能受体激活 $I_{K\text{-}ACh}$ 引起窦房结 P 细胞膜的超极化，同时通过抑制腺苷酸环化酶的活化，使 cAMP 生成减少，进而钙通道的磷酸化受抑制，结果使 I_{Ca} 减小。两者都产生负性变时效应，即自律性降低。

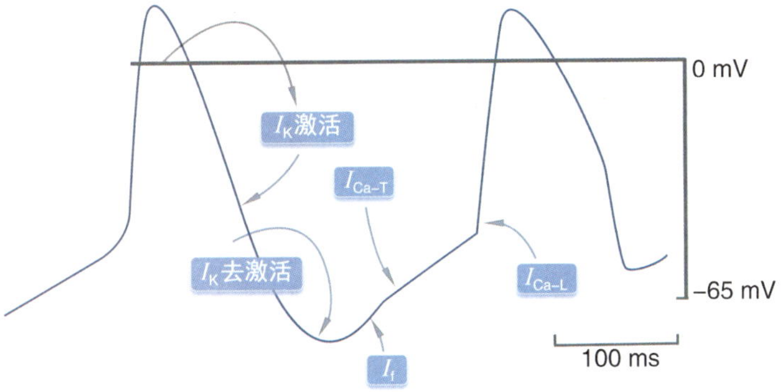

图 4-6　窦房结 P 细胞 4 期自动去极化和动作电位发生原理示意图

二、心肌的生理特性

心肌细胞具有兴奋性、传导性、自律性和收缩性等四种基本生理特性。其中兴奋性、传导性和自律性以心肌细胞的生物电活动为基础，属于电生理特性；而心肌细胞的收缩性则以细胞内的收缩蛋白的功能活动为基础，属于心肌细胞的机械特性。心脏的收缩功能是心脏泵血的重要基础，但心肌细胞的收缩性受心肌细胞电生理特性的影响，所以心脏的电生理特性和机械特性是紧密联系的。心肌细胞在收缩前先有动作电位的产生，而后通过兴奋-收缩耦联引起心肌收缩。心肌收缩活动改变的信息也可通过细胞器传递到细胞膜，影响心肌细胞的电活动。一些严重的心脏病理情况下，可出现心肌细胞有电活动却不能产生收缩的现象，称为兴奋-收缩脱耦联（excitation-contraction decoupling）。

（一）兴奋性

1.心肌细胞兴奋性的周期性变化　心肌细胞每产生一次兴奋，其膜电位将发生一系列规律性变化，兴奋性也随之发生相应的周期性变化。心肌细胞兴奋性的这种周期性变化使心肌细胞在不同时期内对重复刺激表现出不同的反应特性，从而对心肌兴奋的产生和传导，甚至对收缩反应产生重要影响。现以心室肌细胞为例，说明在一次兴奋过程中兴奋性的周期性变化（图 4-7）。

（1）有效不应期：心肌细胞发生一次兴奋后，从 0 期去极化开始到复极化 3 期膜电位达到－55 mV 这一段时间内，无论给予心肌多强的刺激，都不会引起去极化反应，这段时间称为绝对不应期（absolute refractory period，ARP）。从复极至－55 mV 继续复极至－60 mV 的一段时间内，若给予阈上刺激，虽可引起局部反应，但仍不会产生新的动作电位，这一时段称为局部反应期（local response period）。上述两段时间可合称为有效不应期（effective refractory period，ERP）。此期心肌细胞兴奋性的暂时缺失或极度下降是由于钠通道完全失活或尚未恢复到可以被激活的静息状态的缘故。但兴奋性的下降是可逆的。心肌的 ERP 特别长，是兴奋性变化的重要特点。

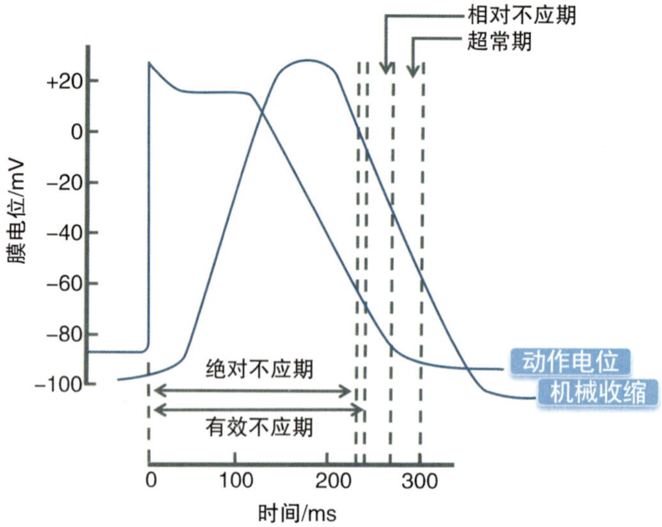

图 4-7　心室肌细胞动作电位、机械收缩曲线与兴奋性变化的关系示意图

(2)相对不应期：从有效不应期之后的时间内(－80～－60 mV)，若给予阈上刺激，可引起兴奋，此期称为相对不应期(relative refractory period，RRP)。此期已有相当数量的钠通道复活到静息状态，但在阈刺激下激活的钠通道数量仍不足以产生使膜去极化达阈电位的内向电流，故需加强刺激强度方能引起一次新的兴奋。

(3)超常期：随着复极的继续，在膜电位由－80 mV 恢复到－90 mV 的时间内，膜电位值虽低于静息电位，但钠通道已大部分恢复到静息状态，且此期膜电位水平比其他各期都更接近于阈电位水平，若在此期内给予一个阈下刺激，即可引起一次新的动作电位，故称为超常期(supernormal period，SNP)。

在相对不应期和超常期，由于膜电位水平低于静息电位水平，而此时钠通道开放的速率和数量均低于静息电位水平，故新生的动作电位的 0 期去极化速度和幅度都低于正常，兴奋传导速度也较慢，动作电位的时程和不应期都较短。由于不应期较短，就容易产生期前兴奋，又由于心脏各部分的兴奋性恢复程度不一，产生的兴奋较易形成折返激动而导致快速性心律失常。

2.影响心肌细胞兴奋性的因素　组织细胞兴奋性的高低通常用刺激阈值的大小来衡量。阈值低者兴奋性高，阈值高者兴奋性低。心肌细胞兴奋的产生包括细胞膜去极化达到阈电位水平以及引起 0 期去极化的离子通道的激活这两个环节。任何能影响这两个环节的因素均可改变心肌细胞的兴奋性。

(1)静息电位或最大复极电位水平：若阈电位水平不变而静息电位或最大复极电位增大，则与阈电位之间的差距加大，引起兴奋所需的刺激阈值增大，故兴奋性降低。例如，在乙酰胆碱的作用下，膜对 K^+ 的通透性增高，K^+ 外流增多，引起膜的超极化，此时兴奋性便降低。反之，静息电位减小，使之与阈电位之间的差距缩短，引起兴奋所需的阈值减小，因而兴奋性升高。但当静息电位显著减小时，则可由于部分钠通道失活而使阈电位水平上移，结果兴奋性反而降低。例如，当细胞外 K^+ 浓度轻度升高时，由于膜电位轻度去极化，使膜电位与阈电位水平靠近，导致兴奋性升高；而当细胞外 K^+ 浓度明显升高时，则膜电位显著减小，致使部分钠通道失活，阈电位水平上移，结果兴奋性反而降低。

(2)阈电位水平：阈电位实质上是反映离子通道（钠通道或钙通道）电压依赖性的一种内在特性，决定了在什么条件下钠通道或钙通道可被激活而大量开放。若静息电位或最大复极电位不变而阈电位水平上移，则静息电位和阈电位之间的差距加大，引起兴奋所需的刺激阈值增大，兴奋性便降低。反之，阈电位水平下移则可使兴奋性增高。如低血钙时阈电位降低，导致兴奋性升高。而奎尼丁则因抑制钠内流而使阈电位升高，故兴奋性降低。

(3)引起 0 期去极化的离子通道性状：如前所述，引起快、慢反应动作电位 0 期去极化的钠通道和 L 型钙通道都有静息、激活和失活三种功能状态。这些通道处于哪种状态与当时的膜电位水平和该电位的时间进程有关，即这些通道都具有电压依赖性和时间依赖性。在快反应动作电位，当膜电位处于静息电位水平时，钠通道处于静息状态，在阈刺激条件下随时都可被激活。当膜去极化达到阈电位水平时，大量钠通道激活而开放，并发生再生性循环，随后迅速失活而关闭。处于失活状态的钠通道不能立即再次激活，须等待膜复极化到－60 mV 或更低时才开始复活，且复活需要一个时间过程。只有当膜电位恢复到静息电位水平时，钠通道才全部恢复到静息状态。这就是为何落在有效不应期内的刺激不能产生有效兴奋的原因，因为此时钠通道正处于失活关闭状态。可见，上述兴奋性的周期性变化主要取决于钠通道当时的功能状态。在慢反应动作电位，细胞的兴奋性取决于 L 型钙通道的功能状态，但 L 型钙通道的激活、失活和复活速度均较慢，其有效不应期也较长，可持续到完全复极之后。

3.兴奋性的周期性变化与收缩活动的关系　与神经细胞和骨骼肌细胞相比，心肌细胞兴奋性周期中的有效不应期特别长，一直延续到心肌收缩活动的舒张早期。因此，心肌不会像骨骼肌那样发生完全强直收缩，而始终进行收缩和舒张交替的活动，从而保证心脏泵血活动的正常进行。

在正常情况下，当窦房结产生的每一次兴奋传到心房肌和心室肌时，心房肌和心室肌前一次兴奋的不应期均已结束，因此能不断产生新的兴奋，于是，整个心脏就能按照窦房结的节律进行活动。如果在心室肌的有效不应期后、下一次窦房结兴奋到达前，心室受到一次外来刺激，则可提前产生一次兴奋和收缩，分别称为期前兴奋（premature excitation）和期前收缩（premature systole）。期前兴奋也有其自身的有效不应期，当紧接在期前兴奋后的一次窦房结兴奋传到心室时，如果正好落在期前兴奋的有效不应期内，则此次正常下传的窦房结兴奋将不能引起心室的兴奋和收缩，即形成一次兴奋和收缩的“脱失”，须待再下一次窦房结的兴奋传来时才能引起兴奋和收缩。这样，在一次期前收缩之后往往会出现一段较长的心室舒张期，称为代偿间歇（compensatory pause）（图 4-8），然后恢复窦性节律。但在窦性心率较慢时，下一次窦房结的兴奋也可在期前兴奋的有效不应期结束后才传到心室，在这种情况下，代偿间歇将不会出现。

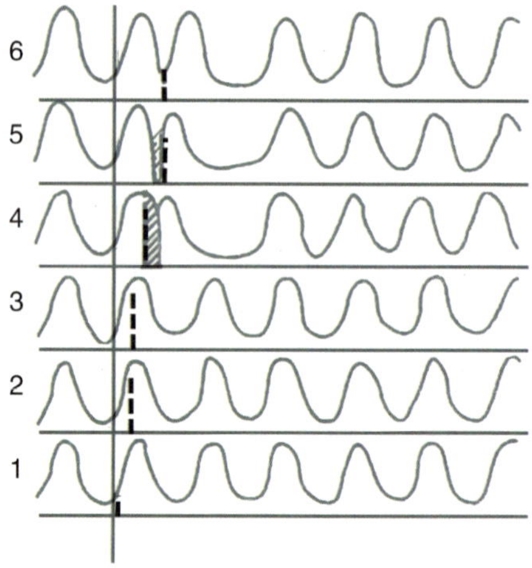

虚线：给予刺激时间。曲线 1～3：刺激落在有效不应期，不引起反应；
曲线 4～6：刺激落在相对不应期，引起期前收缩和代偿间歇。

图 4-8　期前收缩与代偿间歇模式图

知识拓展

早搏

早搏是期前收缩、期外收缩的简称，是一种提早的异位心搏。按起源部位可分为窦性、房性、房室交接处性和室性四种。其中以室性早搏最多见，其次为房性早搏，窦性早搏罕见。早搏是常见的异位心律，可发生在窦性或异位性（如心房颤动）心律的基础上；可偶发或频发，可以不规则或规则地在每一个或数个正常搏动后发生，形成二联律或联律性过早搏动。

（二）传导性

心肌的传导性（conductivity）是指心肌细胞具有传导兴奋的能力或特性。兴奋传导不仅发生在同一心肌细胞上，而且能在细胞之间进行。相邻心肌细胞之间以闰盘相连接，而闰盘处的肌膜中存在较多的缝隙连接，形成沟通相邻细胞间的亲水性通道，使动作电位能从一个心肌细胞传给与之相邻的另一个心肌细胞，从而实现细胞间的兴奋传导。

1.兴奋在心脏内的传导　各类心肌细胞都能传导动作电位，但它们传导动作电位的能力和速度则有所不同。在生物进化和个体发育过程中，心脏分化出特殊传导系统，包括窦房结、房室结、房室束、左右束支和浦肯野纤维网。它们是心内兴奋传导的重要结构基础。

在正常情况下，起源于窦房结的兴奋能直接传给心房肌纤维。心房内的兴奋传导速度约为 0.4 m/s。心房中还有一些小的肌束组成优势传导通路（preferential pathway)，其传导速度较快(1.0～1.2 m/s)，可将兴奋直接传到房室结。这些纤维传导速度较快的原因是其纤维较粗，方向较直。兴奋在房室结区的传导非常缓慢。兴奋从窦房结发生后约经0.5秒出现在房室束，其中约一半时间用于此处极为纤细的交界纤维的传导上，这些纤维的传导速度仅约0.02 m/s。

房室结纤维的传导速度也很慢，仅约0.1 m/s。这一区域的传导速度慢的可能原因有：①纤维直径细小，仅约0.3 μm；②细胞间闰盘上的缝隙连接数量比普通心肌少；③这些纤维由胚胎型细胞所构成，其分化程度低，传导兴奋的能力也较低。由于房室结区传导速度缓慢，且是兴奋由心房传向心室的唯一通道，因此兴奋经过此处将出现一个时间延搁，称为房-室延搁(atrioventricular delay)。房-室延搁具有重要的生理和病理意义。它使得心房肌的兴奋不能过快地传到心室肌，从而保证心房内血液在心室收缩之前排入心室，有利于心室的充盈和射血；但也使得房室结成为传导阻滞的好发部位。房室传导阻滞是临床上极为常见的一种心律失常。兴奋在浦肯野纤维内的传导速度在心内传导系统中是最快的，可达4 m/s左右。

增值服务：心房颤动与导管消融术

2.影响传导性的因素　心肌的传导性受结构和生理两方面因素的影响。结构因素是相对固定的，而生理因素的变动性较大。

(1)结构因素：心肌细胞的直径是决定传导性的主要结构因素。细胞直径越大，细胞内电阻越小，局部电流越大，传导速度越快；反之亦然。心房肌、心室肌和浦肯野细胞的直径都较大，尤其是末梢浦肯野细胞直径更大，所以传导速度很快。而房室结区细胞的直径很小，故传导速度很慢。此外，细胞间的连接方式是决定传导性的又一重要结构因素。细胞间缝隙连接构成了细胞间的低电阻通道，缝隙连接通道数量越多，传导性越好。在某些病理情况下，如心肌缺血时，细胞间的缝隙连接通道可关闭，兴奋传导也明显减慢。传导性还受细胞分化程度的影响，分化程度低则传导慢。

(2)生理因素：心肌细胞的电生理特性是影响心肌传导性的主要因素。心脏内兴奋的传导过程即动作电位的传导过程，而动作电位的传导受到以下因素的影响。

1)动作电位0期去极化速度和幅度：影响心肌传导速度的最重要的因素。由于兴奋区的去极化，使与之邻旁的未兴奋区之间出现电位差，产生局部电流而引起兴奋传导。兴奋区0期去极化速度越快，局部电流形成也越快，因而能加速邻旁未兴奋区的去极化过程，故传导能加快进行。兴奋区0期去极化幅度越大，兴奋区与邻旁未兴奋区之间的电位差也越大，局部电流也越强，电紧张电位扩布的距离也大，因而能使更远的部位受到刺激而兴奋，故传导加速。浦肯野细胞动作电位0期去极化速度比心室肌大一倍左右，这是它传导速度较快的原因之一。任何生理、病理或药物因素，凡能减低动作电位0期最大去极化速率和动作电位幅度者，都能减慢心内传导速度。

2)膜电位水平:心肌细胞动作电位0期去极化的速度与幅度还受兴奋前膜电位水平的影响。在快反应细胞,钠通道性状决定着膜去极化达阈电位水平后通道开放的速度与数量,从而决定膜0期去极化的速度和幅度。钠通道的效率(可利用率)具有电压依赖性,依赖于受刺激前的静息膜电位水平。在正常静息电位(−90 mV)条件下,膜受刺激达到阈电位后,钠通道快速开放,0期最大去极化速度可达500 V/s左右。膜电位降低则最大去极化速度显著降低。当膜电位降至−55 mV时,则0期最大去极化速度几乎为零,因为此时钠通道已失活关闭。如果膜电位大于正常静息电位水平,最大去极化速度并不增加,这可能是钠通道效率已达极限之故。可见,在正常静息电位条件下,钠通道处于最佳的可利用状态。当静息电位减小时,动作电位升支的幅度和速度都降低,这将导致传导减慢乃至障碍。期前兴奋的传导减慢正是由于期前兴奋是在膜电位较小的情况下发生的缘故。

3)邻旁未兴奋区心肌膜的兴奋性:兴奋的传导是细胞膜依次发生兴奋的过程,因此未兴奋区心肌膜的兴奋性高低必将影响兴奋沿细胞膜的传导。静息膜电位(在自律细胞为最大复极电位)增大或阈电位水平抬高均可使兴奋性降低。在此条件下,膜去极化达到阈电位所需时间延长,故传导速度减慢;反之,则传导加快。此外,如果邻旁未兴奋区心肌膜电位过低,使膜中的钠通道处于失活的状态,则由兴奋区心肌膜传来的兴奋也不能使之产生新的动作电位,传导将受阻于此。

(三)自动节律性

自动节律性(autorhythmicity)简称自律性,是指心肌在无外来刺激条件下能自动产生节律性兴奋的能力或特性。在正常情况下,仅有小部分心脏细胞具有自律性。能产生自律性的细胞属于特殊传导系统,包括窦房结、房室结、房室束和心室内的浦肯野细胞等。如前所述,这些心肌细胞具有自律性的原因在于其动作电位4期存在自动去极化过程。在不同的自律细胞中,4期自动去极化的速度和机制不完全相同。

1.心脏的起搏点　心内特殊传导系统中各部分心肌细胞都具有自律性,但在正常情况下,并非各种自律细胞都各自产生主动性兴奋。在心脏自律组织中,以窦房结P细胞的自律性为最高,每分钟约100次,但由于受心迷走神经紧张的影响,其自律性表现为每分钟70次左右;房室结和房室束的自律性每分钟分别约50次和40次;末梢浦肯野细胞的自律性最低,每分钟约25次。在生理情况下,心脏活动总是按照自律性最高的组织所发出的节律性兴奋来进行的。产生兴奋并控制整个心脏活动的自律组织通常是自律性最高的窦房结,故窦房结是心脏活动的正常起搏点(normal pacemaker),由窦房结起搏而形成的心脏节律称为窦性节律(sinus rhythm)。其他自律组织在正常情况下仅起兴奋传导作用,而不表现出其自身的节律性,故称为潜在起搏点(latent pacemaker)。只有当正常起搏点或传导发生障碍时,潜在起搏点的起搏作用才显现出来。此时,某潜在起搏点转为优势,并代替窦房结产生可传播的兴奋而控制心脏的活动,这一异常的起搏部位称为异位起搏点(ectopic pacemaker)。

知识拓展

起搏器

心脏起搏器是专门针对心律不齐或者心动过缓的患者使用的一种人工修正治疗手段。心脏起搏器有单腔起搏器、双腔起搏器和三腔起搏器之分。传统心脏起搏器的功效主要是兴奋心肌代替窦房结或者房室结的功能，从而使得人体的心率恢复正常。临床主要用于治疗房室传导阻滞、心脏停搏、严重的窦性心动过缓、预激综合征等心律失常类疾病。而三腔起搏器，除了可以治疗缓慢性心律失常以外，还可以用于预防恶性心律失常，比如室颤等，此外也可以治疗心力衰竭等疾病。

2.影响自律性的因素　影响自律性的因素包括自律细胞动作电位 4 期自动去极化速度、最大复极电位和阈电位水平(图 4-9)，其中以 4 期自动去极化速度最为重要。

(1)4 期自动去极化速度：在最大复极电位和阈电位水平不变的情况下，4 期自动去极化速度越快，达到阈电位水平所需时间越短，自律性越高；反之，则自律性降低。凡能使 4 期自动去极化中外向电流失活加速，或内向电流激活加速的因素，都能使 4 期自动去极化加速；反之，则去极化速度减慢。

(2)最大复极电位水平：在 4 期自动去极化速度不变的情况下，当最大复极电位减小时，它与阈电位水平之间的差距缩短，即发生自动去极化的起始时间提早，因而去极化达到阈电位水平所需时间缩短，故自律性增高；反之，则自律性降低。迷走神经兴奋时，通过末梢释放的 ACh 与 M 受体结合，可使窦房结 P 细胞对 K^+ 的通透性增加，引起最大复极电位增大，结果导致窦房结的自律性降低，心率减慢。

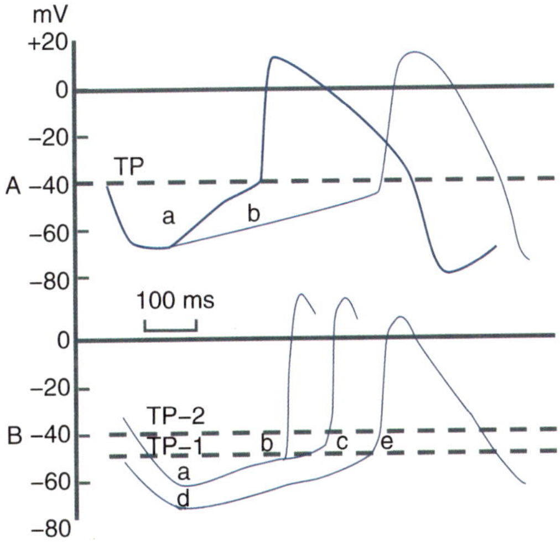

A.4 期自动去极化速度由 a 减到 b 时，自律性降低；
B.最大复极电位由 a 超极化到 d，或阈电位由 TP-1 升到 TP-2 时，自律性降低。TP：阈电位。

图 4-9　影响自律性的因素示意图

(3)阈电位水平：在4期自动去极化速度不变的情况下，阈电位水平上移将加大它与最大复极电位之间的差距，即自动去极化达到阈电位所需的时间延长，因而自律性降低；反之，则自律性升高。细胞外 Ca^{2+} 浓度升高时，阈电位水平上移，结果自律性降低。一般条件下阈电位变化不大，故它不是影响自律性的主要因素。

(四)收缩性

心肌和骨骼肌同属横纹肌。心肌细胞的收缩也由动作电位触发，也通过兴奋-收缩耦联使肌丝滑行而引起。除此之外，心肌收缩还有其自身的特点。

1.同步收缩　参与骨骼肌同步收缩的肌纤维的数量取决于支配它的神经纤维和刺激强度的大小。与骨骼肌细胞不同，由于心肌细胞之间有低电阻的闰盘存在，兴奋可通过缝隙连接在细胞之间迅速传播，引起所有细胞几乎同步兴奋和收缩，因此心肌可看作是一个功能合胞体。由于心房与心室之间存在纤维环和结缔组织将二者隔开，所以整个心脏可以看作分别由左、右心房和左、右心室组成的两个合胞体。心肌一旦兴奋，心房或心室这两个功能合胞体的所有心肌细胞将先后发生同步收缩。这种同步收缩保证了心脏各部分之间的协同工作和发挥有效的泵血功能。心肌的同步收缩也称"全或无"式收缩。虽然右心收缩做功远不及左心，但在协调完成心脏泵血过程中的作用不可忽视。

2.不发生强直收缩　由于心肌兴奋性周期的有效不应期特别长，相当于整个收缩期和舒张早期，在有效不应期内，心肌细胞不再接受任何刺激而产生兴奋和收缩，因此，正常情况下，心脏不会发生强直收缩。这一特征使心脏的活动总是保持节律性的舒缩交替，有利于心脏的充盈和泵血功能。

3.对细胞外 Ca^{2+} 依赖性　由于心肌细胞的肌质网不如骨骼肌发达，储存的 Ca^{2+} 量较少，其兴奋-收缩耦联过程高度依赖于细胞外 Ca^{2+} 的内流。心肌兴奋时，细胞外 Ca^{2+}(10%～20%)经肌膜中和横管膜中的L型钙通道流入胞质后，触发肌质网释放大量 Ca^{2+}(80%～90%)而使胞质 Ca^{2+} 浓度升高引起心肌收缩。当心肌舒张时，肌质网上的钙泵将逆浓度差将 Ca^{2+} 主动泵回肌质网(80%～90%)。另外，也通过肌膜中的钙泵和 Na^{+}-Ca^{2+} 交换体将 Ca^{2+} 排出胞外(10%～20%)，使胞质 Ca^{2+} 浓度下降，心肌细胞得以舒张。

知识拓展

心肌收缩与心力衰竭

心力衰竭主要表现为严重的心肌收缩功能不全和舒张时间延迟。在代偿期至最终发展为心力衰竭的过程中，血流动力学超负荷除可降低心肌细胞的绝对数外，还可降低个体细胞自身固有的收缩力。在左心室衰竭的患者心脏中，含肌原纤维的细胞容积明显减少，提示心肌细胞发挥收缩功能的成分减少，这在心脏功能失代偿的进展中可起到重要作用。另外，心力衰竭时引发收缩或舒张功能不全的原因还包括兴奋-收缩耦联功能失常、胚胎基因表达、钙应用蛋白改变和心肌细胞死亡等。

三、体表心电图

在正常人体，由窦房结发出的兴奋按照一定的传递途径和时程依次传向心房和心室，引起整个心脏的兴奋。人体可看成是一个容积导体，心脏各部分在兴奋过程中出现的生物电变化可通过周围的导电组织和体液传到体表。如果将测量电极置于体表的一定部位，即可引导出心脏兴奋过程中所发生的电变化，这种电变化经一定处理后并记录到特殊的记录纸上，便成为心电图（electrocardiogram，ECG）。心电图反映的是每个心动周期中整个心脏兴奋的产生、传导和兴奋恢复过程中的生物电变化，而与心脏的机械收缩活动无直接关系。心电图是一种无创记录方法，在临床上已被广泛应用于心律失常和心肌损害等疾病的诊断。

（一）心电图导联方式与正常心电图各波和间期的意义

将测量心电图的引导电极置于人体表不同部位，或改变记录电极的连线方式（即导联系统），就能记录到不同的心电图波形。用不同导联记录到的心电图都包含几个基本波形，即心脏每次兴奋过程中都会相继出现一个 P 波、一个 QRS 波群和一个 T 波，有时在 T 波后还可出现一个小的 U 波。心电图的各段波形反映心脏不同部位的去极化或复极化过程。

从体表记录心电图时，引导电极的放置及与心电图机连接的线路，称为心电图导联。1905 年，埃因霍温（Einthoven）创立了国际通用的心电图导联体系，称为标准导联，共有三类 12 个导联，包括三个标准肢体导联、三个加压单极肢体导联和六个单极胸导联。标准肢体导联反映心脏电活动在两个肢体之间呈现出的电位差。心电图仪的纸速度规定为 25 mm/s，以便临床医生评估患者的心率、心律等信息。以下以标准Ⅱ导联心电图为例，介绍心电图各波和间期的形态及意义（图 4-10）。

1.P 波　在一个心动周期中，首先出现的一个小而圆钝的波，称为 P 波。它反映左、右两心房的去极化过程。P 波正常时程为 0.08～0.11 秒，波幅不超过 0.25 mV。由于心房去极化综合向量是向左、前、下的，所以 P 波方向在Ⅰ、Ⅱ、aVF、V4～V6 导联中均向上，在 aVR 导联则向下，而在其余导联呈双向、倒置或低平。窦房结的去极化发生在心房去极化前，但由于窦房结很小，兴奋时产生的综合电位也很小，故在体表心电图上记录不到。

2.QRS 波群　继 P 波之后，出现的一个短时程、较高幅度及波形尖锐的波群，称为 QRS 波群。QRS 波群反映左、右两心室的去极化过程。典型的 QRS 波群包括三个紧密相连的电位波动，第一个向下的波称为 Q 波，第一个向上的波称为 R 波，紧接 R 波之后向下的波称为 S 波。在不同导联的记录中，这三个波不一定都出现。正常的 QRS 波群历时 0.06～0.10 秒，代表兴奋在心室内传播所需的时间。由于心室去极化综合向量是指向左、前、下（或后）的，所以 QRS 波主波方向在Ⅰ、Ⅱ、Ⅲ、aVF、V4～V5 导联中均向上，而在 aVR 导联则向下。QRS 波是心室肌快速同步兴奋的结果。正常的传导途径是经过左右束支、浦肯野纤维再到心室肌，是最快速和有效的动作电位传递路径。因此，任何其他的路径时程均要延长而导致异常的 QRS 时程。

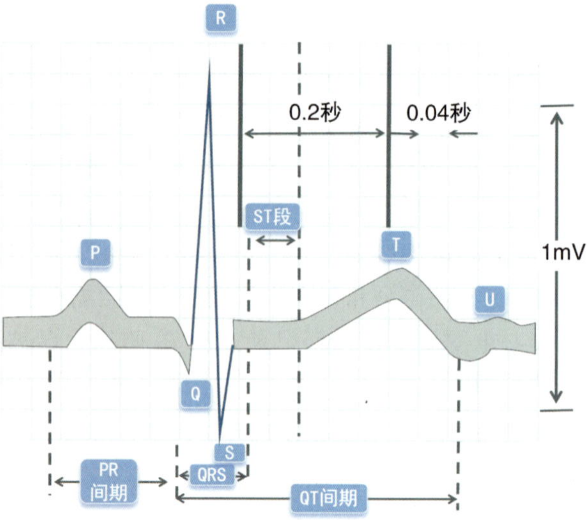

图 4-10　正常人体心电模式图

3.T 波　QRS 波群后的一个持续时间较长、波幅较低的向上的波，称为 T 波。它反映心室复极化过程。T 波历时 0.05～0.25 秒，波幅为 0.1～0.8 mV。在 R 波波幅较高的导联中不低于 R 波的 1/10。T 波的方向与 QRS 波群的主波方向相同。如果出现 T 波低平、双向或倒置，则称为 T 波改变，主要反映心肌缺血。

4.U 波　在 T 波后 0.02～0.04 秒可能出现的一个低而宽的波，称为 U 波。U 波方向一般与 T 波一致，波宽 0.1～0.23 秒，波幅一般小于 0.05 mV。

5.PR 间期(或 PQ 间期)　PR 间期是从 P 波起点到 QRS 波起点之间的时程，一般为 0.12～0.20 秒。PR 间期代表由窦房结产生的兴奋经由心房、房室交界和房室束到达心室并引起心室肌开始兴奋所需要的时间，故也称为房室传导时间。当发生房室传导阻滞时，PR 间期延长。

6.QT 间期　QT 间期是指从 QRS 波起点到 T 波终点的时程，代表整个心室激动的总时程，即从心室开始去极化到完全复极化所经历的时间。QT 间期的长短与心率成反变关系，心率愈快，QT 间期愈短。

7.ST 段　ST 段是指从 QRS 波群终点到 T 波起点之间的线段。由于 ST 段代表心室的缓慢复极期，向量较小，正常时 ST 段应与基线平齐，常描记为一段直线(等电位线)。ST 段代表心室各部分细胞均处于去极化状态(相当于动作电位的平台期)，各部分之间的电位差很小。ST 段的异常压低或抬高表示心肌缺血或损伤。

ECG 用于检测心脏节律和传导的异常、心肌缺血、心肌梗死、电解质紊乱等，也能反映心脏的解剖位置、房室大小、正常或者异常的心脏动作电位传递过程，因而是临床上极为有用的诊断手段之一。

（二）心电图与心肌细胞动作电位的关系

心脏的生物电活动是心电图产生的根据，但是单个心肌细胞兴奋时描记的动作电位图形与每个心动周期所描记的心电图存在显著差别。产生这种差异的主要原因包括：①心肌细胞动作电位是单个细胞的膜电位变化；而心电图则是整个心脏在兴奋过程中的综合电变化，是随整个心脏这个功能合胞体兴奋的发生、传播和恢复过程而变化的。不仅与单个心肌细胞的动作电位不同，而且多种导联描出的心电图波形也有所不同。②单个心肌细胞的动作电位是用细胞内记录的方法获得的，反映的是细胞膜内外的电位差；而心电图采用细胞外记录。心电图的记录原理是由于人体是一个容积导体，心脏位于其中，因此心脏的电活动可以通过身体这个容积导体传递到体表并记录下来。尽管如此，单个心肌细胞动作电位的产生与消失，与心电图各个波形之间仍然存在明显的对应关系（图 4-11）。以典型的心室肌为例，单个细胞动作电位的 0 期与心电图 QRS 波群相对应。由于心室各部心肌细胞开始去极化的时间有先后，导致 QRS 波群的时程比单个心室肌细胞的0 期较长，但两者时程基本对应；单个细胞复极化的第 2 期与心电图 ST 段相对应；而单个细胞的快速复极化期（3 期）则与心电图的 T 波相应。③用细胞内微电极技术记录单个细胞动作电位时，在同一个细胞内记录到的图形是恒定的；而在记录心电图时，由于记录电极在体表的位置不同，所记录到的心电图波形也不相同。

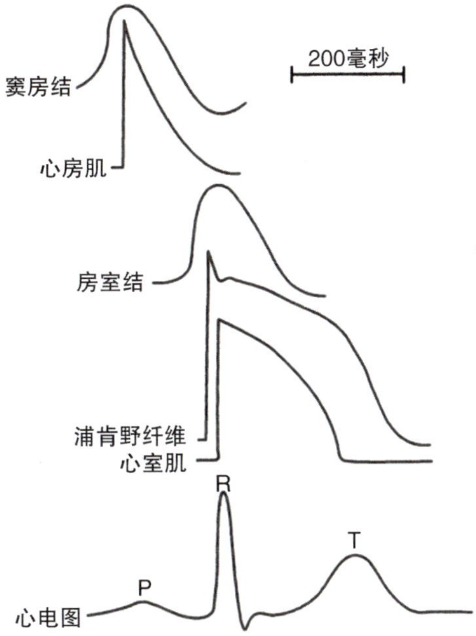

图 4-11　各部位心肌细胞动作电位与体表心电图的时相关系

知识拓展

动态心电图

动态心电图又称 Holter，是通过佩戴动态心电图仪，在患者日常生活状态下（包括吃饭、睡觉、工作、运动、情绪波动等），不间断地记录全天心电活动的过程，并借助计算机进行分析处理，以发现在常规心电图检测时不易发现的心律失常、心肌缺血等，为临床诊断、治疗及判断疗效提供重要依据。其独特的优势在于记录时间长，能反映机体活动状态的心电变化，从而弥补了常规心电图只能做短暂静息记录的不足。

第三节　血管生理

遍布于人体各组织、器官的血管是一个连续且相对密闭的管道系统，包括动脉、毛细血管和静脉，与心脏一起构成心血管系统。血液由心房进入心室，再从心室泵出，依次流经动脉、毛细血管和静脉，然后返回心房，如此循环往复。体循环中的血量约为总血量的84%，其中约64%位于静脉系统内，约13%位于大、中动脉内，约7%位于小动脉和毛细血管内。心脏的血量仅占其7%左右，肺循环中的血量约占其9%(图4-12)。

淋巴系统参与组织液的回流，并将其内的淋巴液从外周流向心脏，最后汇入静脉，因而对血液循环起辅助作用。本节主要叙述血管的生理功能，也简要介绍淋巴循环。

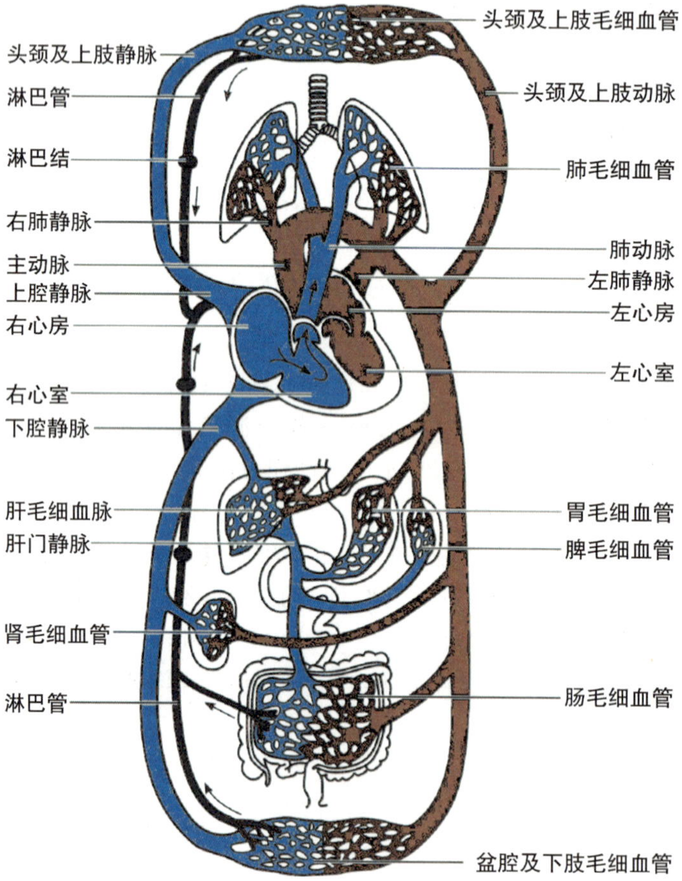

图4-12　心血管系统中的血液分布

一、各类血管的功能特点

血管系统中动脉、毛细血管和静脉三者依次串联，以实现血液运输和物质交换的生理功能。动脉和静脉管壁从内向外依次为内膜、中膜和外膜。内膜由内皮细胞

(endothelial cell, EC)和内皮下层组成。内皮细胞构成通透性屏障，管壁内外两侧的液体、气体和大分子物质可选择性地透过此屏障；它还可作为血管的内衬面，为血液流动提供光滑的表面；此外，内皮细胞具有内分泌功能，能合成和分泌多种生物活性物质。中膜主要由血管平滑肌(vascular smooth muscle cell, VSMC)、弹性纤维及胶原纤维三种成分组成，其组成成分的比例与厚度可因血管种类的不同而异(图4-13)。血管平滑肌的收缩与舒张可调节器官和组织的血流量，弹性纤维可使动脉扩张或回缩。若动脉发生硬化则会使弹性纤维断裂，导致动脉瘤。外膜是包裹在血管外层的疏松结缔组织，其中除弹性纤维、胶原纤维以外，还含有多种细胞。

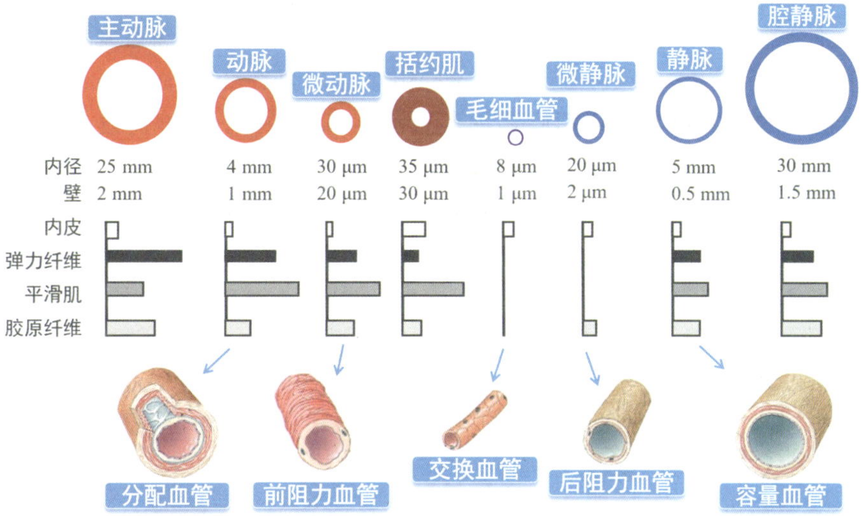

图4-13　各类血管基本组织比例及功能示意图

(一)血管的功能性分类

按照组织学结构，血管可分为大动脉、中动脉、小动脉、微动脉、毛细血管、微静脉、小静脉、中静脉和大静脉，而按生理功能的不同则分为以下几类：

1.弹性储器血管(windkessel vessel)　弹性储器血管是指主动脉、肺动脉主干及其发出的最大分支，其管壁坚厚，富含弹性纤维，有明显的弹性和可扩张性。当左心室收缩射血时，从心室射出的血液一部分向前流入外周，另一部分则暂时储存于大动脉中，使其管壁扩张，动脉压升高，同时也将心脏收缩产生的部分动能转化为血管壁的弹性势能。在心室舒张期，主动脉瓣关闭，大动脉管壁的弹性回缩使得储存的弹性势能转变为动能，推动射血期多容纳的那部分血液继续流向外周。大动脉的弹性储器作用使心室的间断射血转化为血液在血管中的连续流动，同时使心动周期中血压的波动幅度减小。

2.分配血管(distribution vessel)　分配血管是指中动脉，即从弹性储器血管以后到分支为小动脉前的动脉管道。分配血管的功能主要是将血液运输至各器官组织。

3.毛细血管前阻力血管(precapillary resistance vessel)　毛细血管前阻力血管包括小动脉和微动脉，其管径较细，对血流的阻力较大。微动脉是最小的动脉分支，其直径仅为几十微米。微动脉管壁血管平滑肌含量丰富，在生理状态下保持一定的紧张性收缩。它们的舒缩活动可明显改变血管口径，从而改变对血流的阻力及其所在器官、组织的血流量，对动脉血压的维持有重要意义。

4.毛细血管前括约肌(precapillary sphincter)　毛细血管前括约肌是指环绕在真毛细血管起始部的平滑肌，属于阻力血管的一部分。它的舒缩活动可控制毛细血管的开放或关闭，因此可以控制某一时间内毛细血管开放的数量。

5.交换血管(exchange vessel)　毛细血管位于动静脉之间，分布广泛，相互连通，形成毛细血管网。毛细血管口径较小，管壁仅由单层内皮细胞组成，其外包绕一薄层基膜，故其通透性很高，是血管内外进行物质交换的主要场所，故又称交换血管。

6.毛细血管后阻力血管(postcapillary resistance vessel)　毛细血管后阻力血管是指微静脉，其管径较小，可对血流产生一定的阻力，但其阻力仅占血管系统总阻力的一小部分。微静脉的舒缩活动可影响毛细血管前、后阻力的比值，继而改变毛细血管血压、血容量及滤过作用，影响体液在血管内外的分配。

7.容量血管(capacitance vessel)　容量血管即为静脉系统。与同级动脉相比，静脉数量多、管壁薄、口径大、可扩张性大，故其容量大。在安静状态下，静脉系统可容纳60%～70%的循环血量。当静脉口径发生较小改变时，其容积可发生较大变化，明显影响回心血量，而此时静脉内压力改变不大。因此，静脉系统具有血液储存库的作用。

8.短路血管(shunt vessel)　短路血管是指血管床中小动脉和小静脉之间的直接吻合支。它们主要分布在手指、足趾、耳郭等处的皮肤中。当短路血管开放时，小动脉内的血液可不经毛细血管直接进入小静脉，在功能上与体温调节有关。

(二)血管的内分泌功能

1.血管内皮细胞的内分泌功能　生理情况下，血管内皮细胞合成和释放的各种活性物质在局部维持一定的浓度比，对调节血液循环、维持内环境稳态及生命活动的正常进行起重要作用。血管内皮细胞合成和释放的舒血管物质和缩血管物质相互制约，保持动态平衡。血管内皮细胞一旦受损，其释放的舒血管物质就会减少，进而诱发高血压、动脉粥样硬化等疾病。舒血管活性物质主要包括一氧化氮、硫化氢、前列环素等；缩血管活性物质主要有内皮素、血栓素 A_2 等。

2.血管平滑肌细胞的内分泌功能　近年来，人们运用免疫学和原位杂交技术证明，血管平滑肌细胞可合成、分泌肾素和血管紧张素，调节局部血管的紧张性和血流量。此外，平滑肌细胞还能合成细胞外基质胶原、弹力蛋白和蛋白多糖等。

3.血管其他细胞的内分泌功能　血管壁中还含有大量成纤维细胞、脂肪细胞、肥大细胞、巨噬细胞和淋巴细胞等多种细胞。以往认为，这些细胞的功能是对血管起保护、支撑和营养作用。近年的研究发现，这些细胞还能分泌多种血管活性物质，以旁分泌、自分泌的方式调节血管的舒缩功能及结构变化。如外膜周的脂肪组织可通过局部合成分泌血管紧张素原、血管紧张素Ⅱ，参与构成血管壁肾素-血管紧张素系统。

知识拓展

血管健康日

5月18日是血管健康日。这个日期源于一个指标值——5.18 mmol/L，即正常人血液内总胆固醇异常的临界值。如果把人体比作一台机器，心脏作为“发动机”，血液就相当于“燃油”，血管就是“输送管道”。如果血液流动不通畅，会造成心脏瓣膜、颈部血管、下肢动脉等堵塞；血管长“包”，会出现动脉瘤、主动脉夹层等疾病。

二、血流动力学

血流动力学是流体力学的一个分支，是指血液在心血管系统中流动的力学，主要研究血流量、血流阻力、血压以及它们之间的相互关系。

（一）血流量和血流速度

血流量(blood flow)是指在单位时间内流经血管某一横截面的血量，也称为容积速度，其单位通常为 mL/min 或 L/min。血流速度(blood velocity)指血液中某一质点在管内移动的线速度。当血液在血管内流动时，血流速度与血流量成正比，而与血管的横截面积成反比。

1.泊肃叶定律(Poiseuille law)　泊肃叶(Poiseuille)研究了管道系统中液体流动的规律，用泊肃叶定律可计算出液体流量，该定律表示为下式。

$$Q=\frac{\pi\Delta P\cdot r^4}{8\eta L} \tag{4-3}$$

也可表示为下式。

$$Q=\mathrm{K}\frac{r^4}{L}(P_1-P_2) \tag{4-4}$$

上两式中 Q 表示液体流量；ΔP 或 (P_1-P_2) 是管道两端的压力差；r 是管道半径；L 是管道长度；η 是液体黏度；π 是圆周率；K 为常数，与液体黏度 η 有关。由该式可知，单位时间内的血流量与血管两端的压力差 ΔP 或 (P_1-P_2) 以及血管半径的 4 次方成正比，而与血管的长度成反比。在其他因素相同的情况下，如果甲血管的 r 是乙血管的两倍，那么，甲血管中 Q 是乙血管中 Q 的 16 倍，所以血流量的多少主要取决于血管的直径。

泊肃叶定律适用于黏滞性液体在刚性管道内的稳定流动。当应用于血液循环时，应注意 Q 与 ΔP 实际并不成线性关系。这是因为血管具有弹性和可扩张性，r 可因 ΔP 的改变而改变。

2.层流和湍流　层流(laminar flow)和湍流(turbulence)是血液在血管内流动的两种方式(图 4-14)。层流时，液体中每个质点的流动方向一致，与管道长轴平行，但各质点的流速不同，管道轴心处流速最快，越靠近管壁流速越慢，在血管的纵剖面上，各轴层流速矢量的顶端连线为一抛物线。图中的箭头方向指示血流的方向，箭头的长度表示流速矢量。泊肃叶定律仅适用于层流状态。在正常情况下，人体的血液流动方式以层流为主。然而，当血流速度加速到一定程度之后层流情况即被破坏，此时血液中各个质点的流动方向不再一致，出现漩涡，称为湍流或涡流。发生湍流时，泊肃叶定律已不再适用。在管流中，用于判断层流和湍流的参数称为雷诺数(Reynolds number，Re)。这一参数定义为下式。

$$\mathrm{Re}=\frac{VD\rho}{\eta} \tag{4-5}$$

式中，Re 为无量纲数(无单位)，V 为血液的平均流速(单位为 cm/s)，D 代表管腔直径(单位为 cm)，ρ 为血液密度(单位为 g/cm^3)，η 代表血液黏度(单位为 P)。通常当 Re 值大于 2000 时，即可发生湍流。由此式可知，在血流速度快、血管口径大、血液黏度低的情况下，较易发生湍流。

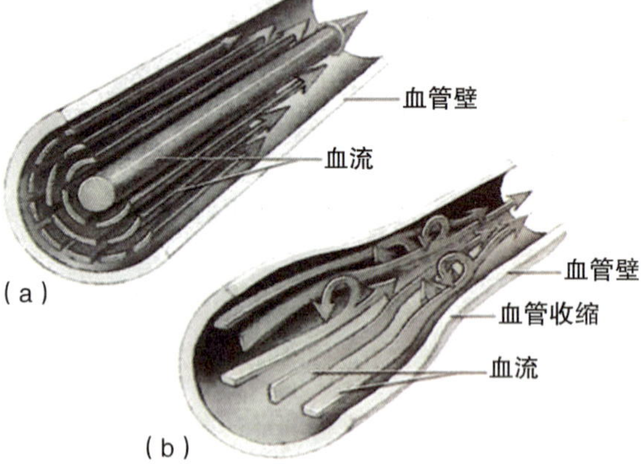

(a)血管中的层流；(b)血管中的湍流。

图 4-14 层流与湍流示意图

在生理情况下，心室腔和主动脉内的血流方式是湍流，这有利于血液的充分混合，其余血管系统中的血流方式为层流。但在病理情况下，如房室瓣狭窄、主动脉瓣狭窄以及动脉导管未闭等，均可因湍流形成而产生杂音。

(二)血流阻力

血流阻力(blood resistance)指血液流经血管时所遇到的阻力。血流阻力一般不能直接测量，需通过下式计算得出。

$$Q=\frac{\Delta P}{R} \tag{4-6}$$

由该式可知，血流阻力(R)与血管两端的压力差(ΔP)成正比，与血流量(Q)成反比。结合泊肃叶定律，可得到计算血流阻力的公式。

$$R=\frac{8\eta L}{\pi r^4} \tag{4-7}$$

式中，R 为血流阻力，η 为血液黏度，L 为血管长度，r 为血管半径。该式表明血流阻力与血液黏度以及血管长度成正比，与血管半径的 4 次方成反比。当血管长度相同时，血液黏度越大，血管直径越小，则血流阻力越大。由于在同一血管床内，L 与 η 在一段时间内变化不大，影响血流阻力的最主要因素为 r，故产生阻力的主要部位是微动脉。机体就是通过控制各器官阻力血管的口径对血流量进行分配调节的。在某些生理和病理情况下，血液黏度(blood viscosity)也是可变的。影响血液黏度的因素主要有以下几个方面：

1.血细胞比容　血细胞比容是决定血液黏度最重要的因素。血细胞比容越大，血液的黏度就越高。

2.血流的切率(shear rate)　血流的切率是指在层流情况下，相邻两层血液流速之差和液层厚度的比值。匀质液体的黏度不随切率的变化而变化，这种液体称为牛顿液体，如血浆。全血为非匀质液体，其黏度随切率的减小而增大，属于非牛顿液体。切率越高，层流现象越明显，即红细胞集中在血流的中轴，其长轴与血管纵轴平行，红细胞移动时发生的旋转以及血细胞之间相互撞击摩擦的机会较少，故血液黏度较低。反之，当切率较低时，红细胞发生聚集趋势，血液黏度便增高。

3.血管口径　血管口径较大时，对血液黏度的影响较小，而当血液流经直径小于 0.2～0.3 mm 的微动脉时，只要切率足够高，血液黏度将随血管口径的变小而降低。这一现象称为法-林(Fahraeus-Lindqvist)效应。这使血液在流经小血管时的血流阻力显著降低，对机体显然是有益的。产生这一效应的机制可能与小血管内的血细胞比容较低有关。

4.温度　血液的黏度可随温度的降低而升高。人的体表温度比深部温度低，故血液流经体表部分时黏度会升高。如果将手指浸在冰水中，局部血液的黏度可增加 2 倍。

(三)血压

血管内流动的血液对血管侧壁的压强，即单位面积上的压力，称为血压(blood pressure)。按照国际标准计量单位规定，血压的单位是帕(Pa)或千帕(kPa)，习惯上常以毫米汞柱(mmHg)表示，1 mmHg＝0.1333 kPa。各段血管的血压并不相同，从左心室射出的血液流经外周血管时，由于不断克服血管对血流的阻力而消耗能量，血压将逐渐降低(图 4-15)。通常所说的血压是指动脉血压。大静脉压和心房压较低，常以厘米水柱(cmH_2O)为单位，1 cmH_2O＝0.098 kPa。

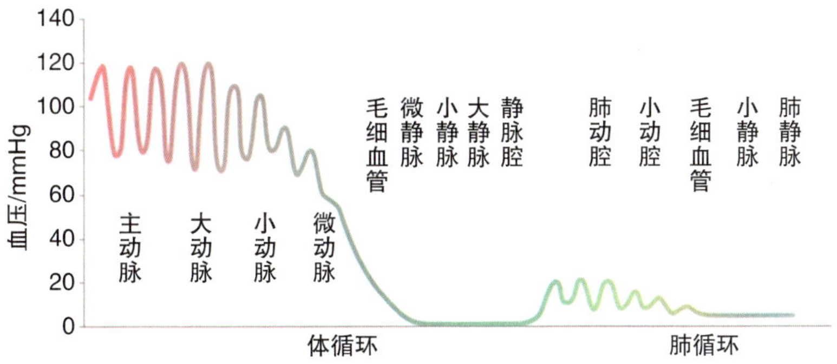

图 4-15　正常人平卧位时不同血管血压的示意图

血压在各段血管中的下降幅度与该段血管对血流阻力的大小成正比。在主动脉和大动脉段，血压降幅较小。如主动脉的平均压约 100 mmHg，到直径为 3 mm 的动脉处，平均压仍可维持在 95 mmHg 左右；到小动脉时，血流阻力增大，血压降落的幅度也变大。在体循环中，微动脉段的血流阻力最大，血压降幅也最显著。如微动脉起始端的压力约 85 mmHg，而毛细血管起始端血压仅约 30 mmHg，说明血液流经微动脉时压力下降约 55 mmHg。当血液经毛细血管到达微静脉时，血压下降至 15～20 mmHg，而血液经静脉回流至腔静脉汇入右心房时，压力接近 0 mmHg。血管的延迟顺应性(delayed compliance)是指当血容量突然增加时，血压先迅速升高，但由于管壁平滑肌的缓慢延伸，血压将在数分钟或数小时内逐渐恢复到正常水平。以下用一个简单的实验来解释这一效应。实验中，先将一段静脉两端封闭，测得其静息血压为 5 mmHg，再向血管内突然注入一定量血液，静脉血压可迅速升高到 12 mmHg。尽管注入的血液并没有流出血管，但血压很快下降，并在数分钟后下降到 9 mmHg 左右；随后将注入的血液快速抽出，血压急降至 1 mmHg 左右，此后缓慢升高到最初的 5 mmHg。这说明静脉内血容量的突然改变可改变其可扩张性。但静脉管壁平滑肌纤维的拉伸与回缩却是一个相对缓慢的过程，随着平滑肌的逐渐延伸，血管紧张性也相应降低。所有的平滑肌组织都具有这一特点。

三、动脉血压与动脉脉搏

(一)动脉血压

1.动脉血压的形成　动脉血压(arterial blood pressure)通常是指主动脉血压。动脉血压的形成条件主要包括以下四个方面：

(1)心血管系统有足够的血液充盈：这是动脉血压形成的前提条件。循环系统中血液的充盈程度可用循环系统平均充盈压(mean circulatory filling pressure)来表示。在动物实验中，用电刺激造成心室颤动使心脏暂停射血，血流也就暂停，此时在循环系统中各部位所测得的压力都是相同的，这一压力数值即为循环系统平均充盈压。

(2)心脏射血：这是动脉血压形成的必要条件。心室收缩时所释放的能量一部分作为血液流动的动能，推动血液向前流动；另一部分则转化为大动脉扩张所储存的势能，即压强能。在心室舒张时，大动脉发生弹性回缩，将储存的势能再转换为动能，继续推动血液向前流动。由于心脏射血是间断的，因此在心动周期中动脉血压将发生周期性变化，心室收缩时动脉血压升高，舒张时血压则降低。

(3)外周阻力：外周阻力主要是指小动脉和微动脉对血流的阻力。外周阻力使得心室每次收缩射出的血液只有大约 1/3 在心室收缩期流到外周，其余的暂时储存于主动脉和大动脉中，因而使得动脉血压升高。如果没有外周阻力，那么在心室收缩时射入大动脉的血液将全部迅速地流到外周，此时大动脉内的血压将不能维持在正常水平。

(4)主动脉和大动脉的弹性储器作用：这对减小动脉血压在心动周期中的波动幅度具有重要意义。心脏收缩射血时，主动脉和大动脉被扩张，可多容纳一部分血液，使得射血期动脉压不会升得过高。当进入舒张期后，扩张的主动脉和大动脉依其弹性回缩，推动射血期多容纳的那部分血液流入外周。这一方面可将心室的间断射血转变为动脉内持续流动的血液，另一方面又可维持舒张期血压，使之不会过度降低。

2.动脉血压的正常值　动脉血压可用收缩压、舒张压、脉压和平均动脉压等数值来表示。收缩压(systolic pressure)是指心室收缩期中动脉血压达到最高值时的血压。舒张压(diastolic pressure)是指心室舒张末期动脉血压达到最低值时的血压。脉搏压(pulse pressure)简称脉压，是指收缩压和舒张压的差值。平均动脉压(mean arterial pressure)则为一个心动周期中每一瞬间动脉血压的平均值。由于心动周期中舒张期较长，所以平均动脉压更接近舒张压，其精确数值可通过血压曲线下面积的积分来计算，而粗略估算则约等于舒张压加 1/3 脉压。在安静状态下，我国健康青年人的收缩压为 100～120 mmHg，舒张压为 60～80 mmHg，脉压为 30～40 mmHg。

动脉血压存在个体、年龄和性别差异。随着年龄的增长，血压呈逐渐升高的趋势，且收缩压升高比舒张压升高更为显著。女性的血压在更年期前略低于同龄男性，而更年期后则与同龄男性基本相同，甚至略有超越。通常情况下，正常人双侧上臂的动脉血压也存在左高右低的特点，其差异可达 5～10 mmHg。此外，正常人血压还存在昼夜波动的日节律。大多数人的血压在凌晨 2～3 时最低，上午 6～10 时及下午 4～8 时各有一个高峰，从晚上 8 时起呈缓慢下降趋势，表现为“双峰双谷”的现象。这种现象在老年人和高血压患者中更为显著。根据血压的昼夜波动规律，临床上监测血压应选择高峰时为宜。这对于制订高血压患者的给药方案有一定的指导意义。但在发病时间较长的高血压患者，这种血压的日节律减弱甚至消失，可能与血管平滑肌的增生有关，并对高血压患者发生并发症及其预后产生影响。

增值服务：血压测量的历史

3.高血压与高血压前期　高血压是以体循环动脉压增高为主要表现的临床综合征，为最常见的心血管疾病，可分为原发性高血压和继发性高血压(又称高血压病)。除引起高血压本身有关的症状外，长期高血压还可成为多种心血管疾病的重要危险因素，最终引起严重后果。

随着流行病学调查结果的更新和循证医学证据的不断完善，高血压的诊断标准也在不断修订。1979 年世界卫生组织(WHO)制定的高血压诊断标准为：收缩压≥160 mmHg或舒张压≥95 mmHg。1998 年 WHO 和世界高血压联盟(ISH)重新修订的高血压诊断标准为：收缩压≥140 mmHg 或舒张压≥90 mmHg。我国高血压诊断标准自 1959 年确定至今，已修订 4 次，目前与 1998 年的国际标准一致。2003 年 5 月，美国预防、检测、评估与治疗高血压全国联合委员会在第七次报告(JNC7)中对健康血压的规定更为严格。当收缩压在 120～139mmHg 或舒张压在 80～89mmHg，将被视为高血压前期(表 4-1)。

表 4-1　血压水平的定义和分类

分类	收缩压/mmHg		舒张压/mmHg
正常血压	<120	和	<80
正常血压高值	120～139	和(或)	80～89
高血压	≥140	和(或)	≥90
1级高血压	140～159	和(或)	90～99
2级高血压	160～179	和(或)	100～109
3级高血压	≥180	和(或)	≥110
单纯收缩期高血压	≥140	和	<90

JNC7 提出高血压前期这一概念的目的是加强人们对早期预防高血压的重要性的认识。由于血压升高是一个渐进的过程，在血压升高至高血压之前的一段时间，动脉的结构已经发生变化，尤其是小动脉的中层增厚，这是引起血压升高的一个重要原因。JNC7 建议高血压前期者应采用健康的生活方式来预防高血压病的发生，如减肥、适度运动、低盐饮食、戒烟限酒等。

血压持久升高可引起心、脑、肾、血管等器官的继发性病变。当血压增高时，外周血管阻力升高，心室压力负荷(后负荷)加重。根据流行病学研究标准判断，血压升高是脑卒中和冠心病发病的独立危险因素。长期高血压将导致心肌肥厚和动脉硬化，最终可发展为心力衰竭。而脑动脉硬化时则易引发脑血管意外，如脑栓塞、脑出血等。

知识拓展

高血压的防控

血压升高是脑卒中和冠心病发病的独立危险因素。它可引起心、脑、肾、血管等组织器官的病理性损害，长期高血压将导致心肌肥厚和动脉硬化，最终可发展为冠心病、心力衰竭、脑卒中、脑出血、肾功能不全等疾病，严重损害人们的身心健康。近年来，我国高血压流行病学研究证实：高血压患病率高(27.9%)，控制率低(15.3%)，致心血管疾病死亡率高(43.1%)。全国年平均新增高血压患者 1000 万人，患者数达 2.445 亿。因此高血压防控是重点。

减重、合理膳食、限盐、增加体力活动、限酒等健康生活方式可以使收缩压下降 2～20 mmHg，因此健康生活方式干预对于降压治疗具有重要价值。对于高血压患者而言，综合干预要达到以下目标：①血压达标，血压<140/90 mmHg；②控制血糖，空腹血糖<5.6 mmol/L；③调整血脂，低密度脂蛋白胆固醇<3.3 mmol/L，三酰甘油<1.7 mmol；④纠正肥胖，体重指数<24 kg/m^2，腰围<90 cm(男)或 85 cm(女)。向公众宣传高血压防控知识，如血压的分类，常用药物的选择及注意事项，倡导低盐、低糖、低脂的健康膳食等，是医学生义不容辞的责任。

4.影响动脉血压的因素　在生理情况下,动脉血压的变化是多种因素综合作用的结果。为了便于理解和讨论,在下面单独分析某一影响因素时,都假定其他因素恒定不变。

(1)心脏每搏输出量:每搏输出量的改变主要影响收缩压。搏出量增加时,心缩期射入主动脉的血量增多,动脉管壁所承受的压强也增大,故收缩压明显升高。由于动脉血压升高,血流速度随之加快,在心舒期末存留在大动脉中的血量增加不多,舒张压的升高相对较小,故脉压增大;反之,当搏出量减少时,收缩压的降低比舒张压的降低更显著,故脉压减小。通常情况下,收缩压的高低主要反映每搏输出量的多少。

(2)心率:心率的变化主要影响舒张压。心率加快时,心室舒张期明显缩短,因此在心舒期从大动脉流向外周的血量减少,存留在主动脉内的血量增多,致使舒张压明显升高。由于舒张期末主动脉内存留的血量增多,心缩期主动脉内血量增多,收缩压也相应升高。但由于血压升高,血流速度加快,在心缩期有较多的血液流向外周,使收缩压升高程度较小,故脉压减小。同理,当心率减慢时,舒张压下降较收缩压下降更显著,因而脉压增大。

(3)外周阻力:外周阻力以影响舒张压为主。外周阻力增大时,心舒期内血液外流的速度减慢,因而舒张压明显升高。在心缩期,动脉血压升高使得血流速度加快,因而收缩压升高但不如舒张压升高明显,故脉压减小。当外周阻力减小时,舒张压和收缩压都减小,但舒张压降低更显著,故脉压加大。通常情况下,舒张压的高低主要反映外周阻力的大小。

(4)主动脉和大动脉的弹性储器作用:弹性储器作用主要使心动周期中动脉血压的波动幅度减小。老年人由于动脉管壁硬化,管壁弹性纤维减少而胶原纤维增多,导致血管可扩张性降低,大动脉的弹性储器作用减弱,对血压的缓冲作用减弱,因而收缩压增高而舒张压降低,结果使脉压明显加大。

(5)循环血量与血管系统容量的匹配情况:生理情况下,循环血量与血管系统容量是相匹配的,即循环血量略多于血管系统容量,使之产生一定的循环系统平均充盈压,这是血压形成的重要前提。大失血后,循环血量减少,此时如果血管系统容量变化不大,则体循环平均充盈压将降低,动脉血压便下降;如果血管系统容量明显增大而循环血量不变,也将导致动脉血压下降。

(二)动脉脉搏

动脉脉搏(arterial pulse)是指在每个心动周期中,因动脉内压力和容积发生周期性变化而引起的动脉管壁周期性波动。中医的"切脉"就是通过感触桡动脉脉搏来判断机体的某些变化。

1.动脉脉搏的波形　用脉搏描记仪记录到的浅表动脉脉搏的波形图称为脉搏图。典型的动脉脉搏图形由上升支和下降支组成(图 4-16)。

(1)上升支:正常脉搏上升支较陡,由心室快速射血,动脉血压迅速上升,血管壁被扩张而形成。其斜率和幅度受射血速度、心输出量和射血所遇的阻力等因素影响。射血速度慢、心输出量小及射血所遇的阻力大,则上升支的斜率和幅度都小;反之则都大。

(2)下降支:下降支分前后两段。心室射血后期,射血速度减慢,进入主动脉的血量少于流向外周的血量,被扩张的大动脉开始回缩,动脉血压逐渐降低,构成脉搏曲线下降支的前段。随后,心室舒张,动脉血压继续下降,形成脉搏曲线下降支的后段。其中在心室舒张、主动脉瓣关闭的瞬间,主动脉内的血液向心室方向反流,反流的血液受阻于关闭的主动脉瓣而使主动脉根部的容积增大,并引起的一个折返波,使下降支中段出现一个小波,称为降中波(dicrotic wave);而在降中波之前的一个切迹,称为降中峡(dicrotic notch)。下降支的形状可大致反映外周阻力的大小。外周阻力大,则脉搏下降支的下降速率慢,降中峡的位置较高;反之,则下降速度快、降中峡位置较低。降中波以后的下降支坡度小,较为平坦。

在某些病理情况下,动脉脉搏将出现异常。如主动脉狭窄时,射血阻力大,上升支的斜率和幅度均较小;主动脉瓣关闭不全时,由于心舒期主动脉内血液反流,主动脉内血压急剧降低,下降支陡峭。

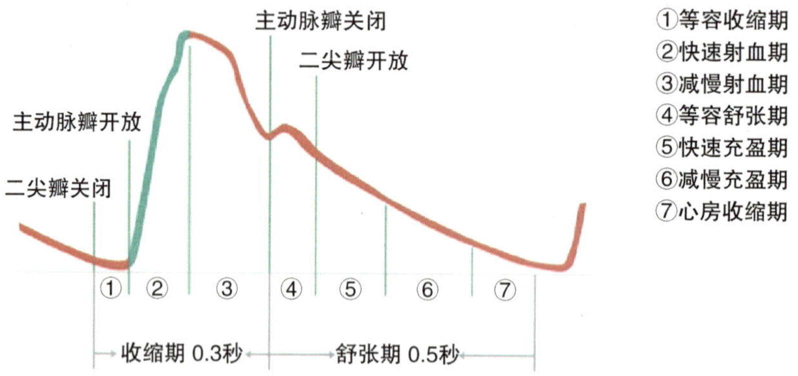

图 4-16 正常情况下的动脉脉搏图

2.动脉脉搏波向外周动脉的传播速度 动脉脉搏可沿动脉管壁传向末梢血管,其传播速度远比血流速度要快。动脉管壁的可扩张性越大,脉搏传播速度就越慢。由于主动脉的可扩张性最大,故脉搏波在主动脉的传播速度最慢,为 3～5 m/s,大动脉脉搏波的传播速度为 7～10 m/s,小动脉为 15～35 m/s。由于小动脉和微动脉的血流阻力最大,所以微动脉之后脉搏搏动大大减弱,到毛细血管段,脉搏基本消失。老年人因动脉硬化,可扩张性降低,其主动脉脉搏传播速度可增高到 10 m/s。

增值服务:可穿戴脉诊设备

四、静脉血压和静脉回心血量

静脉是血液回流入心脏的通道,因其易被扩张、容量大,故称为容量血管,起着血液储存库的作用。静脉的收缩和舒张可有效地调节回心血量和心输出量，以适应机体在不同生理条件下的需要。

（一）静脉血压

当血液经动脉、毛细血管到达微静脉时，血压已降低到 15～20 mmHg。微静脉血压无收缩压和舒张压之分，且几乎不受心脏活动的影响。血液最后进入右心房，此时血压已接近于零。通常将右心房和胸腔内大静脉血压称为中心静脉压（central venous pressure），而将各器官静脉的血压称为外周静脉压（peripheral venous pressure）。中心静脉压较低，正常波动范围是 4～12 cmH_2O，其高低取决于心脏射血能力和静脉回心血量之间的相互关系。若心脏射血能力减弱（如心力衰竭），右心房和腔静脉淤血，中心静脉压就升高。另一方面，如果静脉回心血量增多或回流速度过快（如输液、输血过多或过快），中心静脉压也会升高。在血量增加、全身静脉收缩或微动脉舒张而使外周静脉压升高等情况下，中心静脉压都可能升高。因此，中心静脉压可反映心脏功能状态和静脉回心血量，在临床上常作为判断心血管功能的重要指标，也可作为控制补液速度和补液量的监测指标。如以输液治疗休克患者时，中心静脉压高于正常或有升高趋势，提示输液过多、过快或心脏射血功能不全；而中心静脉压偏低或有下降趋势，则提示输液量不足。

（二）重力对静脉压的影响

血管内血液由于受地球重力场的影响，可对血管壁产生一定的静水压。各部分血管静水压的高低取决于人体的体位，人体平卧时由于身体各部分的位置和心脏多处于相同的水平，因而静水压也大致相同。当人体由平卧位转为直立位时，足部血管内的血压比平卧时高，增高的部分约为 80 mmHg，相当于从足到心脏这一段血柱所产生的静水压（图 4-17）。

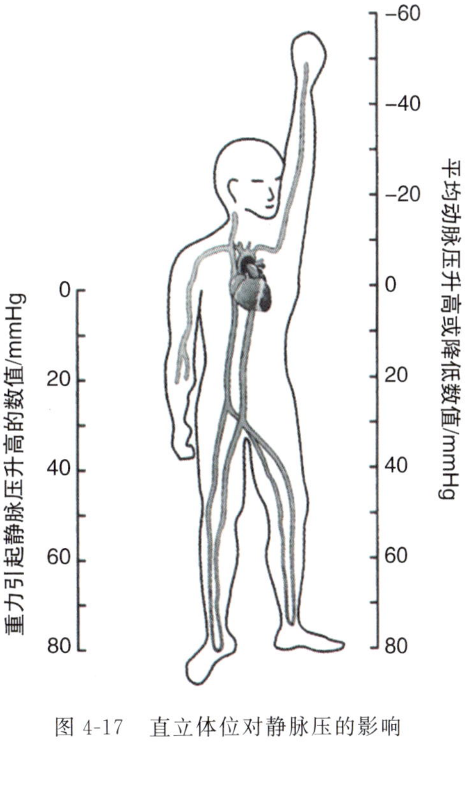

图 4-17　直立体位对静脉压的影响

（三）静脉回心血量

1.静脉对血流的阻力　静脉对血流的阻力很小，因此血液从微静脉回流到右心房，压力仅降低约 15 mmHg。这与保证静脉回心血量的功能是相适应的。

微静脉作为毛细血管后阻力血管，其舒缩活动可影响毛细血管前、后阻力的比值，进而改变毛细血管血压。微静脉收缩可使毛细血管后阻力升高，若毛细血管前阻力不变，则毛细血管前、后阻力的比值减小，可致毛细血管血压升高，组织液生成增多。因此，微静脉的舒缩活动可调控体液在血管和组织间隙的分布情况，并间接地调节静脉回心血量。

2.影响静脉回心血量的因素　在单位时间内静脉回心血量等于心输出量，其取决于外周静脉压与中心静脉压之差，以及静脉血流阻力。

(1)体循环平均充盈压：这是反映血管系统充盈程度的指标。实验表明，血管系统内充盈程度愈高，静脉回心血量就愈多。当血量增加或者容量血管收缩时，体循环平均充盈压升高，静脉回心血量增多；反之，大出血使血量减少时，静脉回心血量则降低。

(2)心肌收缩力：心肌收缩力增强时，由于射血量增多，心室内剩余血量减少，心舒期室内压就较低，从而对心房和静脉内血液的抽吸力量增强，故回心血量增多；反之，则回心血量减少。例如，右心衰竭时，右心室射血能力显著减弱，心舒期血液淤积于右心房和大静脉内，致使右心室内压较高，回心血量显著减少，患者可出现颈静脉怒张、肝充血肿大、下肢水肿等体征；如左心衰竭时，左心房压和肺静脉压升高，致使血液淤积在肺部，可引起患者肺淤血和肺水肿。

(3)骨骼肌的挤压作用：骨骼肌收缩时可对肌肉内和肌肉间的静脉产生挤压作用，因此静脉回流加快；同时静脉内的瓣膜使血液只能向心脏方向流动而不能倒流。因此，骨骼肌和静脉瓣膜对静脉回流起着“泵”的作用，称为“静脉泵”或“肌肉泵”。当下肢肌肉进行节律性舒缩活动(如跑步)时，下肢肌肉泵每分钟挤出的血液可达数升。这时肌肉泵的做功可一定程度地加速全身血液循环，对心脏泵血起辅助作用。但若肌肉持续紧张性收缩而非节律性舒缩，则静脉将持续受压，静脉回心血量反而减少。正常人长时间站立或处于坐位，将可能出现下肢水肿，这是由于下肢静脉缺乏肌肉挤压，血液淤积于下肢的缘故。因此，肌肉泵对降低下肢静脉压和减少血液在下肢静脉内淤积具有十分重要的意义。

(4)体位改变：体位改变主要影响静脉的跨壁压，进而改变回心血量。当体位由平卧位转为直立位时，身体低垂部分的静脉因跨壁压增大而扩张，可容纳更多的血液，因而回心血量减少。如长期卧床的患者，由于静脉管壁的紧张性较低、可扩张性较大，同时腹壁和下肢肌肉的收缩力减弱，对静脉的挤压作用减小，因而由平卧突然站立时，可因大量的血液淤滞于下肢，回心血量过少而发生昏厥。

(5)呼吸运动：胸膜腔内压通常低于大气压，是为负压，故胸腔内大静脉的跨壁压较大，常处于充盈扩张状态。吸气时，胸腔容积加大，胸膜腔负压增大，使胸腔内的大静脉和右心房更为扩张，从而有利于外周静脉血液回流至右心房；呼气时，胸膜腔负压减小，则静脉回心血量相应减少。因此，呼吸运动对静脉回流也起着“泵”的作用，称为“呼吸泵”。

(四)静脉脉搏

静脉脉搏是与心房相连的大静脉受到右心房的血压波动逆行传播，使它们的压力和容积发生周期性的波动而产生的。动脉虽有明显的脉搏波，但在抵达毛细血管时脉搏波已经消失，故外周静脉通常没有脉搏波动。在心力衰竭患者，可出现静脉压升高，右心房压波动较易逆行传到大静脉，引起较明显的颈静脉搏动。

五、微循环

微动脉和微静脉之间的血液循环称为微循环（microcirculation）。作为机体与外界环境进行物质和气体交换的场所，微循环对维持组织细胞的新陈代谢和内环境稳态起着重要作用。单细胞生物可通过细胞膜进行物质交换，但进化至哺乳动物阶段只有肺泡和胃肠上皮细胞才能直接和外界环境进行物质交换，其他组织、细胞则不能，而只能间接通过微循环来实现这一功能。

（一）微循环的组成

典型的微循环结构包括微动脉、后微动脉、毛细血管前括约肌、真毛细血管、通血毛细血管、动-静脉吻合支和微静脉等（图 4-18）。机体各器官、组织的结构和功能不同，微循环的组成也不同。如人手指甲皱皮肤的微循环组成较简单，微动脉与微静脉之间仅由呈袢状的毛细血管相连，而骨骼肌和肠系膜的微循环结构则相当复杂。

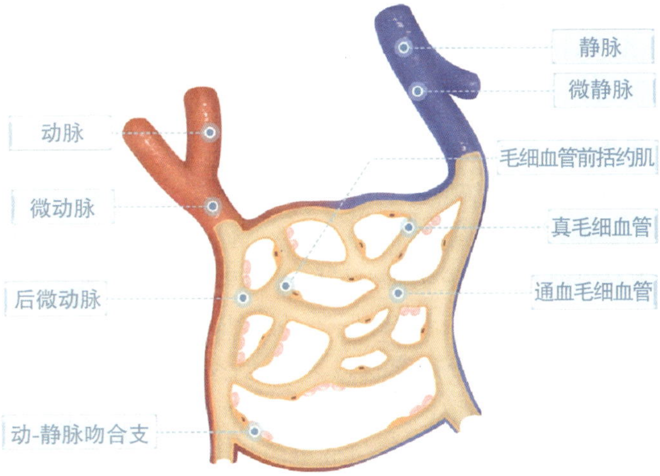

图 4-18　微循环的组成模式图

微循环的起点是微动脉，其管壁有完整的平滑肌层。当管壁外层的环形肌收缩或舒张时可使管腔内径显著缩小或扩大，起着控制微循环血流量"总闸门"的作用。微动脉分支成为管径更细的后微动脉，其管壁只有一层平滑肌细胞。每根后微动脉供血给一根至数根真毛细血管。在真毛细血管起始端通常有 1～2 个平滑肌细胞，形成环状的毛细血管前括约肌，其收缩状态决定进入真毛细血管的血流量，在微循环中起"分闸门"的作用。

（二）微循环的血流通路

1.迂回通路　迂回通路是指血液从微动脉流经后微动脉、毛细血管前括约肌进入真毛细血管网，最后汇入微静脉的微循环通路。该通路因真毛细血管数量多且迂回曲折而得名，加上管壁薄，通透性大，血流缓慢，因而是血液和组织液之间进行交换的主要场所，又称营养通路。同一器官、组织中不同部位的真毛细血管是轮流开放的。而同一毛细血管也是开放和关闭交替进行的。在安静状态下，同一时间内约有20%的毛细血管开放，与器官、组织当时的代谢相适应，由毛细血管前括约肌的收缩和舒张控制。

2.直捷通路　直捷通路是指血液从微动脉经后微动脉和通血毛细血管进入微静脉的通路。通血毛细血管即为后微动脉的移行部分，其管壁平滑肌逐渐减少至消失。直捷通路多见于骨骼肌中，相对短而直，血流阻力较小，流速较快，经常处于开放状态。其主要功能是使一部分血液经此通路快速进入静脉，以保证静脉回心血量；另外，血液在此通路中也可与组织液进行少量的物质交换。

3.动-静脉短路　动-静脉短路是指血液从微动脉直接经动-静脉吻合支流入微静脉的通路。该通路的血管壁较厚，有较发达的纵行平滑肌层和丰富的血管运动神经末梢，血流速度快，无物质交换功能，故又称为非营养通路，其功能是参与体温调节。

（三）微循环的调节

微动脉和微静脉管壁中的平滑肌受交感神经支配，也受组织液中的去甲肾上腺素、肾上腺素、血管升压素和血管紧张素Ⅱ等体液因素的影响。局部组织的代谢产物（如CO_2、乳酸、腺苷、组胺、K^+、H^+等），多数能使局部血管舒张。后微动脉和毛细血管前括约肌（“分闸门”）主要受局部代谢产物的调节。

（四）血液与组织液之间的物质交换

组织细胞之间的空隙为组织间隙，其中充满组织液。血液和组织液的物质交换主要方式有扩散、滤过和吞饮。

1.扩散　扩散是血液和组织液物质交换的最主要的方式。机体交换的水达每分钟每百克组织300 mL或每日每百克组织430 L，健康成人的体液为35～40 L（约占体重的60%），可见毛细血管内外水分的交换极为迅速，交换速率是毛细血管血流速度的80～100倍。扩散的动力和方向取决于毛细血管壁两侧某种溶质的浓度差。单位时间内扩散的速率与该溶质分子在血浆和组织液中的浓度差、毛细血管壁对该溶质分子的通透性、毛细血管壁的有效交换面积等因素成正比，与毛细血管壁的厚度（扩散距离）成反比。脂溶性物质（如O_2、CO_2和尿素等）可直接通过整个内皮细胞膜进出毛细血管壁，其扩散速率是非脂溶性物质（Na^+、葡萄糖等）的数倍。水溶性物质通过内皮细胞之间的小孔而扩散，扩散的速率与分子的大小呈反比。毛细血管壁孔隙的总面积虽然只占毛细血管壁总面积的千分之一，但由于分子热运动的速度高于毛细血管血流速度数十倍，而且孔隙的宽度（6～7 nm）是水分子的20倍，故血液在流经毛细血管时，血浆和组织液中的溶质分子仍有足够的时间进行扩散交换。

2.滤过和重吸收　当毛细血管壁两侧的静水压不等时，水分子就从压力高的一侧向压力低的一侧移动。血浆中的胶体物质，如血浆蛋白和组织液中的胶体物质则因其不能自由透过血管壁，产生的胶体渗透压限制水分子向对侧移动。毛细血管两侧的渗透压不等时，水分子就从渗透压低的一侧向渗透压高的一侧移动。同时，水中的溶质分子，如其分子直径小于毛细血管壁的孔径，也同水分子一起移动。在毛细血管壁两侧静水压差和胶体渗透压差的作用下，液体由毛细血管内向毛细血管外的移动称为滤过，而液体向相反方向的移动称为重吸收。通过滤过和重吸收，每百克组织每分钟净移动的水大约只有 0.06 mL，与扩散比较相差 5000 倍。虽然滤过和重吸收发生的物质交换作用较小，但在组织液的生成中起重要作用。

如前所述，微静脉作为毛细血管后阻力血管，其血管口径的改变影响着毛细血管前阻力/毛细血管后阻力的比值。当它们收缩时，使毛细血管内压力增高，进而引起滤过压升高，使组织液的生成增加。

3.吞饮　在毛细血管内皮细胞一侧的液体可被内皮细胞膜包围并吞饮入细胞内，形成吞饮囊泡。囊泡被运送至细胞的另一侧，并被排出至细胞外，因此这也是血液和组织液之间通过毛细血管壁进行物质交换的一种方式。一般认为，较大的分子如血浆蛋白等可以由这种方式通过毛细血管壁进行交换。

六、组织液

组织液(tissue fluid)是由血浆经毛细血管壁滤过到组织间隙而形成的，是细胞赖以生存的内环境。组织液绝大部分呈胶冻状，不能自由流动因而不会因重力作用而流到身体的低垂部分。将注射针头插入组织间隙也不能抽出组织液。凝胶中的水及溶解于水的各种溶质分子的弥散运动并不受凝胶的阻碍，仍可与血液和细胞内液进行物质交换。凝胶的基质主要由胶原纤维及透明质酸细丝构成。邻近毛细血管的小部分组织液呈溶胶状态，可自由流动。由于毛细血管的通透性具有选择性，组织液中各种离子成分与血浆相同，但是组织液与血浆中的蛋白质浓度存在明显差异。

(一)组织液的生成

正常情况下，组织液由毛细血管的动脉端不断产生，同时一部分组织液又经毛细血管静脉端返回毛细血管内，另一部分组织液则经淋巴管回流入血液循环。因此，正常组织液的量处于动态平衡状态。这种动态平衡取决于四种因素的共同作用，即毛细血管血压、组织液静水压、血浆胶体渗透压和组织液胶体渗透压。其中，毛细血管血压和组织液胶体渗透压是促使液体由毛细血管内向外滤过的力量，而组织液静水压和血浆胶体渗透压则是促使液体由毛细血管外向内重吸收的力量(图 4-19)。滤过的力量和重吸收的力量之差，称为有效滤过压(effective filtration pressure，EFP)，可表示为：有效滤过压＝(毛细血管血压＋组织液胶体渗透压)－(组织液静水压＋血浆胶体渗透压)。

如果有效滤过压为正值，表示有液体从毛细血管滤出；如果为负值，则表示有液体被重吸收回毛细血管。总的来说，流经毛细血管的血浆有 0.5%～2%在动脉端滤出到组织间隙，约有 90%的滤出液在静脉端被重吸收，其余约 10%(包括滤过的白蛋白分子)进入毛细淋巴管，形成淋巴液。

(二)影响组织液生成的因素

在正常情况下，组织液的生成与回流保持动态平衡，因此组织液总量维持相对恒定。如果这种动态平衡遭到破坏，使组织液生成过多或重吸收减少，就有过多的液体潴留在组织间隙而形成水肿。

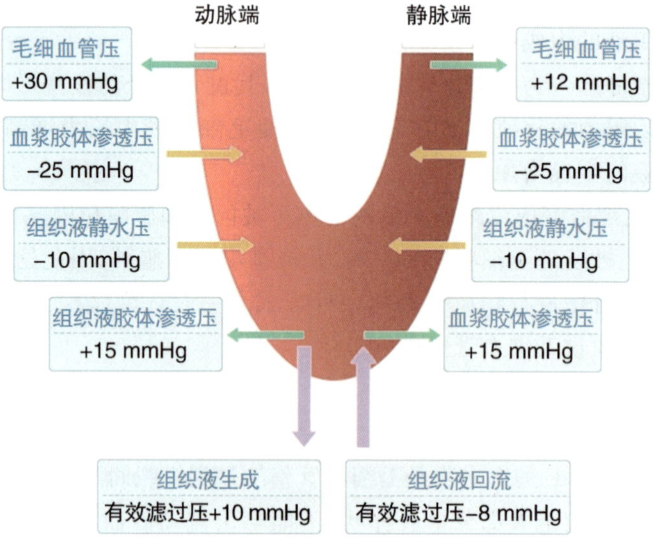

图 4-19　组织液生成与回流示意图

1.毛细血管有效流体静压　毛细血管有效流体静压即毛细血管血压与组织液静水压的差值，是促进组织液生成的主要因素。全身或局部的静脉压升高是有效流体静压增高的主要成因。例如，右心衰竭可引起体循环静脉压增高，静脉回流受阻，使全身毛细血管后阻力增大，导致毛细血管有效流体静压增高，引起全身性水肿；而左心衰竭则可因肺静脉压升高而引起肺水肿。局部静脉压增高可见于血栓阻塞静脉腔、肿瘤或瘢痕压迫静脉壁等。

2.有效胶体渗透压　有效胶体渗透压即血浆胶体渗透压与组织液胶体渗透压之差。它是限制组织液生成的主要力量。血浆胶体渗透压主要取决于血浆蛋白尤其是白蛋白浓度。当血浆蛋白减少时，如营养不良或某些肝肾疾病，可因血浆胶体渗透压降低，随之有效胶体渗透压下降，有效滤过压增大而发生水肿。

3.毛细血管壁通透性　正常情况下，毛细血管壁对蛋白质几乎不通透，从而能维持正常的有效胶体渗透压。但在感染、烧伤、过敏等情况下，毛细血管壁的通透性异常增高，血浆蛋白可随液体渗出毛细血管，使血浆胶体渗透压下降，组织胶体渗透压升高，有效滤过压增大，结果导致组织液生成增多而出现水肿。

4.淋巴回流　由于从毛细血管滤出的液体约 10％需经淋巴系统回流，故淋巴系统是否畅通可直接影响组织液回流。同时，淋巴系统还能在组织液生成增多时代偿性加强回流，以防液体在组织间隙中积聚过多。但在某些病理情况下，如丝虫病患者的淋巴管被堵塞，使淋巴回流受阻，含蛋白质的淋巴液就在组织间隙中积聚而形成淋巴水肿。

七、淋巴液的生成和回流

淋巴系统由淋巴管、淋巴结、脾和胸腺等组成。淋巴管收集全身的淋巴液，最后经右淋巴导管和胸导管流入静脉。淋巴回流的生理意义在于回收蛋白质、运输脂肪及其他营养物质，同时可调节体液平衡，具有防御和免疫功能。淋巴液可将组织液中的蛋白质分子、不能被毛细血管重吸收的大分子物质以及组织中的红细胞等带回到血液中，从而维持血浆蛋白的正常浓度。另外，淋巴系统也是机体吸收营养物质的主要途径之一，由肠道吸收的脂肪 80%～90%经由这一途径被输送入血，因此来自小肠的淋巴液呈乳糜状。在创伤、手术或感染等病理情况下，损伤的淋巴管能再生，有多种因素参与其再生过程。

（一）毛细淋巴管的结构特点及通透性

淋巴液来源于组织液，通过毛细淋巴管吸收。毛细淋巴管以盲端起始于组织间隙。毛细淋巴管由单层内皮细胞组成，没有基膜和周细胞，故通透性极高。毛细淋巴管起始端内皮细胞呈叠瓦状排列，构成向管腔内开启的单向活瓣（图 4-20）。终末淋巴管内压很低，当组织液生成增多时，组织液静水压增高，同时组织中的胶原纤维和毛细淋巴管周围的胶原细丝可将互相重叠的内皮细胞边缘拉开，内皮细胞之间的缝隙增大，使组织液进入毛细淋巴管成为淋巴液。

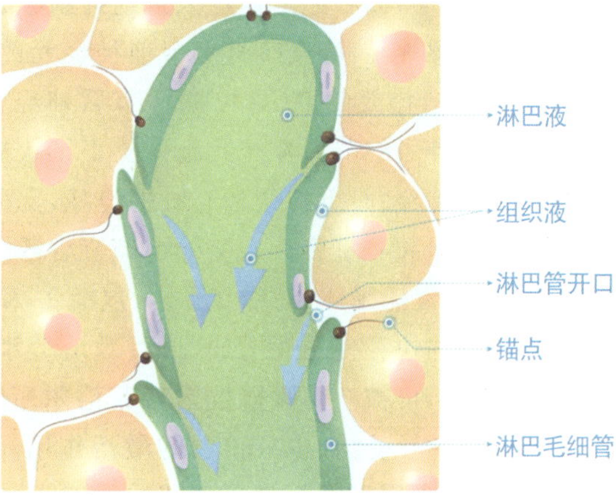

图 4-20　毛细淋巴管盲端结构示意图

正常成年人在安静状态下，每小时生成 120 mL 淋巴液，每天生成 2～3 L。其中大部分淋巴液经胸导管、小部分经右淋巴导管注入静脉，进入血液循环。

（二）影响淋巴液生成和回流的因素

组织液和毛细淋巴管内淋巴液之间的压力差是促进组织液进入淋巴管的动力。因此，凡能增加组织液压力的因素都能增加淋巴液的生成，如毛细血管血压升高、血浆胶体渗透压降低、组织液胶体渗透压及毛细血管通透性增高等。由淋巴管壁中少量的平滑肌和单向瓣膜构成的“淋巴管泵”可促进淋巴回流，防止淋巴液倒流。此外，外周骨骼肌的节律性收缩、相邻动脉的搏动以及外部物体对组织的压迫等，都能促进淋巴液的回流。而淋巴管和淋巴结急慢性炎症（如丹毒）、肉芽肿形成、丝虫虫体等均可引起淋巴系统阻塞，导致淋巴窦和淋巴管扩张，造成淋巴水肿。由于淋巴液中含有蛋白质，可刺激纤维组织增生，而增生的纤维组织又可加重淋巴液的滞留。

第四节 心血管活动的调节

心血管活动的调节，包括神经调节、体液调节和自身调节，不仅能保持正常心率、心输出量、动脉血压和各组织器官血流量的相对稳定，而且能在机体内外环境变化时做出相应的调整，使心血管活动能适应代谢活动改变的需要。

一、神经调节

心血管活动受自主神经系统的紧张性活动控制。副交感神经系统主要调节心脏活动，而交感神经系统对心脏和血管的活动都有重要的调节作用。神经系统对心血管活动的调节是通过各种心血管反射实现的。

（一）心血管的神经支配

1.心脏的神经支配　心脏受心交感神经和心迷走神经双重支配。心交感神经兴奋增强心脏的活动，而心迷走神经兴奋则抑制心脏的活动。

（1）心交感神经：心交感神经节前神经元的胞体位于第1～5胸段脊髓的中间外侧柱，其轴突末梢释放的ACh可激活节后神经元膜中的N_1型胆碱能受体（简称N_1受体）。心交感神经的节后神经元胞体位于星状神经节和颈交感神经节内，其轴突组成心上神经、心中神经、心下神经和心脏神经丛，支配心脏的各个部分，包括窦房结、房室结、房室束、心房肌和心室肌。心交感神经节后纤维释放去甲肾上腺素，作用于心肌细胞膜中的β肾上腺素能受体（简称β受体，包括β_1和β_2受体，以β_1受体为主），引起心肌收缩力增强、心率加快和传导性增加，这些效应分别称为正性变力作用、正性变时作用和正性变传导作用，可被β受体拮抗剂普萘洛尔所阻断。去甲肾上腺素对心肌的α肾上腺素能受体（简称α受体）也有较弱的激活作用。激活α受体主要引起正性变力作用，而正性变时作用不明显。两侧心交感神经对心脏的支配有所不同，左侧心交感神经主要支配房室结和心室肌，兴奋时主要引起心肌收缩力增强，而右侧心交感神经主要支配窦房结，兴奋时主要引起心率加快。

（2）心迷走神经：支配心脏的副交感神经节前纤维行走于迷走神经干中。节前神经元的胞体位于延髓的迷走神经背核和疑核。心迷走神经纤维和心交感神经纤维一起组成心脏神经丛。节前神经元的末梢释放ACh，作用于心内神经节节后神经元胞体膜中的N_1受体。迷走神经的节后神经纤维主要支配窦房结、心房肌、房室交界、房室束及其分支。心迷走神经节后纤维末梢也释放ACh，作用于心肌细胞膜的M型胆碱能受体（简称M受体），引起心房肌收缩力减弱、心率减慢和房室传导速度减慢，即具有负性变力、变时和变传导作用。心室肌也有少量迷走神经纤维支配，但其支配密度远低于其对心房肌的支配，刺激迷走神经引起的心房肌收缩力减弱效应比心室肌明显得多。两侧心迷走神经对心脏的支配也有差异。右侧迷走神经对窦房结的影响占优势，兴奋时主要引起心率减慢；左侧迷走神经对房室结的作用占优势，兴奋时引起的效应以房室传导速度减慢为主。

(3)支配心脏的肽能神经纤维：心脏中存在多种肽能神经纤维，如神经肽 Y、血管活性肠肽、降钙素基因相关肽和阿片样肽等，它们可与单胺类和 ACh 等递质共存于同一神经元内，参与对心肌和冠状血管活动的调节。

(4)心脏的传入神经纤维：心交感神经和心迷走神经内均含有大量的传入神经纤维，其神经末梢主要感受来自心脏的化学刺激、机械牵张刺激和容量变化，进而反射性地调节交感神经活动和心血管活动。心迷走神经内的传入纤维活动引起交感神经活动抑制，而心交感神经内的传入纤维活动引起交感神经活动增强效应，且与心肌缺血引起的心绞痛有关。在高血压和慢性心力衰竭状态下，增强的心交感神经传入纤维活动参与交感神经过度激活的机制。

(5)心交感紧张(cardiac sympathetic tone)与心迷走紧张(cardiac vagal tone)：紧张(tonus)是指神经或肌肉等组织保持一定程度的持续活动状态。心交感神经和心迷走神经平时都具有紧张性，两者相互拮抗，共同持续调节心脏活动。

窦房结是心脏的正常起搏点，其自律性约 100 次/分，但正常人安静时的心率约 70 次/分。这是因为安静时心交感紧张和心迷走紧张两者中以后者占优势。应用 M 受体拮抗剂阿托品阻断心迷走神经的作用，可使正常人的心率加快到 150 次/分。切断动物的心迷走神经也可使心率加快，而切断心交感神经则引起心率减慢。心交感紧张和心迷走紧张均起源于中枢，主要是延髓心血管中枢。心交感紧张和心迷走紧张还随呼吸周期发生变化。吸气时心迷走紧张较低而心交感紧张较高，心率加快，呼气时则相反。心率随呼吸周期而发生明显变化的现象称为呼吸性窦性心律不齐。

2.血管的神经支配　支配血管平滑肌的神经称为血管运动神经，可分为缩血管神经和舒血管神经两大类。除毛细血管外，血管壁都有平滑肌分布，大部分血管平滑肌仅受交感缩血管神经纤维的支配，只有部分血管除接受交感缩血管神经纤维支配外，还接受某些舒血管神经纤维的支配。毛细血管前括约肌的神经纤维分布极少，其活动主要受局部组织代谢产物的影响。

(1)交感缩血管神经纤维：交感缩血管神经纤维的节前神经元位于胸腰段脊髓的中间外侧柱内，末梢释放 ACh，作用于椎旁神经节和椎前神经节内的节后神经元胞体，引起节后神经元兴奋。节后神经纤维末梢释放的递质为去甲肾上腺素。血管平滑肌细胞有 α 和 β_2 两类肾上腺素能受体，去甲肾上腺素与 α 受体结合可引起血管平滑肌收缩，而与 β_2 受体结合则引起血管平滑肌舒张。去甲肾上腺素与 α 受体结合的能力较强，而与 β_2 受体结合能力较弱，故交感缩血管神经纤维兴奋时的主要效应是血管收缩。

大多数血管仅受交感缩血管神经纤维的单一神经支配。在安静状态下，交感缩血管纤维持续发放 1～3 Hz 的低频冲动，称为交感缩血管紧张(sympathetic vasoconstrictor tone)，其紧张性主要来源于延髓心血管中枢，使血管平滑肌保持一定程度的收缩状态。交感缩血管紧张增强时血管收缩加强，而交感缩血管紧张减弱时血管舒张。生理状况下，交感缩血管神经纤维的放电频率在数秒 1 次至每秒 8～10 次的范围内变动。这一变动范围可使血管口径在很大范围内发生变化，从而能有效调节器官的血流阻力和血流量。

(2)交感舒血管神经纤维：狗和猫等动物的骨骼肌血管不仅受交感缩血管神经纤维支配，还受交感舒血管神经纤维支配。其节后纤维末梢释放 ACh，作用于血管平滑肌膜中的 M 受体，可引起骨骼肌血管舒张，骨骼肌血流量增加，以适应骨骼肌在运动时对血流量增加的需要。其效应可被 M 受体拮抗剂阿托品所阻断。交感舒血管神经纤维在平时没有紧张性活动，在情绪激动和发生防御反应时发放冲动，使骨骼肌血管舒张，血流量增多。人体内也有交感舒血管神经纤维存在。

(3)副交感舒血管神经纤维：少数器官如脑膜、唾液腺、胃肠外分泌腺和外生殖器的血管平滑肌除接受交感缩血管神经纤维支配外，还接受副交感舒血管神经纤维的支配，其节后纤维末梢释放的递质为 ACh，与血管平滑肌的 M 受体结合可引起血管舒张和局部血流量增加，而对循环系统总外周阻力的影响则很小。

(4)肽类舒血管神经纤维：某些支配血管的神经纤维含有降钙素基因相关肽或血管活性肠肽，并与 ACh 共存。释放的降钙素基因相关肽或血管活性肠肽可引起局部血管舒张。例如，支配汗腺的交感神经纤维和支配颌下腺的副交感神经纤维通过释放 ACh 引起腺细胞分泌，并可同时释放血管活性肠肽，引起血管舒张，使局部组织的血流量增加，以提供大量的水源。

(二)心血管中枢

中枢神经系统中与控制心血管活动有关的神经元集中的部位称为心血管中枢(cardiovascular center)。控制心血管活动的神经元广泛分布于从脊髓到大脑皮层的各个水平，其中延髓是调控心血管活动最重要的心血管中枢部位。下丘脑也在心血管活动调节中起重要作用。各级心血管中枢间存在密切的纤维联系和相互作用，不仅接受来自躯体和内脏的各种传入信息，还接受来自中枢其他部位的调控信息，通过复杂的整合(integration)，调节心血管活动，使心血管活动与内外环境的变化和与机体的其他功能活动相适应。

1.脊髓　脊髓胸腰段中间外侧柱有支配心脏和血管的交感节前神经元，脊髓骶段还有支配血管的副交感节前神经元。它们的活动主要受高位心血管中枢活动的控制，是中枢调控心血管活动的最后传出通路。脊髓交感节前神经元能完成某些原始的心血管反射，维持一定的血管张力，但调节能力较低，且不够完善。

2.延髓　延髓是调节心血管活动最基本的中枢。早在 1873 年，迪特马尔(Dittmar)和奥维亚尼科夫(Owsjanikow)采用不同水平横切动物脑干的方法研究其对血压的影响，发现在延髓以上水平横断脑干对血压无明显影响，而横断位置下移到延髓内部水平时，血压立即下降到 40～50 mmHg，相当于脊髓动物的水平，说明心血管的紧张性活动起源于延髓，因为只要保持延髓及其以下中枢部分完整，血压就能接近正常水平，并完成一定的心血管反射。在完整动物，选择性破坏延髓背侧或延髓腹内侧部分，心血管紧张性活动也不受影响，说明延髓腹外侧区可能是调控心血管活动的关键部位。

3.下丘脑　下丘脑室旁核(PVN)在心血管活动的整合中起重要作用，其下行纤维直接到达脊髓中间外侧柱控制交感节前神经元活动。下丘脑前部参与对压力感受性反射、肾脏反射和水盐平衡的调节。下丘脑的后部和外侧部发出的下行纤维投射到脊髓中间外侧柱和延髓，可增强交感神经活动。电刺激下丘脑引起防御反应的同时，可引起一系列心血管活动变化，如心率加快、心肌收缩力增强、心输出量增加、皮肤和内脏血管收缩而骨骼肌血管舒张、血压轻度升高。这些心血管反应有利于骨骼肌获得充足的血液供应，以适应防御、搏斗或逃跑等行为的需要。

增值服务：食欲素调节心血管活动

（三）心血管反射

当生理状态或内外环境发生变化时，机体可通过各种心血管反射（cardiovascular reflex），使心血管活动发生相应改变，以适应机体所处的状态或环境的变化。

1.颈动脉窦和主动脉弓压力感受性反射　当动脉血压突然升高时，可反射性引起心率减慢、心输出量减少、血管舒张、外周阻力减小、血压下降，这一反射称为压力感受性反射（baroreceptor reflex）或降压反射（depressor reflex）。

（1）压力感受器（baroreceptor）：压力感受器为颈动脉窦和主动脉弓血管外膜下的感觉神经末梢。压力感觉器并不直接感受血压变化，而是感受血管壁所受到的机械牵张刺激。当动脉血压升高时，动脉管壁被牵张的程度加大，压力感觉器的传入冲动便增多。在一定范围内，压力感受器的传入冲动频率与动脉管壁扩张程度成正比，因而传入神经的冲动发放频率可随心动周期中动脉血压的波动而发生相应变化（图 4-21）。在同一血压水平，颈动脉窦压力感受器通常比主动脉弓压力感受器更敏感。

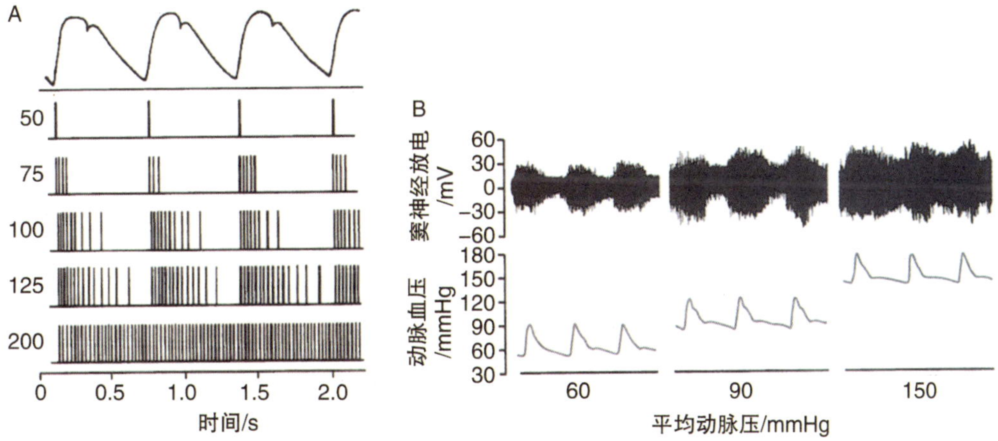

图 4-21　动脉血压对窦神经放电的影响

（2）传入神经及其中枢联系：颈动脉窦压力感受器的传入神经纤维组成窦神经，加入舌咽神经后进入延髓。主动脉弓压力感受器的传入神经纤维行走于迷走神经干内并随之进入延髓。家兔的主动脉弓压力感受器传入纤维在颈部单独成为一束，与迷走神经伴行，称为主动脉神经或降压神经。压力感受器的传入冲动到达延髓孤束核（NTS）后，不仅与延髓尾端腹外侧部（CVLM）发生联系，引起延髓头端腹外侧部（RVLM）心血管神经元抑制，使交感神经紧张性降低，还与迷走神经背核和疑核发生联系，使迷走神经紧张性增强。需指出的是，压力感受器的传入冲动并非仅仅到达延髓，而是与心血管中枢多级水平的神经元发生联系。传入信息在经过多级水平的整合后再下传给传出神经和效应器官，完成反射。

（3）反射效应：动脉血压升高时，压力感受器传入冲动增多，引起压力感受性反射增强，导致心迷走紧张加强，心交感紧张和交感缩血管紧张减弱，表现为心率减慢，心输出量减少，外周阻力减小，动脉血压下降；而当动脉血压降低时，压力感受器传入冲动减少，压力感受性反射减弱，引起心率加快，心输出量增多，外周阻力增大，血压回升。压力感受性反射属于典型的负反馈调节，且具有双向调节能力。血压升高时反射活动加强而引起降压效应，而血压下降时反射活动减弱甚至停止，以促使血压回升，从而使动脉血压保持相对稳定。

2.颈动脉体和主动脉体化学感受性反射　颈动脉体和主动脉体化学感受器可感受动脉血中的 O_2 分压（partial pressure）降低、CO_2 分压升高和 H^+ 浓度升高等刺激。其传入活动经窦神经和迷走神经上行至延髓孤束核，然后使延髓内呼吸运动神经元和心血管活动神经元的活动改变而引起化学感受性反射（chemoreceptor reflex）。动脉血 CO_2 分压升高时，CO_2 可通过血-脑脊液屏障进入脑脊液，使脑脊液中 H^+ 浓度升高，H^+ 再作用于延髓腹外侧表面的中枢化学感受器，也可引起化学感受性反射。

化学感受性反射的效应主要是调节呼吸，反射性地引起呼吸加深加快；通过呼吸运动的改变，再反射性影响心血管活动。动物实验中观察到，在保持自然呼吸的情况下，化学感受器的传入冲动可在引起呼吸加深加快的同时，出现心率加快、心输出量增多、外周阻力增大、血压升高等心血管活动的改变。而人为保持动物的呼吸频率和深度不变，化学感受器的传入冲动则引起心率减慢、心输出量减少、冠状动脉舒张、骨骼肌和内脏血管收缩等效应。当切断双侧颈迷走神经后，心率便由减慢转为加快，提示化学感受性反射对迷走神经的兴奋作用比对交感神经的兴奋作用更强。

化学感受性反射在平时对心血管活动调节作用并不明显，只有在缺氧、窒息、失血、血压过低和酸中毒等情况下才起调节作用。缺血或缺氧等引起的化学感受性反射可兴奋交感缩血管中枢，使骨骼肌和大部分内脏血管收缩，总外周阻力增大，血压升高。心脏和脑的血管无明显收缩或发生轻微舒张，使循环血量得以重新分配，从而保证心、脑等重要器官在危急情况下优先获得血液供应。

3.心肺感受器引起的心血管反射　在心房、心室或肺循环血管中存在着许多压力感受器，总称为心肺感受器。心房中感受循环血量增多或减少的感受器也称为容量感受器。其传入神经纤维行走于迷走神经中。当心房、心室或肺循环血管中血容量增加时，心脏和血管壁受到牵张刺激，于是压力或容量感受器兴奋，传入冲动经心血管中枢整合后，使交感神经紧张性降低，外周血管阻力降低，而心迷走神经紧张性增强，导致心率减慢，心输出量减少，总的效应是血压下降。心肺感受器传入的兴奋还会抑制肾交感神经活动，舒张肾入球小动脉，抑制肾素和血管升压素的释放，增加心房利尿钠肽的分泌，因而肾血流量增加，肾排水和排钠增多，以减少循环血容量，降低血压，这一反射也称为心-肾反射。当循环血量减少时，心肺感受器所受的刺激减弱，则发生相反的效应。故心肺感受器引起的心血管反射的意义在于缓冲因血容量改变而引起的血压波动，并使血容量恢复正常。

二、体液调节

心血管活动的体液调节是指血液和组织液中的某些化学物质对心肌和血管平滑肌活动的调节作用。众多体液因素中，有些由血液携带，广泛作用于心血管系统；有些在局部组织中形成，主要作用于局部的血管或心肌。体液调节与神经调节、自身调节等调节机制互相联系与协调，共同参与机体循环稳态的维持。

（一）肾素-血管紧张素系统

肾素-血管紧张素系统（renin-angiotensin system，RAS）是人体重要的体液调节系统，广泛存在于心肌、血管平滑肌、骨骼肌、脑、肾、性腺、颌下腺、胰腺以及脂肪等多种器官组织中，共同参与对靶器官的调节。在生理情况下，RAS 对心血管系统的正常发育、心血管功能稳态、电解质和体液平衡的维持，以及血压的调节均具有重要作用。

1.RAS 的构成　当交感神经兴奋、各种原因引起肾血流量减少或血浆中 Na^+ 浓度降低时，肾素分泌增多，并经肾静脉进入血液循环，以启动 RAS 的链式反应。其反应过程如下：①肾素可将其在血浆或组织中的底物，即肝脏或组织中合成和释放的血管紧张素原（angiotensinogen）水解产生一个十肽，为血管紧张素Ⅰ（angiotensin Ⅰ，AngⅠ）；②在血浆或组织中，特别是肺循环血管内皮表面存在血管紧张素转换酶（angiotensin-converting enzyme，ACE），ACE 可水解 AngⅠ，切去 C 末端的两个氨基酸产生一个八肽，为血管紧张素Ⅱ（angiotensinⅡ，AngⅡ）；③AngⅡ在血浆和组织中可进一步酶解成血管紧张素Ⅲ（angiotensin Ⅲ，AngⅢ）；④在不同酶的水解作用下，AngⅠ、AngⅡ或AngⅢ可形成不同肽链片段的血管紧张素（图 4-22）；⑤上述的血管紧张素家族成员，可被进一步降解为无活性的小肽片段。

当各种原因引起肾血液减少或血浆中 Na^+ 浓度降低时，肾素分泌增多。交感神经兴奋时也能使肾素分泌增多。近年来，随着分子生物学技术的发展，在心肌、血管平滑肌、骨骼肌、脑、肾等多种器官组织中均发现有肾素和血管紧张素原的基因表达。这些相对独立的局部 RAS 通过旁分泌和（或）自分泌方式直接调节心血管活动。

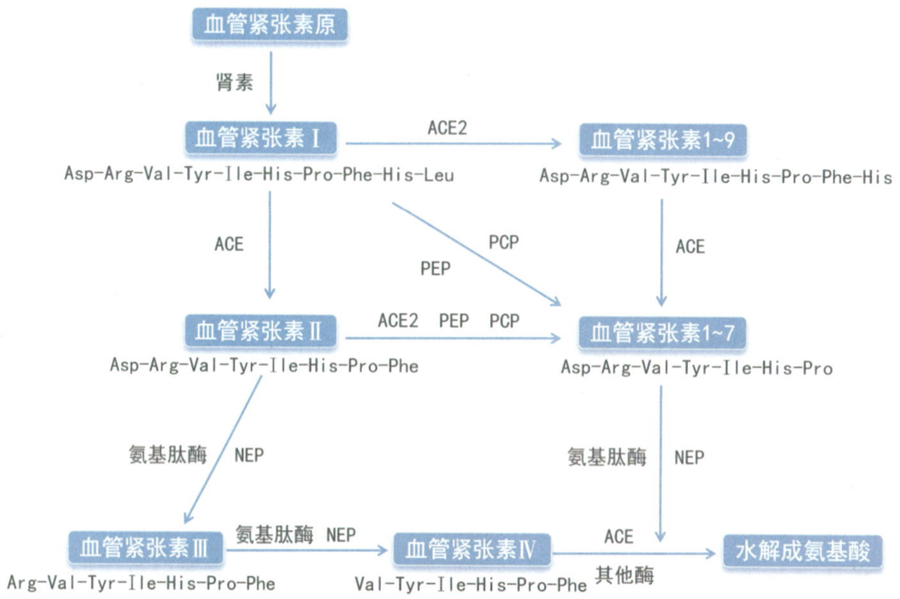

ACE：血管紧张素转换酶；ACEⅡ：血管紧张素转换酶2；
NEP：中性内切酶；PCP：脯氨酰羧肽酶；PEP：脯氨酰肽链内切酶。

图4-22 肾素-血管紧张素系统成员及其转换过程示意图

（二）肾上腺素和去甲肾上腺素

肾上腺素和去甲肾上腺素都属于儿茶酚胺类物质。循环血液中的肾上腺素和去甲肾上腺素主要来自肾上腺髓质。肾上腺素能神经末梢释放的去甲肾上腺素也有一小部分进入血液循环。肾上腺髓质分泌的髓质激素中，肾上腺素约占80%，去甲肾上腺素约占20%。

血液中的肾上腺素和去甲肾上腺素对心脏和血管的作用有许多共同点，但由于和不同的肾上腺素能受体结合的能力不同，它们对心脏和血管的作用也不尽相同。肾上腺素与α和β(包括β_1和β_2)受体结合的能力都很强。在心脏，肾上腺素与β_1受体结合后可产生正性变时和正性变力作用，使心输出量增多。在血管，肾上腺素的作用取决于血管平滑肌上α和β_2受体的分布情况。肾上腺素可引起α受体占优势的皮肤、肾和胃肠道血管平滑肌收缩；在β_2受体占优势的骨骼肌和肝血管，小剂量的肾上腺素常以兴奋β_2受体的效应为主，引起这些部位的血管舒张，大剂量时由于α受体也兴奋，则引起血管收缩。肾上腺素可在不增加或降低外周阻力的情况下增加心输出量，故肾上腺素在临床上被用作强心药。去甲肾上腺素主要与血管平滑肌α受体结合，也能与心肌β_1受体结合，而与血管平滑肌β_2受体结合的能力却较弱。静脉注射去甲肾上腺素可使全身血管广泛收缩，外周阻力增加，动脉血压升高；而血压升高又使得压力感受性反射活动增强，由于压力感受性反射对心脏的效应超过去甲肾上腺素对心脏的直接效应，结果导致心率减慢。因此去甲肾上腺素在临床上被用作升压药。

(三)血管升压素

血管升压素(vasopressin,VP)是由下丘脑视上核和室旁核神经元合成的一种九肽激素,合成后经下丘脑-垂体束运输到神经垂体储存,当机体活动需要时释放入血液循环,此过程也称为神经分泌。VP 与肾远曲小管和集合管上皮的 V2 受体结合后可促进水的重吸收,起到抗利尿的作用,故又称抗利尿激素(antidiuretic hormone,ADH)。VP 作用于血管平滑肌的 V_1 受体则引起血管收缩,血压升高。VP 是已知最强的缩血管物质之一;但在生理情况下,血浆中 VP 浓度升高时首先出现抗利尿效应,仅当其浓度明显增加时才引起血压升高。这是因为 VP 能提高压力感受性反射的敏感性,故能缓冲升血压效应。VP 在维持细胞外液量的恒定和动脉血压的稳定中都起着重要的作用。当血浆渗透压升高,或禁水、脱水及失血等导致细胞外液量减少时,VP 释放增加,并通过对细胞外液量的调节,实现对动脉血压的调节作用。

(四)血管内皮生成的血管活性物质

血管内皮细胞是衬于血管内表面的单层细胞组织,能合成与释放多种血管活性物质,主要调节局部血管的舒缩活动。

1.血管内皮生成的舒血管物质　血管内皮细胞生成和释放的舒血管物质主要包括一氧化氮(nitric oxide,NO)、前列环素(prostacyclin,PGI_2)和内皮超极化因子(endothelium-derived hyperpolarizing factor,EDHF)等。

在离体实验中发现,ACh 引起的血管平滑肌舒张依赖于血管内皮的完整。进一步的研究证实,ACh 能促使血管内皮细胞释放一种舒血管物质,命名为内皮舒张因子(endothelium-derived relaxing factor,EDRF)。后来明确 EDRF 就是 NO。NO 的前体是 L-精氨酸,在一氧化氮合酶(nitric oxide synthase,NOS)的作用下生成。NOS 有三种类型:神经元型 NOS(nNOS 或 NOSⅠ),主要存在于神经元;诱生型 NOS(iNOS 或 NOSⅡ),主要存在于单核-巨噬细胞系统;内皮型 NOS(eNOS 或 NOSⅢ),主要存在于内皮细胞。NO 具有高度的脂溶性,可扩散至血管平滑肌细胞并激活胞内可溶性鸟苷酸环化酶,使胞内 cGMP 水平增高,降低胞质内游离 Ca^{2+} 浓度(通过激活蛋白激酶使胞内 Ca^{2+} 外流),使血管舒张。内皮细胞在基础状态下释放的 NO 参与维持血管的正常张力。NO 还可抑制平滑肌细胞的增殖,对维持血管的正常结构与功能具有重要意义。另外,NO 可抑制血小板黏附,有助于防止血栓形成。缓激肽、5-羟色胺、ATP、ACh、NE、内皮素和花生四烯酸等体液因素,以及血流对内皮产生的切应力增加等物理刺激,均可引起 NO 释放。雌激素可通过激活 eNOS,促进 NO 合成,从而发挥舒血管作用。

PGI_2 是血管内皮细胞膜花生四烯酸的代谢产物,在前列环素合成酶的作用下生成。其作用是舒张血管和抑制血小板聚集,搏动性血流对内皮产生的切应力可刺激内皮释放 PGI_2。

内皮细胞还能产生一种通过使血管平滑肌细胞超极化而引起血管舒张的因子,被命名为内皮超极化因子(EDHF)。EDHF 可通过促进 Ca^{2+} 依赖的钾通道开放,引起血管平滑肌超极化,从而使血管舒张。

2.血管内皮生成的缩血管物质　目前了解较多的是内皮素(endothelin,ET),最早由 Yangagisawa 等人于 1988 年从猪主动脉内皮细胞中分离提纯。ET 是内皮细胞合成和释放的 21 肽,具有强烈而持久的缩血管效应,还参与心血管细胞的凋亡、分化和表型转化等多种病理过程,是心血管活动的重要调节因子之一。ET 家族中目前已确定的成员有 ET-1、ET-2、ET-3。内皮素受体(endothelin receptor,ETR)有 ETAR、ETBR 和 ETCR 三类。ET-1 在血管内皮细胞中生成,ETAR 主要分布于血管平滑肌,对 ET-1 有高选择性亲和力,两者结合后可通过 PLC-IP_3/DG-Ca^{2+} 信号通路,引起血管平滑肌收缩。ET 是目前已知的最强烈的缩血管物质,对体内各脏器的血管几乎都有收缩作用。ET 的缩血管效应持久,可能参与血压的长期调节。ET-1 具有强大的正性肌力作用,但其强心作用常被其强烈的收缩冠脉、刺激 AngⅡ 和 NE 释放等作用所掩盖。ET-1 还具有类似生长因子的作用,可促进平滑肌和心肌细胞的增殖和肥大。生理情况下,血流对内皮产生的切应力可促使 ET 释放。

(五)激肽释放酶-激肽系统

激肽释放酶(kallikrein)是可分解血浆和组织中的蛋白质底物激肽原(kininogen)为激肽(kinin)的一类蛋白酶。激肽可引起血管平滑肌舒张,参与对血压和局部组织血流量的调节。

人体至少有三种激肽:①缓激肽(bradykinin),是由血浆激肽释放酶可水解高分子量激肽原而产生的一种九肽。②赖氨酰缓激肽,是由组织激肽释放酶作用于血浆中的低分子激肽原而产生的一种十肽,也称胰激肽。后者在氨基肽酶的作用下失去赖氨酸残基,成为缓激肽。③甲二磺酰赖氨酰缓激肽,存在于尿液中。激肽可被激肽酶水解失活。

现已发现的缓激肽/激肽受体(bradykinin/kinin receptor)分为 B_1 和 B_2 两种亚型。B_1 受体可能介导激肽的致痛作用;B_2 受体存在于许多组织中,并与组胺 H_2 受体有高度的同源性。激肽作用于血管内皮细胞上的 B_2 受体,可刺激 NO、PGI_2 和 EDHF 的释放,使血管强烈舒张,但可引起内脏平滑肌收缩。

激肽系统和 RAS 之间关系密切。在可降解激肽为无活性片段的激肽酶中,激肽酶Ⅱ就是 ACE,它既可降解激肽为无活性片段,又能使 AngⅠ水解为 AngⅡ。这样,舒血管物质被破坏,缩血管物质生成,因而缩血管作用得到加强。

(六)心血管活性多肽

心血管系统中已发现有 30 多种心血管活性多肽,对心血管活动具有重要的调节作用。

1.心房利尿钠肽　利尿钠肽(natriuretic peptide,NP)是一组参与维持机体水盐平衡、血压稳定、心血管及肾脏等器官功能稳态的多肽。其成员有心房利尿钠肽、脑利尿钠肽和 C 型利尿钠肽(C-type natriuretic peptide,CNP)等。ANP 主要由心房肌细胞合成,其受体是细胞膜中的一种鸟苷酸环化酶。BNP 是反映心脏功能的一个重要标志物。心力衰竭时循环中脑钠肽水平升高,其增高程度与心力衰竭的严重程度呈正相关,可以作为评定心力衰竭进程和预后的指标。BNP 本身还作为药物，用于急性失代偿心力衰竭的临床治疗。

ANP 的主要生物效应有：①利钠和利尿作用。ANP 可增加肾小球滤过率，并抑制近端小管和集合管对钠的重吸收，使肾排钠和排水增多。ANP 还可抑制肾素、醛固酮和血管升压素的生成和释放，并对抗其作用，从而间接发挥利钠和利尿作用。ANP 还具有对抗 RAS、ET 和 NE 等缩血管物质的作用。②心血管作用。ANP 可舒张血管，降低血压；也可减少搏出量，减慢心率，从而减少心输出量。ANP 还具有缓解心律失常和调节心功能的作用。③调节细胞增殖。ANP 是一种细胞增殖的负调控因子，可抑制血管内皮细胞、平滑肌细胞和心肌成纤维细胞等多种细胞的增殖。

2.肾上腺髓质素（adrenomedulin，ADM）　肾上腺髓质素是 1993 年从人嗜铬细胞瘤组织中分离出来的一种新型活性多肽。后来发现它存在于机体几乎所有的组织中，其中以肾上腺、肺和心房为最多。血管内皮细胞可能是合成和分泌 ADM 的主要部位。ADM 能使血管舒张，外周阻力降低，具有强而持久的降压作用。在心脏，ADM 可产生正性肌力作用，并通过增加冠脉血流量、抑制炎症反应及氧自由基的生成、提高钙泵活性和加强兴奋-收缩耦联等多种途径，发挥对心脏的保护作用。ADM 还可使肾排钠和排水增多。

3.尾升压素Ⅱ（urotensinⅡ，UⅡ）　尾升压素Ⅱ最早是从鱼尾部下垂体中分离出来的神经环肽，目前已能从人体克隆，分 UⅠ 和 UⅡ 两型。UⅡ 能持续、高效地收缩血管，尤其是动脉血管，是迄今所知最强的缩血管活性肽。在整体心脏，小剂量 UⅡ 可引起血流阻力轻度降低，心输出量轻度增加；大剂量 UⅡ 则引起心输出量明显减少。UⅡ 还具有明显的促细胞肥大和增殖的作用。

4.阿片样肽（opioid peptide）　人体内的阿片样肽有多种。脑内的 β-内啡肽（β-endorphin）可作用于心血管中枢的有关核团，使交感神经活动抑制，心迷走神经活动加强，降低动脉血压。阿片样肽也可作用于外周的阿片样受体。阿片样肽通过血管壁的阿片样受体，可使血管平滑肌舒张；也可与交感缩血管纤维末梢突触前膜中的阿片样受体结合，减少交感缩血管纤维递质的释放。应激、内毒素、失血等强烈刺激可引起 β-内啡肽释放，并可能成为引起循环休克的原因之一。针刺穴位也可引起脑内阿片样肽释放，可能是针刺使高血压患者血压下降的机制之一。

5.降钙素基因相关肽（calcitonin gene-related peptide，CGRP）　降钙素基因相关肽是人类应用分子生物学技术发现的第一种生物活性多肽，由 37 个氨基酸残基组成，由感觉神经末梢释放，其受体广泛分布于心肌和血管壁。CGRP 是目前发现的最强烈的舒血管物质；对心肌具有正性变力和变时作用。CGRP 还可促进内皮细胞的生长和内皮细胞向受损血管壁的迁移，促进新生血管的生成。

（七）气体信号分子

气体信号分子是一类不同于传统细胞信号分子的小分子气体物质，它们具有在酶催化下内源性产生、不依赖于膜受体而能自由通过细胞膜，以及在生理浓度下有明确的特定功能等特性。前文已述 NO 的作用，以下介绍一氧化碳（CO）和硫化氢（H_2S）。

1.一氧化碳(carbon monoxide,CO) 人和哺乳动物几乎所有器官、组织的细胞都能合成和释放内源性一氧化碳。体内的血红素经血红素加氧酶代谢可生成内源性CO。CO能快速自由透过各种生物膜,产生舒血管作用。其舒血管作用的机制包括:①激活sGC,增高胞质内cGMP水平,使血管平滑肌松弛,血管舒张;②刺激钾通道开放,促进细胞内的K^+外流,引起膜的超极化而产生抑制效应。

2.硫化氢(hydrogen sulfide,H_2S) 硫化氢是另一种气体信号分子,是带有臭鸡蛋味的气体。1989年,在大鼠和人尸检的脑组织中发现了内源性H_2S。H_2S在哺乳动物体内以L-半胱氨酸为底物经酶催化而产生。以脑组织生成最多,其次为血管、心、肝和肾。产生H_2S的酶主要有:①胱硫醚β合成酶(CBS),主要分布在中枢神经系统;②胱硫醚γ裂解酶(CSE),此酶与心血管系统联系最为密切,主要表达于内皮细胞和血管平滑肌细胞;③3-巯基丙酮酸硫基转移酶(MST),富集于红细胞,也参与心肌H_2S的合成。

生理浓度的H_2S具有舒张血管、维持正常血压稳态的作用;对心肌组织具有负性肌力作用和降低中心静脉压的作用。H_2S的作用由ATP依赖的钾通道所介导,结果导致K^+外流增加和膜的超极化,H_2S还可以浓度依赖性地抑制血管平滑肌细胞的增殖。

(八)前列腺素

前列腺素(prostaglandin,PG)是一族二十碳不饱和脂肪酸,主要是花生四烯酸的代谢产物,由环加氧酶介导产生。全身各部位的组织细胞几乎都含有生成前列腺素的前体和酶。PG按其分子结构的差别,可分为多种类型,参与多种生理功能活动,包括血压调节、水盐代谢等。其中PGE_2主要由肾脏产生,具有舒血管作用,参与血压稳态调节;PGI_2主要在血管组织合成,有强烈的舒血管作用;$PGF_{2\alpha}$则能使静脉收缩。

(九)细胞因子

细胞因子如肿瘤坏死因子、白细胞介素、干扰素、趋化因子等是由细胞所产生的一类信息物质,大多以自分泌或旁分泌的方式作用于靶细胞而引起生物效应,如白细胞介素家族中的成员多数为炎症介质,参与免疫反应,但也能调节心血管功能,能扩张血管和增加毛细血管的通透性。有研究证实,炎症因子参与动脉粥样硬化和高血压的发病。

脂肪组织除储存能量和调节代谢外,还可产生特异的脂肪细胞因子,如瘦素、脂联素和抵抗素等,参与调控机体的能量代谢及多种心血管活动。瘦素(leptin)的主要生理作用是调节脂肪代谢,但它与高血压的关系也很密切。瘦素可剂量依赖地升高血压,其作用靶点包括下丘脑、肾素-血管紧张素系统和肾交感神经,并通过降低NO水平、增加肾小管对钠的重吸收、促使血管平滑肌肥大,甚至改变红细胞的生化和物理属性,使血压升高。脂联素(adiponectin)是脂肪组织分泌最多的脂肪细胞因子,可改善内皮功能,促进血管新生,抑制病理性心肌肥大和缺血后心肌损伤,抑制血管平滑肌细胞增殖,从而延缓动脉粥样硬化及再狭窄过程,被认为是心血管系统的一种重要的保护因子。

(十)其他因素

生长因子也可作用于心肌、血管内皮或平滑肌细胞,影响心血管活动。如胰岛素样生长因子-1(insulin-like growth factor-1,IGF-1)可促进心肌生长、肥大和增强心肌收缩力，也能刺激血管平滑肌细胞增殖和血管舒张。血管内皮生长因子能促进血管内皮增生和血管生成，并能使血管扩张和增加毛细血管的通透性。

有些全身性的激素也可影响心血管系统的活动，如肾上腺糖皮质激素能增强心肌的收缩力，胰岛素对心脏有直接的正性变力作用，胰高血糖素对心脏有正性变力与变时作用，甲状腺激素能增强心室肌的收缩和舒张功能、加快心率、增加心输出量和心脏做功量等。

可见，循环与内分泌系统的众多因子，彼此间发生相互作用，并与神经调节之间相互影响，构成复杂的网络体系，对心血管功能进行全身性的和局部的准确而精细的调节。

三、自身调节

心血管活动的自身调节包括心脏泵血功能的自身调节和组织器官血流量的自身调节。器官的血流量一般取决于该器官的代谢水平，代谢水平越高，耗氧量越大，血流量也越多。器官血流量的改变是通过调节该器官的阻力血管口径实现的。神经调节和体液调节是调节血管口径的重要因素，但在某些器官和组织，自身调节机制对血管口径也起重要调节作用。

第五节 器官循环

体内各器官的血流量都由该器官的动、静脉压差和阻力血管的舒缩状态所决定。由于各器官的结构和功能不同，器官内部的血管分布也各有特点，因此，其血流量的调节除服从前述的一般规律外，还有其各自的特殊规律。本节主要叙述心、肺、脑的血液循环。

一、冠脉循环

（一）冠脉循环的解剖特点

心脏通过其泵血功能向全身各器官输送血液；而其自身的血液供应则主要来自冠脉循环，仅心内膜最内侧厚约 0.1 mm 范围内的心肌才直接利用心腔内的血液供应。左、右冠状动脉自升主动脉根部发出后，其主干和大分支行走于心脏的表面，小分支则常以垂直于心脏表面的方向穿入心肌，沿途发出分支，最后在心内膜下层分支成网。冠脉小分支的分布特点使之容易在心肌收缩时受到压迫。

心肌内毛细血管的密度很高，毛细血管数和心肌纤维数之比可达 1∶1。在心肌横截面上，每平方毫米面积内有 2500～3000 根毛细血管，因此心肌和冠脉血液之间的物质交换可迅速进行。当心肌因负荷过重而发生代偿性肥厚时，肌纤维直径增大，但毛细血管数量并不相应增加，所以肥厚的心肌容易发生血供不足。

此外，冠状动脉同一分支的近、远端之间或不同分支之间有侧支互相吻合，在人类，这些相互吻合的侧支在心内膜下较多。正常人冠脉侧支虽在出生时已形成，但均较细小，血流量很少。当冠状动脉突然阻塞时，常不易很快建立起侧支循环而导致心肌梗死；但若冠脉阻塞较缓慢，则侧支可逐渐扩张，建立新的有效侧支循环，从而起到一定的代偿作用。

（二）冠脉循环的生理特点

1.灌注压高，血流量大　冠状动脉直接开口于主动脉根部，其开口处的血压等于主动脉压，加上冠脉的血流途径短，因此血流阻力小，压降小，冠脉小血管的血压和血液灌注压仍维持在较高水平。正常成年人在安静状态下，冠脉血流量为每 100 g 心肌 60～80 mL/min。中等体重的人，冠脉血流量约 225 mL/min，占心输出量的 4%～5%。而心脏的质量只占体重的 0.5%。冠脉血流量的大小取决于心肌的活动水平，左心室单位质量(1 g)的心肌组织的冠脉血流量大于右心室。当心肌活动加强，冠脉达到最大舒张状态时，冠脉血流量可增加到每 100 g 心肌 300～400 mL/min。

2.摄氧率高，耗氧量大　心肌富含肌红蛋白，其摄氧能力很强。人在安静状态下，冠状动脉血中的氧含量约 20 mL/100 mL，冠状窦静脉血中的氧含量约6 mL/100 mL，动、静脉血氧差达 14 mL/100 mL，摄氧率可达 70%左右，远高于其他器官组织(25%～30%)。但心肌耗氧量也大，由于在安静时，经冠脉循环血液中所剩余的氧含量就较低，因此当机体进行剧烈运动时，心肌耗氧量增加，心肌依靠提高从单位血液中摄氧的潜力就较小，此时主要依靠扩张冠脉血管来增加冠脉血流量，以满足心肌当时对氧的需求。

3.血流量受心肌收缩的影响显著　由于冠脉的解剖结构特点，其分支大部分深埋于心肌组织中，故心肌收缩对冠脉血流量有很大影响，尤其是对左心室冠脉血流量的影响。在左心室开始收缩时，由于心室壁张力急剧升高，压迫肌纤维之间的小血管，可使左室冠脉血流量明显减少，心肌深层的冠脉血流量可在等容收缩期出现断流甚至逆流。在快速射血期，由于主动脉压升高，冠状动脉压也随之升高，冠脉血流量有所增加；但进入减慢射血期后，冠脉血流量又复减少。在舒张期开始后，心肌对冠脉的压迫减弱或解除，冠脉血流阻力减小，冠脉血流量迅速增加，并在舒张早期达到高峰，然后逐渐减少。

因为左心室的肌肉比右心室的厚，所以左心室活动对冠脉血流量的影响更为显著。一般情况下，左心室收缩期的冠脉血流量仅有舒张期的 20%～30%；当心肌收缩增强时，心缩期冠脉血流量所占比例更小。当体循环外周阻力增大时，动脉舒张压升高，冠脉血流量将增加；而当心率加快时，由于心舒期明显缩短，冠脉血流量则减少。可见，冠脉血流量的多少主要取决于动脉舒张压的高低和心舒期的长短。在某些病理状态(如主动脉瓣关闭不全)时，常因动脉舒张压过低而发生心肌供血不足。右心室壁心肌比左心室薄弱，收缩时对冠脉血流量的影响不如左心室明显，在安静状态下，右心室收缩期的冠脉血流量和舒张期冠脉血流量相差不大，或略多于后者(图 4-23)。

（三）冠脉血流量的调节

冠脉血流量主要受心肌代谢水平的影响，也受神经和体液因素的调节，但其作用相对次要。

1.心肌代谢水平的影响　心肌收缩的能源几乎仅依靠有氧代谢。心肌代谢增强时，局部组织中 O_2 分压降低，此时 ATP 生成减少而分解增加，心肌细胞中的 ATP 分解为 ADP 和 AMP。存在于冠脉血管周围间质细胞中的 5′-核苷酸酶可将 AMP 分解而产生腺苷。腺苷具有强烈的舒张小动脉作用。腺苷生成后在几秒内即被破坏，因此不会引起其他器官的血管舒张。心肌的其他代谢产物，如 H^+、CO_2、乳酸、缓激肽、PGE 等也有舒张冠脉的作用。

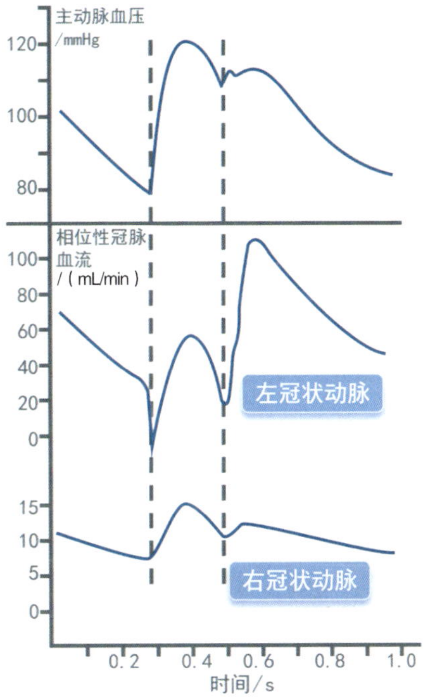

图 4-23　一个心动周期中左、右冠状动脉血流变化情况

2.神经调节　冠状动脉受交感神经和迷走神经的双重支配。交感神经兴奋时，可通过激活冠脉平滑肌 α 受体使之收缩；也可通过激活心肌 β 受体使心脏活动增强，耗氧量增加。代谢加强使代谢产物增多，继发性引起冠脉舒张，使交感神经直接的缩血管效应被掩盖。迷走神经兴奋时，可通过激活冠脉平滑肌 M 受体而使之舒张；也可通过激活心肌 M 受体抑制心脏活动而使心肌代谢水平降低，继发性引起冠脉收缩。在完整机体，神经因素的影响可在很短的时间内就被心肌代谢改变所引起的血流变化所掩盖。在剧烈运动或大失血等情况下，交感神经兴奋可使全身血管收缩，而冠脉血管(及脑血管)却无明显收缩，此时主要通过全身血量的重新分配来保证心脑等重要器官仍能获得相对较多的血液供应。

3.体液调节　肾上腺素和去甲肾上腺素主要通过增强心肌代谢水平使冠脉血流量增加；也可直接作用于冠脉平滑肌 α 或 β 受体，引起冠状血管收缩或舒张，但其作用不如对代谢作用明显。甲状腺激素也能提高心肌代谢水平，可使冠脉舒张，冠脉血流量增加。NO 和 CGRP 具有较强的舒张冠脉的作用，冠脉血流量增加；而 AngⅡ 和大剂量 VP 则能使冠状动脉收缩，冠脉血流量减少。

二、肺循环

进入肺的血管包括肺循环血管和体循环中的支气管血管两部分。肺循环是指血液由右心室射出，经肺动脉及其分支到达肺毛细血管，再经肺静脉进入左心房的血液循环。其任务是使血液在流经肺毛细血管时与肺泡进行气体交换，将含氧量较低的静脉血转变为含氧量较高的动脉血。体循环中的支气管血管则主要对支气管和肺起营养性作用。肺段以远的周围性支气管静脉在肺泡附近与肺循环中的肺小静脉汇合，使体循环中的静脉血流入肺静脉中的动脉血，再进入左心，结果使主动脉血液中掺入 1%～2%

的静脉血。下文主要讨论肺循环的生理特点和调节。

(一)肺循环的生理特点

1.血流阻力小、血压低　与体循环血管相比,肺动脉及其分支短而粗,管壁薄。肺动脉壁的厚度仅约主动脉壁的1/3;且肺循环血管全都位于胸腔负压环境中,因此肺循环的血流阻力明显小于体循环。用导管插入法可直接测量右心室和肺动脉压。正常人的右心室收缩压平均约22 mmHg,舒张压为0～1 mmHg,肺动脉收缩压与右心室收缩压相同,舒张压平均约8mmHg,平均压约13 mmHg。用间接方法可测得肺循环毛细血管平均压约7 mmHg,肺静脉压和左心房内压为1～4 mmHg。因此,肺循环是一个血流阻力小、血压低的系统。当发生左心衰竭时可引起肺淤血和肺水肿,导致呼吸功能障碍。

2.血容量大,变化也大　通常情况下,肺部血管床内可容纳血液450～600 mL,占循环系统总血容量的9%～12%。由于肺组织和肺血管的可扩张性大,故肺血容量的变化范围较大。在用力呼气时,肺部血容量可减少到200 mL左右,而在深吸气时则可增加到1000 mL左右。因此,肺循环血管可起储血库作用。

3.毛细血管的有效滤过压较低　如前所述,肺循环毛细血管血压平均为7 mmHg,血浆胶体渗透压平均为25 mmHg。由于肺毛细血管对蛋白质分子的通透性相对较高,所以肺组织间液的胶体渗透压约为14 mmHg。肺组织间液静水压比外周皮下组织间液的负值稍大,约为－5 mmHg(用微量吸液管插入肺组织间隙测得)。因此,肺毛细血管的有效滤过压较低,仅约＋1 mmHg[(7＋14)－(－5＋25)]。这样,较低的有效滤过压使肺毛细血管有少量液体持续进入组织间隙。这些液体除少量渗入肺泡内被蒸发外(同时也对肺泡内表面起湿润作用),其余大部分进入肺淋巴管而返回血液循环。在某些病理情况下,如发生左心衰竭,由于肺静脉压升高,肺毛细血管血压也随之升高,就可能有较多的血浆滤出毛细血管而进入肺组织间隙和肺泡内,使肺泡内液体积聚,从而形成肺水肿。

(二)肺循环血流量的调节

由于肺循环血管的口径大、管壁薄,可扩张性大,因而其口径变化在多数情况下是被动的,但正常人肺循环血管仍保持较低水平的收缩状态,故肺循环血流量仍在一定程度上受神经、体液和局部组织化学因素的调节和影响。

1.局部组织化学因素的影响　肺泡气 O_2 分压对局部肺循环血管的舒缩活动具有较大影响。急性或慢性低氧都能使肺循环血管收缩,血流阻力增大。这与体循环中低氧通常引起血管舒张的情况正相反。引起肺血管收缩的是肺泡气 O_2 分压过低,而非血氧张力过低。当一部分肺泡内气体的 O_2 分压降低时,这些肺泡周围的微动脉收缩,尤其在肺泡气 CO_2 分压升高时,其效应更加显著,但其机制目前尚不清楚。肺泡气低氧引起局部缩血管反应具有重要的生理意义。肺循环中某处血管因局部肺泡通气不足,O_2 分压降低而收缩,使此处的血流量减少,可使较多的血液转移到那些通气充足、肺泡气 O_2 分压较高的肺泡,维持适当的肺换气效率。但当吸入气 O_2 分压过低时,如在高海拔地区，可引起肺微动脉广泛收缩，血液阻力较大，肺动脉压显著升高。长期居住在低海拔地区的人，若以较快的速度登上高海拔地区，常可发生肺动脉高压，甚至发生肺水肿；长期居住在高海拔地区的人，常可因肺动脉高压使右心室负荷长期加重而导致右心室肥厚。

2.神经调节　肺循环血管受交感神经和迷走神经的双重支配。刺激交感神经的直接效应是肺血管收缩和血流阻力增大。但在整体情况下，交感神经兴奋时由于体循环血管收缩，可将一部分血液挤入肺循环，使肺循环血流量增加。刺激迷走神经的直接效应是肺血管舒张。

3.体液调节　肾上腺素、去甲肾上腺素、AngⅡ、TXA_2、PGF_2等可使肺循环微动脉收缩，而组胺、5-羟色胺等则能使肺循环微静脉收缩，但它们在流经肺循环后随即分解失活。

三、脑循环

脑的血液供应来自颈内动脉和椎动脉。它们在颅底形成威利斯（Willis）环，然后各自发出分支营养脑组织。一部分毛细血管形成脉络丛伸入脑室内，分泌脑脊液。脑毛细血管血液和脑脊液最后都汇入静脉系统。

（一）脑循环的特点

1.血流量大，耗氧量大　正常成年人在安静状态下，每100 g脑组织的血流量为50～60 mL/min，脑循环总血流量约为750 mL/min，相当于心输出量的15%；而脑的质量仅占体重的2%左右。由于脑组织代谢水平高，且其能量消耗几乎全部来源于糖的有氧氧化，故耗氧量很大。安静时每100 g脑组织耗氧3～3.5 mL/min，脑的总耗氧量约为50 mL/min，约占全身总耗氧量的20%。而且，脑组织对缺血和缺氧的耐受性较低，当每100 g脑组织血流量低于40 mL/min时，就会出现脑缺血症状；在正常体温条件下，如果脑血流量完全中断数秒，意识即丧失，中断5～6分钟以上，将产生不可逆的脑损伤。

2.血流量变化小　脑位于骨性颅腔内。除脑组织外，颅腔内还有脑血管（包括血管内血流）和脑脊液。由于颅腔的容积是固定的，而脑组织和脑脊液均不可压缩，脑血管的舒缩程度就受到很大的限制。所以，脑血流量的变化范围明显小于其他器官。脑组织血液供应的增加主要依靠提高脑循环的血流速度来实现。

3.存在血-脑脊液屏障和血-脑屏障　在血液和脑组织之间、血液和脑脊液之间存在着限制血液中某些物质与脑组织、脑脊液自由交换的屏障：①血-脑脊液屏障：毛细血管与脑脊液之间存在有限制某些物质自由扩散的结构，称为血-脑脊液屏障（blood-cerebrospinal fluid barrier），主要由毛细血管内皮细胞、基膜、神经胶质膜构成。脑脊液主要是由脑室脉络丛分泌而产生，少部分由毛细血管滤过生成和室管膜细胞分泌。脑脊液的成分不同于血浆，其Na^+、Mg^{2+}和Cl^-浓度较血浆高，K^+、HCO_3^-和Ca^{2+}则较血浆低，蛋白质含量极微，葡萄糖含量也较血浆少。这种屏障对不同物质通透性不同，如O_2和CO_2等脂溶性物质很容易通过屏障，而许多离子的通透性较低。②血-脑屏障：

血液和脑组织之间也存在着类似的结构，可限制物质在血液和脑组织之间的自由交换，称为血-脑屏障（blood-brain barrier）。脂溶性物质如 O_2、CO_2、乙醇及某些麻醉药易于通过血-脑屏障，而青霉素、胆盐、H^+、HCO_3^- 和非脂溶性物质则不易透入脑组织。所以血-脑脊液屏障和血-脑屏障的作用在于稳定脑组织的内环境，防止血液中某些有害物质进入脑内，为脑细胞的正常活动提供必要的保障。脑的某些部分，如下丘脑第三脑室周围和延髓后缘区等处的室周器官，血-脑屏障比较薄弱，毛细血管壁对许多物质的通透性高于脑的其他部分。因此循环血液中的有些物质，如血管紧张素Ⅱ和其他肽类物质，可以在这些部位进入脑内，作用于相应的受体，引起各种效应。另外，当脑组织发生缺氧、损伤等情况以及在脑肿瘤部位，毛细血管壁的通透性增加，故平时不易透过血-脑屏障的物质可以进入受损部位的脑组织。在临床上用药物治疗神经系统疾病时，必须明确所用的药物是否容易通过血-脑屏障。

（二）脑血流量的调节

1.脑血流量的自身调节　由于脑血管的舒缩受限制，故只有通过增加脑血流的速度来增加脑血流量，脑的血流量主要取决于脑的动脉和静脉之间的压力差。正常情况下，因颈内静脉压已接近右心房压，变化不大，故对脑血流起主要作用的是颈动脉压。颈动脉压升高时，脑血流量相应增加；反之颈动脉压降低时，脑血流量减少。当平均动脉压在 60～140 mmHg 范围内变化时，通过脑血管的自身调节可以使脑血流量保持相对恒定；当平均动脉压低于 60 mmHg 时，脑血流量会明显减少，导致脑功能障碍，当平均动脉压大于 140 mmHg 时，可因脑内的毛细血管血压过高引起脑水肿。

2.脑组织局部代谢对脑血流量的调节　局部代谢因素是影响脑血管舒缩活动的最重要因素。当血液 P_{CO_2} 升高或 P_{O_2} 降低时，脑血管舒张，血流量增加；反之，当 P_{CO_2} 降低时，脑血流量则减少，并可引起头晕。此外，脑的各个部分的血流量和脑组织的代谢程度有关。实验表明，大脑皮质不同部位的血流量是不同的。当某一部分脑的代谢活动加强时，该部分脑的血流量就增多。其机制可能是 P_{O_2} 降低以及 H^+、K^+、腺苷等代谢产物引起脑血管舒张所致。目前的研究还表明，脑的代谢产物可通过某些神经元以及血液中的一些活性物质使脑血管内皮产生 NO 而引起脑血管舒张，使脑血流量增加。

3.神经调节　脑血管受交感缩血管神经和副交感舒血管神经支配，此外，脑血管还有神经肽纤维末梢分布，但神经因素在脑血管活动调节中作用很小。切断支配脑血管的神经后，脑血流量无明显的变化。在各种心血管反射中，脑血流量一般不受影响。

思考题：

1.二尖瓣狭窄对心脏泵血有哪些影响？

2.心脏发生早搏时会有哪些症状？为什么？

3.患者发生低血钾或高血钾时，心肌的电生理特性会有什么变化？

4.为什么人们夏天在阳光下久站时会出现晕厥？

5.当机体血压升高时，可以采取哪些措施使血压恢复正常？

第五章　呼　吸

学习目标

知识目标：掌握呼吸的概念及基本过程；呼吸运动；气体在血液中运输的形式；呼吸中枢的概念、部位和作用；急性低氧环境对呼吸及机体的影响。理解肺内压的变化；膜腔内压的形成及意义；肺泡表面活性物质的来源及意义；肺活量、用力呼气量及肺泡通气量的概念及意义；肺换气的原理和影响因素，O_2 与 Hb 结合的特征；氧解离曲线的特点及影响因素；化学感受器的种类和化学感受性反射。

能力目标：能用所学知识解释常见呼吸系统疾病的发病机制。

素质目标：培养学生的动手及创新能力，提高临床思维能力；具备扎实的呼吸生理专业知识，树立关心、关爱患者的医学人文精神。

导入及思考

患儿，男性，出生 2 天。胎龄 7 个月，早产，为顺产。其家属讲述，患儿出现短暂的呼吸困难，嘴唇及面部发绀，医生考虑为新生儿呼吸窘迫综合征。诊断：新生儿呼吸窘迫综合征。

请思考：

1.试述动脉血中二氧化碳分压升高、氧分压降低、pH 值下降对呼吸的影响及其机制。

2.试述肺泡表面活性物质的来源、成分和生理意义。

3.何谓氧解离曲线？它有什么特点和生理意义？

生物体在新陈代谢的过程中，不断地从外界环境中摄取机体所需要的 O_2，排出所产生的 CO_2。这种机体与外界环境之间的气体交换过程称为呼吸（respiration）。呼吸是机体维持正常代谢和生命活动所必需的基本功能之一。呼吸一旦停止，便意味着生命的终止。呼吸系统的功能与血液循环系统的功能紧密相连。气体在肺部与外界环境之间进行交换依赖于肺循环，而在全身器官组织与细胞进行交换则依赖于体循环。另外，呼吸系统的正常功能还有助于体内酸碱平衡的维持。

呼吸的全过程由三个相互衔接且同时进行的环节组成，即外呼吸、气体在血液中的运输和内呼吸。外呼吸(external respiration)即肺毛细血管血液与外界环境之间的气体交换过程(图 5-1)，包括肺通气(pulmonary ventilation)和肺换气(gas exchange in lungs)两个过程。前者是指肺与外界环境之间的气体交换过程，后者则为肺泡与肺毛细血管血液之间的气体交换过程。气体在血液中的运输是衔接外呼吸和内呼吸的中间环节，即由循环血液将 O_2 从肺运输到组织以及将 CO_2 从组织运输到肺的过程。内呼吸(internal respiration)也称组织换气(gas exchange in tissues)，是指组织毛细血管血液与组织、细胞之间的气体交换过程，有时也将细胞内的生物氧化过程包括在内。

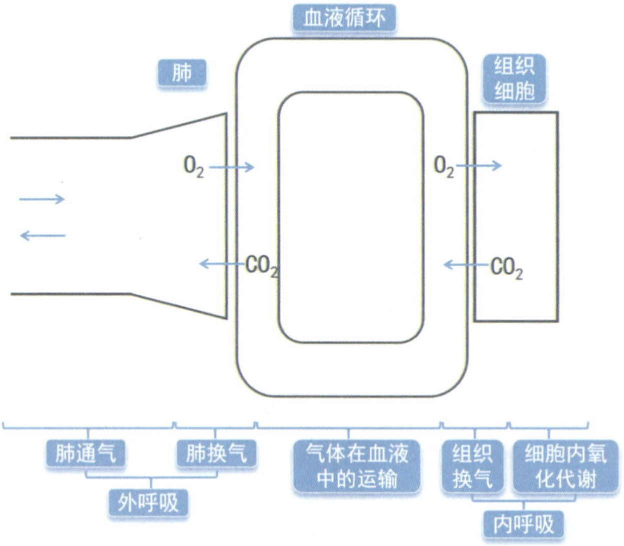

图 5-1　呼吸全过程示意图

增值服务:中国呼吸生理发展史

第一节　肺通气

肺通气是指肺与外界环境之间的气体交换过程。实现肺通气的器官包括呼吸道、肺泡、胸膜腔、膈和胸廓等。呼吸道是气体进出肺的通道，还具有加温、加湿、过滤和清洁吸入气体的作用以及引起防御反射(咳嗽反射和喷嚏反射)等保护功能；肺泡是肺换气的主要场所；胸膜腔是连接肺和胸廓的重要结构，使肺在呼吸过程中能随胸廓的张缩而张缩;膈和胸廓中的胸壁肌则是产生呼吸运动的动力器官。

一、肺通气的原理

气体进出肺取决于两方面因素的相互作用:①推动气体流动的动力;②阻止气体流动的阻力。动力必须克服阻力,才能实现肺通气。

(一)肺通气的动力

按照物理学原理,气体总是从气压高处向气压低处流动。所以气体进出肺,即要实现肺通气,必须在肺泡气与外界大气之间存在一定的压力差。可见,肺泡气与外界大气之间的压力差是实现肺通气的直接动力。在一定的海拔高度,外界大气的压力,即大气压是相对恒定的;因而在呼吸过程中,发生变化的只能是肺泡内气体的压力,即肺内压(alveolar pressure 或 intrapulmonary pressure)。肺内压在呼吸过程中的变化取决于肺的扩张和缩小,但肺自身并不具有主动张缩能力,其张缩依赖于胸廓的节律性扩张和缩小,而胸廓的张缩则由呼吸肌的收缩和舒张所引起。因此,呼吸肌的收缩和舒张所引起的胸廓节律性扩张和缩小,即呼吸运动(respiratory movement)是实现肺通气的原动力。

1.呼吸运动　呼吸运动可分为吸气运动(inspiratory movement)和呼气运动(expiratory movement),前者引起胸廓扩大,后者则使胸廓缩小。主要吸气肌是膈肌和肋间外肌,主要呼气肌为肋间内肌和腹肌。此外,还有一些辅助吸气肌,如斜角肌、胸锁乳突肌等。

(1)呼吸运动的过程:平静呼吸时,吸气运动是由主要吸气肌(膈肌和肋间外肌)的收缩而实现的,是一个主动过程。胸廓的形状类似于中空的圆锥体,上小下大。肋骨从上到下逐渐加长,并且由后向前下斜。肋间外肌起自上一肋骨的下缘,斜向前下方走行,止于下一肋骨的上缘。由于脊椎的位置是固定的,胸骨则可上下移动。因此,当肋间外肌收缩时,肋骨和胸骨上举,同时肋骨下缘向外侧偏转,从而增大胸腔的前后径和左右径。膈肌位于胸腔和腹腔之间,构成胸腔的底。静止时向上隆起。收缩时,隆起的中心下移,从而增大胸腔的上下径。胸腔的上下径、前后径和左右径都增大,引起胸腔扩大,肺的容积随之增大,肺内压降低。当肺内压低于大气压时,外界气体流入肺内,这一过程称为吸气(inspiration)。平静呼吸时,呼气运动并不是由呼气肌收缩引起的,而是由膈肌和肋间外肌舒张所致,是一个被动过程。膈肌和肋间外肌舒张时,肺依其自身的回缩力而回位,并牵引胸廓,使之上下径、前后径和左右径缩小,从而引起胸腔和肺的容积减小,肺内压升高。当肺内压高于大气压时,气体由肺内流出,这一过程称为呼气(expiration)。

用力吸气时,除膈肌和肋间外肌加强收缩外,辅助吸气肌也参与收缩。控制第一对肋骨和胸骨运动的胸锁乳突肌及斜角肌参加收缩,可使胸骨柄及第一对肋骨向上向外提起,扩展胸廓上部,胸廓和肺的容积进一步扩大,更多的气体被吸入肺内。用力呼气时,除吸气肌舒张外,还有呼气肌参与收缩,此时呼气运动也是一个主动过程。腹肌是主要的呼气肌,收缩时增加腹内压,膈肌被向上推挤,使胸腔的上下径减小。另外,肋间内肌也是呼气肌，其走行方向与肋间外肌相反，收缩时使肋骨和胸骨下移，肋骨还向内侧旋转，使胸腔的前后径和左右径进一步缩小。呼气肌的参与使呼气运动增强，呼出更多的气体。

（2）呼吸运动的形式：参与活动的呼吸肌的主次、多少和用力程度不同，呼吸运动可呈现不同的形式。

1）胸式呼吸和腹式呼吸：在呼吸运动中，膈肌舒缩引起的呼吸运动伴以腹壁的起伏，称为腹式呼吸（abdominal breathing）。由肋间外肌舒缩使肋骨和胸骨运动，主要表现为胸部的起伏的呼吸运动，称为胸式呼吸（thoracic breathing）。健康成人呈混合式呼吸；小儿及男性以腹式呼吸为主；女性在妊娠时，因膈肌活动受限，以胸式呼吸为主。

2）平静呼吸和用力呼吸：正常人安静状态下的呼吸平稳而均匀，呼吸频率为12～18次/分，吸气是主动的，呼气是被动的，这种呼吸形式称为平静呼吸（eupnea）。当机体运动或吸入气中CO_2含量增加而O_2含量减少或肺通气阻力增大时，呼吸加深加快，此时不仅吸气肌舒缩活动加强，辅助吸气肌与呼气肌也参与呼吸运动，这种呼吸形式称为用力呼吸（forced breathing）或深呼吸（deep breathing）。在缺氧、CO_2增多或肺通气阻力增大较严重的情况下，可出现呼吸困难（dyspnea），表现为呼吸显著加深、鼻翼扇动，同时还会出现胸部按压的感觉。

2.肺内压　肺泡内的压力为肺内压。如前述，肺内压在呼吸过程中呈周期性变化。吸气时，肺容积增大，肺内压随之降低，当低于大气压时，外界气体被吸入肺泡；随着肺内气体量的增加，肺内压也逐渐升高，至吸气末，肺内压升高到与大气压相等，气流便暂停。呼气时，肺容积减小，肺内压随之升高。当高于大气压时，肺泡内气体由肺内呼出；随着肺内气体量的减少，肺内压也逐渐降低，至呼气末，肺内压又降到与大气压相等，气流再次暂停（图5-2）。

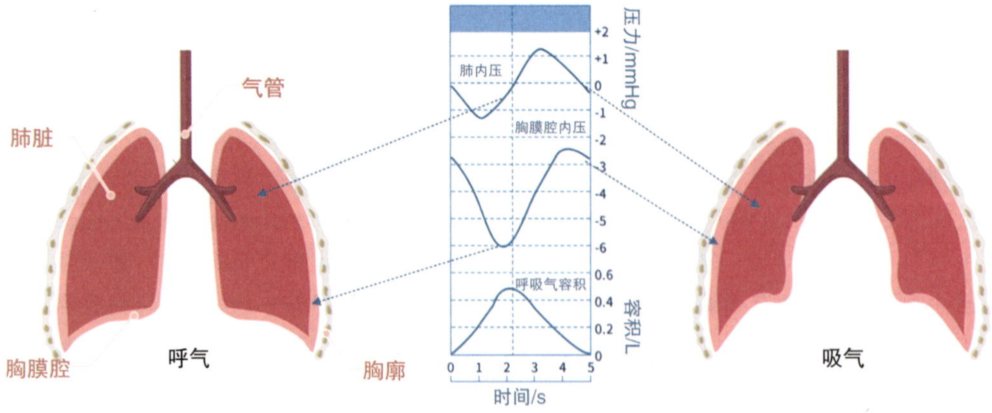

图5-2　吸气和呼气时，肺内压、胸膜腔内压及呼吸气容积的变化和胸膜腔内压直接测量示意图

呼吸过程中，肺内压变化的程度与呼吸运动的缓急、深浅和呼吸道是否通畅等因素有关。平静呼吸时，肺内压变化较小。吸气时肺内压较大气压低1～2 mmHg，呼气时较大气压高1～2 mmHg。用力呼吸或呼吸道不够通畅时，肺内压将大幅波动。如紧闭

声门并尽力进行呼吸运动，吸气时肺内压可低于大气压 30～100 mmHg，呼气时可高于大气压 60～140 mmHg。

根据肺内压的周期性升降为肺通气动力的原理，在自然呼吸停止时，用人工方法建立起肺内压与大气压之间的压力差以维持肺通气，称为人工呼吸（artificial respiration）。人工呼吸可分为正压法和负压法两类。正压吸气是使肺内压高于大气压，负压吸气则使肺外（胸膜腔内）压低于肺内压。两者的目的都是增加肺内外的压力差。在缺乏医疗设备的条件下，对需要急救的患者施行简便易行的口对口人工呼吸属于正压人工呼吸，而节律性地举臂压背或挤压胸廓则属于负压人工呼吸；在医院内，且在非紧急情况下，可采用不同类型的人工呼吸机实施正压或负压人工呼吸。实施人工呼吸时须注意保持呼吸道通畅，注意清除呼吸道内的异物和痰液等。

3.胸膜腔内压

（1）胸膜腔的结构：在肺和胸廓之间存在一个潜在的腔隙，即胸膜腔，由覆于肺表面的脏层胸膜和衬于胸廓内壁的壁层胸膜所构成。正常情况下，胸膜腔是个密闭的腔隙，腔内没有气体，仅有一薄层约 10 μm 厚的浆液。一方面，浆液分子之间的内聚力使两层胸膜紧贴在一起，不易分开，参与胸膜腔负压的形成，因而肺可随胸廓的张缩而张缩；另一方面，这一薄层浆液在两层胸膜之间起润滑作用，可减小呼吸运动时两层胸膜之间的摩擦。

（2）胸膜腔内压的正常值：胸膜腔内压随呼吸运动而发生周期性波动。平静呼气末胸膜腔内压较大气压低 3～5 mmHg，吸气末较大气压低 5～10 mmHg。可见，胸膜腔内压在平静呼吸时始终低于大气压，若以大气压为 0 计，则胸膜腔内压为负压，故称为胸膜腔负压或胸内负压。肺通气阻力增大时，胸膜腔内压波动将大幅增加，呼气时有可能高于大气压。例如，在关闭声门用力吸气时，胸膜腔内压可降至低于大气压 90 mmHg；而当关闭声门用力呼气时，胸膜腔内压可升高到高于大气压 110 mmHg。

（3）胸膜腔内压形成的机制：胸膜腔负压的形成与肺和胸廓的自然容积不同有关。在人的生长发育过程中，胸廓的发育较肺快，因此胸廓的自然容积大于肺的自然容积。由于两层胸膜紧紧贴在一起，肺被牵引而始终处于扩张状态。被扩张的肺所产生的回位力向内牵引胸廓，使胸廓容积缩小。当胸廓的容积小于其自然容积时，胸廓将产生向外扩展的回位力，使胸廓的容积趋于扩大，以回到其自然容积位置。在肺的内向回位力和胸廓的外向回位力的作用下，胸膜腔内压便降低而低于大气压，即形成负压。婴儿期由于胸廓和肺的容积差小，故胸膜腔内压很小；随着个体的生长发育，胸廓和肺的容积差变大，胸膜腔内压也逐渐增大。

胸膜腔负压的形成与作用于胸膜腔的两种力有关：一是肺内压，使肺泡扩张；二是肺回缩压，使肺泡缩小。胸膜腔内压就是这两种方向相反的力的代数和，即胸膜腔内压＝肺内压＋（－肺回缩压）。

在吸气末或呼气末，呼吸道内气流停止，并且呼吸道与外界环境相通，因此肺内压等于大气压，此时胸膜腔内压＝大气压＋（－肺回缩压）。

若以大气压为 0 计，则胸膜腔内压＝－肺回缩压。

可见，胸膜腔内压的大小主要是由肺回缩压所决定的。

(4)胸膜腔负压的生理意义：胸膜腔内保持负压具有重要意义。它不仅能使肺随胸廓的张缩而张缩，使肺通气成为可能，还能加大胸腔内腔静脉和胸导管的跨壁压，使之扩张，有利于静脉血和淋巴液的回流。胸膜腔内保持负压的一个重要前提是胸膜腔须保持其密闭性。其密闭性一旦丧失，如因外伤使胸壁破裂或因肺气肿使肺大疱破裂，胸膜腔与大气相通，空气便进入胸膜腔而形成气胸(pneumothorax)。此时胸膜腔负压减小或消失，肺依其弹性而回缩，造成肺不张，不仅影响肺通气，也阻碍静脉和淋巴回流。气胸严重时，不但患侧呼吸和循环功能发生障碍，而且由于纵隔向健侧移位甚至出现纵隔随呼吸左右摆动，也将累及健侧的呼吸和循环功能。此时若不紧急处理，将危及生命。

知识拓展

气胸

气胸是一种气体进入胸膜腔导致肺组织受压塌陷的疾病，也常被称为肺萎陷。气胸的形成一般由肺组织与胸腔之间产生破口或胸壁受伤造成，且可由多种病因引发，如胸部损伤、肺部基础病等。气胸多见于瘦高体型的男性青壮年，持续吸烟、高压环境工作及家族有气胸历史均为危险因素。气胸根据病因可以分为自发性、外伤性和医源性三类，还可按照胸膜破裂口的情况分类为闭合性气胸、开放性气胸和张力性气胸等。

(二)肺通气阻力

肺通气过程中所遇到的阻力称为肺通气阻力，可分为弹性阻力和非弹性阻力两类。前者包括肺弹性阻力和胸廓弹性阻力；后者包括气道阻力、惯性阻力和组织的黏滞阻力。平静呼吸时，弹性阻力约占肺通气总阻力的70%，非弹性阻力约占30%。弹性阻力在气流停止状态下仍存在，属于静态阻力；而非弹性阻力仅在气体流动时才发生，故属于动态阻力。肺通气阻力增大是临床上肺通气障碍最常见的原因。

1.弹性阻力和顺应性　弹性体对抗外力作用所引起的变形的力称为弹性阻力(elastic resistance)。机体各种组织(包括肺和胸廓)都具有弹性，故均可认为是弹性体。弹性体的弹性阻力难以被直接测量，而其顺应性(弹性阻力在数值上的倒数)却较易被测量。

(1)顺应性(compliance)：顺应性是指在外力作用下弹性组织的可扩张性。容易扩张者顺应性大，弹性阻力小；不易扩张者，顺应性小，弹性阻力大。可见顺应性(C)与弹性阻力(R)成反变关系：$C \propto 1/R$。顺应性用单位压力变化(ΔP)所引起的容积变化(ΔV)来表示，即压力每升高1 cmH_2O时，容积增加了多少升(L)，单位是L/cmH_2O。

$$C=\frac{\Delta V}{\Delta P} \tag{5-1}$$

如图 5-3A 所示，两个大小相同的橡皮囊，左侧为薄壁囊，右侧为厚壁囊，在相同的跨壁压(ΔP)作用下，薄壁囊的容积变化(ΔV_1)大于厚壁囊的容积变化(ΔV_2)，因而薄壁囊的顺应性($\Delta V_1/\Delta P$)大于厚壁囊的顺应性($\Delta V_2/\Delta P$)。由于顺应性与弹性阻力在数值上互为倒数，所以顺应性越大，表示弹性阻力越小；而顺应性越小，则表示弹性阻力越大。

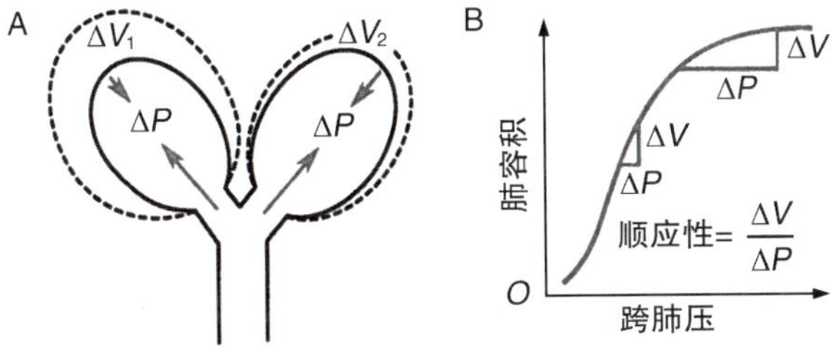

A.橡皮囊的顺应性，实线为扩张前，虚线为扩张后；B.离体静态肺顺应性曲线。

图 5-3　顺应性示意图

(2)肺的弹性阻力与顺应性：肺在被扩张时产生弹性回缩力，弹性回缩力可对抗外力所引起的肺扩张，从而成为吸气的阻力，也是呼气的动力。肺弹性阻力可用肺顺应性(compliance of lung，C_L)表示，见下式。

$$\text{肺的顺应性}(C_L)=\frac{\text{肺容积变化}(\Delta V)}{\text{跨壁压变化}(\Delta P)} \tag{5-2}$$

1)肺顺应性：测定肺顺应性时，一般采用分步吸气(或向肺内充气)或分步呼气(或从肺内抽气)的方法，每步吸气或呼气后，在受试者屏气并保持气道通畅的情况下测定肺容积和胸膜腔内压。因为此时呼吸道内没有气体流动，肺内压等于大气压，所以只需测定胸膜腔内压就可算出跨肺压。根据每次测得的数据绘制成的压力-容积曲线就是肺的顺应性曲线。在呼吸道无气流情况下所测得的顺应性也称肺的静态顺应性。图 5-3B 所示为猫离体肺的静态顺应性曲线，曲线"S"形，表现为在较大或较小肺容积处曲线较平坦，而在中等肺容积处曲线较陡直。曲线的斜率反映不同肺容积下的肺顺应性或肺弹性阻力的大小。斜率大，表示肺顺应性大，肺弹性阻力小；反之亦然。正常成年人平静呼吸时，肺顺应性约为 0.2 L/cmH_2O，位于顺应性曲线斜率最大的中段部分，故平静呼吸时肺弹性阻力较小，呼吸较为省力。

2)肺弹性阻力来源：肺弹性阻力来自肺的弹性成分和肺泡表面张力。

肺的弹性成分包括肺自身的弹力纤维和胶原纤维等结构。当肺被扩张时，这些纤维被牵拉而倾向于回缩。肺扩张越大，其牵拉作用越强，肺的回缩力和弹性阻力便越大。另外，网状纤维、组织细胞、上皮细胞、血管和小气道也影响肺的弹性阻力，但所起作用较小。当肺部病变，如水肿或充血时，这些结构的弹性阻力作用将增加。肺的表面张力源于肺泡内表面的液-气界面。肺泡内表面有一薄层液体，肺泡内则充满气体，由此构成肺泡内表面的液-气界面。由于液体分子之间的引力远大于液体与气体分子之间的引力，液体表面有尽可能缩小的倾向，这就是肺泡表面张力。肺泡近似于球形，使肺泡内表面液层每一点上的合力方向朝向肺泡中心，故肺泡表面张力有助于肺的回缩。

如图 5-4 所示，向动物离体肺注入气体比注入生理盐水所需的跨肺压要大得多。这是因为充气时肺泡内表面的液-气界面及由此产生的肺泡表面张力仍存在；而充生理盐水时，液-气界面及肺泡表面张力均消失，这一现象称为滞后现象(hysteresis)；而注入生理盐水时，则滞后现象不明显，因此，滞后现象的产生主要与肺泡表面张力有关。

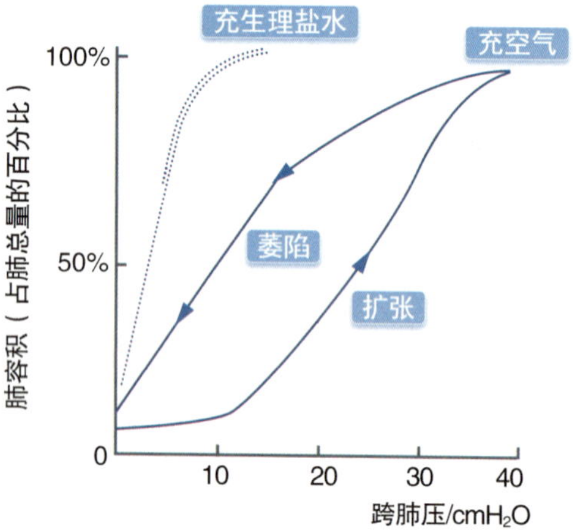

图 5-4　肺的压力-容积曲线

根据拉普拉斯(Laplace)定律，即 $P = 2T/r$。P 为肺泡内液-气界面的压强(N/m^2)，它可引起肺泡回缩；T 为肺泡内液-界面的表面张力系数，即单位长度的表面张力(N/m)；r 为肺泡半径(m)。

若表面张力系数不变，则肺泡的回缩力与肺泡半径成反比，即小肺泡的回缩力大，而大肺泡的回缩力小。肺约有 3 亿个大小不等的肺泡，其半径可相差 3～4 倍。若不同大小的肺泡之间彼此连通，则小肺泡内的气体将流入大肺泡内，引起小肺泡萎陷关闭而大肺泡则过度膨胀，肺泡将失去稳定性(图 5-5)。此外，如果表面张力过大，还会降低肺顺应性，增加吸气阻力，甚至会造成肺水肿。

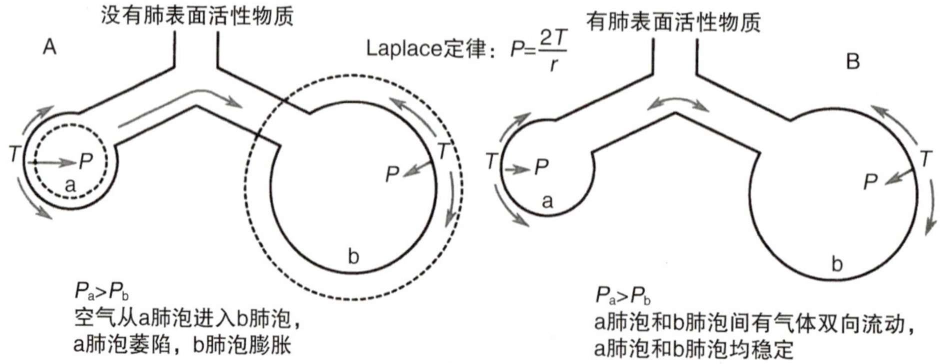

图 5-5　肺泡表面张力和肺内压及气流方向示意图

但实际并不会发生这种情况，这是因为肺泡内表面存在着肺泡表面活性物质(alveolar surfactant)。肺泡表面活性物质是一种主要由肺泡Ⅱ型上皮细胞合成和分泌的含脂质与蛋白质的混合物，其中脂质成分约占90%。脂质中60%以上是二棕榈酰卵磷脂，表面活性物质结合蛋白约占10%。二棕榈酰磷脂酰胆碱(DPPC)分子的一端是非极性的脂肪酸，另一端为极性端。因此，DPPC分子能垂直排列于肺泡内液-气界面，极性端插入液体层，非极性端朝向肺泡腔，以单分子层的形式分布于肺泡内液-气界面上。并且，其密度可随肺泡的张缩而改变。肺泡表面活性物质的主要作用是降低肺泡表面张力，减小肺泡的回缩力。肺泡表面活性物质这种作用具有重要的生理意义，主要表现在以下几个方面：①降低吸气阻力，减少吸气做功。②维持肺泡的稳定性。因为肺泡表面活性物质在肺泡内液-气界面的密度可随肺泡半径的变小而增大，也随肺泡半径的增大而减小。所以，在肺泡缩小(呼气)时，表面活性物质的密度增大，降低表面张力的作用加强，肺泡表面张力减小，因而可防止肺泡萎陷；而在肺泡扩大(吸气)时，表面活性物质的密度减小，肺泡表面张力增加，因而可防止肺泡过度膨胀。这样，不同大小肺泡的稳定性便得以维持。③防止肺水肿。由于肺泡表面张力的合力指向肺泡腔内，根据组织液生成原理，肺泡表面张力对肺毛细血管血浆和肺组织间液可产生“抽吸”作用，使肺组织液生成增加，因而可能导致肺水肿。肺泡表面活性物质可降低肺泡表面张力，减小肺泡回缩力，减弱对肺毛细血管血浆和肺组织间液的“抽吸”作用，从而防止肺水肿的发生。

胎儿在六七个月或更后，肺泡Ⅱ型上皮细胞才开始合成和分泌肺泡表面活性物质。因此，早产儿可因肺泡Ⅱ型细胞尚未成熟、缺乏肺泡表面活性物质而引起肺泡极度缩小，发生肺不张，且由于肺泡表面张力过高，吸引肺毛细血管血浆进入肺泡，在肺泡内壁形成一层“透明膜”阻碍气体交换，出现新生儿呼吸窘迫综合征，严重时可致死亡。由于肺泡液可进入羊水，所以可抽取羊水检查其中表面活性物质的含量和成分，以了解肺发育的成熟状态。如果检测出肺泡表面活性物质含量过低，可适当延长妊娠时间或用药物(糖皮质激素)促进其合成，以防新生儿呼吸窘迫综合征发生。出生后也可给予外源性肺泡表面活性物质替代。成年人患肺炎、肺血栓等疾病时，也可因肺泡表面活性物质减少而发生肺不张。

总之，在肺充血、肺组织纤维化或肺泡表面活性物质减少时，肺的顺应性降低，弹性阻力增加，患者表现为吸气困难；而在肺气肿时，肺弹性成分大量破坏，肺回缩力减小，顺应性增大，弹性阻力减小，患者表现为呼气困难。这些情况都会导致肺通气功能降低。

(3)胸廓弹性阻力和顺应性：胸廓弹性阻力源于胸廓的弹性成分。胸廓处于自然位置时，肺容量约为肺总量的67%(相当于平静吸气末的肺容量)，此时胸廓无变形，不表现出弹性阻力。当肺容量小于肺总量的67%(如平静呼气或深呼气)时，胸廓被牵引向内而缩小，其弹性阻力向外，是吸气的动力，呼气的阻力；当肺容量大于肺总量的67%(如深吸气)时，胸廓被牵引向外而扩大，其弹性阻力向内，成为吸气的阻力，呼气的动力。所以胸廓的弹性阻力既可能是吸气或呼气的阻力，也可能是吸气或呼气的动力，应视胸廓的位置而定。这与肺的情况不同，肺弹性阻力始终是吸气的阻力。胸廓的弹性阻力可用胸廓的顺应性(compliance of chest wall，Cchw)来表示，见下式。

$$胸廓的顺应性(C_{chw})=\frac{胸腔容积变化(\Delta V)}{跨壁压变化(\Delta P)} \quad (5\text{-}3)$$

式中跨壁压为胸膜腔内压与胸壁外大气压之差。健康人胸廓顺应性为 0.2 L/cmH_2O。胸廓顺应性可因肥胖、胸廓畸形、胸膜增厚或腹内占位病变等而降低。

2.非弹性阻力(inelastic resistance)　非弹性阻力包括惯性阻力、黏滞阻力和气道阻力。惯性阻力(inertial resistance)是气流在发动、变速、换向时因气流和组织的惯性所产生的阻止肺通气的力。黏滞阻力(viscous resistance)来自呼吸时组织相对位移所发生的摩擦。平静呼吸时，呼吸频率较低、气流速度较慢，惯性阻力和黏滞阻力都很小。气道阻力(airway resistance)来自气体流经呼吸道时气体分子之间和气体分子与气道壁之间的摩擦，是非弹性阻力的主要成分，占 80%～90%。

气道阻力可用维持单位时间内气体流量所需压力差来表示。健康人平静呼吸时的总气道阻力为 1～3 cmH_2O·s/L。气道阻力受气流流速、气流形式和气道口径大小影响。流速快，阻力大；流速慢，阻力小。气流形式有层流和湍流，层流阻力小，湍流阻力大。气流太快和管道不规则容易发生湍流。因此，气道阻力主要发生在鼻(约占总阻力的 50%)、声门(约占 25%)及气管和支气管(约占 15%)等部位，仅 10%的阻力发生在口径小于 2 mm 的细支气管。如气管内有黏液、渗出物或肿瘤、异物等时，气道阻力增大。气道口径大小是影响气道阻力的另一重要因素。气道阻力与管道半径的 4 次方成反比，即 $R\propto 1/r^4$，口径缩小则阻力增大，口径变大则阻力减小。气道口径主要受三个方面的影响：①气道内外的压力差。吸气时胸内压下降，气道周围的压力下降，跨壁压增大，气道口径被动扩大，阻力变小；呼气时则相反，口径缩小，阻力变大。因此，哮喘患者呼气比吸气更为困难。②自主神经对气管平滑肌的调节。副交感神经末梢释放乙酰胆碱，作用于气管平滑肌上的 M 受体，使平滑肌收缩，气道口径变小；交感神经末梢释放去甲肾上腺素，与气管平滑肌上的 β_2 受体结合，使平滑肌舒张，气道口径变大而阻力减小。如临床上常用拟肾上腺素药物解除平滑肌的痉挛，缓解支气管哮喘患者的呼吸困难。③化学物质对平滑肌的影响。过敏反应时由肥大细胞释放的组胺、白三烯等化学物质使气道平滑肌收缩；儿茶酚胺可使平滑肌舒张；前列腺素 $F_{2\alpha}$ 可使平滑肌收缩，而前列腺素 E_2 可使之舒张。

二、肺通气功能的评价

肺通气过程受呼吸肌的收缩活动、肺和胸廓的弹性特征以及气道阻力等多种因素的影响。呼吸肌麻痹、肺和胸廓的扩张性变化，以及气胸等可引起肺的扩张受限，发生限制性通气不足；而支气管平滑肌痉挛、气道内异物、气管和支气管等黏膜腺体分泌过多，以及气道外肿瘤压迫引起气道口径减小或呼吸道阻塞时，则可出现阻塞性通气不足。对患者肺通气功能的测定不仅可明确是否存在肺通气功能障碍及其障碍程度，还能鉴别肺通气功能降低的类型。

(一)肺容积和肺容量

在呼吸运动中,吸入和呼出的气体容积可以用肺量计(肺功能仪)加以测量和记录。肺容积和肺容量是评价肺通气功能的基础。

1.肺容积(pulmonary volume) 不同状态下肺所能容纳的气体量称为肺容积,随呼吸运动而变化。通常肺容积分为潮气量、补吸气量、补呼气量和余气量(图 5-6)。它们互不重叠,全部相加后等于肺总量。

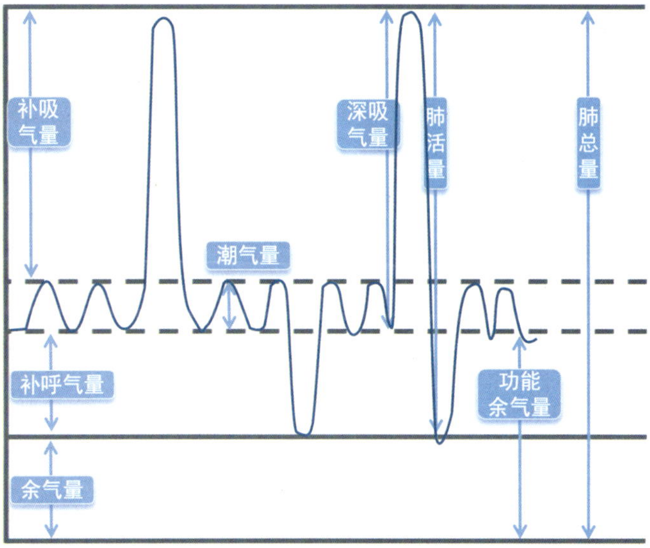

图 5-6 肺容积和肺容量图解

(1)潮气量(tidal volume,TV):每次呼吸时吸入或呼出的气体量称为潮气量,因呼吸交替似潮水涨落而得其名。正常成年人平静呼吸时的潮气量为 400～600 mL。运动时,潮气量增大,最大可达肺活量大小。潮气量的大小取决于呼吸肌收缩的强度、胸和肺的机械特性以及机体的代谢水平。

(2)补吸气量(inspiratory reserve volume,IRV)或吸气储备量:平静吸气末,再尽力吸气所能吸入的气体量称为补吸气量。正常成年人的补吸气量为 1500～2000 mL。补吸量反映吸气的储备量。

(3)补呼气量(expiratory reserve volume,ERV)或呼气储备量:平静呼气末,再尽力呼气所能呼出的气体量称为补呼气量。正常成年人的呼气量为 900～1200 mL。补呼气量反映呼气的储备量。

(4)余气量(residual volume,RV):最大呼气末尚存留于肺内不能呼出的气体量称为余气量。正常成年人的余气量为 1000～1500 mL。余气量的存在是由于在最大呼气末,细支气管特别是呼吸性细支气管关闭所致。胸廓向外的弹性回位力也使肺不可能回缩至其自然容积。余气量的存在可避免肺泡在低肺容积条件下发生塌陷。若肺泡塌陷,则需要极大的跨肺压才能实现肺泡的再扩张。支气管哮喘和肺气肿患者因呼气困难而使余气量增加。

2.肺容量(pulmonary capacity):肺容积中两项或两项以上的联合气体量称为肺容量。肺容量包括深吸气量、功能余气量、肺活量和肺总量(图 5-6)。

(1)深吸气量(inspiratory capacity,IC):从平静呼气末做最大吸气时所能吸入的气体量为深吸气量。它是潮气量与补吸气量之和,是衡量最大通气潜力的指标之一。胸廓、胸膜、肺组织和呼吸肌等发生病变时,均可使深吸气量减少,而最大通气潜力降低。

(2)功能余气量(functional residual capacity,FRC):平静呼气末尚存留于肺内的气体量称为功能余气量。功能余气量等于余气量与补呼气量之和,正常成年人约 2500 mL。肺气肿患者的功能余气量增多,而肺实质病变患者的功能余气量则减小。功能余气量的生理意义是缓冲呼吸过程中肺泡气 O_2 分压(P_{O_2})和 CO_2 分压(P_{CO_2})的变化幅度。由于功能余气量的稀释作用,吸气时,肺内 P_{O_2} 不致突然升得太高,P_{CO_2} 不致降得太低;呼气时,则 P_{O_2} 不会降得太低,P_{CO_2} 不会升得太高。这样,肺泡气与动脉血 P_{O_2} 和 P_{CO_2} 就不会随呼吸而发生大幅度波动,从而有利于肺换气。

(3)肺活量(vital capacity,VC)、用力肺活量(forced vital capacity,FVC)和用力呼气量(forced expiratory volume,FEV):尽力吸气后,从肺内所能呼出的最大体量称为肺活量。肺活量是潮气量、补吸气量与补呼气量之和。肺活量有较大的个体差异,与身材、性别、年龄、体位、呼吸肌强弱等因素有关,正常成年男性的肺活量平均约为 3500 mL,女性约为 2500 mL。肺活量测定方法简单,重复性好,可反映一次通气的最大能力,是肺功能测定的常用指标。由于测定肺活量时不限制呼气的时间,在某些肺组织弹性降低或呼吸道狭窄的患者,虽然通气功能已经受损,但是如果延长呼气时间,所测得的肺活量仍可正常。因此,肺活量难以充分反映肺组织的弹性状态和气道通畅程度等变化,即不能充分反映通气功能的状况。用力肺活量和用力呼气量能更好地反映肺通气功能。用力肺活量是指一次最大吸气后,尽力尽快呼气所能呼出的最大气体量。正常时,用力肺活量略小于在没有时间限制条件下测得的肺活量。用力呼气量是指一次最大吸气后尽力尽快呼气,在一定时间内所能呼出的气体量,为排除背景肺容量的影响,通常以第 1、2、3 秒末的 FEV 所占 FVC 的百分数来表示。正常人的 FEV_1/FVC、FEV_2/FVC 和 FEV_3/FVC 分别约为 83%、96% 和 99%,其中以 FEV_1/FVC 的价值最大,在临床上鉴别阻塞性肺疾病和限制性肺疾病中具有重要意义。哮喘等阻塞性肺疾病患者 FEV_1 的降低比 FVC 更明显,因而 FEV_1/FVC 变小。要呼出相当于 FVC 的气体量往往需要较长的时间,此外还显示余气量增大;而在肺纤维化等限制性肺疾病患者,FEV_1 和 FVC 均下降,但 FEV_1/FVC 仍可基本正常,此外还显示余气量减少(图 5-7)。

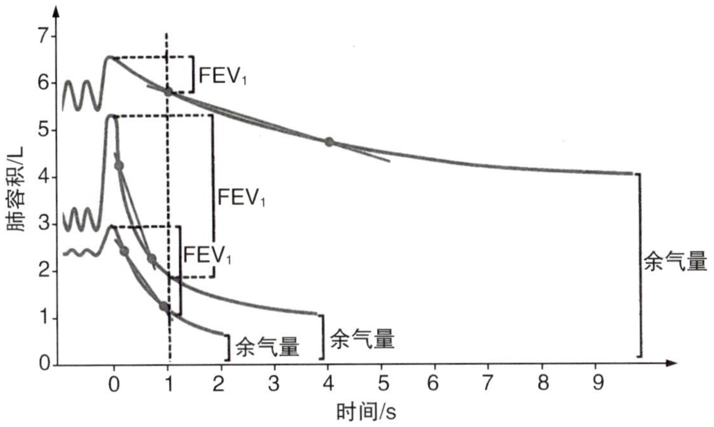

上、中、下线分别为阻塞性肺疾病患者、正常人和限制性肺疾病患者的 FVC 和 FEV，曲线顶点位置降低（或补吸气幅度减小）表示 FVC 减小，FEV_1 为第 1 秒内的 FEV，曲线斜率降低表示 FEV/FVC 减小。

图 5-7 用力肺活量（FVC）和用力呼气量（FEV）示意图

（4）肺总量（total lung capacity，TLC）：肺总量是指肺所能容纳的最大气体量，等于肺活量与余气量之和。其大小可因性别、年龄、身材、运动锻炼情况和体位改变而异。成年男性平均约 5000 mL，女性约 3500 mL，在限制性通气不足时肺总量降低。

（二）肺通气量和肺泡通气量

1.肺通气量（pulmonary ventilation） 每分钟吸入或呼出的气体总量称为肺通气量，等于潮气量与呼吸频率的乘积。正常成年人平静呼吸时，潮气量为500 mL。呼吸频率为 12～18 次/分，则肺通气量为 6～9 L/min。肺通气量随性别、年龄、身材和活动量的不同而异。为便于在不同个体之间进行比较，肺通气量应在基础条件下测定，并以每平方米体表面积的通气量为单位来计算。劳动或体育运动时，肺通气量增大。在尽力做深、快呼吸时，每分钟所能吸入或呼出的最大气体量称为最大随意通气量（maximal voluntary ventilation）。最大随意通气量反映单位时间内充分发挥全部通气能力所能达到的通气量，是估计一个人能进行最大运动量的生理指标之一。测定时，一般只测量 10 秒或 15 秒的最深最快的呼出或吸入气量，再换算成每分钟的最大通气量。最大通气量一般可达 150 L，为平静呼吸时肺通气量的 25 倍。比较平静呼吸时的每分通气量和最大通气量，可以了解通气功能的贮备能力，通常用通气贮量百分比表示，正常值等于或大于 93%。

$$\text{通气贮量百分比}=\frac{\text{最大通气量}-\text{每分平静通气量}}{\text{最大通气量}}\times 100\% \tag{5-3}$$

2.肺泡通气量（alveolar ventilation） 每次吸入的气体，一部分将留在鼻或口腔与终末细支气管之间的呼吸道内，不参与肺泡与血液之间的气体交换，这部分传导性呼吸道的容积称为解剖无效腔（anatomic dead space）。解剖无效腔与体重相关，约 2.2 mL/kg。体重为 70 kg 的成年人，其解剖无效腔约为 150 mL。进入肺泡的气体也可因血流在肺内分布不均而不能全都与血液进行交换，未能进行气体交换的这部分肺泡容积称为肺泡无效腔（alveolar dead space），正常人肺泡无效腔接近于零。但在病理情况下，有些肺泡虽有通气但无血流，因未能进行气体交换而成为肺泡无效腔。肺泡无效腔与解剖无效腔合称为生理无效腔(physiological dead space)。因此，为了计算真正有效的气体交换量，应以肺泡通气量为准。肺泡通气量是指每分钟吸入肺泡的新鲜空气量，即肺泡通气量=(潮气量－无效腔通气量)×呼吸频率。

如潮气量是500 mL，无效腔通气量是150 mL，功能残气量为2500 mL，则每次呼吸仅使肺泡内气体更新1/7左右。潮气量和呼吸频率的变化对每分通气量和肺泡通气量有不同的影响。在潮气量减半而呼吸频率加倍或潮气量加倍而呼吸频率减半时，每分通气量保持不变，但是肺泡通气量却发生明显的变化。所以从气体交换而言，一定程度深而慢的呼吸较浅而快的呼吸好。

知识拓展

一秒率

第1秒用力呼气容积是最大深吸气后做最大呼气，最大呼气第1秒呼出的气量的容积。FEV_1%测定是判定哮喘和慢性阻塞性肺疾病的一个常用指标。哮喘主要是出现呼气性的呼吸困难，所以FEV1%测定值会降低或者明显降低。临床上常以FEV_1/FVC的比值(1秒率)做判定，正常值为83%。阻塞性或者混合性通气功能障碍是轻度降低到明显降低；限制性通气功能障碍是数值正常或轻微升高。

第二节　肺换气和组织换气

呼吸气体交换包括肺换气和组织换气。肺换气是指肺泡与肺毛细血管血液之间的气体交换，组织换气是指血液与组织细胞之间的气体交换。

一、气体交换原理

(一)气体的扩散

气体分子不停地进行无定向的运动。当不同区域存在气压差时，气体分子将从气压高处向气压低处发生净转移，这一过程称为气体的扩散(diffusion)。混合气体中各种气体都按其各自的分压差由分压高处向分压低处扩散，直到取得动态平衡。肺换气和组织换气均以扩散方式进行。通常将单位时间内气体扩散的容积称为气体扩散速率(diffusion rate，*D*)。它受气体分压差、气体分子质量和溶解度、扩散面积和距离及温度的影响，如下式所示。

$$D \propto \frac{\Delta P \cdot T \cdot A \cdot S}{d \cdot \sqrt{\mathrm{MV}}} \tag{5-4}$$

式中，ΔP 代表分压差，T 代表温度，A 为气体扩散的面积，S 表示气体分子的溶解度，d 为气体扩散的距离，MW 为气体的分子质量。

1.气体分压差　在混合气体中，每种气体分子运动所产生的压力为该气体的分压(partial pressure，P)。混合气体的总压力等于各气体分压之和。气体分压可按下式计算。

$$气体分压=总压力\times该气体的容积百分比 \tag{5-5}$$

人在安静时，肺泡气、动脉血、静脉血和组织中的 P_{O_2} 和 P_{CO_2} 各不相同。区域之间的分压差是气体扩散的动力，分压差越大，扩散速率越大。

2.气体分子质量和溶解度　在相同条件下，气体扩散速率与气体分子质量(MW)的平方根成反比，与气体在溶液中的溶解度(S)成正比。溶解度是单位分压下溶解于单位容积溶液中气体的量。一般以 1 个大气压，38 ℃时，100 mL 液体中溶解气体的体积(mL)来表示。溶解度与分子质量平方根之比为扩散系数(diffusion coefficient)，它取决于气体分子本身特性。因为 CO_2 在血浆中溶解度(51.5)约为 O_2(2.14)的 24 倍，CO_2 的分子质量(44 Da)略大于 O_2 的分子质量(32 Da)，所以 CO_2 扩散系数约是 O_2 的 20 倍。

3.扩散面积和距离　气体扩散速率与扩散面积(A)成正比，与扩散距离(d)成反比。此外，扩散速率与温度(T)成正比。但在人体，体温相对恒定，温度因素可忽略不计。

二、肺换气

(一)肺换气过程

如图 5-8 所示，混合静脉血流经肺毛细血管时，血液 P_{O_2} 为40 mmHg，比肺泡气 P_{O_2} 低，O_2 就在分压差的作用下由肺泡气向血液净扩散，使血液 P_{O_2} 逐渐上升，最后接近肺泡气的 P_{O_2}；混合静脉血 P_{CO_2} 为46 mmHg，肺泡气 P_{CO_2} 为40 mmHg，所以，CO_2 便向相反的方向净扩散，即从血液向肺泡扩散。O_2 和 CO_2 在血液和肺泡之间的扩散都极为迅速，不到 0.3 秒即可达到平衡。通常，血液流经肺毛细血管的时间约0.7 秒，所以当血液流经肺毛细血管全长约 1/3 时，肺换气过程已基本完成。可见，肺换气有很大的储备能力。

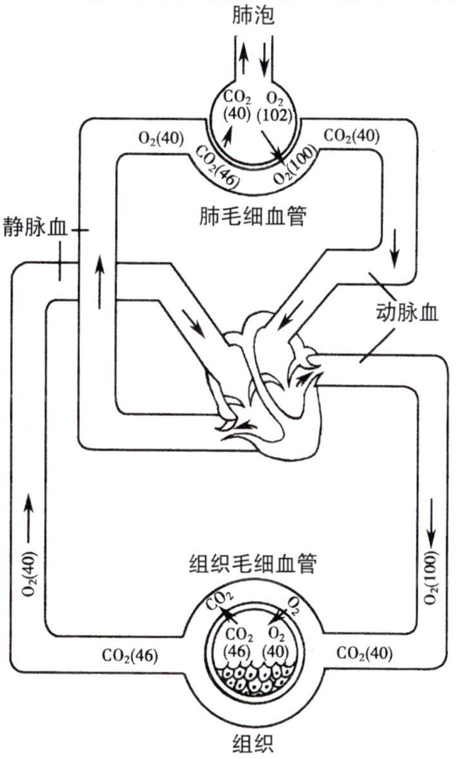

图 5-8　肺换气和组织换气示意图

注：图中数字为气体分压(mmHg)

正常安静状态下，经过肺换气过

程，肺毛细血管血液的氧含量由每 100 mL 血液含15 mL升至 20 mL，CO_2 含量则由每 100 mL 血液含 52 mL 降至 48 mL。若按心排血量为 5 L/min 计算，则流经肺毛细血管的血流每分钟可自肺泡摄取 $O_2$250 mL，并释出 CO_2 200 mL。正常情况下，体循环动脉血 P_{O_2} 稍低于肺静脉血，主要是因为混入了来自支气管静脉的少量去氧血。

（二）影响肺换气的因素

凡能影响气体扩散速率的因素都能影响肺泡气体交换。分压差、温度和扩散系数对肺泡气体交换的影响，前文已述。下面重点介绍呼吸膜的扩散距离、扩散面积以及通气/血流比值对肺泡气体交换的影响。

1.呼吸膜的厚度　肺泡与血液进行气体交换须通过呼吸膜（respiratory membrane），即肺泡-毛细血管膜。呼吸膜又称气-血屏障，由六层结构组成，含肺泡表面活性物质的液体层、肺泡上皮细胞层、上皮基底膜层、上皮基底膜和毛细血管基膜之间的间隙（间质层）、毛细血管基膜层及毛细血管内皮细胞层（图 5-9）。呼吸膜的总厚度小于1 μm，最薄处只有 0.2 μm，气体易于扩散通过。气体扩散速率与呼吸膜厚度（扩散距离）成反比，呼吸膜越厚，扩散需要的时间就越长，单位时间内交换的气体量就越少。人体呼吸膜不仅薄，而且整个肺的呼吸膜面积很大，而肺毛细血管总血量只有 60～140 mL，因而血液层很薄，非常有利于气体交换。肺毛细血管直径平均约 5 μm，红细胞需要挤过肺毛细血管。因此，红细胞膜通常能接触到毛细血管壁，所以 O_2、CO_2 不必经过大量的血浆层就可到达红细胞或进入肺泡，扩散距离短，交换速度快。任何使呼吸膜增厚或扩散距离增加的疾病（如肺纤维化、肺水肿等）都会降低气体扩散速率，减少扩散量；在运动时，由于血流加速，缩短了气体在肺部的交换时间，这时呼吸膜的厚度或扩散距离的改变对肺换气的影响就更显突出。

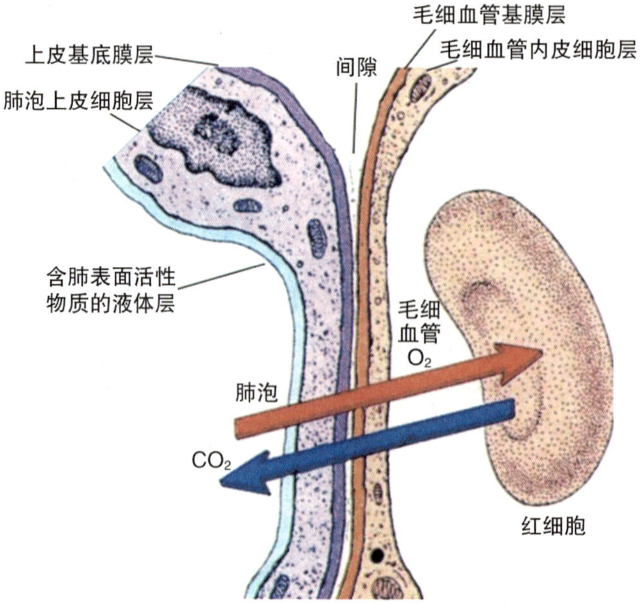

图 5-9　呼吸膜结构示意图

2.呼吸膜的面积 气体扩散速率与扩散面积成正比。正常成年人两肺的总扩散面积约 70 m^2。在安静状态下，用于气体扩散的呼吸膜面积约 40 m^2，因此有相当大的储备面积。劳动或运动时，因肺毛细血管开放数量和开放程度增加，有效扩散面积也大大增加。肺不张、肺实变、肺气肿、肺叶切除或肺毛细血管关闭和阻塞等，均可使呼吸膜扩散面积减小而影响肺换气。

3.通气/血流比值(ventilation/perfusion ratio) 通气/血流比值是指每分钟肺泡通气量(V)和每分钟肺血流量(Q)的比值(V/Q)，正常成年人安静时，V/Q 约为 4.2/5=0.84，意味着两者比例适宜，气体交换率高。如果该比值增大，意味着通气过度或血流相对不足，部分肺泡气体未能与血液气体充分交换，致使肺泡无效腔增大；反之，该比值减小则意味着通气不足或血流相对过多，部分血液流经通气不良的肺泡，混合静脉血中的气体不能得到充分更新，犹如发生了功能性动-静脉短路。因此，无论该比值增大或减小，都表明两者匹配不佳，气体交换的效率均会降低，导致机体缺 O_2 或 CO_2 潴留，尤其是缺 O_2。当 V/Q 异常时，主要表现为缺 O_2 的原因在于：①动、静脉血液之间 P_{O_2} 差远大于 P_{CO_2} 差，所以当发生动-静脉短路时，动脉血 P_{O_2} 下降的程度大于 P_{CO_2} 升高的程度；②CO_2 的扩散系数约为 O_2 的 20 倍，所以 CO_2 扩散比 O_2 快，不易潴留；③动脉血 P_{O_2} 下降和 P_{CO_2} 升高时，可刺激呼吸，增加肺泡通气量，有助于 CO_2 的排出，却几乎无助于 O_2 的摄取，这是由 O_2 解离曲线和 CO_2 解离曲线的特点所决定的。在肺气肿患者，由于许多细支气管阻塞和肺泡壁的破坏，V/Q 增大或减小的情况都可能发生，致使肺换气效率受到极大影响。因此，V/Q 可作为衡量肺换气功能的指标。

健康成年人安静时的 V/Q 为 0.84，是指全肺的平均水平，但肺泡通气量和肺毛细血管血流量在肺内的分布是不均匀的，因此各个局部的 V/Q 并不相同。如人取直立位时，由于重力作用，从肺底部到肺尖部，肺泡通气量和肺毛细血管血流量都逐渐减少，但血流量的减少更为显著，所以肺尖部的 V/Q 较大，可高达 3.3，而肺底部的 V/Q 较小，可低至 0.63。虽然正常情况下存在肺泡通气和血流的不均匀分布，但从总体上来说，由于呼吸膜面积远超过肺换气的实际需要，所以并不明显影响 O_2 的摄取和 CO_2 的排出。

三、组织换气

组织换气的机制和影响因素与肺换气相似，不同的是气体的交换发生于液相(血液、组织液、细胞内液)介质之间，且扩散膜两侧 O_2 和 CO_2 的分压差随细胞内氧化代谢的强度和组织血流量的多寡而改变。如果血流量不变，代谢增强，则组织液中的 P_{O_2} 降低，P_{CO_2} 升高；如果代谢率不变，血流量增多，则组织液中的 P_{O_2} 升高，P_{CO_2} 降低。

在组织中，由于细胞的有氧代谢，O_2 被利用，并产生 CO_2，所以 P_{O_2} 可低至 30 mmHg以下，而 P_{CO_2} 可高达 50 mmHg 以上。动脉血液流经组织毛细血管时，O_2 便顺分压差从血液向组织液和细胞扩散，CO_2 则由组织液和细胞向血液扩散(见图 5-9)，动脉血因失去 O_2 和得到 CO_2 而变成静脉血。

第三节 气体在血液中的运输

血液是运输 O_2 和 CO_2 的媒介。经肺换气摄取的 O_2 通过血液循环运输到机体各器官和组织，供细胞利用；细胞代谢产生的 CO_2 经组织换气进入血液循环，运输到肺排出体外。O_2 和 CO_2 均以物理溶解和化学结合两种形式进行运输。虽然血液中以物理溶解形式存在的 O_2 和 CO_2 很少，但起着“桥梁”作用。在肺换气或组织换气时，进入血液的 O_2 或 CO_2，都是先溶解在血浆中，提高其分压，再发生化学结合；O_2 或 CO_2 从血液释放时，也是溶解的成分先逸出，降低各自的分压，化学结合的 O_2 或 CO_2 再解离出来，溶解到血浆中。物理溶解和化学结合二者之间处于动态平衡。下面主要讨论 O_2 和 CO_2 的化学结合形式的运输。

一、氧的运输

血液中所含的 O_2 仅约 1.5%以物理溶解的形式运输，其余 98.5%则以化学结合的形式运输。红细胞内的血红蛋白（hemoglobin，Hb）是有效的运 O_2 工具，也参与 CO_2 的运输。

（一）Hb 与 O_2 结合的特征

1.迅速而可逆　Hb 与 O_2 的结合反应快，形成 HbO_2，不到 0.01 秒，可逆，解离也很快。结合和解离不需要酶的催化，但可受 P_{O_2} 的影响。当血液流经 P_{O_2} 高的肺部时，Hb 与 O_2 结合，形成 HbO_2。当血液流经 P_{O_2} 低的组织时，HbO_2 迅速解离，释出 O_2 成为 Hb。

$$Hb + O_2 \underset{P_{O_2}\text{低（组织）}}{\overset{P_{O_2}\text{高（肺部）}}{\rightleftharpoons}} HbO_2$$

2.是氧合而非氧化　Fe^{2+} 与 O_2 结合后仍是二价铁，因此，二者结合的反应是氧合（oxygenation），而不是氧化（oxidation），结合 O_2 的 Hb 称为氧合 Hb，而不是氧化 Hb；未结合 O_2 的 Hb 相应称为去氧 Hb，而不是还原 Hb。

3.Hb 结合 O_2 的量　1 分子 Hb 可结合 4 分子 O_2。在 100% O_2 饱和状态下，1 g Hb可结合的最大 O_2 量为 1.39 mL。由于正常时红细胞含有少量不能结合 O_2 的高铁 Hb，所以 1 g Hb 实际结合的 O_2 量低于 1.39 mL，通常按 1.34 mL 计算。在 100 mL血液中，Hb 所能结合的最大 O_2 量称为 Hb 氧容量，而 Hb 实际结合的量称为 Hb 氧含量（oxygen content of Hb）。Hb 氧含量与氧容量的百分比称为 Hb 氧饱和度（oxygen saturation of Hb）。例如，每 100 mL 血液中 Hb 含量为 15 g 时，Hb 的氧容量为20.1 mL/100 mL。如果 Hb 的氧含量是 20.1 mL（如动脉血液），则 Hb 氧饱和度为 100%；如果 Hb 氧含量是 15 mL（如静脉血液），则 Hb 氧饱和度约 75%。通常情况下，血浆中溶解的 O_2 极少，可忽略不计。因此，Hb 氧容量、Hb 氧含量和 Hb 氧饱和度可分别视为血氧容量（oxygen capacity of blood）、血氧含量（oxygen content of blood）和血氧饱和度（oxygen saturation of blood）。HbO_2 呈鲜红色，Hb 呈紫蓝色。当血液中 Hb 含量达 5 g/100 mL（血液）以上时，皮肤、黏膜呈暗紫色，这种现象称为发绀（cyanosis）。出现发绀常表示机体缺氧，但也有例外。例如，红细胞增多时（如高原性红细胞增多症），Hb 含量可达 5 g/100 mL（血液）以上，机体可出现发绀但并不一定缺氧；相反，严重贫血或 CO 中毒时，机体有缺氧但并不出现发绀。

2.氧解离曲线呈“S”形（sigmoid shape） 氧解离曲线呈“S”形与 Hb 的变构效应有关。Hb 有两种构型：Hb 为紧密型（tense form，T 型），HbO_2 为疏松型（relaxed form，R 型）。二者可相互转换。据测算，在红细胞一生中，Hb 要发生 10^8 次这样的构型转换。当 Hb 与 O_2 结合时，盐键逐步断裂，其分子构型逐渐由 T 型变为 R 型，对 O_2 的亲和力逐渐增加；反之，当 HbO_2 释放 O_2 时，Hb 分子逐渐由 R 型变为 T 型，对 O_2 的亲和力逐渐降低。R 型 Hb 对 O_2 的亲和力为 T 型的 500 倍。无论在结合 O_2 还是释放 O_2 的过程中，Hb 的 4 个亚单位彼此之间有协同效应，即 1 个亚单位与 O_2 结合后，由于变构效应，其他亚单位更易与 O_2 结合；反之，当 HbO_2 的 1 个亚单位释出 O_2 后，其他亚单位更易释放 O_2。因此，氧解离曲线呈“S”形。

（二）氧解离曲线

氧解离曲线（oxygen dissociation curve）是表示 P_{O_2} 与 Hb 氧结合量或 Hb 氧饱和度关系的曲线（图 5-10）。该曲线既表示不同 P_{O_2} 下 O_2 与 Hb 的解离情况，同样也反映不同 P_{O_2} 下 O_2 与 Hb 的结合情况。上面已经提到由于 Hb 的变构效应，曲线呈“S”形。曲线的“S”形具有重要的生理意义。

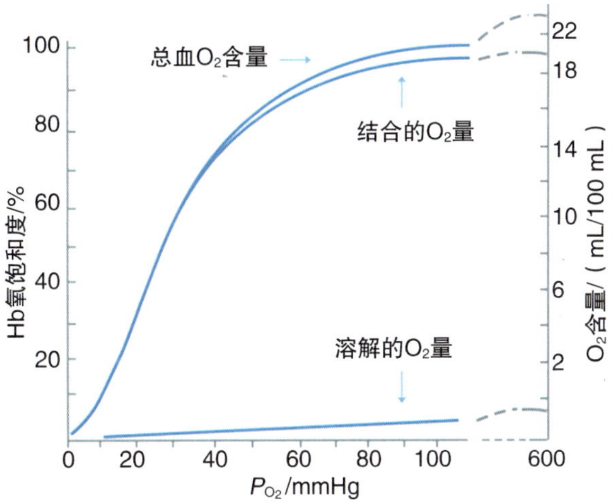

图 5-10 氧解离曲线

1.氧解离曲线上段 相当于 P_{O_2} 在 60～100 mmHg，是 Hb 与 O_2 结合的部分。这段曲线较平坦，表明 P_{O_2} 的变化对 Hb 氧饱和度影响不大。例如，P_{O_2} 为100 mmHg时，即相当于动脉血的 P_{O_2}，Hb 氧饱和度为 97.4%，血 O_2 含量约为19.4 mL/100 mL。如将吸入气 P_{O_2} 提高到 150 mmHg，Hb 氧饱和度为 100%，只增加了 2.6%，这就解释了为何 V_A/Q 不匹配时，肺泡通气量的增加几乎无助于 O_2 的摄取。反之，如使 P_{O_2} 下降到 70 mmHg，Hb 氧饱和度为 94%，也仅降低了 3.4%。因此，即使在高原、高空或某些呼吸系统疾病时，吸入气或肺泡气 P_{O_2} 有所下降，但只要 P_{O_2} 不低于60 mmHg，Hb 氧饱和度仍能保持在 90%以上，血液仍可携带足够量的 O_2，不致发生明显的低氧血症。

2.氧解离曲线中段　相当于 P_{O_2} 在 40～60 mmHg，该段曲线较陡，是 HbO_2 释放 O_2 的部分。P_{O_2} 为 40 mmHg，即相当于混合静脉血的 P_{O_2} 时，Hb 氧饱和度约为 75%，血氧含量约 14.4 mL/100 mL，即每 100 mL 血液流过组织时释放了 5 mL O_2。这表明动脉血液在流经组织后，血氧饱和度有所下降。其生理意义在于血液流经组织时，释放适量的 O_2，以保证安静状态下组织代谢的需氧量。

3.氧解离曲线下段　相当于 P_{O_2} 在 15～40 mmHg，是曲线坡度最陡的一段，也是 HbO_2 与 O_2 解离的部分。这表明 P_{O_2} 稍有降低，HbO_2 就可显著下降。在组织活动加强时，P_{O_2} 可降至 15mmHg，HbO_2 进一步解离，Hb 氧饱和度降至更低的水平，血氧含量仅约 4.4 mL/100 mL。这样，每 100 mL 血液能供给组织 15 mL O_2，是安静时的3 倍。可见该段曲线代表 O_2 的贮备。其生理意义是保证机体活动时组织有足够 O_2 供给。

（三）影响氧解离曲线的因素

Hb 与 O_2 的结合和解离可受多种因素影响，使氧解离曲线的位置发生偏移，改变了 Hb 对 O_2 的亲和力。通常用 P_{50} 表示 Hb 对 O_2 的亲和力。P_{50} 是使 Hb 氧饱和度达 50%时的 P_{O_2}，正常情况下为 26.5mmHg。P_{50} 增大，曲线右移，表明 Hb 对 O_2 的亲和力降低，需要更高的 P_{O_2} 才能达到 50%的 Hb 氧饱和度；P_{50} 降低，曲线左移，表示 Hb 对 O_2 的亲和力增加，达 50% Hb 氧饱和度所需的 P_{O_2} 降低。影响 Hb 与 O_2 亲和力或 P_{50} 的因素有血液的 pH 值、P_{CO_2}、温度和有机磷化合物（图 5-11）等。

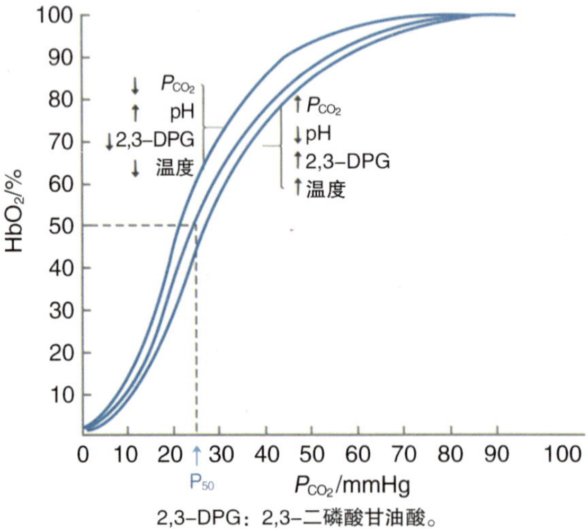

图 5-11　影响氧解离曲线因素示意图

1.pH 值和 P_{CO_2} 的影响　pH 值降低或 P_{CO_2} 升高，Hb 对 O_2 的亲和力降低，P_{50} 增大，曲线右移；pH 值升高或 P_{CO_2} 降低，Hb 对 O_2 的亲和力增加，P_{50} 降低，曲线左移。酸度对 Hb 氧亲和力的这种影响称为波尔效应（Bohr effect）。波尔效应的机制与pH 值改变时 Hb 的构型发生变化有关。酸度增加时，H^+ 与 Hb 多肽链某些氨基酸残基的基团结合促进盐键形成，可促使 Hb 分子构型变为 T 型，从而降低 Hb 对 O_2 的亲和力；酸度降低时，则促使盐键断裂放出 H^+，Hb 变为 R 型，对 O_2 的亲和力增加。P_{CO_2} 对氧解离曲线的影响，一方面是 P_{CO_2} 改变时，可通过 pH 值改变发生间接效应；另一方面可通过 CO_2 与 Hb 结合而直接影响 Hb 与 O_2 的亲和力，但这一效应对氧解离曲线的影响较小。波尔效应具有重要的生理意义，它既可促进肺毛细血管血液的氧合，又有利于组织中毛细血管内的血液释放 O_2。当血液流经肺时，CO_2 从血液向肺泡扩散，血液 P_{CO_2} 下降，H^+ 浓度也降低，均使 Hb 对 O_2 的亲和力增大，血液结合的 O_2 量增加。当血液流经组织时，CO_2 从组织扩散进入血液，血液 P_{CO_2} 和 H^+ 浓度升高，Hb 对 O_2 的亲和力降低，促进 HbO_2 解离，向组织释放 O_2。

2.温度　温度升高，氧解离曲线右移，促进 O_2 的释放；温度降低，曲线左移，不利于 O_2 的释放。温度对氧解离曲线的影响，可能与温度影响了 H^+ 活度有关。温度升高，H^+ 活度增加，降低了 Hb 对 O_2 的亲和力。组织代谢活跃时，局部温度升高，CO_2 和酸性代谢物增加，都有利于 HbO_2 解离，使活动组织可获得更多的 O_2，以适应其代谢的需要。

3.2，3-二磷酸甘油酸（2，3-diphosphoglycerate，2，3-DPG）　2，3-二磷酸甘油酸是红细胞中所含的有机磷化合物，在调节 Hb 与 O_2 的亲和力中起重要作用。2，3-DPG 浓度升高，Hb 对 O_2 的亲和力降低，氧解离曲线右移；2，3-DPG 浓度降低，Hb 对 O_2 的亲和力增加，曲线左移。其机制可能是 2，3-DPG 与 Hb β 链形成盐键，促使 Hb 变成 T 型的缘故。此外，2，3-DPG 可以提高 H^+ 浓度，通过波尔效应来影响 Hb 对 O_2 的亲和力。2，3-DPG 是红细胞无氧糖酵解的产物。在高山缺 O_2 的情况下，糖酵解加强，红细胞 2，3-DPG增加，氧解离曲线右移，有利于 O_2 的释放。用枸橼酸葡萄糖液保存三周后的血液，由于糖酵解停止，红细胞 2，3-DPG 含量下降，Hb 不易与 O_2 解离。所以，用大量贮存血液给患者输血，其运 O_2 功能较差。

4.其他因素　Hb 与 O_2 结合还受其自身性质的影响。胎儿 Hb 与 O_2 的亲和力大，有助于胎儿血液流经胎盘时从母体摄取 O_2。Hb 的 Fe^{2+} 氧化成 Fe^{3+}，即失去运 O_2 能力。异常 Hb 运 O_2 功能也降低。CO 与 Hb 结合，占据了 O_2 的结合位点，HbO_2 含量大幅减少。CO 与 Hb 的亲和力是 O_2 的 250 倍，这意味着在极低 P_{CO} 下，CO 就可以从 HbO_2 中取代 O_2，阻断其结合位点。此外，当 CO 与 Hb 分子中某个血红素结合后，将增加其余 3 个血红素对 O_2 的亲和力，使氧解离曲线左移，妨碍 O_2 的解离。所以 CO 中毒既妨碍 Hb 与 O_2 的结合，又妨碍 HbO_2 对 O_2 的解离，所以其危害极大。

知识拓展

一氧化碳中毒

一氧化碳（CO）中毒是指含碳物质燃烧不完全时的产物（CO）经呼吸道吸入引起中毒，俗称煤气中毒。中毒机理是 CO 与血红蛋白的亲和力比氧与血红蛋白的亲和力高 200～300 倍，所以 CO 极易与血红蛋白结合，形成碳氧血红蛋白，使血红蛋白丧失携氧的能力和作用，造成组织窒息。CO 对全身的组织细胞均有毒性作用，尤其对大脑皮质的影响最为严重。

二、二氧化碳的运输

(一)CO_2 的运输形式

血液中所含的 CO_2 约 5%以物理溶解的形式运输，其余 95%则以化学结合的形式运输。化学结合的形式主要是碳酸氢盐(bicarbonate，HCO_3^-)和氨基甲酰血红蛋白(carbaminohemoglobin，HHbNH-HCOOH)，前者约占 88%，后者约占 7%。

1.碳酸氢盐　从组织扩散进入血液的大部分 CO_2，在红细胞内与水反应生成 H_2CO_3，H_2CO_3 又解离 HCO_3^- 和 H^+，反应极为迅速并且可逆。

$$CO_2 + H_2O \rightleftharpoons H_2CO_3 \rightleftharpoons H^+ + HCO_3^-$$

红细胞内含有较高浓度的碳酸酐酶，在其催化下，上述反应可加快 5000 倍。在此反应过程中，红细胞内 HCO_3^- 浓度不断增加，HCO_3^- 便顺浓度差通过红细胞膜扩散进入血浆。HCO_3^- 外流使红细胞负离子减少，可是红细胞膜不允许正离子自由通过，小的负离子可以通过，于是 Cl^- 在红细胞膜上特异的 HCO_3^--Cl^- 载体帮助下由血浆扩散进入红细胞，这一现象称为氯转移，从而维持细胞膜内外的电平衡。HCO_3^- 在红细胞内与 K^+ 结合，在血浆中则与 Na^+ 结合生成碳酸氢盐。

上述反应中产生的 H^+，大部分与 Hb 结合，Hb 是强的缓冲剂，所以红细胞内的 pH 值无明显变化。碳酸酐酶的催化作用是双向的。

在肺部，反应向相反方向进行。因为肺泡气 P_{CO_2} 比静脉血的低，血浆中溶解的 CO_2 首先扩散入肺泡，红细胞内的 HCO_3^- 和 H^+ 生成 H_2CO_3，碳酸酐酶又催化 H_2CO_3 分解成 CO_2 和 H_2O，CO_2 从红细胞扩散入血浆，而血浆中的 HCO_3^- 便进入红细胞以补充消耗了的 HCO_3^-，Cl^- 则转移出红细胞(图 5-12)。这样，以 HCO_3^- 形式运输的 CO_2，在肺部被释放出来。

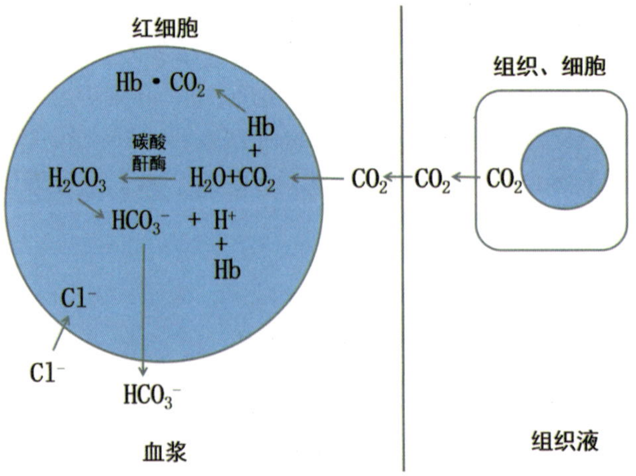

图 5-12　二氧化碳在血液中运输示意图

2.氨基甲酰血红蛋白　一部分 CO_2 与 Hb 的氨基结合生成氨基甲酰血红蛋白，这一反应无需酶的催化，而且迅速、可逆。

$$HbNH_2O_2 + H^+ + CO_2 \rightleftharpoons HHbNHCOOH + O_2$$

调节这一反应的主要因素是氧合作用。HbO_2 与 CO_2 结合形成氨基甲酰化合物的能力比去氧 Hb 小。在组织中，HbO_2 解离释出 O_2，部分 HbO_2 变成去氧 Hb，与 CO_2 结合生成 HHbNHCOOH。此外，去氧 Hb 酸性较 HbO_2 弱，去氧 Hb 与 H^+ 结合，也促进反应进行，并缓冲 pH 值变化。在肺中，HbO_2 生成增多，促使 CO_2 解离扩散入肺泡，反应向反方向进行。氧合作用的调节有重要意义，虽然以氨基甲酰血红蛋白形式运输的 CO_2 仅约占总运输量的 7%，但在肺排出的 CO_2 中却有 17.5% 是从氨基甲酰血红蛋白释放出来的。

（二）CO_2 解离曲线

CO_2 解离曲线（carbon dioxide dissociation curve）是表示血液中 CO_2 含量与 P_{CO_2} 关系的曲线（图 5-13）。血液中 CO_2 含量随 P_{CO_2} 的升高而增加。与氧解离曲线不同，CO_2 解离曲线接近线性而不呈"S"形，无饱和点，故 CO_2 解离曲线的纵坐标不用饱和度而用浓度表示。

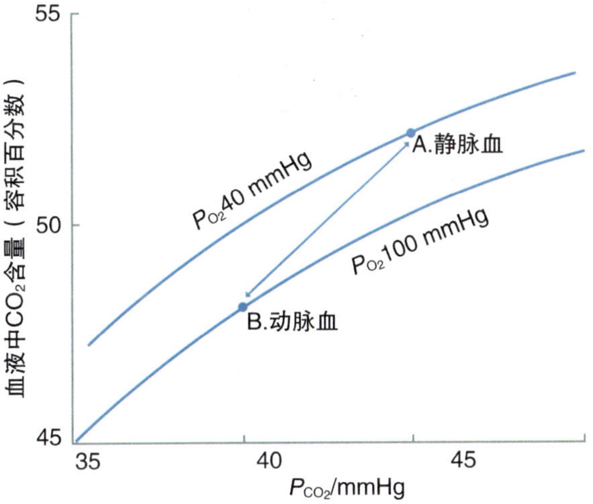

A 点是静脉血的情况，即 P_{O_2} 为 40 mmHg、P_{CO_2} 为 45 mmHg 时血液中的 CO_2 含量，约为 52 mL/100 mL；B 点是动脉血的情况，即 P_{O_2} 为 100 mmHg、P_{CO_2} 为 40 mmHg 时血液中的 CO_2 含量，约为 48 mL/100 mL。可见，血液流经肺部时，每 100 mL 血液可释出 4 mL CO_2。CO_2 运输障碍可导致机体 CO_2 潴留，出现代谢性酸中毒。

图 5-13 CO_2 解离曲线

（三）影响 CO_2 运输的因素

Hb 是否与 O_2 结合是影响 CO_2 运输的主要因素。Hb 与 O_2 结合可促进 CO_2 释放，而释放 O_2 之后的 Hb 则容易与 CO_2 结合，这一现象称为霍尔丹效应（Haldane effect）。由图 5-13 可知，在相同的 P_{CO_2} 下，HbO_2 含量较多的动脉血所携带的 CO_2 比 Hb 含量较多的静脉血少。因为 HbO_2 酸性较强，而 Hb 酸性较弱，所以 Hb 容易与 CO_2 结合，生成 HHbNHCOOH，也容易与 H^+ 结合。H_2CO_3 解离过程中产生的 H^+ 能被及时中和，有利于反应向右进行，提高血液运输 CO_2 的量。因此，在组织中，HbO_2 释

出 O_2，而成为 Hb，可通过何尔登效应促进血液摄取并结合 CO_2；反之，在肺部，则因 Hb 与 O_2 结合，何尔登效应可促进 CO_2 释放。由此可见，O_2 和 CO_2 的运输不是孤立进行的，而是相互影响的。CO_2 通过波尔效应影响 O_2 的运输，而 O_2 通过何尔登效应影响 CO_2 的运输。

第四节　呼吸运动的调节

呼吸运动的节律起源于呼吸中枢。呼吸运动的深度和频率可随体内外环境的改变而发生相应变化，以适应机体代谢的需要。如在运动时，代谢增强，呼吸运动加深加快，肺通气量增大，机体可摄取更多 O_2，排出更多 CO_2。机体在完成其他某些功能活动（如说话、唱歌、吞咽以及喷嚏反射、咳嗽反射等）时，呼吸运动也将受到相应调控，使其他功能活动得以实现。

增值服务：诺贝尔奖获得者海曼斯——呼吸运动的调节

一、呼吸中枢与呼吸节律的形成

（一）呼吸中枢

在中枢神经系统内，产生和调节节律性呼吸运动的神经元集群称为呼吸中枢（respiratory center）。呼吸中枢广泛分布于中枢神经系统各级水平，包括脊髓、延髓、脑桥、间脑和大脑皮层，但它们在呼吸节律（respiratory rhythm）的产生和呼吸运动调节中所起的作用则有所不同。正常的节律性呼吸运动是在各级呼吸中枢的共同作用下实现的。

1.脊髓　脊髓中有支配呼吸肌的运动神经元，其胞体位于第 3～5 颈段脊髓前角（支配膈肌）和胸段脊髓前角（支配肋间肌和腹肌等）。在相应脊髓前角运动神经元的支配下，呼吸肌发生节律性收缩和舒张，引起呼吸运动。据文献记载，早在公元 2 世纪，盖仑（Galen）就已观察到，斗剑士或动物在高位颈髓受损时，呼吸运动便停止。在动物实验中，如果在延髓和脊髓之间做一横切，呼吸运动也立即停止。这些现象表明，脊髓本身以及呼吸肌和支配呼吸肌的传出神经不能产生呼吸节律。脊髓的呼吸运动神经元是联系高位呼吸中枢和呼吸肌的中继站。另外，脊髓在某些呼吸反射活动的初级整合中可能具有一定作用。

2.低位脑干　低位脑干是指脑桥和延髓。1923 年，英国生理学家拉姆斯登（Lumsden）用横切猫脑干的方法，观察到在不同平面横切脑干可使呼吸运动发生不同的变化。在中脑和脑桥之间横断脑干，呼吸节律无明显变化；在延髓和脊髓之间横切，则呼吸运动停止。这些结果表明，呼吸节律产生于低位脑干，而中脑以上的高位脑对呼吸节律的产生不是必需的。如果在脑桥的上、中部之间横断脑干，呼吸将变慢变深；如果再切断双侧颈迷走神经，吸气时间便大大延长，仅偶尔出现短暂的呼气，这种形式的呼吸称为长吸式呼吸(apneusis)。这一结果提示，脑桥上部有调整呼吸运动（促进吸气转换为呼气）的中枢结构，称为呼吸调整中枢(pneumotaxic center)；脑桥下部有长吸中枢(apneustic center)，使吸气延长；来自肺部的迷走神经传入冲动也有抑制吸气和促进吸气转换为呼气的作用。当延髓失去来自脑桥上部和迷走神经这两方面的传入作用后，吸气便不能及时被中断而转为呼气，于是出现长吸式呼吸。如果再在脑桥和延髓之间横断脑干，则不论迷走神经是否完整，长吸式呼吸消失而出现喘息样呼吸(gasping)，表现为不规则的呼吸运动。这些结果表明，在脑桥下部可能存在能兴奋吸气活动的长吸中枢。基于上述研究和随后的进一步探讨，在 20 世纪 20～50 年代期间，便逐渐形成了所谓三级呼吸中枢学说：在延髓内，有喘息中枢(gasping center)，产生最基本的呼吸节律；在脑桥下部，有长吸中枢，对吸气活动产生紧张性氧化作用；在脑桥上部，有呼吸调整中枢，对呼吸中枢产生周期性抑制作用。在三者的共同作用下，形成正常的节律性呼吸运动。后来的研究肯定了关于延髓有呼吸节律基本中枢和脑桥上部有呼吸调整中枢的结论，但未能证实脑桥下部存在呼吸中枢。

3.高位脑　呼吸运动还受脑桥以上中枢，如下丘脑、边缘系统、大脑皮层的影响。特别是大脑皮层，可分别通过皮层脊髓束和皮层脑干束随意控制脊髓和低位脑干呼吸神经元的活动，以保证其他与呼吸相关的活动，如说话、唱歌、哭笑、咳嗽、吞咽和排便等活动的完成。一定程度的随意屏气或加深加快呼吸也靠大脑皮层的随意控制而实现。

呼吸运动受随意和非随意调节系统的双重调节。大脑皮层是随意呼吸调节系统，而低位脑干则为非随意的自主呼吸调节系统。临床上可见到自主呼吸和随意呼吸分离的现象。当脑干或自主呼吸通路受损时，自主节律性呼吸运动出现异常甚至停止，而患者仍可进行随意呼吸，但这种患者常需依靠人工呼吸机来维持肺通气，否则患者一旦入睡，呼吸运动就会停止；当相应大脑皮层运动区或皮层脊髓束受损时，患者可以进行自主呼吸，但不能完成对呼吸运动的随意调控。

(二)呼吸节律的形成

关于正常呼吸节律的形成机制尚不清楚，主要有两种学说，即起搏细胞学说(theory of pacemaker)和神经元网络学说(theory of neuronal circuit)。起搏细胞学说认为，节律性呼吸运动犹如窦房结起搏细胞的节律性兴奋引起整个心脏产生节律性收缩那样，由延髓内具有起步样活动的神经元的节律性兴奋而引起。神经元网络学说认为，呼吸节律的产生依赖于延髓内呼吸神经元之间的相互联系和相互作用。20 世纪 70～80 年代，许多学者在关于延髓呼吸神经元轴突投射的大量实验研究基础上提出了多种网络模型，但均不能很好解释呼吸节律的产生原理。由于方法学的限制，目前有关起搏细胞学说的实验依据多来自新生动物，而关于神经元网络学说的依据主要来自成年动物。因此，很可能两种机制都起作用，只是在动物的不同发育阶段，各自的地位有所不同。在新生期以起步细胞的活动起主导作用，随着动物的生长发育，呼吸神经元之间的相互作用加强，网络的作用更加重要。

二、呼吸运动的反射性调节

呼吸节律虽起源于脑，但呼吸运动的频率、深度和样式等要受到来自呼吸器官自身以及血液循环等其他器官系统感受器传入冲动的反射性调节。下面讨论几种重要的呼吸反射。

（一）化学感受性反射

化学因素对呼吸运动的调节是一种反射性活动，称为化学感受性反射（chemoreceptor reflex）。这里的化学因素是指动脉血液、组织液或脑脊液中的 O_2、CO_2 和 H^+。

1.化学感受器（chemoreceptor）　化学感受器是指其适宜刺激为 O_2、CO_2 和 H^+ 等化学物质的感受器。根据所在部位的不同，化学感受器分为外周化学感受器（peripheral chemoreceptor）和中枢化学感受器（central chemoreceptor）。

（1）外周化学感受器：外周化学感受器位于颈动脉体和主动脉体（图 5-14A）。1930 年，生理学家海门斯（Heymans）首次证明颈动脉体和主动脉体在化学感受性呼吸调节中的作用，于 1938 年获得诺贝尔生理学或医学奖。外周化学感受器在动脉血 P_{O_2} 降低、P_{CO_2} 或 H^+ 浓度升高时受到刺激，冲动分别沿窦神经（舌咽神经的分支，分布于颈动脉体）和迷走神经（分支分布于主动脉体）传入延髓孤束核，反射性引起呼吸加深加快和血液循环功能的变化。颈动脉体和主动脉体虽都参与呼吸和循环的调节，但颈动脉体主要参与呼吸调节，而主动脉体在循环调节方面较为重要。颈动脉体的解剖位置便于研究，因而对外周化学感受器的研究主要集中在颈动脉体。

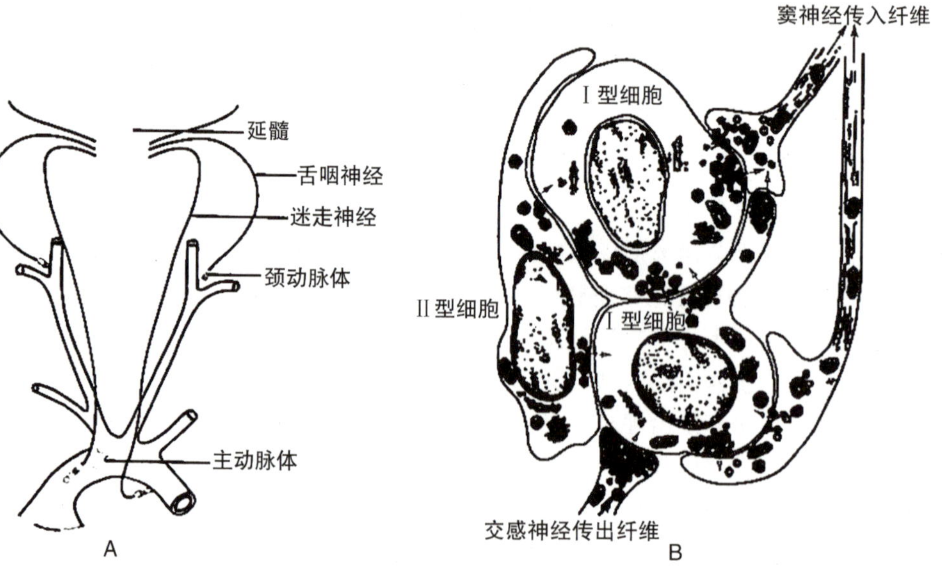

图 5-14　外周化学感受器的位置（A）和颈动脉体的组织结构（B）示意图

颈动脉体和主动脉体的血液供应非常丰富，其每分钟血流量约为其质量的20倍。一般情况下，其动、静脉差几乎为零，即它们始终处于动脉血液的环境之中，表明其丰富的血供与其敏感的化学感受功能有关，而并非为了满足其自身高代谢率的需要。

对颈动脉体的研究结果表明，当灌流液 P_{O_2} 下降、P_{CO_2} 升高或 H^+ 浓度升高时，窦神经放电频率增加，呼吸运动增强增快，肺通气量增加；若保持灌流液 P_{O_2} 于100 mmHg，仅减少灌流量，其传入冲动频率也增加。当血流量减少时，颈动脉体从单位体积血液中摄取的 O_2 量相对增加，细胞外液 P_{O_2} 因供氧少于耗氧而下降。然而，在贫血或CO中毒时，血液 O_2 含量虽然下降，但其 P_{O_2} 仍正常，只要血流量不减少，化学感受器传入神经放电频率并不增加。因此，当机体缺氧时，外周化学感受器所感受的刺激是其所处环境 P_{O_2} 的下降，而不是动脉血 O_2 含量的降低。

当血液中 P_{CO_2} 或 H^+ 浓度升高时，外周化学感受器可因 H^+ 进入其细胞内受到刺激，引起传入神经动作电位频率增加，进而兴奋呼吸运动。CO_2 较容易扩散进入外周化学感受器细胞，使细胞内 H^+ 浓度升高；而血液中 H^+ 则不易进入细胞。因此，相对而言，CO_2 对外周化学感受器的刺激作用较 H^+ 强。

在实验中还可观察到，上述三种因素对化学感受器的刺激作用有相互增强的现象，两种因素同时作用比单一因素的作用强。这种协同作用的意义在于，当机体发生循环或呼吸衰竭时，P_{CO_2} 升高和 P_{O_2} 降低往往同时存在。它们协同刺激外周化学感受器，共同促进代偿性呼吸增强反应。

颈动脉体含有Ⅰ型细胞（球细胞）和Ⅱ型细胞（鞘细胞）。细胞周围包绕着毛细血管窦，血液供应十分丰富。Ⅰ型细胞呈球形，胞内有大量囊泡，囊泡内含递质，如多巴胺、乙酰胆碱、ATP等。这类细胞起感受器的作用。Ⅱ型细胞数量较少，没有囊泡，可能起支持作用。窦神经的传入纤维末梢分支穿插于Ⅰ型和Ⅱ型细胞之间，与Ⅰ型细胞形成特化的接触，包括单向突触、交互突触和缝隙连接等（图5-14B），传入神经末梢可为突触前和（或）突触后成分。

（2）中枢化学感受器：摘除动物外周化学感受器或切断其传入神经后，吸入 CO_2 仍能增加肺通气量；增加脑脊液 CO_2 和 H^+ 浓度也能刺激呼吸。动物实验表明，在延髓还存在一些不同于呼吸中枢但可影响呼吸活动的化学感受区，这些区域被称为中枢化学感受器。中枢化学感受器位于延髓腹外侧浅表部位，左右对称，可分为头、中、尾三个区（图5-15）。头端和尾端区都有化学感受性；中间区不具有化学感受性，可能是头端区和尾端区传入冲动向脑干呼吸中枢投射的中继站。近年来的研究表明，在斜方体后核、孤束核、蓝斑、下丘脑等部位也有化学敏感神经元。在过去的近三十年中，随着研究的不断深入，关于中枢化学感受器部位的认识逐渐形成了两种截然不同的观点，一种是分散学说，另一种是特化学说。中枢化学感受器的生理性刺激是脑脊液和局部细胞外液中的 H^+，而不是 CO_2，但血液中的 CO_2 能迅速透过血-脑屏障，使化学感受器周细胞外液中的 H^+ 浓度升高，从而刺激中枢化学感受器，进而影响呼吸中枢的活动，使呼吸运动加深加快，肺通气量增加。由于脑脊液中碳酸酐酶含量很少，CO_2 与水的水合反应很慢，所以对 CO_2 的通气反应有一定的时间延迟。另一方面，血液中的 H^+ 不易透过血-脑屏障，故血液 pH 值的变化对中枢化学感受器的刺激作用较弱，也较缓慢。

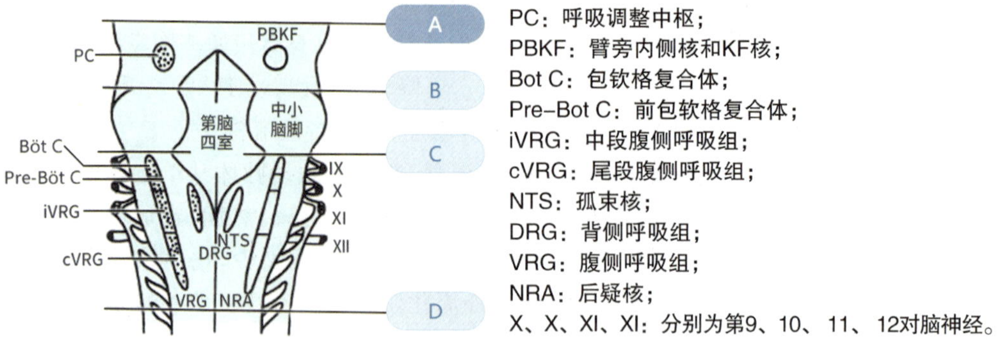

图中所示为延髓腹外侧浅表部位的中枢化学感受区。

图 5-15　中枢化学感受器

增值服务：颈动脉窦和主动脉弓在呼吸调节中的作用

2.CO_2、H^+ 和低氧对呼吸运动的调节

(1)CO_2 对呼吸运动的调节：CO_2 是调节呼吸运动最重要的生理性化学因素。人们早已知道，在麻醉动物或人时，当动脉血液 P_{CO_2} 降到很低水平时，可出现呼吸暂停，因此一定水平的 P_{CO_2} 对维持呼吸中枢的基本活动是必需的。过度通气可使呼吸运动受到抑制。另一方面，当肺通气或肺换气功能障碍以及吸入气中 CO_2 浓度增加时，血液 P_{CO_2} 将升高（称为高碳酸血症）。代谢活动增强（如运动）也可使血液 P_{CO_2} 升高。在这些情况下，呼吸运动将反射性加深加快，肺通气量增加（图 5-16）。肺通气增加可使 CO_2 排出增加，从而使血液 P_{CO_2} 恢复正常水平。但血液 P_{CO_2} 过高可致中枢神经系统包括呼吸中枢活动抑制，引起呼吸困难、头痛、头昏，甚至昏迷，

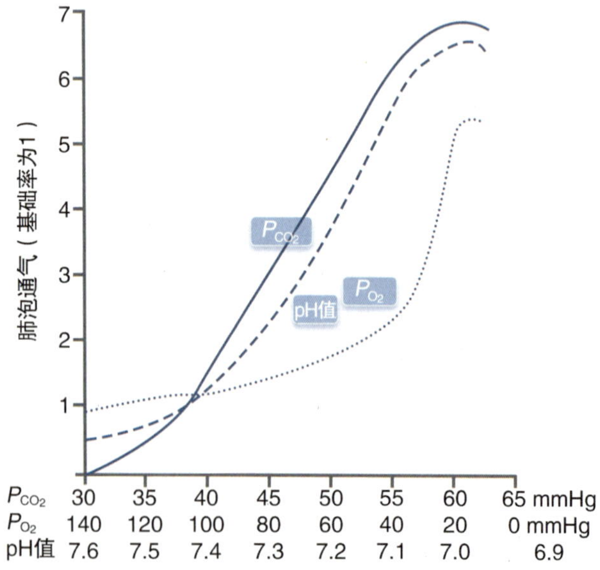

图 5-16　改变动脉血液 P_{CO_2}、P_{O_2}、pH 值三因素之一，而维持另外两个因素正常时的肺泡通气反应

出现 CO_2 麻醉。总之，CO_2 对呼吸运动起经常性的调节作用。血液 P_{CO_2} 在一定范围内

升高可加强呼吸运动，但超过一定限度则起抑制作用。

(2) H^+ 对呼吸运动的调节：当动脉血液中 H^+ 浓度升高（如呼吸性或代谢性酸中毒）时，呼吸运动加深加快，肺通气量增加；相反，当 H^+ 浓度降低（如呼吸性或代谢性碱中毒）时，呼吸运动受到抑制，肺通气量减少。H^+ 对呼吸的调节也是通过外周化学感受器和中枢化学感受器实现的。中枢化学感受器对 H^+ 的敏感性较外周化学感受器高，约为后者的 25 倍。但 H^+ 通过血-脑屏障的速度较慢，限制了它对中枢化学感受器的作用。因此，血液中的 H^+ 主要通过刺激外周化学感受器而起作用，而脑脊液中的 H^+ 才是中枢化学感受器最有效的刺激物。

(3) 低氧对呼吸运动的调节：当吸入气 P_{O_2} 降低（如初上高原）以及肺通气或肺换气功能障碍时，动脉血液中 P_{O_2} 将下降，因而呼吸运动加深加快，肺通气量增加；反之，则肺通气量减少。通常在动脉血 P_{O_2} 下降到 80 mmHg 以下时，肺通气量才出现可觉察到的增加。可见，动脉血 P_{O_2} 的改变对正常呼吸运动的调节作用不大，而当机体严重缺氧时才有重要意义。此外，在严重肺气肿、肺心病患者，因肺换气功能障碍，导致机体慢性缺氧和 CO_2 潴留。长时间 CO_2 潴留能使中枢化学感受器对 CO_2 的刺激作用产生适应。而外周化学感受器对低氧刺激的适应很慢，在这种情况下，低氧对外周化学感受器的刺激就成为驱动呼吸运动的主要刺激因素。因此，如果在因为慢性肺通气或肺换气功能障碍而引起机体缺氧的情况下给患者吸入纯 O_2，则可能由于解除了低氧的刺激作用而引起呼吸抑制，所以在临床应用氧疗时应给予高度注意。

低氧对呼吸运动的刺激作用完全是通过外周化学感受器实现的。切断动物外周化学感受器的传入神经后，急性低氧对呼吸运动的刺激效应便完全消失。低氧对中枢的直接作用是抑制。低氧通过外周化学感受器对呼吸中枢的兴奋作用可对抗其直接抑制效应。但在严重缺氧时，如果外周化学感受器的反射效应不足以克服低氧对中枢的直接抑制作用，将导致呼吸运动的减弱。

图 5-16 显示的是 CO_2、H^+ 和 O_2 三个因素中只改变一个因素而保持其他两个因素不变时的肺通气效应。在自然呼吸情况下，不可能只有一个因素改变而其他因素不变，一种因素的改变往往引起另一种或两种因素相继改变或几种因素同时改变。三者之间具有相互作用，对肺通气的影响既可因相互协同而增强，也可因相互抵消而减弱。图 5-17所示为一种因素改变而对另外两种因素不加控制时的情况，可见 CO_2 对呼吸的刺激作用最强，且比其他因素作用更明显；H^+ 的作用次之；低氧的作用最弱。P_{CO_2} 升高时，H^+ 浓度也随之升高，两者的协同作用使肺通气反应比单纯 P_{CO_2} 升高时更强。H^+ 浓度增加时，因肺通气增加而使 CO_2 排出增加，导致 P_{CO_2} 下降，H^+ 浓度也有所降低，因此可部分抵消 H^+ 的刺激作用，使肺通气量的增加比单因素 H^+ 浓度升高时小。P_{O_2} 降低时，也因肺通气量增加，呼出较多的 CO_2，使 P_{CO_2} 和 H^+ 浓度降低，从而减弱低氧的刺激作用。

(二) 肺牵张反射

1868 年，布鲁尔（Breuer）和赫林（Hering）发现，在麻醉动物，肺扩张或向肺内充气可引起吸气活动抑制，而肺萎陷或从肺内抽气则可引起吸气活动加强。切断迷走神经后，上述反应消失，说明这是由迷走神经参与的反射性反应。这种由肺扩张或肺萎陷引起的吸气抑制或吸气兴奋的反射称为肺牵张反射（pulmonary stretch reflex）或黑-伯反射（Hering-Breuer reflex）。肺牵张反射包括肺扩张反射和肺萎陷反射两种成分。

1. 肺扩张反射（pulmonary inflation reflex） 肺扩张反射是肺扩张时抑制吸气活动的反射。其感受器分布于从气管到细支气管的平滑肌中，属于牵张感受器，其阈值低，适应慢。肺扩张时，牵拉呼吸道，使牵张感受器受到刺激，其传入纤维为迷走神经中的有髓神经纤维，冲动传入延髓，经延髓和脑桥呼吸中枢作用，促使吸气转换为呼气。肺扩张反射的生理意义在于加速吸气向呼气的转换，使呼吸频率增加。在动物实验中，切断两侧颈迷走神经后，动物的吸气过程将延长，吸气加深，呼吸变得深而慢。

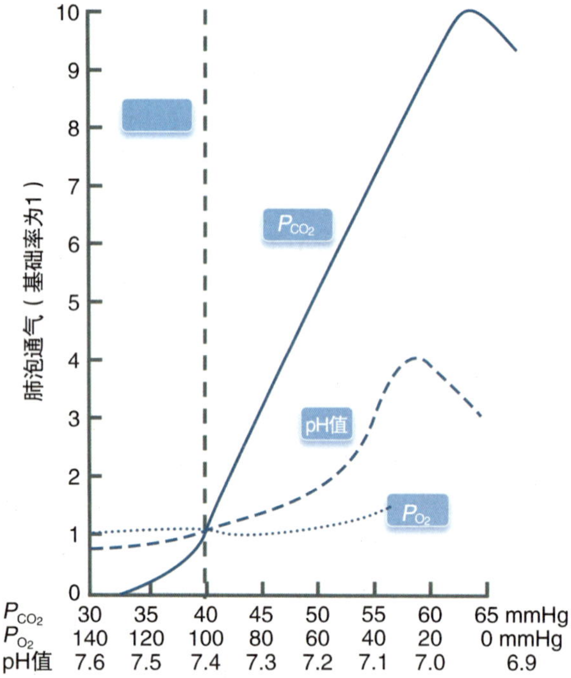

图 5-17 改变动脉血液 P_{CO_2}、P_{O_2}、pH 值三因素之一而不控制另外两个因素时的肺泡通气反应

2. 肺萎陷反射（pulmonary deflation reflex） 肺萎陷反射是肺萎陷时增强吸气活动或促进呼气转换为吸气的反射。感受器同样位于气道平滑肌内，但其性质尚不清楚。肺萎陷反射一般要在较大程度的肺萎陷时才出现。所以该反射在平静呼吸时并不参与调节，但在防止呼气过深以及在肺不张等情况下可能起一定作用。

（三）呼吸肌本体感受性反射

肌梭和腱器官是骨骼肌的本体感受器。肌腱受到牵张刺激时，可反射性引起其所在的骨骼肌收缩，这种反射称为骨骼肌牵张反射（muscle stretch reflex），属于本体感受性反射（proprioceptive reflex）。切断麻醉猫的双侧颈迷走神经并在第 7 颈段平面横断脊髓，以排除该平面以下传入冲动的影响，牵拉膈肌可引起膈肌肌电活动增强；切断胸段脊神经背根后，呼吸运动减弱。在人类，呼吸肌本体感受性反射对正常呼吸运动也有一定调节作用，在呼吸肌负荷增加时，其作用较为明显。

增值服务：呼吸功能康复的生理学基础

（四）防御性呼吸反射

主要的防御性呼吸反射包括咳嗽反射和喷嚏反射。

1.咳嗽反射（cough reflex）　咳嗽反射是很常见也很重要的防御性反射。咳嗽反射的感受器位于喉、气管和支气管的黏膜。大支气管以上部位的感受器对机械刺激敏感，二级支气管以下部位对化学刺激敏感。传入冲动沿迷走神经传入延髓，触发咳嗽反射。咳嗽时，先是一次短促或较深的吸气，继而声门紧闭，呼气肌强烈收缩，肺内压和胸膜腔内压急剧上升，然后声门突然开放，由于肺内压很高，气体便由肺内高速冲出，将呼吸道内的异物或分泌物排出。剧烈咳嗽时，可因胸膜腔内压显著升高而阻碍静脉回流，使静脉压和脑脊液压升高。

2.喷嚏反射（sneeze reflex）　喷嚏反射是类似于咳嗽的反射。不同的是刺激作用于鼻黏膜的感受器，传入神经是三叉神经；反射效应是腭垂下降，舌压向软腭，而不是声门关闭；呼出气主要从鼻腔喷出，以清除鼻腔中的刺激物。

除受上述反射性调节外，呼吸运动还受其他多种感受器的传入性影响。例如，肺毛细血管充血或肺泡壁间质积液时，肺毛细血管旁感受器（juxtapulmonary capillary receptor，简称J感受器）受到刺激，冲动经迷走神经无髓纤维传入延髓，引起反射性呼吸暂停，继以呼吸浅快、血压降低、心率减慢。颈动脉窦、主动脉弓、心房、心室等处的压力感受器受到刺激时，可反射性抑制呼吸运动。但是，这些反射活动对呼吸的调节作用较弱，生理意义较有限。

思考题

1.气胸患者的呼吸和循环功能会发生哪些变化？为什么？

2.简述CO中毒的原理。

3.临床上呼吸功能障碍的患者出现缺O_2比CO_2潴留更早，为什么？

4.新生儿呼吸窘迫综合征的发病原理是什么？

5.在呼吸运动调节实验中，切断双侧迷走神经，动物的呼吸运动会出现哪些变化？为什么？

第六章　消化与吸收

学习目标

知识目标：掌握消化和吸收的概念及消化的两种方式；胃液的成分、作用及消化期胃液分泌调节；胰液的成分、作用和分泌调节；胃的运动、胃排空及其控制。熟悉消化道平滑肌一般生理特征；消化道的神经支配；胆汁的成分与作用；小肠内主要营养物质的吸收。了解口腔内消化；胆汁的分泌和排出的调节；大肠内细菌的活动、粪便的形成及排便反射；肝脏的功能。

能力目标：能够运用所学的消化与吸收知识，对人体的各种物质消化和吸收过程进行准确描述。能将所学的基本理论、基础知识运用于实践中，从而为今后的基础医学课和临床医学课程打下坚实的基础。

素质目标：通过本章消化与吸收相关生理学知识的学习，培养学生的创新精神、严肃的科学态度、严谨的工作作风、正确的人生观和价值观，在学习过程中培养学生团队协作意识和批判精神。

导入及思考

李某，81 岁，4 天前无明显诱因出现腹痛，中上腹及左、右下腹部痛甚，未予重视，未规律诊治。1 天前无诱因出现发热，体温最高 39 ℃，自服“布洛芬、头孢、三九感冒灵”等治疗，体温渐降至正常，腹痛持续存在。急诊收入院。行血常规、血清淀粉酶、心肌酶谱及腹部 CT 等常规检查，诊断为急性胰腺炎。给予胃肠减压、胰酶抑制剂、生长抑素等对症治疗，患者好转出院。

请思考：

1.胰腺在消化中的作用是什么？

2.胰液中的蛋白消化酶以酶原形式储存和分泌，有何意义？

3.生长抑素治疗急性胰腺炎的机制是什么？

第一节　消化生理概述

人的消化器官是由长 8～10 m 的消化道及与其相连的许多大、小消化腺组成。消化系统的基本功能是消化食物和吸收营养物质，还能排泄某些代谢产物。人体需要从外界摄入的物质有六大类，包括蛋白质、脂肪、糖类、维生素、无机盐和水。其中，前三类是通常所说的营养物质，属于天然大分子物质，不能被机体直接利用，需要通过消化后才能被吸收；后三类为小分子物质，不需要消化就可以被机体吸收利用。

食物在消化道内被分解为可吸收的小分子物质的过程称为消化（digestion）。食物的消化有两种方式，一是机械性消化（mechanical digestion），即通过消化道肌肉的收缩和舒张将食物磨碎，并使之与消化液充分混合，同时把食物不断向消化道的远端推送；二是化学性消化（chemical digestion），即通过消化腺分泌消化液，由消化液中的酶分别把蛋白质、脂肪和糖类等大分子物质分解为可被吸收的小分子物质。上述两种消化方式相互配合，共同作用，为机体的新陈代谢源源不断地提供养料和能量。

经消化后的营养成分透过消化道的黏膜进入血液和淋巴液的过程称为吸收（absorption）。不能被消化和吸收的食物残渣最后以粪便的形式被排出体外。消化和吸收是两个相辅相成、紧密联系的过程。

一、消化道平滑肌的特性

在整个消化道中，除口、咽和食管上端的肌组织以及肛门外括约肌为骨骼肌外，其余部分的肌组织均属于平滑肌。消化道通过这些肌肉的舒缩活动完成对食物的机械性消化，并推动食物前进。消化道的运动对食物的化学性消化和吸收也有促进作用。

（一）消化道平滑肌的一般生理特性

消化道平滑肌具有肌组织的共同特性，如兴奋性、传导性和收缩性，但这些特性的表现均有其自身的特点。

1.兴奋性较低，收缩缓慢　消化道平滑肌的兴奋性较骨骼肌低，收缩的潜伏期、收缩期和舒张期所占的时间均比骨骼肌长很多，而且变异较大。

2.具有自律性　消化道平滑肌在离体后，置于适宜的人工环境内仍能自动进行节律性收缩和舒张，但其节律较慢，远不如心肌规则。

3.具有紧张性　消化道平滑肌经常保持在一种微弱的持续收缩状态，即具有一定的紧张性。消化道各部分（如胃、肠等）之所以能保持一定的形状和位置，与平滑肌具有紧张性密切相关。平滑肌的紧张性还能使消化道内经常保持一定的基础压力，有助于消化液向食物中渗透。平滑肌的各种收缩活动也都在紧张性的基础上进行。

4.富有伸展性　作为中空容纳性器官来说，消化道平滑肌能适应接纳食物需要进行很大的伸展，以增加其容积。良好的伸展性具有重要生理意义，能使消化道有可能容纳几倍于原初容积的食物，而消化道内压力却不明显升高。

5.对不同刺激的敏感性不同　消化道平滑肌对电刺激较不敏感，而对机械牵拉、温度和化学性刺激却特别敏感。消化道平滑肌的这一特性与它所处的生理环境密切相关,消化道内食物对平滑肌的机械扩张、温度和化学性刺激可促进消化腺分泌及消化道运动,有助于食物的消化。

(二)消化道平滑肌的电生理特性

消化道平滑肌的细胞电活动较骨骼肌复杂,其电生理变化主要分为静息电位、慢波电位和动作电位等三种形式。

1.静息电位　消化道平滑肌的静息电位较小,且不稳定,存在一定波动,实测值为 −60～−50 mV,主要因 K^+ 平衡电位而产生;但 Na^+、Cl^-、Ca^{2+} 和生电性钠泵等也都参与静息电位的形成,可能是其绝对值略小于骨骼肌和神经细胞静息电位的原因。

2.慢波电位　消化道平滑肌细胞在静息电位的基础上,自发地产生周期性的轻度去极化和复极化。由于其频率较慢,故称为慢波(slow wave)。因慢波频率对平滑肌的收缩节律起决定性作用,故又称基本电节律(basic electric rhythm,BER)。消化道不同部位平滑肌的慢波频率不同。人的慢波频率在胃约每分钟 3 次,在十二指肠约每分钟 12 次,回肠末端为 8～9 次。慢波的幅度为 10～15 mV,持续时间由数秒至十几秒(图 6-1)。

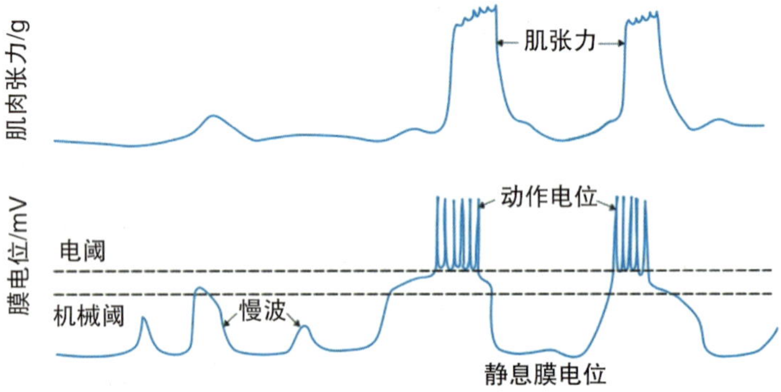

图 6-1　消化道平滑肌电活动与机械收缩的关系

慢波起源于消化道纵行肌和环行肌之间的 Cajal 间质细胞(interstitial Cajal cell,ICC)。目前认为它与细胞内的钙波有关。当细胞内 Ca^{2+} 浓度增高时,激活细胞膜上钙激活的氯通道,Cl^- 外流,膜电位去极化。慢波电位通过 ICC 与平滑肌细胞之间的缝隙连接扩布到平滑肌细胞,引起平滑肌细胞电压门控钙通道开放,Ca^{2+} 内流。

3.动作电位　消化道平滑肌细胞动作电位与神经和骨骼肌细胞动作电位的区别在于:①去极化主要依赖 Ca^{2+} 内流,平滑肌细胞的动作电位不受钠通道阻滞剂的影响,但可被钙通道阻滞剂阻断,因此锋电位上升较慢,持续时间较长;②复极化也由 K^+ 外流所致,平滑肌细胞 K^+ 的外向电流与 Ca^{2+} 的内向电流在时间过程上几乎相同。因此,锋电位的幅度较低,且大小不等。

消化道平滑肌细胞发生动作电位时,由于 Ca^{2+} 内流量远大于慢波去极化达机械阈时的 Ca^{2+} 内流量,所以在只有慢波而无动作电位时,平滑肌仅发生轻度收缩;而当发生动作电位时，收缩幅度明显增大，并随动作电位频率的增高而加大(见图 6-1)。可见，动作电位与收缩之间存在很好的相关性。每个慢波上所出现的动作电位数目可作为收缩力大小的指标。

平滑肌慢波、动作电位和收缩之间的关系可归纳为：收缩主要继动作电位之后产生，而动作电位则是在慢波去极化的基础上发生。因此，慢波被认为是平滑肌收缩的起步电位，是平滑肌收缩节律的控制波。它决定消化道运动的方向、节律和速度。

二、消化腺的分泌功能

人每日由各种消化腺分泌的消化液总量可达 6～8 L。消化液主要由有机物(主要含多种消化酶、黏液、抗体等)、离子和水组成。消化液的主要功能为：①稀释食物，使胃肠内容物与血浆渗透压接近，以利于各种物质的吸收；②提供适宜的 pH 值环境，以适应消化酶活性的需要；③由多种消化酶水解食物中的大分子营养物质，使之便于被吸收；④黏液、抗体和大量液体能保护消化道黏膜，以防物理性和化学性损伤。

消化腺分泌消化液是腺细胞主动活动的过程，包括从血液内摄取原料、在细胞内合成分泌物、以酶原颗粒和囊泡等形式存储，以及将分泌物由细胞排出等一系列复杂过程。对消化腺分泌细胞的兴奋-分泌耦联的研究表明，腺细胞膜中存在着多种受体，不同的刺激物与相应的受体结合，可引起细胞内一系列的生化反应，最终导致分泌物的释放。

三、消化道的神经支配及其作用

(一)外来神经

1.副交感神经　支配消化道的副交感神经主要来自迷走神经和盆神经。其节前纤维直接终止于消化道的壁内神经元，与壁内神经元形成突触，然后发出节后纤维支配消化道的腺细胞、上皮细胞和平滑肌细胞。副交感神经的大部分节后纤维释放的递质是乙酰胆碱(ACh)，通过激活 M 受体，促进消化道的运动和消化腺的分泌，但对消化道的括约肌则起抑制作用。少数副交感神经节后纤维释放某些肽类物质，如血管活性肠肽(vasoactive intestinal peptide，VIP)、P 物质、脑啡肽和生长抑素(somatostatin，SS)等，因而有肽能神经之称，在胃的容受性舒张、机械刺激引起的小肠充血等过程中起调节作用。

2.交感神经　支配消化道的交感神经节前纤维来自第 5 胸段至第 2 腰段脊髓侧角。在腹腔神经节和肠系膜神经节内换元后，节后纤维分布到胃、小肠和大肠各部。节后纤维末梢释放的递质为去甲肾上腺素。一般情况下，交感神经兴奋可抑制胃肠运动和分泌。

(二)内在神经丛

消化道除受外来自主神经支配外，还受内在神经系统的调控。从食管中段到肛门的绝大部分消化道管壁内，含有两层内在的神经结构，称为壁内神经丛或肠神经系统

(enteric nervous system，ENS)。它们是由大量神经元和神经纤维组成的复杂的神经网络，根据其所在位置又分为黏膜下神经丛(submucosal plexus)和肌间神经丛(myenteric plexus)。前者位于黏膜下层，主要调节腺细胞和上皮细胞的功能；后者则分布于环行肌与纵行肌之间，主要支配平滑肌的活动。两种神经丛之间还存在着复杂的纤维联系(图6-2)。肠神经系统中的神经元包括感觉神经元、运动神经元和大量中间神经元，构成一个完整的、相对独立的整合系统，可完成局部反射。在整体情况下，外来神经对内在神经丛具有调节作用。但去除外来神经后，内在神经丛仍可在局部发挥调节作用，可独立地调节胃肠运动、分泌、血流量，以及水、电解质的转运。

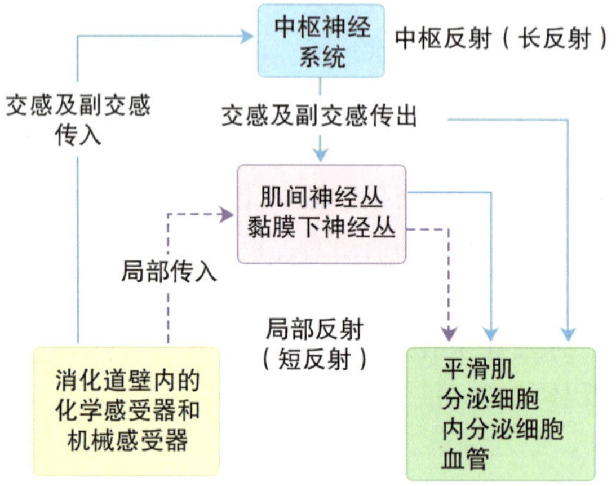

图 6-2　消化道内在神经丛与外来自主神经的关系示意图

四、消化系统的内分泌功能

(一)胃肠激素

消化道从胃到大肠的黏膜层内存在 40 多种内分泌细胞。这些细胞都具有摄取胺的前体、进行脱羧而产生肽类或活性胺的能力。通常将这类细胞统称为 APUD 细胞(amine precursor uptake and decarboxylation cell)。现已知道，具有这种能力的细胞颇多，如神经系统、甲状腺、肾上腺髓质、腺垂体等组织中也含有 APUD 细胞。消化道黏膜中内分泌细胞的总数远超过体内其他内分泌细胞的总和，因此消化道被认为是体内最大也是最复杂的内分泌器官。由于这些内分泌细胞合成和释放的多种激素主要在消化道内发挥作用，因此把这些激素合称为胃肠激素(gastrointestinal hormone)。

消化道的内分泌细胞有开放型和闭合型两类(图 6-3)。大多数为开放型细胞，其细胞呈锥形，顶端有微绒毛突起伸入胃肠腔内，直接感受胃肠腔内容物刺激，触发细胞的分泌活动。闭合型细胞较少，主要分布在胃底和胃体的泌酸区和胰腺。这种细胞无微绒毛，不直接接触胃肠腔内环境。它们的分泌受神经和周围体液环境变化的调节。

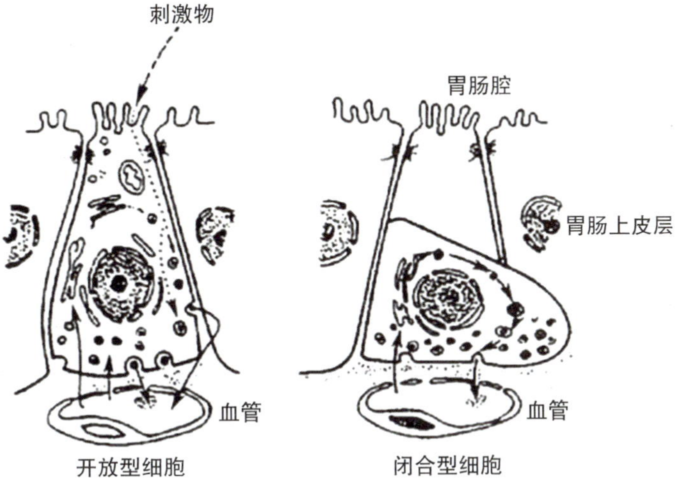

图 6-3　消化道内分泌细胞形态模式图

胃肠激素的生理作用极为广泛，但主要在于调节消化器官的功能。总体上讲有以下三个方面(表 6-1)：

表 6-1　主要胃肠激素主要分布部位及主要功能

名称	英文(缩写)	氨基酸数目	主要分布部位	主要功能
促胃液素	gastrin	17、34、14	胃窦、小肠上部	胃酸分泌，胃肠黏膜营养、保护
胆囊收缩素	cholecystokinin (CCK)	33	小肠上部	胰酶分泌，胆囊收缩，胃肠黏膜营养，抑制摄食
促胰液素	secretin	27	小肠上部	胰液胆汁分泌，抑制胃酸分泌
抑胃多肽	gastric inhibiting polypeptide	43	小肠上部	抑制胃酸分泌以及胰岛素、胰高血糖素释放
胰多肽	pancreatic polypeptide (PP)	36	胰	合成脂肪，胰酶分泌，肠运动
胃动素	motilin	22	全部小肠	消化间期胃运动加强
肠高血糖素	entro-glucagon		小肠下部、结肠	糖原异生，心缩加强，血管扩张
P 物质	substance P (SP)	11	全部胃肠道	加强平滑肌运动，消化液分泌
血管活性肠肽	vasoactive intestinal peptide(VIP)	48	胃底、胃体	扩张血管，心缩加强，胃酸抑制
生长抑素	somatostatin (SST)	14	全部胃肠道	抑制生长激素释放，抑制胃肠道活动
胰高血糖素	pancreatic glucagon	29	胃、小肠上部	升高血糖
脑啡肽	enkephalin	5	胃窦、小肠上部	兴奋摄食

续表

名称	英文(缩写)	氨基酸数目	主要分布部位	主要功能
蛙皮素	bombesin	14	胃、小肠上部	刺激胃酸分泌以及促胃液素、CCK、PP释放
神经降压素	neurotensin	13	小肠下部	抑制胃酸分泌,血糖升高

1.调节消化腺分泌和消化道运动　这是胃肠激素的主要作用,例如,促胃液素能促进胃液分泌和胃运动,而促胰液素和抑胃肽则可抑制胃液分泌及胃运动。

2.调节其他激素的释放　已经证实,在食物消化时,抑胃肽可刺激胰岛素的释放。这对防止餐后血糖升高具有重要的意义。此外,生长抑素、胰多肽、促胃液素释放肽、血管活性肠肽等对生长激素、胰岛素、促胃液素的释放也有调节作用。

3.营养作用　有些胃肠激素可促进消化系统组织的生长。例如,促胃液素和缩胆囊素分别能促进胃黏膜上皮和胰腺外分泌部组织的生长。

(二)脑-肠肽

一些被认为是胃肠激素的肽类物质也存在于中枢神经系统,而原来认为只存在于中枢神经系统的神经肽也在消化道中被发现。这些在消化道和中枢神经系统内双重分布的肽类物质统称为脑-肠肽(brain-gut peptide)。目前已知的这些肽类物质有20多种,如促胃液素、缩胆囊素、胃动素、生长抑素、神经降压素等。脑-肠肽概念的提出揭示了神经系统与消化道之间存在密切的内在联系。

第二节　口腔内消化和吞咽

食物的消化是从口腔开始的。在口腔内,通过咀嚼和唾液中酶的作用,食物得到初步消化。被唾液浸润和混合的食团经吞咽动作通过食管进入胃内。

一、唾液的分泌

人的口腔内有三对大唾液腺,即腮腺、颌下腺和舌下腺,此外还有无数散在分布的小唾液腺。唾液(saliva 或 salivary juice)就是由这些大小唾液腺分泌的混合液。

(一)唾液的性质和成分

唾液为无色无味、近于中性(pH值6.6～7.1)的低渗液体。唾液中水分约占99%;有机物主要为黏蛋白,还有免疫球蛋白、氨基酸、尿素、尿酸、唾液淀粉酶(salivary amylase)和溶菌酶等;无机物有 Na^+、K^+、Ca^{2+}、Cl^- 和 SCN^-(硫氰酸盐)等。此外,还有一定量的气体,如 O_2、N_2、NH_3 和 CO_2。某些进入体内的重金属(如铅、汞)和狂犬病毒也可经唾液腺分泌而出现在唾液中。

唾液的渗透压随分泌率的变化而有所不同。唾液中电解质的成分也随分泌率变化而有变化。目前认为,变化的原因是分泌液在流经导管时,导管上皮细胞对电解质的吸收不相同而造成的。分泌液从腺泡细胞中排出时是与血浆等渗的,电解质的组成也与血浆相似。

(二)唾液的作用

唾液的生理作用包括:①湿润和溶解食物,使之便于吞咽,并有助于引起味觉。②唾液淀粉酶可水解淀粉为麦芽糖。该酶的最适 pH 值为中性,pH 值低于 4.5 时将完全失活,因此随食物入胃后不久便失去作用。③清除口腔内食物残渣,稀释与中和有毒物质。其中溶菌酶和免疫球蛋白具有杀菌和杀病毒作用,因而具有保护和清洁口腔的作用。④某些进入体内的重金属(如铅、汞)、氰化物和狂犬病毒可通过唾液分泌而被排泄。

(三)唾液分泌的调节

在安静情况下,唾液约以 0.5 mL/min 的速度分泌,量少稀薄,称为基础分泌(basic secretion);其主要功能是湿润口腔。进食时唾液分泌明显增多,完全属于神经调节,包括条件反射和非条件反射。进食时,食物对舌、口腔和咽部黏膜的机械性、化学性和温热性刺激引起的唾液分泌为非条件反射。进食过程中,食物的性状、颜色、气味、进食环境、进食信号甚至与食物和进食有关的第二信号(言语)等,都能形成条件反射,引起明显的唾液分泌。"望梅止渴"是条件反射性唾液分泌的典型例子。

非条件反射性唾液分泌可分为两期,即口腔期及食管胃小肠期。食物进入口腔,刺激舌、口腔和咽部黏膜的机械性、化学性和温热性感受器,冲动沿第Ⅴ、Ⅶ、Ⅸ、Ⅹ对脑神经传入至延髓(唾液分泌的基本中枢),然后通过第Ⅶ、Ⅸ对脑神经的副交感和交感神经纤维到达唾液腺(以副交感神经为主)。副交感神经兴奋时释放 ACh,作用于腺细胞 M 受体,引起细胞内 IP_3 生成,触发细胞内钙库释放 Ca^{2+},使腺细胞分泌功能加强,腺体的肌上皮细胞收缩,腺体血管舒张,腺体血流量增加,细胞代谢增强,最终使唾液分泌增多。副交感神经兴奋引起的唾液分泌,主要为量多而固体成分少的稀薄的唾液分泌。唾液腺还受交感神经的支配。交感神经末梢释放去甲肾上腺素,作用于腺细胞 β 受体,引起细胞内 cAMP 增高,使唾液腺分泌量少而固体成分多的黏稠的唾液。此外,唾液分泌还受来自下丘脑和大脑皮层的嗅觉、味觉感受区等高级中枢神经系统信号的调节。例如,当人们闻到或吃到自己喜欢的食物时,唾液的分泌量往往比闻到或吃到不喜欢的食物时多。来自食管、胃和十二指肠上部的反射也能引起唾液分泌。通常在吞咽刺激性的食物或发生恶心时唾液分泌增多,其主要生理意义在于稀释或中和刺激。刺激交感神经引起的唾液分泌远弱于刺激副交感神经引起的唾液分泌,且随不同的腺体而异。其他因素如前列腺素能通过 ACh 释放间接促进唾液分泌;血糖浓度升高时通过改变副交感中枢的兴奋性使唾液分泌增加。

二、咀嚼和吞咽

咀嚼(mastication)是由咀嚼肌按一定顺序收缩所组成的复杂的节律性动作。咀嚼肌(包括咬肌、颞肌、翼内肌、翼外肌等)属于骨骼肌,可做随意运动。当食物触及齿龈、硬腭前部和舌表面时,口腔内感受器和咀嚼肌的本体感受器受到刺激,产生传入冲动,引起节律性的咀嚼活动。

在正常咀嚼时，切牙用于咬切，尖牙适于撕碎，磨牙用于研磨。咀嚼的主要作用是对食物进行机械性加工，通过上、下牙以相当大的压力相互接触，将食物切割或磨碎。切碎的食物与唾液混合形成食团以便吞咽。咀嚼可使唾液淀粉酶与食物充分接触而产生化学性消化；还能加强食物对口腔内各种感受器的刺激，反射性地引起胃、胰、肝和胆囊的活动加强，为下一步消化和吸收作好准备。

吞咽（deglutition 或 swallowing）是指食团由舌背推动经咽和食管进入胃的过程。吞咽动作由一系列高度协调的反射活动组成。根据食团在吞咽时经过的解剖部位，可将吞咽动作分为三个时期。

1.口腔期　口腔期是指食团从口腔进入咽的时期，主要通过舌的运动把食团由舌背推入咽部。这是一种随意运动，受大脑皮层控制。

2.咽期　咽期是指食团从咽部进入食管上端的时期。其基本过程是，食团刺激咽部的触觉感受器，冲动传到位于延髓和脑桥下端网状结构的吞咽中枢，立刻发动一系列快速反射动作，即软腭上举，咽后壁向前突出，以封闭鼻、口、喉通路，防止食物进入气管或逆流到鼻腔；而食管上括约肌舒张，以利于食团从咽部进入食管。

3.食管期　食管期是指食团由食管上端经贲门进入胃的时期。此期主要通过食管的蠕动实现。蠕动（peristalsis）是空腔器官平滑肌普遍存在的一种运动形式，由平滑肌的顺序舒缩引起，形成一种向前推进的波形运动。食管蠕动时，食团前的食管出现舒张波，食团后的食管跟随有收缩波，从而挤压食团，使食团向食管下端移动。

食管下端近胃贲门处虽然在解剖上并不存在括约肌，但此处有一段长 3～5 cm 的高压区，此处的压力比胃内压高 5～10 mmHg。在正常情况下，这一高压区能阻止胃内容物逆流入食管，起类似括约肌的作用，故将其称为食管下括约肌（lower esophageal sphincter，LES）。当食物进入食管后，刺激食管壁上的机械感受器，可反射性地引起食管下括约肌舒张，允许食物进入胃内。食团进入胃后，食管下括约肌收缩，恢复其静息时的张力，可防止胃内容物反流入食管。当食管下 2/3 部的肌间神经丛受损时，食管下括约肌不能松弛，导致食团入胃受阻，出现吞咽困难、胸骨下疼痛、食物反流等症状，称为食管失弛缓症。

食管下括约肌受迷走神经抑制性和兴奋性纤维的双重支配。食物刺激食管壁可反射性地引起迷走神经的抑制性纤维末梢释放 VIP 和 NO，引起食管下括约肌舒张。当食团通过食管进入胃后，迷走神经的兴奋性纤维兴奋，末梢释放 ACh，使食管下括约肌收缩。体液因素也能影响食管下括约肌的活动。如食物入胃后，可引起促胃液素和胃动素等的释放，使食管下括约肌收缩；而促胰液素、缩胆囊素和前列腺素 A_2 等则能使其舒张。此外，妊娠、过量饮酒和吸烟等可使食管下括约肌的张力降低。

知识拓展

胃食管反流病

胃食管腔因过度接触(或暴露于)胃液而引起的临床胃食管反流症和食管黏膜损伤的疾病称为胃食管反流病(GERD)。胃食管反流病的最常见典型症状是胃灼热和反酸,也可以表现为嗳气、上腹胀、胸痛等不典型症状,还可出现吞咽疼痛、吞咽困难、声嘶和咽部不适或异物感。

胃食管反流病的患病率在全球范围内呈上升趋势。我国 GERD 患病率高达 1.9%~7.0%。胃食管反流及其并发症的发生是多因素的,其中包括食管本身抗反流机制的缺陷,如食管下括约肌功能障碍和食管体部运动异常等;也有食管外诸多机械因素的功能紊乱。治疗方式主要包括调整生活方式,如减肥、抬高床头、戒烟、戒酒、避免睡前进食等,其中体位是减少反流的有效方法。内科治疗以质子泵抑制剂为首选药,另有内镜治疗和外科手术等。

第三节　胃内消化

胃是消化道中最膨大的部分,成年人胃的容量为 1~2 L,具有储存和初步消化食物的功能。食物入胃后,经过胃的机械性和化学性消化,食团逐渐被胃液水解和胃运动研磨,形成食糜(chyme)。胃的运动还使食糜逐次、少量地通过幽门,进入十二指肠。

一、胃液的分泌

胃对食物的化学性消化是通过胃黏膜中多种外分泌腺细胞分泌的胃液来实现的。胃黏膜中有三种外分泌腺:①贲门腺,为黏液腺,位于胃与食管连接处宽 1~4 cm 的环状区;②泌酸腺,为混合腺,存在于胃底的大部及胃体的全部,包括壁细胞、主细胞和颈黏液细胞;③幽门腺,分泌碱性黏液,分布于幽门部。另外,胃黏膜内还含有多种内分泌细胞,通过分泌胃肠激素来调节消化道和消化腺的活动。常见的内分泌细胞有:①G 细胞,分泌促胃液素和促肾上腺皮质激素(adrenocorticotropic hormone, ACTH)样物质,分布于胃窦;②δ 细胞,分泌生长抑素,对促胃液素和胃酸的分泌起调节作用,分布于胃底、胃体和胃窦;③肠嗜铬样细胞(enterochromaffin-like cell, ECL cell),合成和释放组胺,分布于胃泌酸区内。

(一)胃液的性质、成分和作用

纯净的胃液(gastric juice)是一种无色的酸性液体,pH 值 0.9~1.5,正常成年人每日分泌 1.5~2.5 L,其主要成分有盐酸、胃蛋白酶原、黏液和内因子,其余为水、HCO_3^-、Na^+、K^+ 等物质。

1.盐酸(hydrochloric acid, HCl)　胃液中的盐酸也称胃酸(gastric acid),由壁细胞

分泌。胃酸有游离酸和结合酸两种形式，两者在胃液中的总浓度称为胃液总酸度。空腹 6 小时后，在无任何食物刺激的情况下，胃酸也有少量分泌，称为基础胃酸分泌。基础胃酸分泌在不同人或同一人在不同时间也有所不同，平均 0～5 mmol/h，且有昼夜节律性，即早晨 5～11 时分泌率最低，下午 6 时至次晨 1 时分泌率最高。基础胃酸分泌量受迷走神经的紧张性和少量促胃液素自发释放的影响。在食物或药物的刺激下，胃酸分泌量大大增加。正常人的最大胃酸分泌量可达 20～25 mmol/h。HCl 的分泌量与壁细胞的数目和功能状态直接相关。

(1)盐酸分泌的机制：胃液中的 H^+ 浓度为 150～170 mmol/L，比血浆 H^+ 浓度高 3×10^6 倍。胃液中的 Cl^- 浓度为 170 mmol/L，约 1.7 倍于血浆 Cl^- 浓度。因此，壁细胞分泌 H^+ 是逆巨大的浓度梯度而进行的主动过程。H^+ 的分泌是依靠壁细胞顶端分泌小管膜中的质子泵实现的。质子泵具有转运 H^+、K^+ 和催化 ATP 水解的功能，故也称 H^+,K^+-ATP 酶。胃酸分泌可被质子泵选择性抑制剂奥美拉唑所抑制。该药物已在临床上用于治疗消化性溃疡。

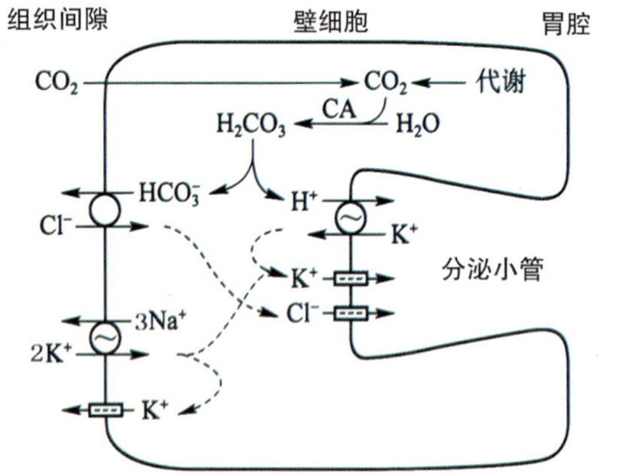

图 6-4　胃黏膜壁细胞分泌盐酸的基本过程模式图

壁细胞分泌盐酸的基本过程如图 6-4 所示：壁细胞分泌的 H^+ 来自细胞内水的解离（$H_2O\rightarrow H^+ + OH^-$）。在分泌小管膜中质子泵的作用下，$H^+$ 从胞内主动转运到分泌小管中。质子泵每水解 1 分子 ATP 所释放的能量能驱使一个 H^+ 从胞内进入分泌小管，同时驱动一个 K^+ 从分泌小管腔进入胞内。H^+ 与 K^+ 的交换是 1∶1 的电中性交换。在顶端膜主动分泌 H^+ 和换回 K^+ 时，顶端膜中的钾通道和氯通道也开放。进入细胞的 K^+ 又经钾通道进入分泌小管腔，细胞内的 Cl^- 通过氯通道进入分泌小管腔，并与 H^+ 形成 HCl。当需要时，HCl 由壁细胞分泌小管腔进入胃腔。留在壁细胞内的 OH^- 在碳酸酐酶（carbonic anhydrase，CA）的催化下，与 CO_2 结合成 HCO_3^-；HCO_3^- 通过壁细胞基底侧膜上的 Cl^--HCO_3^- 交换体被转运出细胞，而 Cl^- 则被转运入细胞内，补充被分泌入分泌小管中的 Cl^-，使 Cl^- 能源源不断地经顶端膜分泌入小管腔。此外，壁细胞基底侧膜上的钠泵将细胞内的 Na^+ 泵出细胞，同时将 K^+ 泵入细胞，以补充由顶端膜丢失的部分 K^+。

在消化期，由于胃酸大量分泌的同时有大量 HCO_3^- 进入血液，血液暂时碱化，形成所谓的餐后碱潮（postprandial alkaline tide）。

(2)盐酸的作用：胃内的盐酸具有多种生理作用：①激活胃蛋白酶原，并为胃蛋白酶提供适宜的酸性环境；②使食物中的蛋白质变性，有利于蛋白质的水解；③杀灭随食物进入胃内的细菌，对维持胃及小肠内的无菌状态具有重要意义；④盐酸随食糜进入小肠后，可促进促胰液素和缩胆囊素的分泌，进而引起胰液、胆汁和小肠液的分泌；⑤盐酸造成的酸性环境有利于小肠对铁和钙的吸收。由于盐酸属于强酸，对胃和十二指肠黏膜具有侵蚀作用，如果盐酸分泌过多，将损伤胃和十二指肠黏膜，诱发或加重溃疡病。若胃酸分泌过少，则可引起腹胀、腹泻等消化不良症状。

2.胃蛋白酶原（pepsinogen） 胃蛋白酶原主要由胃泌酸腺的主细胞合成和分泌。颈黏液细胞、贲门腺和幽门腺的黏液细胞以及十二指肠近端的腺体也能分泌胃蛋白酶原。胃蛋白酶原以无活性的酶原形式储存在细胞内，进食、迷走神经兴奋及促胃液素等刺激可促进其释放。胃蛋白酶原进入胃腔后，在 HCl 作用下，从酶原分子中脱去一个小分子肽段后，转变成有活性的胃蛋白酶（pepsin）。已被激活的胃蛋白酶对胃蛋白酶原也有激活作用（正反馈）。胃蛋白酶可水解食物中的蛋白质，使之分解成脲和胨、少量多肽及游离氨基酸。胃蛋白酶只有在酸性环境中才能发挥作用，其最适 pH 值为 1.8～3.5。当 pH 值超过 5.0 时，胃蛋白酶便完全失活。

3.内因子（intrinsic factor） 壁细胞在分泌盐酸的同时，也分泌一种被称为内因子的糖蛋白。内因子有两个活性部位，一个活性部位与进入胃内的维生素 B_{12} 结合，形成内因子-维生素 B_{12} 复合物，可保护维生素 B_{12} 免遭肠内水解酶的破坏。当内因子-维生素 B_{12} 复合物运行至远端回肠后，内因子的另一活性部位与回肠黏膜细胞膜的相应受体结合，促进维生素 B_{12} 的吸收。若缺乏内因子，可因维生素 B_{12} 吸收障碍而影响红细胞生成，引起巨幼红细胞性贫血。能促使胃酸分泌的各种刺激，如迷走神经兴奋、促胃液素、组胺等，均可使内因子分泌增多；萎缩性胃炎、胃酸缺乏的人则内因子分泌减少。

4.黏液和碳酸氢盐 胃液中含有大量的黏液。它们是由胃黏膜表面的上皮细胞、泌酸腺、贲门腺和幽门腺的黏液细胞共同分泌的。其主要成分为糖蛋白。由于黏液具有较高的黏滞性和形成凝胶的特性，分泌后即覆盖于胃黏膜表面，在胃黏膜表面形成一层厚约 500 μm 的保护层。这个保护层可在黏膜表面起润滑作用，减少粗糙食物对胃黏膜的机械损伤。胃黏膜内的非泌酸细胞能分泌 HCO_3^-，另外，组织液中少量的 HCO_3^- 也能渗入胃腔内。进入胃内的 HCO_3^- 并非直接进入胃液中，而是与胃黏膜表面的黏液联合形成一个抗胃黏膜损伤的屏障，称为黏液-碳酸氢盐屏障（mucus-bicarbonate barrier）（图 6-5）。它能有效地保护胃黏膜免受胃内盐酸和胃蛋白酶的损伤。因为黏液的黏稠度为水的 30～260 倍，可显著减慢离子在黏液层中的扩散速度。当胃腔内的 H^+ 通过黏液层向黏膜细胞方向扩散时，其移动速度明显减慢，并不断地与从黏液层近黏膜细胞侧向胃腔扩散的 HCO_3^- 发生中和。在这个过程中，黏液层中形成一个 pH 值梯度，黏液层近胃腔侧呈酸

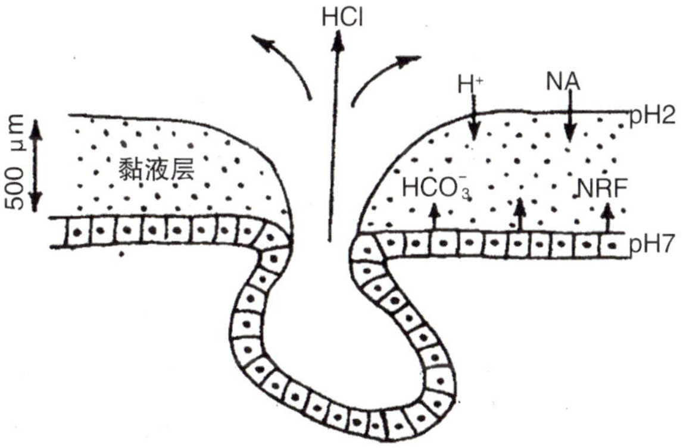

图 6-5 胃黏液-碳酸氢盐屏障模式图

性，pH 值约 2.0，而近黏膜细胞侧呈中性，pH 值约 7.0。因此，胃黏膜表面的黏液层可有效防止胃内 H^+ 对胃黏膜的直接侵蚀和胃蛋白酶对胃黏膜的消化作用。

除上述黏液-碳酸氢盐屏障外，胃黏膜上皮细胞的顶端膜和相邻细胞侧膜之间存在紧密连接，这种结构可防止胃腔内的 H^+ 向黏膜上皮细胞内扩散，称为胃黏膜屏障(gastric mucosal barrier)。此外，胃和十二指肠黏膜具有很强的细胞保护作用。

（二）胃和十二指肠黏膜的细胞保护作用

人的上消化道(从口到十二指肠近段)经常会受到许多理化因素的刺激，包括高渗和低渗液体、温度从 0 ℃到 90 ℃的不同食物、pH 值从 1.5(如醋酸色拉调味汁)到 11.5(如治疗消化不良的碳酸氢钠)的各种食物和药物。另外，黏膜还暴露于有毒物质，如高浓度的酒精、阿司匹林和其他非类固醇类抗炎药等。但是，黏膜层不会经常受损伤以至糜烂、溃疡和出血。这是因为胃和十二指肠黏膜具有很强的细胞保护作用(cytoprotection)，即胃和十二指肠黏膜能合成和释放某些具有防止或减轻各种有害刺激的物质。近年来发现，胃和十二指肠黏膜和肌层中含有高浓度的前列腺素(如 PGE_2、PGI_2)和表皮生长因子(EGF)。它们能抑制胃酸和胃蛋白酶原的分泌，刺激黏液和碳酸氢盐的分泌，使胃黏膜的微血管扩张，增加黏膜的血流量，有助于胃黏膜的修复和维持其完整性，因而能有效地抵抗强酸、强碱、酒精和胃蛋白酶等对消化道黏膜的损伤。某些胃肠激素，如铃蟾素、神经降压素、生长抑素和降钙素基因相关肽等，也对胃黏膜具有明显的保护作用。通常把这种作用称为直接细胞保护作用。胃内食物、胃酸、胃蛋白酶以及倒流的胆汁等，可经常性地对胃黏膜构成弱刺激，使胃黏膜持续少量地释放前列腺素和生长抑素等，也能有效地减轻或防止强刺激对胃黏膜的损伤，这种情况称为适应性细胞保护作用。

大量饮酒或大量服用吲哚美辛、阿司匹林等药物，不但可抑制黏液及 HCO_3^- 的分泌，破坏黏液-碳酸氢盐屏障，还能抑制胃黏膜合成前列腺素，降低细胞保护作用，从而损伤胃黏膜。硫糖铝等药物能与胃黏膜黏蛋白络合，并具有抗酸作用，对黏液-碳酸氢盐屏障和胃黏膜屏障都有保护和加强作用，因而被用于临床治疗消化性溃疡。

目前已公认，消化性溃疡的发病是由幽门螺杆菌感染所致。幽门螺杆菌能产生大量活性很高的尿素酶，将尿素分解为氨和 CO_2。氨能中和胃酸，从而使这种细菌能在酸度很高的胃内生存。尿素酶和氨的积聚还能损伤胃黏液层和黏膜细胞，破坏黏液-碳酸氢盐屏障和胃黏膜屏障，致使 H^+ 向黏膜逆向扩散，从而导致消化性溃疡的发生。

增值服务：幽门螺旋杆菌的发现

（三）消化期的胃液分泌

空腹时，胃液的分泌量很少。进食可刺激胃液大量分泌，称为消化期的胃液分泌。

根据消化道感受食物刺激的部位，将消化期的胃液分泌分为头期、胃期和肠期三个时相。

1.头期胃液分泌　进食时，食物的颜色、形状、气味、声音，以及咀嚼、吞咽动作，可刺激眼、耳、鼻、口腔、咽等处的感受器，通过传入冲动反射性地引起胃液分泌，称为头期胃液分泌。用假饲的方法可证明头期胃液分泌的存在，即事先给狗手术造一个食管瘘和一个胃瘘，当狗进食时，摄取的食物从食管瘘流出体外，并未进入胃内，但这时却有胃液从胃瘘流出。

引起头期胃液分泌的机制包括条件反射和非条件反射。前者是指食物的颜色、形状、气味等对视、嗅觉等器官的刺激引起的反射；后者则是当咀嚼和吞咽时，食物刺激口腔、舌和咽等处的机械和化学感受器，感受器传入冲动传到位于延髓、下丘脑、边缘叶和大脑皮层的反射中枢后，再由迷走神经传出引起胃液分泌。迷走神经是条件反射和非条件反射的共同传出神经，其末梢主要支配胃腺和胃窦部的 G 细胞，既可直接促进胃液分泌，也可通过促胃液素间接促进胃液分泌(图 6-6)，其中以直接促进胃液分泌更重要。

头期胃液分泌的特点是持续时间长(可持续 2～4 小时)、分泌量多(约占消化期分泌总量的 30%)、酸度及胃蛋白酶原的含量均很高；但受食欲的影响十分明显，可口的食物引起的胃液分泌远高于不可口的食物。人在情绪抑郁或惊恐时，头期胃液分泌可受到显著抑制。

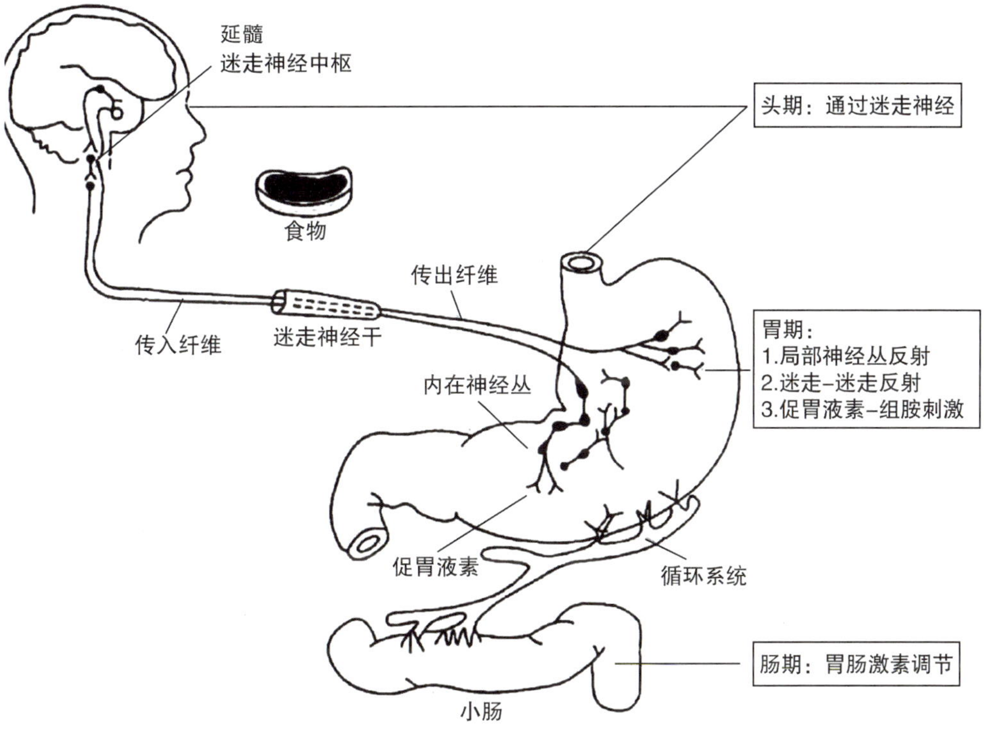

图 6-6　消化器胃液分泌的时相及其调节

2.胃期胃液分泌　将食糜、肉的提取液、蛋白胨液等通过瘘管直接注入胃内，可直接刺激胃壁上的机械感受器和化学感受器，促进胃液大量分泌。其主要作用途径是：①食物直接扩张胃，刺激胃底、胃体的感受器，冲动沿迷走神经中的传入纤维传至中枢，再通过迷走神经中的传出纤维引起胃液分泌。这一反射称为迷走-迷走反射（vago-vagal reflex）。食物扩张胃也能引起壁内神经丛短反射，直接或通过促胃液素间接引起胃腺分泌。②扩张刺激幽门部的感受器，通过壁内神经丛作用于G细胞，引起促胃液素释放。③食物的化学成分，主要是蛋白质的消化产物肽和氨基酸，可直接作用于G细胞，引起促胃液素分泌。不同氨基酸对胃酸分泌的刺激作用不同。在人类，苯丙氨酸和色氨酸的作用最强，而糖和脂肪本身并不直接刺激促胃液素分泌。其他化学物质，如咖啡、可乐、茶、牛奶、乙醇、Ca^{2+}等也能引起胃液大量分泌。

胃期分泌的胃液量约占进食后总分泌量的60%，酸度和胃蛋白酶的含量也很高。

3.肠期胃液分泌　将食糜、肉的提取液、蛋白胨液等通过瘘管直接注入十二指肠内也可引起胃液分泌轻度增加，说明当食物离开胃后，还有继续刺激胃液分泌的作用。机械扩张游离的空肠袢也能增加胃液的分泌，切断支配胃的神经后，这种分泌仍然存在，说明肠期的胃液分泌主要是通过体液调节机制实现的。当食物进入小肠后，通过对小肠黏膜的机械性和化学性刺激，可使之分泌一种或几种胃肠激素，通过血液循环再作用于胃。在食糜的作用下，十二指肠黏膜除能释放促胃液素外，还能释放一种称为肠泌酸素（entero-oxyntin）的激素，也能刺激胃酸分泌。在切除胃窦的患者中发现，进食后血浆促胃液素水平仍有升高，说明十二指肠释放的促胃液素是肠期胃液分泌的体液因素之一。

肠期分泌的胃液量少（约占总分泌量的10%），酸度不高，消化力（指酶的含量）也不很强。这可能与酸、脂肪、高张溶液进入小肠后对胃液分泌的抑制作用有关。

（四）调节胃液分泌的神经和体液因素

1.促进胃液分泌的主要因素

（1）迷走神经：迷走神经中有传出纤维直接到达胃黏膜泌酸腺中的壁细胞，通过末梢释放ACh而引起胃酸分泌；也有纤维支配胃泌酸区黏膜内的肠嗜铬样（enterochromaffin like，ECL）细胞和幽门部G细胞，使它们分别释放组胺和促胃液素，间接引起壁细胞分泌胃酸。其中支配ECL细胞的纤维末梢释放ACh，而支配G细胞的纤维释放促胃液素释放肽（gastrin-releasing peptide，GRP；又称铃蟾素，bombesin）。另外，迷走神经中还有传出纤维支配胃和小肠黏膜中的δ细胞，释放的递质也是ACh。其作用是抑制细胞释放生长抑素，消除或减弱它对G细胞释放促胃液素的抑制作用，实质上起增强促胃液素释放的作用。上述由ACh对靶细胞的作用均可被阿托品所阻断，说明这些作用是通过激活靶细胞的M（M_3）受体而产生的；而通过GRP对G细胞的作用则由铃蟾素受体所介导。

（2）组胺（histamine）：组胺具有极强的促胃酸分泌作用。它由ECL细胞分泌，以旁分泌的方式作用于邻旁壁细胞的H_2型受体，引起壁细胞分泌胃酸。西咪替丁及其类似物可阻断组胺与H_2受体结合而抑制胃酸分泌，有助于消化性溃疡的愈合。该类物质也是临床上常用的抑酸药物。ECL细胞膜中还存在促胃液素/缩胆囊素（CCK_B）受体和M_3受体，可分别与促胃液素和ACh结合而引起组胺释放，间接调节胃液的分泌。因此抑制H_2受体也能部分抑制促胃液素和ACh的促胃酸分泌作用。ECL细胞膜中还有生长抑素受体，由δ细胞释放的生长抑素可通过激活此受体而抑制组胺的释放，间接抑制胃液的分泌。

（3）促胃液素（gastrin）：促胃液素是由胃窦及十二指肠和空肠上段黏膜中G细胞分泌的一种胃肠激素。迷走神经兴奋时释放GRP，可促进促胃液素的分泌。促胃液素释放后进入循环血液，被运送到靶细胞发挥作用，其作用较为广泛。促胃液素可强烈刺激壁细胞分泌胃酸，也能作用于ECL细胞上的CCK_B受体，促进ECL细胞分泌组胺，再通过组胺刺激壁细胞分泌盐酸。促胃液素的这种作用可能比它直接刺激壁细胞分泌盐酸的作用更为重要。促胃液素的分泌和作用也受其他胃肠激素的影响，如生长抑素可抑制G细胞分泌促胃液素，还能抑制促胃液素基因的表达。促胰液素、胰高血糖素、抑胃肽和血管活性肠肽对促胃液素的分泌都有抑制作用。胃酸对促胃液素的分泌具有负反馈调节作用。此外，Ca^{2+}、低血糖、咖啡因和乙醇等也可刺激胃酸分泌。

引起壁细胞分泌胃酸的大多数刺激物均能促进主细胞分泌胃蛋白酶原及黏液细胞分泌黏液。迷走神经递质ACh是主细胞分泌胃蛋白酶原的强刺激物，促胃液素也可直接作用于主细胞促进胃蛋白酶原的分泌，十二指肠黏膜中的内分泌细胞分泌的促胰液素和缩胆囊素也能刺激胃蛋白酶原的分泌。

2.抑制胃液分泌的主要因素

（1）盐酸：消化期在食物入胃后可刺激HCl分泌。当HCl分泌过多时，可负反馈抑制胃酸分泌。一般说来，胃窦内pH值降到1.2～1.5时胃酸分泌即受到抑制。其原因是HCl可直接抑制胃窦黏膜G细胞，使促胃液素释放减少；也能刺激胃黏膜D细胞分泌生长抑素，间接抑制促胃液素和胃酸的分泌。十二指肠内pH值降到2.5以下时，也能抑制胃酸分泌，其机制可能是胃酸刺激小肠黏膜释放促胰液素和球抑胃素（bulbogastrone）。促胰液素对促胃液素引起的胃酸分泌有明显的抑制作用；而球抑胃素是一种能抑制胃酸分泌的肽类激素，但其化学结构尚未最后确定。

（2）脂肪：消化期当食物中的脂肪及其消化产物进入小肠后，可刺激小肠黏膜分泌多种胃肠激素，如促胰液素、缩胆囊素、抑胃肽、神经降压素和胰高血糖素等。这些具有抑制胃液分泌和胃运动作用的激素，统称为肠抑胃素（enterogastrone）。

20世纪30年代，我国生理学家林可胜等为证明脂肪在小肠内抑制胃液分泌和胃运动的机制，从小肠黏膜中提取到一种物质，将此物注入血液中后可使胃液分泌的量、酸度和消化能力降低，并抑制胃的运动。他将此物命名为肠抑胃素。然而，肠抑胃素至今未能提纯。现认为它可能不是一个独立的激素，而是若干具有此类作用的激素（如上述）的总称。

（3）高张溶液：消化期当食糜进入十二指肠后，可使肠腔内出现高张溶液。高张溶液可刺激小肠内的渗透压感受器，通过肠-胃反射（entero-gastric reflex）抑制胃液分泌；也能通过刺激小肠黏膜释放若干种胃肠激素抑制胃液分泌。

3.影响胃液分泌的其他因素

（1）缩胆囊素（cholecystokinin，CCK）：缩胆囊素是由小肠黏膜I细胞分泌的一种胃肠激素。CCK 可因结合不同的受体而对胃酸分泌产生完全不同的效应。已被鉴定的 CCK 受体有 CCK_A 和 CCK_B 受体两种。CCK_B 受体对促胃液素和对 CCK 具有同等的亲和力，而 CCK_A 受体对 CCK 的亲和力约 3 倍于对促胃液素的亲和力。这种差异有助于解释为何促胃液素和缩胆囊素的作用时而相同，时而相反，且两者之间存在竞争现象（竞争 CCK_B 受体）。在体实验中，CCK 既可刺激禁食动物的胃酸分泌（即基础胃酸分泌），又有竞争性抑制促胃液素刺激胃酸分泌的作用。在整体情况下，CCK 还可通过与 δ 细胞的 CCK_A 受体结合，引起 δ 细胞释放生长抑素而抑制胃酸分泌。所以，CCK 对胃酸的分泌主要表现为抑制效应。

（2）血管活性肠肽（vasoactive intestinal peptide，VIP）：血管活性肠肽可抑制食物、组胺和促胃液素等刺激胃酸分泌的作用，并使 δ 细胞分泌生长抑素；同时，VIP 又能刺激壁细胞内 cAMP 增加而促进胃酸分泌。因此，VIP 既可刺激也可抑制胃酸分泌。

（3）铃蟾素：铃蟾素即促胃液素释放肽，能强烈刺激促胃液素释放，进而促进胃液大量分泌。已知铃蟾素是一种由胃壁非胆碱能神经元分泌的神经递质。中枢内注射铃蟾素能减少胃酸分泌，但静脉注射铃蟾素后，血液促胃液素水平很快上升，基础和餐后胃酸分泌量随之增加。已知 G 细胞膜中存在铃蟾素受体，故铃蟾素是直接作用于 G 细胞而使促胃液素释放增加的。

（4）Valosin：Valosin 是新近从猪小肠分离出来的一种胃肠肽，对基础胃酸分泌有刺激作用。这一作用不依赖于促胃液素的分泌。

（5）生长抑素：生长抑素是由胃肠黏膜 δ 细胞分泌的一种胃肠激素，分泌后通过旁分泌的方式作用于壁细胞、ECL 细胞和 G 细胞，对胃的分泌和运动都有很强的抑制作用。生长抑素对胃酸分泌的调节是通过活化生长抑素 2 型受体（$SSTR_2$），经受体-Gi-AC 通路抑制细胞内 cAMP 的生成而起作用的。它不仅抑制 G 细胞分泌颗粒中促胃液素的释放，还抑制促胃液素基因的表达和转录。促胰液素、抑胃肽、酪酪肽等均是胃酸分泌的抑制剂，而生长抑素很可能是它们发挥作用的共同介质。生长抑素还能抑制组胺、ACh、铃蟾素等对胃酸分泌的刺激效应。此外，胃酸能直接作用于胃黏膜 δ 细胞，促进生长抑素的分泌，负反馈抑制胃酸分泌，这种效应不受神经因素的影响。

（6）表皮生长因子（epidermal growth factor，EGF）：表皮生长因子具有抑制胃酸分泌的作用，但其抑酸作用可能仅在胃上皮受损时才出现，故有利于胃黏膜的修复。EGF 抑酸作用的机制与其抑制细胞内 cAMP 的生成有关。

（7）抑胃肽（gastric inhibitory peptide，GIP）：抑胃肽可抑制组胺和胰岛素性低血糖所引起的胃酸分泌，其作用是由生长抑素介导的。大剂量抑胃肽还能抑制胃蛋白酶原的释放。

二、胃的运动

根据胃壁肌层结构和功能的特点，可将胃分为头区和尾区两部分。头区包括胃底和胃体的上 1/3，它的运动较弱，主要功能是储存食物；尾区为胃体的下 2/3 和胃窦，它的运动较强，主要功能是磨碎食物，使之与胃液充分混合，形成食糜，并将食糜逐步排入十二指肠。

(一)胃的运动形式

1.紧张性收缩(tonic contraction)　胃壁平滑肌经常处于一定程度的缓慢持续收缩状态,称为紧张性收缩。紧张性收缩在空腹时即已存在,充盈后逐渐加强。这种运动能使胃保持一定的形状和位置,防止胃下垂;也使胃内保持一定压力,以利于胃液渗入食团中;它还是其他运动形式的基础。进食后,头区的紧张性收缩加强,可协助胃内容物向幽门方向移动。

2.容受性舒张(receptive relaxation)　进食时食物刺激口腔、咽、食管等处的感受器,可反射性引起胃底和胃体(以头区为主)舒张,称为容受性舒张。正常人空腹时,胃的容量仅约 50 mL,进餐后可达 1.5 L,容受性舒张能使胃容量大大增加,以接纳大量食物入胃,而胃内压却无显著升高。容受性舒张是通过迷走-迷走反射实现的,但参与该反射的迷走神经传出纤维属于抑制性纤维,其节后纤维释放的递质可能是 VIP 和 NO。另外,食物对胃壁的机械刺激以及食糜对十二指肠的机械、化学刺激均能通过迷走-迷走反射和内在神经丛反射引起胃底和胃体平滑肌的舒张,因此胃容受性舒张可能有多种机制参与。

3.蠕动　胃的蠕动以尾区为主。空腹时基本上不出现蠕动,食物入胃后约 5 分钟,蠕动便开始。胃的蠕动始于胃中部,并向幽门方向推进(图 6-7)。蠕动波约需 1 分钟到达幽门,频率约每分钟 3 次,表现为“一波未平,一波又起”。蠕动波开始时较弱,在传播途中逐渐加强,速度也明显加快,一直传到幽门。当幽门括约肌舒张时,在蠕动波产生的压力下,胃窦内少量食糜(1～2 mL)被排入十二指肠;当幽门括约肌收缩时,食糜将被反向推回。食糜的这种后退有利于食物和消化液的混合,也对块状食物起碾磨粉碎作用。

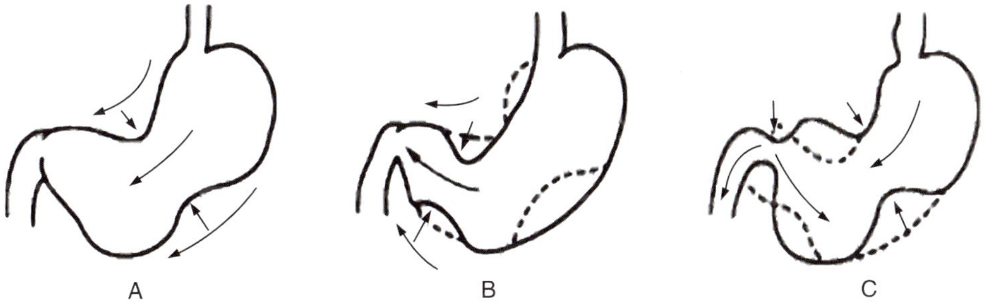

A.胃蠕动始于胃的中部,向幽门方向推进;B.胃蠕动可将食糜推入十二指肠;C.强有力的蠕动波可将部分食糜反向推回到近侧胃窦或胃体,使食糜在胃内进一步被磨碎。

图 6-7　胃蠕动示意图

胃蠕动的频率受胃平滑肌慢波节律的控制。胃的慢波起源于胃大弯上部,沿纵行肌向幽门方向传播。胃肌的收缩通常发生在慢波出现后 6～9 秒内,动作电位出现后 1～2 秒内。

胃蠕动的生理意义在于磨碎进入胃内的食团,使之与胃液充分混合,形成糊状食糜;并将食糜逐步推入十二指肠。

(二)胃排空及其控制

1.胃排空(gastric emptying)　食物由胃排入十二指肠的过程称为胃排空。食物入胃后5分钟左右就开始胃排空，排空速度与食物的物理性状及化学组成有关。液体食物较固体食物排空快，小颗粒食物比大块食物快，等渗液体较非等渗液体快；三大营养物质中糖类食物排空最快，蛋白质次之，脂肪最慢。混合食物需要4～6小时完全排空。

2.胃排空的控制

(1)胃内因素促进胃排空：食物对胃的扩张刺激可通过迷走-迷走反射和胃壁的内在神经丛局部反射引起胃运动的加强，促进胃排空。此外，食物对胃的扩张刺激和食物中某些化学成分可引起胃幽门部G细胞释放促胃液素。促胃液素能促进胃的运动，也能增强幽门括约肌的收缩，其总效应是延缓胃排空。

(2)十二指肠内因素抑制胃排空：在十二指肠壁上存在着多种感受器。当食糜进入十二指肠后，食糜中的酸、脂肪和高渗性以及对肠壁的机械扩张均可刺激这些感受器，通过肠-胃反射抑制胃的运动，使胃排空减慢。另外，食糜中的酸和脂肪还可刺激小肠黏膜释放促胰液素、抑胃肽等，抑制胃运动，延缓胃排空。

胃排空的直接动力是胃和十二指肠内的压力差，而其原动力则为胃平滑肌的收缩。当胃运动加强使胃内压大于十二指肠内压时，便发生一次胃排空；在食糜进入十二指肠后，受十二指肠内因素的抑制，胃运动减弱而使胃排空暂停，随着胃酸被中和，食物的消化产物逐渐被吸收，对胃运动的抑制消除，胃的运动又逐渐增强，胃排空再次发生。如此反复，直至食糜全部由胃排入十二指肠为止。可见，胃排空是间断进行的。胃内因素促进胃排空，而十二指肠内因素抑制胃排空，两个因素互相消长，互相更替，自动控制着胃排空，使胃内容物的排空能较好地适应十二指肠内消化和吸收的速度。

(三)消化间期胃的运动

空腹状态下，胃运动也呈现以间歇性强力收缩伴有较长的静息期为特征的周期性运动，并向肠道方向扩布，这种运动称为消化间期移行性复合运动(migrating motor complex，MMC)(图6-8)。其主要作用是将胃内容物，包括上次进食后遗留的残渣、咽下的唾液、脱落的细胞碎片和细菌等清除干净，具有肠道"清道夫"的作用。移行性复合运动减退，可引起功能性消化不良及肠道内细菌过度繁殖等病症。

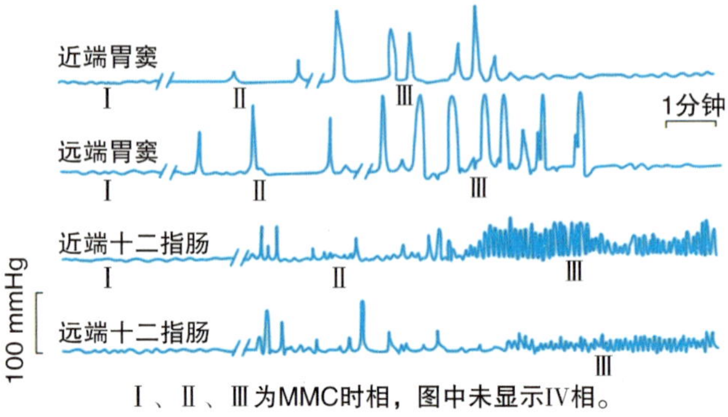

图6-8　从胃窦和十二指肠记录到的消化间期移行性复合运动(MMC)的时相变化

(四)呕吐

呕吐(vomiting)是将胃内容物,有时有肠内容物从口腔强力驱出的动作。当舌根、咽部、胃、肠、胆总管、泌尿生殖器官、视觉和前庭器官(如晕船时)等处的感受器受到刺激时均可引发呕吐。呕吐前常有恶心、流涎、呼吸急促和心跳加快而不规则等表现。呕吐时先深吸气,接着声门和鼻咽通道关闭,胃窦部、膈肌和腹壁肌强烈收缩,胃上部和食管下端舒张,使胃内容物经食管从口腔驱出。剧烈呕吐时,十二指肠和空肠上段也强烈收缩,使十二指肠内容物倒流入胃,故呕吐物中有时混有胆汁和小肠液。

呕吐是一系列复杂的反射活动。传入冲动由迷走神经、交感神经、舌咽神经中的感觉纤维传入中枢;传出冲动沿迷走神经、交感神经、膈神经和脊神经到达胃、小肠、膈肌和腹壁肌等。呕吐中枢位于延髓网状结构的背外侧缘,颅内压升高时,可直接刺激呕吐中枢,引起喷射性呕吐。呕吐可将胃肠内有害物质排出,因而具有保护意义。但持续、剧烈的呕吐则可导致水、电解质和酸碱平衡紊乱。

第四节　小肠内消化

食糜由胃进入十二指肠后便开始小肠内的消化。小肠内消化是整个消化过程中最重要的阶段。在这里,食糜受到胰液、胆汁和小肠液的化学性消化以及小肠运动的机械性消化,许多营养物质也都在此处被吸收,因而食物在经过小肠后消化过程基本完成,未被消化的食物残渣从小肠进入大肠。食物在小肠内停留的时间随食物的性质而不同,混合性食物一般在小肠内停留 3～8 小时。

一、胰液的分泌

胰腺是兼有外分泌和内分泌功能的腺体。胰腺的内分泌功能主要与糖代谢调节有关,将在内分泌章中讨论。胰腺的外分泌物为胰液,是由胰腺的腺泡细胞和小导管管壁细胞所分泌的,具有很强的消化能力。

(一)胰液的性质、成分和作用

胰液(pancreatic juice)是无色无嗅的碱性液体,pH 值为 7.8～8.4,渗透压与血浆大致相等。人每日分泌的胰液量为 1～2 L。

胰液中含有无机物和有机物。在无机成分中,HCO_3^- 的含量很高,是由胰腺内的小导管细胞分泌的。导管细胞内含有较高浓度的碳酸酐酶。在它的催化下,CO_2 可水化为 H_2CO_3,而后解离成 HCO_3^-。人胰液中的 HCO_3^- 浓度随分泌速度的增加而增加,最高可达 140 mmol/L。HCO_3^- 的主要作用是中和进入十二指肠的胃酸,使肠黏膜免受强酸的侵蚀;同时也提供小肠内多种消化酶活动的最适 pH 值环境(pH 值 7～8)。除 HCO_3^- 外,占第二位的负离子是 Cl^-。胰液中的 Cl^- 浓度随 HCO_3^- 浓度的变化而变化;当 HCO_3^- 浓度升高时,Cl^- 浓度下降。胰液中的正离子有 Na^+、K^+、Ca^{2+} 等。它们在胰液中的浓度与血浆中的浓度非常接近,不随分泌速度的改变而改变。

胰液中的有机物主要是蛋白质，含量从0.1%～10%不等，随分泌速度的不同而有所不同。胰液中的蛋白质主要是多种消化酶，由腺泡细胞分泌。

1.胰淀粉酶(pancreatic amylase)　胰淀粉酶是一种α-淀粉酶，对生的和熟的淀粉水解效率都很高。消化产物为糊精、麦芽糖。胰淀粉酶作用的最适pH值为6.7～7.0。

2.胰脂肪酶(pancreatic lipase)　胰脂肪酶可分解三酰甘油为脂肪酸、一酰甘油和甘油。它的最适pH值为7.5～8.5。

目前认为，胰脂肪酶只有在胰腺分泌的另一种小分子蛋白质，即辅脂酶(colipase)存在的条件下才能发挥作用。由于胆盐具有去垢剂特性，可将附着于胆盐微胶粒(即乳化的脂滴)表面的蛋白质清除下去，而辅脂酶对胆盐微胶粒却有较高的亲和力，当胰脂肪酶、辅脂酶和胆盐形成三元络合物时，便可防止胆盐将脂肪酶从脂滴表面清除下去。因此，辅脂酶的作用可比喻为附着在脂滴表面的"锚"。

3.胰蛋白酶(trypsin)和糜蛋白酶(chymotrypsin)　这两种酶均以无活性的酶原形式存在于胰液中。肠液中的肠激酶(enterokinase)是激活胰蛋白酶原(trypsinogen)的特异性酶，可使胰蛋白酶原变为有活性的胰蛋白酶。已被激活的胰蛋白酶也能激活胰蛋白酶原而形成正反馈，加速其活化。此外，酸、组织液等也能使胰蛋白酶原活化。糜蛋白酶原(chymotrypsinogen)主要在胰蛋白酶作用下转化为有活性的糜蛋白酶。胰蛋白酶和糜蛋白酶的作用极为相似，都能分解蛋白质为脲和胨。当两者一同作用于蛋白质时，则可将蛋白质消化为小分子多肽和游离氨基酸；糜蛋白酶还有较强的凝乳作用。

此外，正常胰液中还含有羧基肽酶、核糖核酸酶、脱氧核糖核酸酶等水解酶。它们也以酶原的形式分泌，在已活化的糜蛋白酶作用下激活。激活后，羧基肽酶可作用于多肽末端的肽键，释出具有自由羧基的氨基酸；核酸酶则可使相应的核酸部分水解为单核苷酸。

胰液由于含有水解糖类、脂肪和蛋白质三类营养物质的消化酶，因而是最重要的消化液。临床和实验均证明，当胰液分泌障碍时，即使其他消化液分泌都正常，食物中的脂肪和蛋白质仍不能完全消化和吸收，常可引起脂肪泻，但糖的消化和吸收一般不受影响。

(二)胰液分泌的调节

在非消化期，胰液几乎不分泌或很少分泌。进食后，胰液便开始分泌。所以，食物是刺激胰液分泌的自然因素。进食时胰液分泌受神经和体液双重控制，但以体液调节为主。

1.神经调节　食物的性状、气味，以及食物对口腔、食管、胃和小肠的刺激都可通过神经反射(包括条件反射和非条件反射)引起胰液分泌。反射的传出神经主要是迷走神经。切断迷走神经或注射阿托品阻断迷走神经的作用，均可显著减少胰液分泌。迷走神经可通过其末梢释放ACh直接作用于胰腺，也可通过引起促胃液素的释放，间接引起胰腺分泌(图6-9)。迷走神经主要作用于胰腺的腺泡细胞，对小导管细胞的作用较弱，因此，迷走神经兴奋引起胰液分泌的特点是水和碳酸氢盐含量很少，而酶的含量却很丰富。

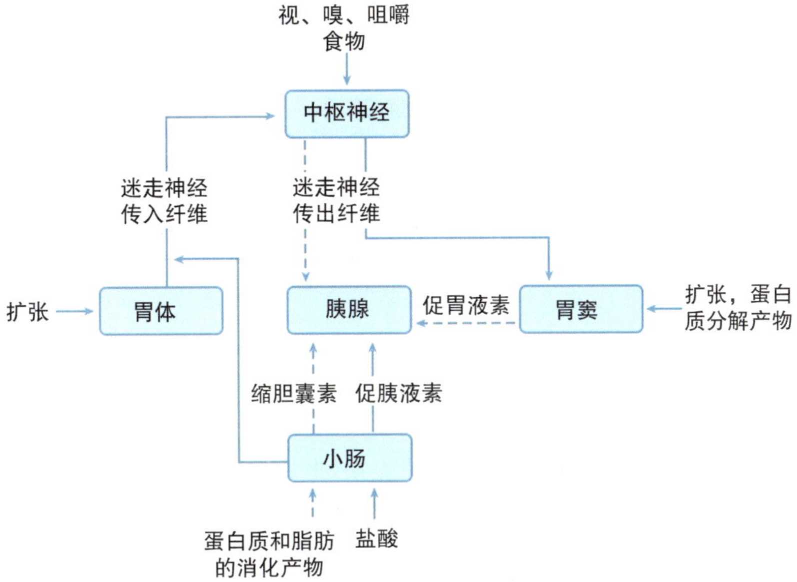

实线表示引起水样分泌；虚线表示引起酶的分泌。

图 6-9 胰液分泌的神经和体液调节示意图

2.体液调节 调节胰液分泌的体液因素主要有促胰液素和缩胆囊素。

(1)促胰液素：当酸性食糜进入小肠后，可刺激小肠黏膜释放促胰液素。小肠上段黏膜含促胰液素较多，距幽门越远，含量越小。产生促胰液素的细胞为 S 细胞。生理学家王志均教授等曾在具有移植胰的狗身上观察引起促胰液素释放的因素，结果表明，盐酸是最强的刺激因素，其次为蛋白质分解产物和脂酸钠，糖类几乎没有刺激作用。引起小肠内促胰液素释放的 pH 值在 4.5 以下。迷走神经兴奋不引起促胰液素释放；切除小肠的外来神经后，盐酸在小肠内仍能引起胰液分泌，说明促胰液素的释放不依赖于肠外来神经。

促胰液素主要作用于胰腺小导管上皮细胞，使其分泌大量的水和 HCO_3^-，因而使胰液的分泌量大大增加，而酶的含量却很低。

(2)缩胆囊素：缩胆囊素的一个重要作用是促进胰液中各种酶的分泌，故也称促胰酶素(pancreozymin，PZ)；它的另一重要作用是促进胆囊强烈收缩，排出胆汁。缩胆囊素对胰腺组织还有营养作用，可促进胰组织蛋白质和核糖核酸的合成。引起缩胆囊素释放的因素按由强至弱的顺序为蛋白质分解产物、脂酸钠、盐酸、脂肪；糖类没有刺激作用。

影响胰液分泌的体液因素还有胃窦分泌的促胃液素、小肠分泌的血管活性肠肽等。它们在作用上分别与缩胆囊素和促胰液素相似。促胰液素和缩胆囊素之间存在协同作用，即一个激素可加强另一个激素的作用。此外，迷走神经对促胰液素也有加强作用，在阻断迷走神经后，促胰液素引起的胰液分泌量将大大减少。激素之间以及激素与神经之间的相互加强作用，对进餐时胰液的大量分泌具有重要意义。

知识拓展

急性胰腺炎

急性胰腺炎是消化系统常见的危重疾病，发病率逐年升高。急性胰腺炎的总死亡率约为5%，重症急性胰腺炎患者病死率仍较高，已成为严重危及我国人民健康和生命的重大疾病之一。胆石症是我国急性胰腺炎的主要病因，其次是酒精性急性胰腺炎。急性胆源性胰腺炎诊断和处理时机至关重要，尤其应注意胆道微结石。

二、胆汁的分泌和排出

肝细胞能持续分泌胆汁(bile)。在非消化期，肝脏分泌的胆汁主要储存于胆囊内。进食后，食物及消化液可刺激胆囊收缩，将储存于胆囊内的胆汁排入十二指肠。直接从肝细胞分泌的胆汁称为肝胆汁，储存在胆囊内并由胆囊排出的胆汁称为胆囊胆汁。

(一)胆汁的性质、成分和作用

1.胆汁的性质和成分　胆汁是一种有色、味苦、较稠的液体。肝胆汁呈金黄色，透明清亮，呈弱碱性(pH值7.4)。胆囊胆汁因被浓缩而颜色加深，为深棕色，因 HCO_3^- 在胆囊中被吸收而呈弱酸性(pH值6.8)。成年人每日分泌胆汁0.8～1.0 L。胆汁中除水分外，含有胆盐、卵磷脂、胆固醇和胆色素等有机物，和 Na^+、K^+、Ca^{2+}、HCO_3^- 等无机物。胆汁是唯一不含消化酶的消化液。胆汁中最重要的成分是胆盐，其主要作用是促进脂肪的消化和吸收；胆色素是血红素的分解产物，是决定胆汁颜色的主要成分；胆固醇是肝脏脂肪代谢的产物。

胆盐与卵磷脂都是双嗜性分子，因而可聚合成微胶粒(micelle)。胆固醇可溶入微胶粒中。卵磷脂是胆固醇的有效溶剂；胆固醇的溶解量取决于胆汁中它与卵磷脂的适当比例。当胆固醇含量过多或卵磷脂含量过少时，胆固醇便从胆汁中析出而形成胆固醇结石。另外，胆汁中绝大部分胆红素在正常情况下以溶于水的结合形式(双葡萄糖醛酸胆红素)存在，仅约1%以不溶于水的游离形式存在；后者能与 Ca^{2+} 结合成胆红素钙而发生沉淀。在某些情况下游离型胆红素增多，便有可能形成胆红素结石。

2.胆汁的作用

(1)促进脂肪的消化：胆汁中的胆盐、卵磷脂和胆固醇等均可作为乳化剂，降低脂肪的表面张力，使脂肪乳化成微滴分散在水性的肠液中，因而可增加胰脂肪酶的作用面积，促进脂肪的分解消化。

(2)促进脂肪和脂溶性维生素的吸收：在小肠绒毛表面覆盖有一层不流动水层，即静水层；脂肪分解产物不易穿过静水层到达肠黏膜表面而被上皮细胞吸收。肠腔中的脂肪分解产物，如脂肪酸、一酰甘油等均可溶入由胆盐聚合成的微胶粒中，形成水溶性的混合微胶粒(mixed micelle)。混合微胶粒则很容易穿过静水层而到达肠黏膜表面，从而促进脂肪分解产物的吸收。胆汁的这一作用也有助于脂溶性维生素A、维生素D、维生素 E、维生素 K 的吸收。

(3)中和胃酸及促进胆汁自身分泌：胆汁排入十二指肠后，可中和一部分胃酸；进入小肠的胆盐绝大部分由回肠黏膜吸收入血，通过门静脉回到肝脏再形成胆汁，这一过程称为胆盐的肠-肝循环(enterohepatic circulation)(图 6-10)。返回到肝脏的胆盐有刺激肝胆汁分泌的作用，称为胆盐的利胆作用。

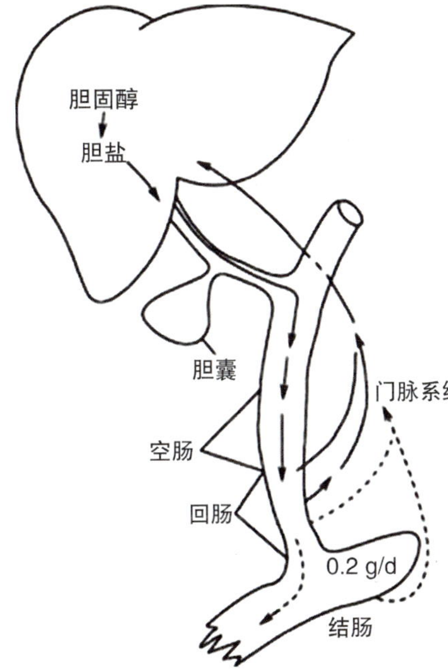

图 6-10　胆盐的肠-肝循环示意图

(二)胆汁分泌和排出的调节

食物是引起胆汁分泌和排出的自然刺激物，其中以高蛋白食物刺激作用最强，高脂肪和混合食物次之，而糖类食物作用最弱。胆汁的分泌和排出受神经和体液因素的调节，以体液调节为主。

1.神经调节　进食动作或食物对胃、小肠黏膜的刺激均可通过神经反射引起肝胆汁分泌少量增加，胆囊收缩轻度加强。反射的传出途径是迷走神经。迷走神经通过其末梢释放 ACh，可直接作用于肝细胞和胆囊，增加胆汁分泌和引起胆囊收缩；也可通过促胃液素的释放，间接引起胆汁分泌增加。

2.体液调节　有多种体液因素参与调节胆汁的分泌和排出。

(1)促胃液素：促胃液素可通过血液循环作用于肝细胞引起肝胆汁分泌；也可先引起盐酸分泌，然后由盐酸作用于十二指肠黏膜，使之释放促胰液素，进而促进胆汁分泌。

(2)促胰液素：促胰液素的主要作用是促进胰液分泌，对肝胆汁分泌也有一定刺激作用，主要促进胆管上皮分泌大量的水和 HCO_3^-，而刺激肝细胞分泌胆盐的作用不显著。

(3)缩胆囊素：缩胆囊素可通过血液循环作用于胆囊平滑肌和壶腹括约肌，引起胆囊收缩，壶腹括约肌舒张，促使胆汁排出；此外，也有较弱的促胆汁分泌的作用。

(4)胆盐：通过胆盐的肠-肝循环返回肝脏的胆盐有刺激肝胆汁分泌的作用，但对胆囊的运动并无明显影响。

(三)胆囊的功能

胆囊的主要功能是：①储存和浓缩胆汁。在非消化期，壶腹括约肌收缩而胆囊舒张，因而肝胆汁经胆囊管流入胆囊内储存；在储存期，胆囊黏膜能吸收其中的水和无机盐类，使胆汁浓缩 4～10 倍。②调节胆管内压和排出胆汁。胆囊的收缩和舒张可调节胆管内压力。当壶腹括约肌收缩时，胆囊舒张，肝胆汁流入胆囊，胆管内压无明显升高；当胆囊收缩时，胆管内压力升高，壶腹括约肌舒张，胆囊内胆汁排入十二指肠。胆囊被摘除后，小肠内消化和吸收并无明显影响。这是因为肝胆汁可直接流入小肠。

三、小肠液的分泌

小肠内有两种腺体，即位于十二指肠黏膜下层的十二指肠腺和分布于整个小肠黏膜层的小肠腺。前者又称勃氏腺(Brunner gland)，分泌含黏蛋白的碱性液体，黏稠度很高，其主要作用是保护十二指肠黏膜上皮，使之免受胃酸侵蚀；后者又称李氏腺(Lieberkühn crypt)，分布于全部小肠的黏膜层内，其分泌液为小肠液的主要部分。

(一)小肠液的性质、成分和作用

小肠液是一种弱碱性液体，pH 值约为 7.6，渗透压与血浆相等。小肠液的分泌量变化范围很大，成年人每日分泌量为 1～3 L。大量的小肠液可稀释消化产物，使其渗透压下降，有利于吸收。小肠液分泌后又很快被绒毛上皮重新吸收。这种液体的交流为小肠内营养物质的吸收提供一个大容量媒介。

在各种不同的条件下，小肠液的性状变化也很大，有时是较稀的液体，而有时则由于含有大量黏蛋白而很黏稠。小肠液还常混有脱落的肠上皮细胞、白细胞以及由肠上皮细胞分泌的免疫球蛋白。

近年来研究认为，真正由小肠腺分泌的酶只有肠激酶一种。它能将胰液中的胰蛋白酶原活化为胰蛋白酶，以利于蛋白质的消化。除肠腔内的消化酶对食物进行消化外，小肠对食物的消化还存在一种特殊的方式，即在小肠上皮细胞的刷状缘和上皮细胞内含有多种消化酶，如分解寡肽的肽酶、分解双糖的蔗糖酶和麦芽糖酶等，分别将寡肽和双糖进一步分解为氨基酸和单糖。但当这些酶随脱落的肠上皮细胞进入肠腔后，则对小肠内消化不再起作用。

(二)小肠液分泌的调节

小肠液呈常态性分泌，但在不同条件下，分泌量可有很大变化。食糜对局部黏膜的机械性刺激和化学性刺激均可引起小肠液分泌。小肠黏膜对扩张性刺激最为敏感；小肠内食糜的量越多，分泌也越多。一般认为，这些刺激是通过内在神经丛的局部反射而起作用的。刺激迷走神经可引起十二指肠腺分泌，但对其他部位的肠腺作用并不明显。研究表明，只有切断内脏大神经(取消了抑制性影响)后，刺激迷走神经才能引起小肠液的分泌。

此外，促胃液素、促胰液素、缩胆囊素和血管活性肠肽等都能刺激小肠液的分泌。

四、小肠的运动

(一)小肠的运动形式

1.紧张性收缩　紧张性收缩是小肠进行其他运动的基础，并使小肠保持一定的形状和位置。当小肠紧张性增高时，肠内容物的混合与运送速度增快；而当小肠紧张性降低时，则肠内容物的混合与运送速度减慢。

2.分节运动(segmental motility)　分节运动是一种以环行肌为主的节律性收缩和

舒张交替进行的运动。这种形式的运动表现为食糜所在肠道的环行肌以一定的间隔交替收缩，把食糜分割成许多节段；随后，原收缩处舒张，原舒张处收缩，使原来节段的食糜分成两半，邻近的两半合在一起，形成新的节段。如此反复，食糜得以不断分开，又不断混合(图 6-11)。

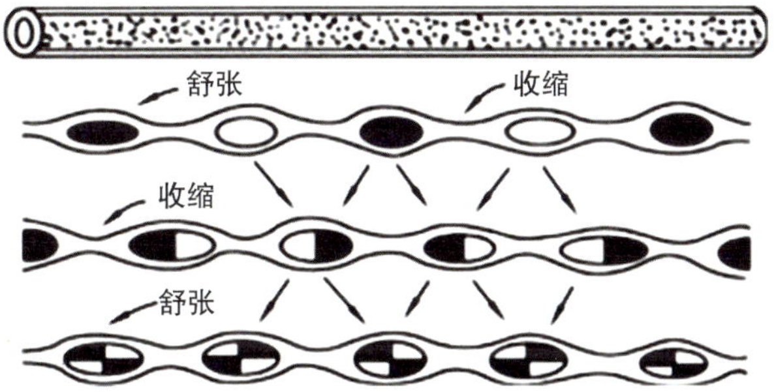

图 6-11 小肠分节运动示意图

空腹时分节运动几乎不存在，食糜进入小肠后逐步加强。由上至下，小肠的分节运动存在频率梯度，小肠上部频率较高，在十二指肠约为 11 次/分，向小肠远端逐步降低，至回肠末端减为 8 次/分。分节运动的意义在于：①使食糜与消化液充分混合，有利于化学性消化；②增加食糜与小肠黏膜的接触，并不断挤压肠壁以促进血液和淋巴回流，有助于吸收；③分节运动本身对食糜的推进作用很小，但分节运动存在由上而下的频率梯度，这种梯度对食糜有一定推进作用。

3.蠕动　小肠的蠕动可发生在小肠的任何部位，推进速度为 0.5～2.0 cm/s，推行数厘米后消失。其作用是将食糜向小肠远端推进一段后，在新的肠段进行分节运动。此外，有一种传播很快(2～25 cm/s)、很远的运动，称为蠕动冲(peristaltic rush)，可一次把食糜从小肠始段推送到末端，有时可推送到大肠。蠕动冲由进食时的吞咽动作或食糜进入十二指肠而引起。有时在回肠末段可出现一种与一般蠕动方向相反的逆蠕动，其作用是防止食糜过早通过回盲瓣进入大肠，增加食糜在小肠内的停留时间，以便对食糜进行更充分的消化和吸收。

小肠在非消化期也存在与胃相同的周期性移行性复合运动(migrating motor complex, MMC)。它是胃 MMC 向下游传播而形成的，其意义与胃 MMC 相似。

(二)小肠运动的调节

小肠的运动主要受肌间神经丛的调节。食糜对肠黏膜的机械、化学性刺激，可通过局部反射使运动加强。在整体情况下，外来神经也可调节小肠的运动。副交感神经兴奋时肠壁的紧张性升高，蠕动加强，而交感神经的作用则相反。促胃液素、P 物质、脑啡肽、5-羟色胺等体液因素也可促进小肠的运动；促胰液素、生长抑素和肾上腺素则起抑制作用。

(三)回盲括约肌的功能

回肠末端与盲肠交界处的环行肌明显加厚，称为回盲括约肌。该括约肌平时保持轻度的收缩状态，使回肠末端内压力升高，使之高于大肠内压力。一方面可防止小肠内容物过快排入大肠，有利于小肠的完全消化和吸收；另一方面能阻止大肠内食物残渣的倒流。食物入胃后，可通过胃-回肠反射使回肠蠕动加强。当蠕动波到达近回盲括约肌数厘米处时括约肌舒张。这样，当蠕动波到达时，约有 4 mL 内容物被推入大肠。肠内容物对盲肠的机械性扩张刺激可通过壁内神经丛的局部反射，使回盲括约肌收缩。

知识拓展

消化性溃疡

消化性溃疡多发生于胃与十二指肠，指胃肠道黏膜被胃酸或胃蛋白酶自身消化引起的溃疡，是消化内科的多发病、常见病。

胃酸分泌过多、幽门螺杆菌感染和胃黏膜保护作用减弱是引起消化性溃疡的主要原因。非甾体抗炎药、环境因素、应激和精神因素也和消化性溃疡的发生密切相关。消化性溃疡临床表现不一，典型表现为慢性、周期性、节律性的上腹部疼痛，以春、秋季多见，还可以伴有烧心、反酸、嗳气等，可严重影响患者的身心健康，降低生活质量。

第五节　肝脏的消化功能和其他生理作用

肝脏是人体内最大的消化腺，也是体内新陈代谢的中心站。据估计，在肝脏中发生的化学反应有 500 种以上。实验证明，动物在完全摘除肝脏后即使给予相应的治疗，最多也只能生存 50 多个小时，这说明肝脏是维持生命活动的一个必不可少的器官。

一、肝脏的功能特点

（一）肝脏的血液供应

肝脏的血液供应极为丰富，其所含血量相当于人体血液总量的 14%。成年人肝每分钟血流量为 1500～2000 mL。其血液有门静脉和肝动脉双重来源，两种血液在窦状隙内混合。门静脉收集来自腹腔内脏的血液。内含的从消化道吸收入血的丰富的营养物质，在肝内被加工、储存或转运。同时，门静脉血中的有害物质及微生物抗原性物质也将在肝内被解毒或清除。正常时肝内静脉窦可储存一定量的血液。在机体失血时，可从窦内排出较多的血液，补充循环血量的不足。肝血供的 1/4 来自肝动脉，含有丰富的 O_2，为肝细胞供氧的主要来源。流经肝脏的血液最后由肝静脉进入下腔静脉而回到心脏。

（二）肝脏的代谢特点

肝脏的主要功能是进行三大营养物质的代谢，包括糖的分解和糖原合成、蛋白质及脂肪的分解与合成、维生素及激素的代谢等。肝脏内的各种代谢活动十分活跃。这与它所含有的酶类十分丰富有关。肝细胞内存在体内几乎所有的酶类。酶蛋白含量约占肝内总蛋白量的 2/3，大体可分为两类：①肝内和肝外组织均有的酶，如磷酸化酶、碱性磷酸酶、组织蛋白酶、转氨酶、核酸酶和胆碱酯酶等；②仅存在于肝内的酶，如组氨酸酶、山梨醇脱氢酶、精氨酸酶、鸟氨酸氨基甲酰转移酶等。

二、肝脏的主要功能作用

肝脏具有分泌胆汁、吞噬和防御功能、制造凝血因子、调节血容量及水电解质平衡、产生热量等多种功能。在胚胎时期肝脏还有造血功能。

（一）肝脏分泌胆汁的功能

肝细胞能不断地生成胆汁酸和分泌胆汁。胆汁在消化过程中可促进脂肪在小肠内的消化和吸收。每天有 800～1000 mL 的胆汁，经胆管输送到胆囊。若无胆汁，食入的脂肪将有 40％从粪便中丢失，且伴有脂溶性维生素的吸收不良。胆汁还有排泄有害物质的作用。

肝脏合成的胆汁酸是一个具有反馈控制的连续过程，合成的量取决于胆汁酸在肠-肝循环中返回肝脏的量。如果绝大部分的分泌量又返回肝脏，则肝细胞只需合成少量（0.5 g）的胆汁酸以补充它在粪便中的损失；反之，若返回量减少，则合成量将增加。

（二）肝脏在物质代谢中的功能

1.肝与糖代谢　单糖经小肠黏膜吸收后，由门静脉到达肝脏，在肝内转变为肝糖原而储存。一般成年人肝内约含 100 g 肝糖原，仅够禁食 24 小时之用。肝糖原在调节血糖浓度以维持其稳定中具有重要作用。当劳动、饥饿、发热时，血糖大量消耗，肝细胞又能把肝糖原分解为葡萄糖进入循环血液。所以患肝病时血糖常有变化。

2.肝与蛋白质代谢　由消化道吸收的氨基酸在肝脏内进行蛋白质合成、脱氨、转氨等作用，合成的蛋白质进入循环血液供全身器官组织之需要。肝脏是合成血浆蛋白的主要场所。由于血浆蛋白可作为体内各种组织蛋白的更新之用，所以肝脏合成血浆蛋白的作用对维持机体蛋白质代谢有重要意义。肝脏将氨基酸代谢产生的氨合成尿素，经肾脏排出体外。所以肝病时血浆蛋白减少，血氨升高。

3.肝与脂肪代谢　肝脏是脂肪运输的枢纽。消化吸收后的一部分脂肪进入肝脏，以后再转变为体脂而储存。饥饿时，储存的体脂可先被运送到肝脏，然后进行分解。在肝内，中性脂肪可水解为甘油和脂肪酸，此反应可被肝脂肪酶加速；甘油可通过糖代谢途径被利用，而脂肪酸则可完全被氧化为 CO_2 和水。肝脏还是体内脂肪酸、胆固醇、磷脂合成的主要器官之一，多余的胆固醇随胆汁排出。人体内血脂的各种成分是相对恒定的，其比例靠肝细胞调节。当脂肪代谢紊乱时，可使脂肪堆积于肝脏内形成脂肪肝。

4.维生素代谢　肝脏可储存脂溶性维生素。人体 95％的维生素 A 都储存在肝内。肝脏是维生素 C、维生素 D、维生素 E、维生素 K、维生素 B_1、维生素 B_6、维生素 B_{12}、烟酸、叶酸等多种维生素储存和代谢的场所。

5.激素代谢　正常情况下血液中各种激素都保持一定含量，多余的则经肝脏处理而被灭活。当患肝病时，可出现雌激素灭活障碍，引起男性乳房发育、女性月经不调及性征改变等。如果出现醛固酮和血管升压素灭活障碍，则可引起水钠潴留而发生水肿。

（三）肝脏的解毒功能

在机体代谢过程中，门静脉收集来自腹腔的血液。血液中的有害物质及微生物抗原性物质将在肝内被解毒和清除。肝脏是人体的主要解毒器官，能保护机体免受损害，使毒物成为比较无毒的或溶解度大的物质，随胆汁或尿液排出体外。肝脏解毒主要有以下四种方式：

1.化学作用　如氧化、还原、分解、结合和脱氧作用。例如，氨是一种有毒的代谢产物，可在肝内被合成尿素，随尿液排出体外。有毒物质与葡萄糖醛酸、硫酸、氨基酸等结合可变成无毒物质。

2.分泌作用　一些重金属如汞，以及来自肠道的细菌，可随胆汁分泌排出。

3.蓄积作用　某些生物碱如士的宁、吗啡等可蓄积于肝脏，然后肝脏逐渐小量释放这些物质，以减慢中毒过程。

4.吞噬作用　如果肝脏受损，人体就易中毒或感染。肝细胞中含有大量的库普弗细胞。其有很强的吞噬能力，能起吞噬病菌而保护肝脏的作用。

（四）肝脏的防御和免疫功能

肝脏是最大的网状内皮细胞吞噬系统。肝静脉窦内皮层含有大量的库普弗细胞能吞噬血液中的异物、细菌、染料及其他颗粒物质。在肠黏膜因感染而受损伤等情况下，致病性抗原物质便可穿过肠黏膜（称之为肠道免疫系统的第一道防线）而进入肠壁内的毛细血管和淋巴管。因此，肠系膜淋巴结和肝脏便成为肠道免疫系统的第二道防线。实验证明，来自肠道的大分子抗原可经淋巴结至肠系膜淋巴结，而小分子抗原则主要经过门脉微血管至肝脏。肝脏中的单核-巨噬细胞可吞噬这些抗原物质，经过处理的抗原物质可刺激机体的免疫反应。因此，健康的肝脏可发挥其免疫调节作用。

（五）肝脏的其他功能

除上述功能外，肝脏还能调节循环血量。肝脏也是多种凝血因子合成的主要场所，人体内的 12 种凝血因子中，因子Ⅱ、Ⅶ、Ⅸ、Ⅹ都是由肝细胞合成的。肝病时可引起凝血因子缺乏而造成凝血时间延长及发生出血倾向。此外，机体热量的产生，水电解质的平衡等，都需要肝脏的参与。

三、肝脏功能的储备及肝脏的再生

肝脏具有巨大的功能储备。动物实验证明，当肝脏被切除 70%～80%后，并不出现明显的生理功能紊乱。而且，残余的肝脏可在 3 周（大鼠）至 8 周（狗）内生长至原有大小，这称为肝脏的再生。由此可见，肝脏的功能储备和再生能力是相当惊人的。

肝脏在部分切除后能迅速再生，并在达到原有大小时便停止再生，其机制尚不清楚。近年来发现，从肝脏内分离出两种与肝脏再生有关的物质：一种物质能刺激肝脏再生，引起 DNA 和蛋白质合成增加；另一种则抑制肝细胞再生。可以推想，在正常动物，抑制性物质的作用可能较强，而在肝脏被部分切除的大鼠，促进再生的物质作用较强。

有资料表明，某些激素对肝再生也有重要作用。摘除动物的垂体或肾上腺，均可降低肝细胞的再生能力；而给予生长激素或肾上腺皮质激素，则可恢复其再生能力；若在食料中加入甲状腺浸膏，也可促进肝细胞再生。近年来还发现，胰岛素对肝再生也有重要作用。

第六节　大肠的功能

人类的大肠没有重要的消化活动。大肠的主要功能在于吸收水分和无机盐，同时还为消化吸收后的食物残渣提供暂时储存场所，并将食物残渣转变为粪便。

一、大肠液的分泌

大肠液是由在肠黏膜表面的柱状上皮细胞及杯状细胞分泌的。大肠的分泌物富含黏液和 HCO_3^-，其 pH 值为 8.3～8.4。大肠液中可能含有少量二肽酶和淀粉酶，但它们对物质的分解作用不大。大肠液的主要作用在于其中的黏液蛋白，能保护肠黏膜和润滑粪便。大肠液的分泌主要由食物残渣对肠壁的机械性刺激而引起。刺激副交感神经可使分泌增加，而刺激交感神经则可使正在进行的分泌减少。大肠内尚未发现重要的体液调节因素。

二、大肠的运动和排便

大肠的运动少而慢，对刺激的反应也较迟缓。这些特点与大肠作为粪便的暂时储存场所相适应。

（一）大肠运动的形式

1.袋状往返运动　这是在空腹和安静时最常见的一种运动形式。它由环行肌无规律的收缩而引起，使结肠出现一串结肠袋。结肠内压力升高，结肠袋内容物向前、后两个方向做短距离的位移，但并不向前推进。这种运动有助于促进水的吸收。

2.分节推进和多袋推进运动　分节推进运动是指环行肌有规律的收缩，将一个结肠袋内容物推移到邻近肠段，收缩结束后，肠内容物不返回原处；如果一段结肠上同时发生多个结肠袋的收缩，并且其内容物被推移到下一段，则称为多袋推进运动。进食后或副交感神经兴奋时可见这种运动。

3.蠕动　大肠的蠕动是由一些稳定向前的收缩波所组成的。收缩波前方的肌肉舒张，往往充有气体；收缩波的后面则保持在收缩状态，使这段肠管闭合并排空。

在大肠还有一种进行很快且前进很远的蠕动，称为集团蠕动（mass peristalsis）。它通常始于横结肠，可将一部分肠内容物推送至降结肠或乙状结肠。集团蠕动常见于进食后，最常发生在早餐后 60 分钟内，可能是胃内食糜进入十二指肠，由十二指肠-结肠反射引起。这一反射主要是通过内在神经丛的传递实现的。

（二）排便

食物残渣在结肠内停留的时间较长，一般在十余小时以上。在这一过程中，食物残渣中的一部分水分被结肠黏膜吸收，剩余部分经结肠内细菌的发酵和腐败作用后形成粪便。粪便中除食物残渣外，还包括脱落的肠上皮细胞和大量的细菌。此外，机体的某些代谢产物，包括由肝排出的胆色素衍生物，以及由血液通过肠壁排至肠腔中的某些金属，如钙、镁、汞等的盐类，也随粪便排出体外。

正常人的直肠内通常没有粪便。当肠蠕动将粪便推入直肠时，可扩张刺激直肠壁内的感受器，冲动沿盆神经和腹下神经传至腰、骶段脊髓的初级排便中枢，同时上传到大脑皮层引起便意。若条件许可，即可发生排便反射（defecation reflex）。这时冲动由盆神经传出，使降结肠、乙状结肠和直肠收缩，肛门内括约肌舒张。同时阴部神经的传出冲动减少，使肛门外括约肌舒张，于是粪便被排出体外。在排便过程中，支配腹肌和膈肌的神经也兴奋，因而腹肌和膈肌收缩，腹内压增加，有助于粪便的排出。正常人的直肠对粪便的机械性扩张刺激具有一定的感觉阈，当达到此感觉阈时即可产生便意。但若在粪便刺激直肠时，环境和条件不适宜排便，便意可受大脑皮层的抑制。人们若对便意经常予以制止，将使直肠对粪便刺激逐渐失去正常的敏感性，即感觉阈升高；加之粪便在结肠内停留过久，水分吸收过多而变得干硬，引起排便困难。这是产生功能性便秘最常见的原因。

（三）大肠内细菌的活动

大肠内有大量细菌，大多是大肠杆菌、葡萄球菌等，主要来自食物和空气。据估计，粪便中死的和活的细菌占粪便固体质量的20%～30%。大肠内的酸碱度和温度较适合于一般细菌的繁殖和活动，这些细菌通常不致病。细菌体内含有能分解食物残渣的酶。它们对糖及脂肪的分解称为发酵，其产物有乳酸、乙酸、CO_2、甲烷、脂肪酸、甘油、胆碱等。它们对蛋白质的分解称为腐败，其产物有胨、氨基酸、NH_3、H_2S、组胺、吲哚等，其中有的成分由肠壁吸收后到肝脏进行解毒。此外，大肠内的细菌还能利用肠内较为简单的物质来合成维生素B族复合物和维生素K。这些维生素可被人体吸收利用。

（四）食物中纤维素对肠功能的影响

食物中的纤维素对肠功能和胃肠疾病具有重要影响，近年来已受到医学界的重视。一般认为，适当增加食物中纤维素的含量有益于增进健康，可预防便秘、痔疮、结肠癌等疾病的发生。食物中的纤维素对肠功能的影响主要有：①多糖纤维能与水结合而形成凝胶，可限制水的吸收，增加粪便的体积，有利于粪便的排出；②纤维素能刺激肠运动，缩短粪便在大肠内停留的时间，以减少有害物质对胃肠和整个机体的毒害作用；③纤维素可降低食物中热量的比例，减少含高能量物质的摄取，有助于纠正不正常的肥胖。

第七节 吸 收

一、吸收的部位和途径

消化道不同部位所吸收的物质和吸收速度是不同的。这主要取决于各部分消化道的组织结构，以及食物在各部位被消化的程度和停留的时间。食物在口腔和食管内一般不被吸收。食物在胃内的吸收也很少。胃仅能吸收乙醇和少量水。小肠是吸收的主要部位，糖类、蛋白质和脂肪的消化产物大部分在十二指肠和空肠被吸收，回肠具有其独特的功能，即能主动吸收胆盐和维生素 B_{12}（图 6-12）。食物中大部分营养在到达回肠时，通常已被吸收完毕，因此回肠是吸收功能的储备部分。小肠内容物在进入大肠后可被吸收的物质已非常少。大肠可吸收的主要是水和盐类，一般可吸收大肠内容物中 80% 的水以及 90% 的 Na^+ 和 Cl^-。

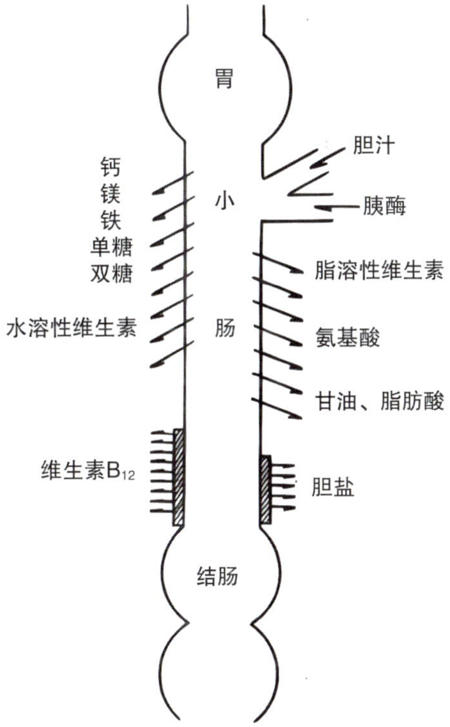

图 6-12 各种物质在小肠的吸收部位示意图

正常成年人的小肠长 4～5 m。小肠内面黏膜具有许多环状皱襞。皱襞上有大量绒毛，绒毛长 0.5～1.5 mm。每一条绒毛的外面是一层柱状上皮细胞，而每一柱状上皮细胞的顶端膜上约有 1700 条微绒毛。由于环状皱襞、绒毛和微绒毛的存在，最终小肠的吸收面积比同样长短的简单圆筒的面积增加约 600 倍，可达 200～250m^2（图 6-13）。除了小肠具有巨大的吸收面积外，食物在小肠内停留的时间较长（3～8 小时），食物在小肠内被消化为适于吸收的小分子物质。这些都是小肠在吸收中发挥作用的有利条件。

小肠绒毛内部含有丰富的毛细血管、毛细淋巴管、平滑肌和神经纤维网等结构。动物在空腹时，绒毛不活动。进食则可引起绒毛产生节律性的伸缩和摆动。这些运动可加速绒毛内血液和淋巴流动，有助于吸收。绒毛运动由神经控制，刺激内脏神经可加强绒毛运动。绒毛运动还受小肠黏膜释放的一种胃肠激素缩肠绒毛素（villikinin）的调节。

营养物质可通过两条途径进入血液或淋巴：一是跨细胞途径，即通过绒毛柱状上皮细胞的顶端膜进入细胞，再通过细胞基底侧膜进入血液或淋巴；二是细胞旁途径，即通过相邻上皮细胞之间的紧密连接进入细胞间隙，然后转入血液或淋巴。

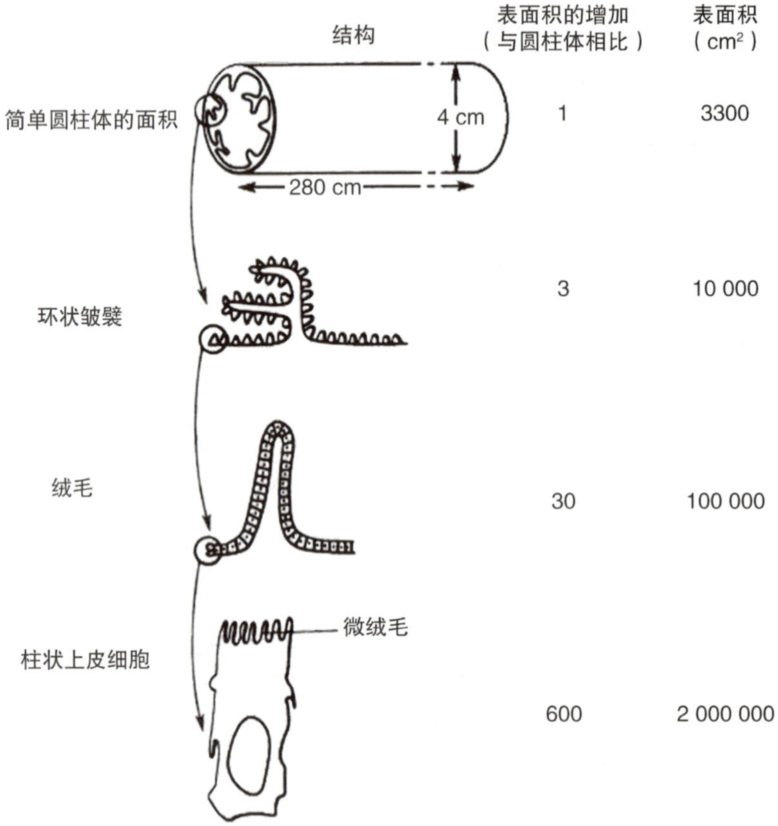

图 6-13　增加小肠表面积的机制示意图

二、小肠内主要物质的吸收

在小肠中被吸收的物质不仅包括经口摄入的食物和水，还包括各种消化腺分泌入消化道内的水、无机盐和某些有机成分。以水为例，人每日分泌入消化道内的各种消化液总量可达 6～8 L，每日还饮水 1～2 L，而每日由粪便中排出的水仅约 150 mL。因此，由小肠每日吸收回体内的液体量可达 8 L。如此大量的水若不能重新回到体内势必造成严重脱水，致使内环境稳态遭受破坏。急性呕吐和腹泻时，在短时间内损失大量液体的严重性就在于此。

正常情况下，小肠每日还吸收数百克糖、100 g 以上脂肪、50～100 g 氨基酸和 50～100 g 离子等。实际上，小肠吸收的能力远超过这些数字，因而具有巨大的储备能力。

（一）水的吸收

水的吸收都是跟随溶质分子的吸收而被动吸收的。各种溶质，特别是 NaCl 的主动吸收所产生的渗透压梯度是水吸收的主要动力。在十二指肠和空肠上部，水从肠腔进入血液和水从血液进入肠腔的量都很大，因此肠腔内液体的减少并不明显。在回肠，离开肠腔的液体比进入的多，因而肠内容量大为减少。

（二）无机盐的吸收

一般说来，单价碱性盐类如 Na^+、K^+、NH_4^+ 的吸收很快，多价碱性盐类则吸收很慢。凡能与 Ca^{2+} 结合而形成沉淀的盐，如硫酸盐、磷酸盐、草酸盐等，则不能被吸收。

1.钠的吸收　成年人每日摄入 Na^+ 为 5～8 g，每日分泌入消化液中的 Na^+ 为 20～30 g，而每日大肠吸收的总 Na^+ 为 25～35 g，说明肠内容物中 95%～99%的 Na^+ 已被吸收。

小肠黏膜上皮从肠腔内吸收 Na^+ 是个主动过程，动力来自上皮细胞基底侧膜中钠泵的活动。钠泵的活动造成细胞内低 Na^+，且黏膜上皮细胞内的电位较膜外肠腔内负约 40 mV，故 Na^+ 顺电-化学梯度，并与其他物质（如葡萄糖、氨基酸等逆浓度差）同向地转运入细胞。进入细胞内的 Na^+ 再在基底侧膜经钠泵被转运出细胞，进入组织间液，随后进入血液。

2.铁的吸收　成年人每日吸收铁约 1 mg，约占每日膳食中含铁量（10 mg）的 1/10。铁的吸收与机体对铁的需要量有关。当服用相同剂量的铁后，缺铁患者可比正常人的铁吸收量高 2～5 倍。食物中的铁绝大部分是高铁（Fe^{3+}），不易被吸收。当它还原为亚铁（Fe^{2+}）时则较易被吸收。Fe^{2+} 的吸收速度要比相同量 Fe^{3+} 快 2～15 倍。维生素 C 能将 Fe^{3+} 还原为 Fe^{2+} 而促进铁的吸收。铁在酸性环境中易溶解而便于被吸收，故胃液中的盐酸有促进铁吸收的作用。胃大部切除的患者可伴发缺铁性贫血。

铁主要在小肠上部被吸收。肠黏膜细胞吸收无机铁是个主动过程，需要多种蛋白质的协助转运。黏膜细胞顶端膜中存在的二价金属转运载体（divalent metal transporter 1，DMT1）能将无机铁转运入细胞内，而黏膜细胞基底侧膜中存在的铁转运蛋白 1（ferroportin 1，FP_1）则可将无机铁转运出细胞，使之进入血液，这两个过程都需要消耗能量。另一方面，肠黏膜吸收铁的能力取决于黏膜细胞内的含铁量。由肠腔吸收入黏膜细胞的无机铁，大部分被氧化为 Fe^{3+}，并与细胞内的脱铁铁蛋白（apoferritin）结合成铁蛋白（ferritin，Fe-BP），暂时储存在细胞内，以后缓慢向血液中释放；吸收入黏膜细胞的 Fe^{2+} 仅小部分在尚未与脱铁铁蛋白结合前可以主动吸收的方式转移到血浆中。黏膜细胞在刚吸收铁而尚未将它们转移至血浆中时，则暂时失去其由肠腔再吸收铁的能力。这样，存积在黏膜细胞内的铁量，就成为再吸收铁的抑制因素。

3.钙的吸收　食物中的钙仅一小部分被吸收，大部分随粪便排出。食物中的钙必须变成 Ca^{2+} 才能被吸收。影响 Ca^{2+} 吸收的主要因素是维生素 D 和机体对钙的需要量。高活性的维生素 D（1，25-二羟维生素 D_3）能促进小肠对 Ca^{2+} 的吸收。儿童和哺乳期妇女因对 Ca^{2+} 的需要量增大而吸收增多。此外，钙盐只有在水溶液状态（如 $CaCl_2$、葡萄糖酸钙溶液），而且在不被肠腔中任何其他物质沉淀的情况下，才能被吸收。肠内容物的酸度对 Ca^{2+} 的吸收有重要影响。在 pH 值约为 3 时，钙呈离子化状态，吸收最好。肠内容物中磷酸过多，将使之形成不溶解的磷酸钙，使 Ca^{2+} 不能被吸收。此外，脂肪食物对 Ca^{2+} 的吸收有促进作用。脂肪分解释放的脂肪酸，可与 Ca^{2+} 结合成钙皂，后者可和胆汁酸结合，形成水溶性复合物而被吸收。

小肠黏膜对 Ca^{2+} 的吸收通过跨上皮细胞和细胞旁途径两种形式进行。十二指肠是跨上皮细胞主动吸收 Ca^{2+} 的主要部位，小肠各段都可通过细胞旁途径被动吸收 Ca^{2+}。从 Ca^{2+} 的吸收量来看，可能以后一种形式吸收的 Ca^{2+} 更多，部位以空肠和回肠更为主要。Ca^{2+} 吸收的跨上皮细胞途径包括以下三个步骤：①肠腔内 Ca^{2+} 经上皮细胞顶端膜中特异的钙通道顺电-化学梯度进入细胞；②进入胞质内的 Ca^{2+} 迅速与钙结合蛋白结合，以维持胞质中低水平的游离 Ca^{2+} 浓度，避免扰乱细胞内的信号转导和其他功能；③与钙结合蛋白结合的 Ca^{2+} 在被运送到基底侧膜处时，与钙结合蛋白分离，通过基底侧膜中的钙泵和 Na^{+}-Ca^{2+} 交换体被转运出细胞，然后进入血液。

以上参与 Ca^{2+} 吸收的特异钙通道、钙结合蛋白、钙泵和 Na^{+}-Ca^{2+} 交换体都受到 1,25-二羟维生素 D_3 的精细调控，其调控是通过影响基因表达来促进上述功能蛋白的合成而实现的。

4.负离子的吸收　在小肠内吸收的负离子主要是 Cl^{-} 和 HCO_3^{-}。由钠泵产生的电位差可促进肠腔负离子向细胞内移动。但有证据认为，负离子也可独立进行跨膜移动。

（三）糖的吸收

食物中的糖类一般须分解为单糖后才能被小肠上皮细胞吸收。各种单糖的吸收速率有很大差别，己糖的吸收很快，戊糖则很慢。在己糖中，又以半乳糖和葡萄糖的吸收为最快，果糖次之，甘露糖最慢。

大部分单糖的吸收是一个逆浓度差进行的主动过程。在肠黏膜上皮细胞刷状缘膜中存在特异的转运体，它能选择性地将葡萄糖或半乳糖通过黏膜细胞刷状缘从肠腔转运入细胞内。这种转运方式属于继发性主动转运。进入细胞的单糖则以经载体易化扩散的方式离开细胞进入组织间液，随后入血。各种单糖与转运体的亲和力不同，因此吸收速率也不同。

（四）蛋白质的吸收

食物中的蛋白质经消化分解为氨基酸后，几乎全部被小肠吸收。蛋白质经加热处理后，因变性而易于被消化，在十二指肠和近端空肠即被迅速吸收；未经加热处理的蛋白质则较难被消化，须到达回肠后才基本被吸收。

氨基酸的吸收与单糖相似。氨基酸自肠腔进入黏膜上皮细胞的过程也属于继发性主动转运。在小肠黏膜细胞刷状缘，目前已确定有三种主要的氨基酸运载系统，分别转运中性、酸性或碱性氨基酸。一般说来，中性氨基酸的转运比酸性或碱性氨基酸速度快。进入上皮细胞的氨基酸也以经载体易化扩散的方式进入组织间液，然后经血液为机体利用。当氨基酸被小肠吸收后，门静脉血液中的氨基酸含量即刻增高。

蛋白质不是只有水解成氨基酸后才能被吸收。蛋白质经水解生成的寡肽也能被吸收。小肠黏膜上皮细胞刷状缘膜中还存在二肽和三肽转运系统。许多二肽和三肽可被小肠上皮细胞吸收。进入细胞内的二肽和三肽可被细胞内的二肽酶和三肽酶进一步分解为氨基酸，再进入循环血液。

此外，少量小分子食物蛋白质可完整地进入血液。由于吸收量很少，从营养角度看并无多大意义，但可作为抗原引起过敏反应或中毒反应，对人体是不利的。

(五)脂肪的吸收

在小肠内,脂类的消化产物脂肪酸、一酰甘油、胆固醇等很快与胆汁中的胆盐形成混合微胶粒。由于胆盐的双嗜特性,它能携带脂肪消化产物通过覆盖于小肠黏膜上皮细胞表面的不流动水层到达上皮细胞表面。在这里,一酰甘油、脂肪酸和胆固醇等从混合胶粒释出,透过上皮细胞脂质膜而进入细胞。

长链脂肪酸及一酰甘油被吸收后,在肠上皮细胞的内质网中大部分重新合成为三酰甘油,并与细胞中生成的载脂蛋白合成乳糜微粒(chylomicron)。乳糜微粒形成后即进入高尔基复合体中,被质膜结构包裹而形成囊泡。当囊泡移行到细胞底侧膜时便与细胞膜融合,以出胞的方式释出其中的乳糜微粒,进入细胞间液的乳糜微粒再扩散入淋巴循环。

中、短链三酰甘油水解产生的脂肪酸和一酰甘油,在小肠上皮细胞中不再变化。它们是水溶性的,可直接入血液而不进入淋巴循环。由于膳食中的动、植物油中含有 15 个以上碳原子的长链脂肪酸很多,所以脂肪的吸收途径以淋巴为主。

(六)胆固醇的吸收

进入肠道的胆固醇主要来自食物和由肝脏分泌的胆汁。胆汁中的胆固醇是游离的,而食物中的胆固醇部分是酯化的。酯化的胆固醇须经消化液中胆固醇酯酶的水解,使之变为游离胆固醇后才能被吸收。游离胆固醇通过形成混合微胶粒,在小肠上部被吸收。被吸收的胆固醇大部分在小肠黏膜上皮细胞内又重新酯化,生成胆固醇酯,最后与载脂蛋白一起组成乳糜微粒,经由淋巴系统进入循环血液。

胆固醇的吸收受很多因素的影响。食物中胆固醇含量越高,其吸收也越多,但两者不呈线性关系。食物中的脂肪和脂肪酸可促进胆固醇的吸收,而各种植物固醇(如豆固醇、β-谷固醇)则通过竞争性抑制有碍其吸收。胆盐可与胆固醇形成混合微胶粒,有助于胆固醇的吸收。食物中不能被利用的纤维素、果胶、琼脂等易与胆盐结合而形成复合物,可阻碍微胶粒的形成,从而能降低胆固醇的吸收。抑制肠黏膜细胞载脂蛋白合成的物质可因妨碍乳糜微粒的形成而减少胆固醇的吸收。

(七)维生素的吸收

大部分维生素在小肠上段被吸收,只有维生素 B_{12} 是在回肠被吸收的。大多数水溶性维生素(如维生素 B_1、维生素 B_2、维生素 B_6、维生素 PP)是通过依赖于 Na^+ 的同向转运体被吸收的。存在于食物中的大多数维生素 B_{12} 是与蛋白质结合的。胃蛋白酶消化蛋白质的作用和胃内的低 pH 值环境,使维生素 B_{12} 能从结合的形式释放出来。游离的维生素 B_{12} 迅速与一种称为 R 蛋白的糖蛋白结合。R 蛋白存在于唾液和胃液中。它能在很宽的 pH 值范围内与维生素 B_{12} 紧密结合。胃壁细胞分泌内因子是维生素 B_{12} 结合蛋白,但内因子与维生素 B_{12} 结合的亲和力比 R 蛋白小,因此,胃中大多数维生素 B_{12} 与 R 蛋白结合。胰蛋白酶可在 R 蛋白与维生素 B_{12} 的连接处降解这一复合物,将维生素 B 释放出来。游离的维生素 B 随后与内因子结合。其复合物可高度抵抗胰蛋白酶的消化。回肠上皮细胞的顶端膜含有能识别和结合内因子-维生素 B_{12} 复合体的受体蛋白,

转运维生素 B_{12} 到肠上皮细胞中。

维生素 B_{12} 须先与内因子结合成复合物后，再到回肠被主动吸收。当机体发生萎缩性胃炎或胃大部切除后，由于内因子分泌不足，可因维生素 B_{12} 吸收障碍而发生巨幼细胞性贫血。脂溶性维生素 A、维生素 D、维生素 E、维生素 K 的吸收与脂类消化产物相同。

三、大肠的吸收功能

每日从小肠进入大肠的内容物有 1000～1500 mL，大肠黏膜对水和电解质有很强的吸收能力，因而大肠中的水和电解质大部分被吸收，仅约 150 mL 的水和少量 Na^+、Cl^- 随粪便排出。若粪便在大肠内停留时间过长，大肠内的水被进一步吸收，可使粪便变得干硬而引起便秘。当进入大肠的液体过多或大肠的吸收能力下降时，则可因水不能被正常吸收而引起腹泻。

大肠能吸收肠内细菌合成的维生素 B 族复合物和维生素 K，以补充食物中维生素摄入的不足。此外，大肠也能吸收由细菌分解食物残渣而产生的短链脂肪酸，如乙酸、丙酸和丁酸等。临床常采用直肠灌药的方式作为给药途径，显著地提高药物的生物利用度，同时也避免了药物对胃肠道的直接刺激。直肠给药时药物混合于直肠分泌液中，通过肠黏膜被吸收入黏膜下静脉丛，继而经直肠中静脉、下静脉和肛门静脉直接吸收进入体循环，不经过肝脏，从而避免了肝脏的首过效应；或经由直肠上静脉经门静脉进入肝脏，代谢后再进入体循环。两种方式均不经过胃和小肠，避免了强酸、强碱和消化酶对药物的影响和破坏作用。

四、肠道微生态的概念及生理意义

人体是一个共生微生物的载体。有超过人体细胞总数十倍的微生物，广泛分布在人体表面的皮肤、口腔、消化道、呼吸道、生殖道等部位。在肠道中就有上千种微生物定植或过路。消化道居住的大量微生物被统称为肠道微生物群。正常的肠道微生物群以其所处的宿主人类的微环境共同构成了肠道微生态。人类与肠道微生物通过协同进化形成互相依赖的共生复合体，能直接或间接地影响人体的多种生理功能。除了前文提及的分解食物、维生素和氨基酸的合成之外，人体和其肠道微生物的相互作用，也是人体免疫系统发育和成熟的重要根源之一。肠道微生态能影响脂肪的储存、改善线粒体活性并调节能量代谢；可能通过肠-脑轴与中枢神经系统进行交流对其调控，影响宿主的脑行为；促进血管生成；参与骨密度调节；同时，肠道微生态的稳定对人类保持肠道上皮的完整性、抵抗肠道病原菌引起的感染性疾病是极其重要的。

增值服务：肠道微生态与肿瘤

思考题：

1.胃液中含大量胃酸和胃蛋白酶,为何不会引起自身消化?

2.行胃大部切除术或回肠切除术后的患者可出现贫血,属于什么类型的贫血？为什么?

3.胰液分泌过多或过少,对机体会产生什么影响？为什么?

4.为什么饮食油腻容易引起胆囊炎发作?

5.试述蛋白质在体内的消化过程和吸收机制。

第七章　能量代谢与体温

学习目标

知识目标：掌握机体能量的来源；食物的热价、氧的热价、呼吸商及基础代谢率的概念；熟悉能量代谢的主要影响因素；阐释机体的产热和散热过程；了解下丘脑体温调节中枢与温度感受器。

能力目标：能运用调定点学说解释机体的发热机制。利用本节理论内容，结合实际情况，能够运用机体散热原理为体温升高的患者进行降温。

素质目标：通过本节内容的学习，学生体会到理论知识在生活中真实的反应与应用情况，培养学生的动手能力、创新思维，提高自身的实践能力。

导入及思考

患者女性，47 岁。1 个月前出现怕热、多汗、心慌、易怒、手抖等状况，吃得多但易饿，消瘦，体重减轻 10 kg。大便稀薄，每天 3～5 次。患者睡眠时多梦，月经量少，周期正常。血压为 140/160 mmHg，心率为 120 次/分，体温 37 ℃，体重 50 kg，身高 1.60 m。患者母亲 20 年前患甲亢。诊断：甲亢。

请思考：

1.你认为患者要做什么检查明确诊断？

2.为什么甲状腺激素能使机体耗氧量增加和基础代谢率增高？

3.甲状腺激素能增加机体各种组织的产热量吗？

机体各种功能活动所需要的能是来源于营养物质分子中的化学能。在体内，糖、脂肪和蛋白质进行化学反应的同时伴有能量的转换，其产生的大部分能量最终均转化为热能。热能部分用于维持体温，部分通过散热途径释放到体外。人体在正常情况下具备保持体温恒定的调节能力，为生理功能活动提供相对稳定的内环境。

第一节　能量代谢

新陈代谢是生命的基本特征之一，包括合成代谢和分解代谢两个方面。合成代谢是指机体利用从外界摄取的营养物质及分解代谢的部分产物构筑和更新自身的组成成分，并将能量储存在生物分子的结构中。分解代谢是指机体分解自身的结构成分及体内储存的能源物质，并释放能量供机体进行各种功能活动和维持体温。可见，机体的新陈代谢既有物质代谢，又有能量的转化。生理学中通常将生物体内物质代谢过程中伴随发生的能量的释放、转移、储存和利用称为能量代谢(energy metabolism)。

一、机体能量的来源与利用

(一)能量的来源

1.机体可利用的能量形式　机体可利用的能量来源于食物中糖、脂肪和蛋白质分子结构中蕴藏的化学能。当这些营养物质被氧化分解时，碳氢键断裂，释放出化学能。然而，机体的组织细胞在进行各种功能活动时并不能直接利用这种形式的能量，实际上组织细胞所需要的能量是由腺苷三磷酸(adenosine triphosphate，ATP)直接提供的。ATP是糖、脂肪和蛋白质在生物氧化过程中合成的一种高能化合物。当机体需要消耗能量时，ATP被水解为腺苷二磷酸(adenosine diphosphate，ADP)及磷酸，同时释放出能量(在生理条件下可释放51.6 kJ/mol)供机体利用。可见，在体内ATP既是直接的供能物质，又是能量储存的重要形式。人体在生命活动过程中所消耗的ATP则由营养物质氧化分解释放的能量将ADP氧化磷酸化重新生成ATP而得到补充。在体内除ATP以外，还有其他的高能化合物，如磷酸肌酸(creatine phosphate，CP)等。CP主要存在于肌肉和脑组织中。当物质氧化分解释放的能量过剩时，ATP将高能磷酸键转给肌酸，在肌酸激酶催化下合成CP。反之，当组织消耗ATP增多，超过营养物质氧化生成ATP的速度时，CP的高能磷酸键又可快速转给ADP，生成ATP，以补充ATP的消耗。因此，可以认为CP是体内ATP的储存库，而从机体能量代谢的整个过程来看，ATP的合成与分解是体内能量转化和利用的关键环节。

2.三大营养物质代谢过程中的能量转换

(1)糖(carbohydrate)：糖是机体重要的供能物质。一般情况下，人体所需能量的50%～70%由糖类物质的氧化分解提供。食物中的糖类物质经过消化被分解为单糖，主要为葡萄糖，经过小肠黏膜细胞特定的葡萄糖转运体以继发性主动转运的方式吸收入体内。糖在体内的代谢途径可因供氧情况的不同而有所不同。在氧供充足的情况下，葡萄糖进行有氧氧化，生成 CO_2 和水。1 mol葡萄糖完全氧化释放的能量可合成38 mol ATP。在缺氧情况下，葡萄糖进行无氧酵解，生成乳酸。1 mol葡萄糖经无氧酵解途径只能合成2 mol ATP。大多数组织细胞通常有足够的氧供，因此，糖的分解供能以有氧氧化为主。糖酵解虽然只能释放很少能量，但在人体处于缺氧状态时极为重要，因为这是人体内能源物质唯一不需要 O_2 的供能途径。当人们进行剧烈运动时，骨骼肌的耗氧量剧增，但由于循环、呼吸功能活动的加强是个渐进过程，它们摄取 O_2 的速度暂时跟不上骨骼肌代谢所需的实际耗氧量，通常将这部分亏欠的 O_2 量称为氧债（oxygen debt）。在这种情况下，机体只能动用储备在磷酸肌酸等分子中的高能磷酸键和进行葡萄糖无氧酵解来提供能量。在骨骼肌活动停止后的一段时间内，循环、呼吸功能活动仍维持在较高水平，摄取较多的 O_2 以偿还氧债，补充能量的储备。此外，人体内某些细胞（如成熟红细胞）由于缺乏有氧氧化的酶系，也主要依靠糖酵解来供能。然而，正常成年人脑组织则主要依赖葡萄糖的有氧氧化供能，当发生低血糖或缺氧时，可引起脑功能活动的障碍，出现头晕等症状，重者可发生抽搐甚至昏迷。

糖原（glycogen）是葡萄糖的多聚体，是糖在体内的储存形式，主要有肌糖原和肝糖原两种形式。肌糖原是存在于骨骼肌中的储备能源，需要时肌糖原分解产生的 6-磷酸葡萄糖可经有氧氧化及无氧糖酵解途径供能，为骨骼肌活动提供所需能量。由于肌肉组织中不含葡萄糖-6-磷酸酶，所以肌糖原分解后不能直接转变为葡萄糖，因此，不能改变血糖水平。肝糖原则在维持机体血糖浓度的相对稳定中起重要作用。当空腹血糖浓度降低时，肝脏中葡萄糖-6-磷酸酶分解肝糖原为葡萄糖，使血糖浓度升高到正常水平。反之，当血糖浓度升高时，血糖则在肝脏中合成肝糖原储存起来，使血糖浓度下降到正常水平。体内肝糖原的储存量较少，仅供机体在饥饿 24～48 h 内的能量消耗。

（2）脂肪（fat）：脂肪在体内的主要功能是储存和供给能量，是机体能源物质储存的主要形式。一般情况下机体所消耗的能源有 30%～50%来自脂肪。食物中的脂肪经胆汁乳化及脂肪酶的分解作用后在小肠吸收。体内储存的脂肪量较多，约占体重的 20%。当机体需要时，储存的脂肪首先在脂肪酶的催化下分解为甘油和脂肪酸。甘油主要在肝脏被利用，经过磷酸化和脱氢而进入糖的氧化分解途径供能，或转变为糖。脂肪酸的氧化分解可在心、肝、骨骼肌等许多组织内进行。脂肪酸与辅酶 A 结合后，经过 β-氧化，逐步分解为乙酰辅酶 A 而进入糖的氧化途径。在体内每克脂肪氧化所释放的能量约为糖的 2 倍。通常成年人储存的脂肪所提供的能量可供机体使用 10 余天至 2 个月之久，在此期间，若能量供应短缺，则机体主要由体内储存的脂肪氧化分解供能。

（3）蛋白质（protein）：蛋白质的基本组成单位是氨基酸。不论是由肠道吸收的氨基酸，还是由机体自身蛋白质分解所产生的氨基酸，都主要用于重新合成细胞的构成成分，以实现组织的自我更新，或用于合成酶、激素等生物活性物质。为机体提供能量则是氨基酸的次要功能。只有在某些特殊情况下，如长期不能进食或体力极度消耗时，机体才依靠蛋白质分解供能，以维持基本的生理功能。氨基酸主要在肝脏代谢，生成的 α-酮酸可经过三羧酸循环代谢，释放能量，也可转变成糖、脂类或再合成某些非必需氨基酸。氨基可重新被利用合成氨基酸、核酸，也可以尿素、尿酸等形式主要经由肾脏排出体外。由于蛋白质在体内的氧化分解不完全，因而所释放的能量低于它在体外燃烧时释放的能量。

（二）能量的利用

各种能源物质在体内氧化过程中释放能量，其中 50%以上直接转化为热能；其余部分则以化学能的形式储存于 ATP 等高能化合物的高能磷酸键中，供机体完成各种生理功能活动时使用，如肌肉的收缩和舒张、合成组织细胞成分及生物活性物质、物质的跨膜主动转运、产生生物电活动、腺体的分泌和递质的释放等。以上除骨骼肌收缩对外界物体做一定量的机械功（简称外功）外，其他所做的功最终都转变为热能。热能是最低形式的能，不能再转化为其他形式的能，主要用于维持体温。体热最终主要由体表散发到外界环境中去，较少部分的体热通过呼出气、排泄物等被带出体外。

（三）能量平衡

人体的能量平衡是指摄入的能量与消耗的能量之间的平衡。若在一段时间内体重保持不变，可认为此时人体的能量达到“收支”平衡，即这段时间内人体摄入的能量与消耗的能量基本相等。人体每日消耗的能量主要包括基础代谢的能量消耗、食物特殊动力作用（见后述）、身体运动的能量消耗和其他的生理活动（包括生长发育）所需能量。若摄入食物的能量少于消耗的能量，机体即动用储存的能源物质，因而体重减轻，称为能量的负平衡；反之，若机体摄入的能量多于消耗的能量，多余的能量则转变为脂肪等组织，因而体重增加，可导致肥胖，称为能量的正平衡。肥胖可引发多种疾病，如心脑血管疾病、高脂血症、糖尿病等。因此，在日常生活中，人们应根据自身的实际生理状况、活动强度等调整能源物质的摄入量，使机体保持在有利于健康的能量代谢水平。在临床上常用体质指数和腰围作为判断肥胖的简易诊断指标。体质指数（body mass index）是指体重（kg）除以身高（m）的平方所得之商。体质指数过大主要反映全身性超重和肥胖。在我国，成年人体质指数为 24 可视为超重界限，28 则为肥胖界限，腰围（waist circumference）主要反映腹部脂肪的分布。成年人的腰围在男性不宜超过 85 cm，女性不宜大于 80 cm。

增值服务：运动与能量代谢调控研究进展

二、能量代谢的测定

（一）能量代谢的测定原理

能量代谢率（energy metabolism rate）是指机体在单位时间内的能量代谢量，是评价机体能量代谢水平的常用指标。机体的能量代谢遵循能量守恒定律，即在整个能量转化的过程中，机体消耗的蕴藏于能源物质中的化学能和最终转化为热能及所做的外功按能量来折算是完全相等的。因此，测定整个机体的能量代谢率，可通过测定机体在一定时间内所消耗的营养物质的量，然后按营养物质的热价计算出它们所含的能量，也可通过测定机体在一定时间内产生的热量与所做的外功量。但实际上很难测定机体在一定时间内所消耗的营养物质的量，故通常采用间接的方法来推算，即通过测定机体在一定时间内能源物质代谢所消耗的 O_2 量和产生的 CO_2 量，推算出营养物质的消耗量，并计算出产热量，这样就能得到机体的能量代谢率。若使机体保持在安静状态下，避免做外功，则此时机体产生的热量即为所消耗的能量，因而只需测定机体在一定时间内的散热量即可获得能量代谢率。

知识拓展

能量代谢的性别差异

男性和女性的代谢稳态运作方式不同。这种性别不对称是进化适应的结果。进化适应使女性能够抵抗能量储存和蛋白质质量的损失，同时在能量不足时保持生育能力。在饥饿或长时间运动期间，女性依靠脂质的氧化(比糖类物质更有效的能量来源)来保存神经元和胎盘功能所需的葡萄糖，并保留器官功能所需的蛋白质。男性对糖类物质的依赖可能是一种与防御和狩猎相关的进化适应。因为与脂质不同，葡萄糖可以用作无氧高强度肌肉活动的燃料。健康女性的皮下脂肪组织库比健康男性更大，提供了脂质储存的机制。由于雌性线粒体比雄性线粒体具有更高的功能能力和更强的抗氧化损伤能力，因此雌性线粒体的单亲遗传可能会减少代谢紊乱的传递。然而，在女性中，饥饿抵抗力和肥胖倾向是同步进化的，目前女性肥胖患病率高于男性。遗传性别、男性发育睾酮的基因编程以及青春期性激素的结合定义了成人的性别特异性生物系统，该系统在能量稳态、代谢疾病和药物反应方面产生表型性别差异。

(二)能量代谢的测定方法

根据机体能量代谢的测定原理，测定机体能量代谢率通常采用直接测热法和间接测热法两种方法。

1.直接测热法(direct calorimetry)　直接测热法是指直接测定受试者安静状态下在一定时间内的散热量的方法。测定时让受试者居于一个特殊的隔热小室内，保持安静状态，通过在测定一定时间内流经隔热室的水温变化及水的流量，计算出受试者单位时间内发散的总热量。由于直接测热法所使用的装置结构较为复杂，操作也很烦琐，故这种方法受到很大限制，一般主要用于科学研究。

2.间接测热法(indirect calorimetry)　间接测热法是指根据受试者安静状态下一定时间内的耗氧量和 CO_2 产生量，推算消耗的能源物质的量，进而计算出产热量的方法。这种方法是依据化学反应的定比定律，即反应物与产物的量之间呈一定的比例关系，例如，氧化 1 mol 葡萄糖时，需要消耗 6 mol O_2，产生 6 mol CO_2 和 6 mol H_2O，同时释放一定的热量(ΔH)。其反应式如下：

$$C_6H_2O_6 + 6O_2 \longrightarrow 6CO_2 + 6H_2O + \Delta H$$

利用糖、脂肪和蛋白质在体内氧化分解时的耗氧量、CO_2 产生量以及释放的热量之间的比例关系，可推算出机体在一定时间内所消耗的各种营养物质的量，计算出其产生的热量。

（三）间接测热法的参数和步骤

1.测定参数　利用间接测热法测算单位时间内机体的产热量常涉及以下几个基本概念：

（1）食物的热价（thermal equivalent）：1 g 某种食物氧化时所释放的能量，称为这种食物的热价。食物的热价通常用焦耳（J）作为计量单位（1 J≈0.239 cal）。食物的热价分为生物热价和物理热价，分别是指食物在体内氧化和体外燃烧时释放的能量。糖、脂肪和蛋白质三种主要营养物质的热价列于表 7-1 中。从表中可见，糖和脂肪的生物热价和物理热价相同，蛋白质则不同。如前所述，这是由于蛋白质在体内不能完全被氧化，有部分包含在尿素、尿酸和肌酐等分子中的能量从尿中排泄，还有很少量含氮产物在粪便中排出，因而其生物热价小于物理热价。

表 7-1　糖、脂肪和蛋白质氧化时的热价、氧热价和呼吸商

营养物质	热价/($kJ \cdot g^{-1}$)		耗氧量/($L \cdot g^{-1}$)	CO_2 生产量/($L \cdot g^{-1}$)	呼吸商(RQ)	氧热价/($kJ \cdot L^{-1}$)
	物理热价	生物热价				
糖	17.2	17.2	0.83	0.83	1.00	21.1
脂肪	39.8	39.8	2.03	1.43	0.71	19.6
蛋白质	23.4	18.0	0.95	0.76	0.80	18.9

（2）食物的氧热价（thermal equivalent of oxygen）：某种食物氧化时消耗 1 L O_2，所产生的热量，称为这种食物的氧热价。氧热价表示某种物质氧化时的耗氧量和产热量之间的关系。由于各种营养物质分子结构的不同，因此，同样消耗 1 L O_2，各种物质氧化时所释放的热量也不相同。

（3）呼吸商：营养物质在细胞内进行氧化供能的过程中，需要消耗 O_2 并产生 CO_2。一定时间内机体呼出的 CO_2 量与吸入的 O_2 量的比值，称为呼吸商（respiratory quotient，RQ）。严格地说，应以 CO_2 和 O_2 的物质的量来计算呼吸商，但由于在同一温度和气压条件下，物质的量相同的不同气体，其容积也相等，因此，也可以采用 CO_2 与 O_2 的容积（单位为 mL 或 L）来计算呼吸商，即：

$$RQ=\frac{CO_2\ \text{产生量(mol)}}{O_2\ \text{消耗量(mol)}}=\frac{CO_2\ \text{产生量(mL)}}{O_2\ \text{消耗量(mL)}}$$

各种营养物质氧化时的需氧量和产生的 CO_2 量与其分子中所含 C、H 和 O 元素的比例有关。糖、脂肪和蛋白质氧化时各自的呼吸商见表 7-1。由于葡萄糖氧化时，产生的 CO_2 量与消耗的 O_2 量是相等的，所以糖氧化时的呼吸商等于 1.00。蛋白质和脂肪氧化时的呼吸商分别为 0.80 和 0.71。如果某人的呼吸商接近于 1.00，说明此人在这段时间内所利用的能量主要来自糖的氧化。糖尿病患者，因葡萄糖的利用发生障碍，机体主要依靠脂肪代谢供能，因此呼吸商偏低，接近于 0.71；在长期饥饿的情况下，人体的能量主要来自自身蛋白质的分解，故呼吸商接近于 0.80。正常人进食混合食物时，呼吸商在 0.85 左右。

一般认为整体条件下的呼吸商可反映机体中三种营养物质氧化分解的比例，但实际情况并不是完全吻合。若让受试者在一定时期内只摄取某种单一的营养物质，结果所测得的呼吸商与理论计算值并不完全一致。这是因为机体的组织细胞不仅能同时氧化分解各种营养物质，而且也可使一种营养物质转变为另一种营养物质。例如，当一部分糖转化为脂肪时，由于脂肪的分子组成中氧的含量较少，原来糖分子中的氧就有剩余。这些剩余的氧参加机体代谢过程中的氧化反应，相应减少了从外界摄取的 O_2 量，从而使呼吸商变大，甚至可超过 1.0。此外，当某些因素影响肺通气功能时，也将改变呼吸商。例如，在肌肉剧烈活动时，由于出现氧债，糖酵解加强，因而产生大量乳酸。乳酸与体内缓冲系统作用，结果使肺排出的 CO_2 量明显增加，使呼吸商变大。即在肺过度通气或酸中毒等情况下，机体 CO_2 的排出量就会增多，使呼吸商变大；相反，在肺通气不足或碱中毒等情况下，呼吸商则小。

由于在通常情况下，体内能量主要来自糖和脂肪的氧化，因此，蛋白质的代谢量可忽略不计。由糖和脂肪氧化时产生的 CO_2 量和消耗的 O_2 量的比值称为非蛋白呼吸商（non-protein respiratory quotient，NPRQ）。表 7-1 显示不同的非蛋白呼吸商所对应的糖和脂肪各自氧化的百分比以及相应的氧热价。利用这些数据，可使能量代谢的测算更为简便。

2.测定步骤　下面介绍间接测热法的具体做法。

（1）间接测热法的步骤：通过测定机体一定时间内蛋白质和非蛋白物质产热量，进而计算出能量代谢率。

1）氧化蛋白质的产热量：首先测定机体在一定时间内的尿氮排出量。蛋白质的含氮量一般为 16%左右，即在体内氧化 1 g 蛋白质可产生约 0.16 g 的尿氮（粪便中的氮排出量忽略不计）。将测出的尿氮量除以 0.16，即为体内氧化蛋白质的量。根据蛋白质的生物热价，就可计算出氧化蛋白质的产热量。

2）非蛋白物质氧化的产热量：先测定机体在一定时间内的总的耗氧量和总的 CO_2 产生量。根据每克蛋白质氧化时的耗氧量和 CO_2 产生量（见表 7-1），可算出受试者在这段时间内用于蛋白质氧化的耗氧量和 CO_2 产生量。然后，从总的耗氧量和总的 CO_2 产生量中减去用于氧化蛋白质氧化的耗氧量和 CO_2 产生量，便获得非蛋白（糖和脂肪）物质氧化的耗氧量和 CO_2 产生量，由此求得非蛋白呼吸商（NPRQ）。然后查表 7-1 可得出相对应的非蛋白氧热价，从而计算出非蛋白物质氧化的产热量。

3）总产热量：将氧化蛋白质的产热量与非蛋白物质氧化的产热量相加，即可算出机体在一定时间内的总产热量，即能量代谢率。

以下举例说明间接测热法的测算方法：假定某受试者 24 小时的耗氧量为 400 L，CO_2 产生量为 340 L（已换算成标准状态的气体容积），尿氮排出量为 12 g。根据这些数据可计算该受试者 1 小时的能量代谢量，具体如下。

蛋白质氧化：

$$氧化蛋白质量 = 12\ g \div 0.16 = 75\ g$$

$$产热量 = 18\ kJ/g \times 75\ g = 1350\ kJ$$

耗氧量 $= 0.95\ L/g \times 75\ g = 71.25\ L$

CO_2 产生量 $= 0.76\ L/g \times 75\ g = 57\ L$

非蛋白物质氧化：

耗氧量 $= 400\ L - 71.25\ L = 328.75\ L$

CO_2 产量 $= 340\ L - 57\ L = 283\ L$

$NPRQ = 283\ L \div 328.75\ L = 0.86$

当 NPRQ 为 0.86 时，氧热价为 20.41 kJ/L，因此，非蛋白物质氧化的产热量为：

产热量 $= 20.41\ kJ/L \times 328.75\ L = 6709.79\ kJ$

该受试者 24 小时内的产热量为：

总产热量 $= 1350\ kJ + 6709.79\ kJ = 8059.79\ kJ$

1 小时的能量代谢量为：

$8059.79\ kJ \div 24\ h = 335.82\ kJ/h$

(2)测定机体耗氧量和 CO_2 产生量的方法

1)闭合式测定法：临床上及实验室中常用肺量计来测定耗氧量。该装置的结构与原理如图 7-1 所示，在肺量计内充有一定量的 O_2，让受试者通过呼吸口瓣吸入装置中的 O_2，呼出气中的 CO_2 和水则被气体回路中的吸收剂吸收。记录装置与气体容器的上盖相连，呼吸过程中肺量计内气体容积改变可引起上盖移动，吸气时上盖下降，呼气时上盖上升，由此记录出呼吸曲线。由于每次呼吸将摄取一定量的 O_2，呼出气中的 CO_2 又被吸收，因此，不能回到原来的高度。随着呼吸的持续进行，气体容器中的 O_2 逐渐减少，描记的曲线逐渐下降。在一定时间内(通常测试 6 分钟)，以描笔下降的高度与容器的换算系数相乘，即为该时间内的耗氧量。根据实验前后 CO_2 吸收剂的质量改变，即能算出单位时间内的 CO_2 产生量。

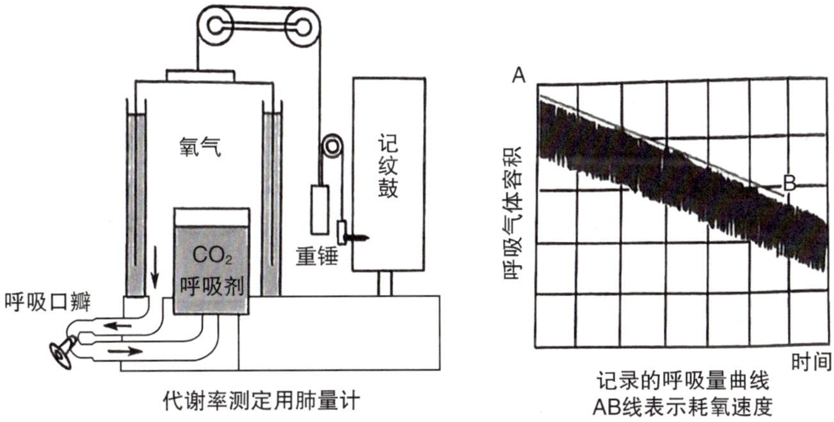

图 7-1　肺量计模式图

2)开放式测定法；即气体分析法，该方法是让受试者自然呼吸空气，收集受试者一定时间内的呼出气，通过气量计等测试仪测出呼出气量，并分析呼出气中 O_2 和 CO_2 的容积百分比。由于吸入气为空气，而空气中的 O_2 和 CO_2 的容积百分比是已知的，因此可根据吸入气和呼出气中 O_2 和 CO_2 容积百分比的差值及呼出气量，计算出这段时间内的耗氧量和 CO_2 产生量。

直接测热法和间接测热法一般是在受试者保持安静状态且不做外功的条件下进行的。而应用双标记水法（doubly labeled water method，DLWM）则可以测定受试者在自由活动状态下测定的能量代谢率。

三、影响能量代谢的因素

机体在进行新陈代谢的过程中，物质代谢与能量代谢相伴行，因此，影响营养物质的摄取、消化、吸收、代谢、生物氧化和能量利用等诸多因素均可影响机体的能量代谢。

（一）整体水平影响能量代谢的主要因素

1.肌肉活动　肌肉活动对于能量代谢的影响十分显著。机体任何轻微的运动即可提高代谢率。人在体育运动或劳动时，由于肌肉活动所消耗的能量需要通过营养物质的氧化来补充，因而可引起机体的耗氧量显著增加。机体耗氧量的增加与肌肉活动的强度成正比。当机体持续进行体育运动或劳动时的耗氧量可达安静时的 10～20 倍，机体的产热量也随之增高。因此，通常可用能量代谢率作为评估肌肉活动强度的指标。从表 7-2 可看出不同劳动强度或运动时的能量代谢率。

表 7-2　机体不同状态下的能量代谢率　　单位：kJ/(m^2 · min)

肌肉活动形式	平均产热量	肌肉活动形式	平均产热量
静卧休息	2.73	扫地	11.37
开会	3.40	打排球	17.50
擦窗户	8.30	打篮球	24.22
洗衣服	9.89	踢足球	24.98

2.精神活动　与肌肉组织相比，脑组织的血流量大，代谢水平高。在安静状态下，每 100 g 脑组织的耗氧量为 3～3.5 mL/min（氧化的葡萄糖量为 4.5 mg/min），约为肌组织安静时耗氧量的 20 倍。但在不同精神活动状态下，脑组织的能量代谢率却变化不大。研究发现，在睡眠时和在精神活动活跃状态下，脑组织中葡萄糖的代谢率几乎没有差异。当人在平静地思考问题时，产热量增加一般不超过 4%，而当人处于精神紧张状态时，如烦恼、恐惧或情绪激动时，能量代谢率却可显著增高。这是由于机体随之出现的无意识的肌紧张增加，以及交感神经兴奋，甲状腺激素、肾上腺素等刺激代谢的激素释放增多，使机体代谢活动增强所致。

3.食物特殊动力作用　人在进食后的一段时间内，即使在安静状态下，也会出现能量代谢率增高的现象，一般从进食后 1 小时左右开始，延续 7～8 小时。进食能刺激机体额外消耗能量的作用，称为食物特殊动力作用（specific dynamic action of food）。实验证明，食物的成分不同，所产生的食物特殊动力作用也不同。在三种主要营养物质中，进食蛋白质产生的食物特殊动力作用最为显著。当机体摄入可提供 100 kJ 能量的蛋白质后，所产生的额外耗能量可达 30 kJ，即进食蛋白质的食物特殊动力作用约为 30%；

进食糖和脂肪的食物特殊动力作用分别为 6%和 4%左右；进食混合性食物约 10%。因此，在计算机体所需摄入的能量时，应注意到额外消耗的这部分能量而给予相应的补充。有关食物特殊动力作用产生的确切机制目前尚不清楚。动物实验表明，将氨基酸经静脉注入后仍可见到这种现象，但在切除肝脏后此现象即消失，因而认为食物特殊动力作用与食物在消化道内的消化和吸收无关，可能主要与肝脏处理氨基酸或合成糖原等过程有关。

4.环境温度　当人处于安静状态下，环境温度在 20～30 ℃时，裸体或只穿薄衣，其能量代谢较为稳定，这主要是由于此时骨骼肌保持在比较松弛的状态。当环境温度低于 20 ℃时，代谢率便开始增加；在 10 ℃以下时，则显著增加。环境温度较低时代谢率增高的主要原因是寒冷刺激反射性地引起机体出现战栗以及肌紧张增强。当环境温度超过 30 ℃时，代谢率也逐渐增加，这与体内化学反应加快、发汗功能旺盛以及呼吸、循环功能增强等有关。

(二)调控能量代谢的神经和体液因素

1.下丘脑对摄食行为的调控　成年动物和人的体重取决于能量的摄入量和消耗量之间的平衡。若以强制性喂养的方法使动物发胖后允许动物自由摄食，动物将自动减少食物的摄入量，直至它们的体重回降到原先水平；反之，若减少动物的食物摄入量并使之体重有所降低，然后允许动物自由摄食，动物将自动增加食物的摄入量，直到它们的体重又回升到原先水平。用埋藏电极刺激或毁损下丘脑的摄食中枢或饱中枢，可证实上述能量平衡的维持与下丘脑摄食中枢和饱中枢对摄食行为的调控有关。

2.激素对能量代谢过程的调节　食物在体内的消化、吸收及代谢过程受多种激素的调节。例如，糖代谢受胰岛素、胰高血糖素、生长激素、糖皮质激素和肾上腺素的调节。脂肪和蛋白质代谢受糖皮质激素、胰岛素、生长激素、甲状腺激素和性激素的调节。其中，甲状腺激素对能量代谢的影响最为显著，可提高绝大多数组织的耗氧量和产热量。

体内还有许多影响能量代谢的蛋白质和肽类物质，如解耦联蛋白、瘦素、增食因子、神经肽 Y、内脂素、抵抗素和生长激素释放肽等。

知识拓展

利用能量代谢提出合理的减肥

人体的能量需求源于消耗的能量的需要。总能量平衡时，能量摄入(比如饮食摄入)和能量消耗(总能量消耗)达到平衡；人体能量代谢处在一个稳定的状态，即可以满足能量消耗的补给的需要。

运动(尤其是有氧运动)是最有效、最健康的减肥方法。它是一项以有氧代谢为主的耐力性运动，可以提高人体新陈代谢，促进能量的消耗，避免机体能量过剩而转化为脂肪积聚，同时也可以使机体已积聚的脂肪得以分解。

每次运动最好一次持续做完，保证每天累计 40 分钟以上，中间可以停止，且每次运动总消耗热量须达 300 kcal。通常这种运动量会造成心跳加快，或达到流汗的程度。

四、基础代谢

（一）基础代谢和基础代谢率

基础代谢（basal metabolism）是指基础状态下的能量代谢。基础代谢率（basal metabolism rate，BMR）则是指在基础状态下单位时间内的能量代谢。所谓基础状态，是指人体处在清醒、安静，不受肌肉活动、精神紧张、食物及环境温度等因素影响时的状态。在测定基础代谢率时受试者应在清醒状态，静卧，无肌紧张，至少 2 小时无剧烈运动，无精神紧张，餐后 12～14 小时，室温保持在 20～25 ℃的条件下进行。机体在基础状态下的能量消耗主要用于维持血液循环、呼吸等基本生命活动。在这种情况下，代谢水平是比较稳定的。因此，基础代谢率常作为评价机体能量代谢水平的指标。基础代谢率比一般安静时的代谢率低，是人体在清醒时的最低能量代谢水平。在熟睡时机体的各种生理功能活动减弱至更低水平，此时的能量代谢率也进一步降低，但在做梦时可增高。

（二）基础代谢率的测定

不同身材的个体，其能量代谢量可有较大差异。若以每千克体重的产热量进行比较，则身材矮小的人每千克体重的产热量要高于身材高大的人。研究表明，若以每平方米体表面积的产热量进行比较，则不论身材大小，每小时的产热量就非常接近。即能量代谢率的高低与体重不成比例关系，而与体表面积成正比。因此，能量代谢率常以单位时间内单位表面积的产热量为单位，即用 kJ/(m^2·h)来表示。

人的体表面积可用史蒂文森（Stevenson）公式进行测算，即：

$$\text{体表面积}(m^2)=0.0061+\text{身高}(cm)+0.0128\times\text{体重}(kg)-0.1529$$

近年来对国人体表面积的测算结果显示，用 Stevenson 公式计算得到的数值略小于实际检测所得的数值。然而，目前尚无公认的更为确切的计算公式。

另外，体表面积还可在体表面积测算图（图 7-2）上直接读取。具体做法是在图中分别找出受试者的身高值和体重值在各自标尺上的对应点，这两点的连线与体表面积标尺交点的读数，就是该受试者的体表面积。

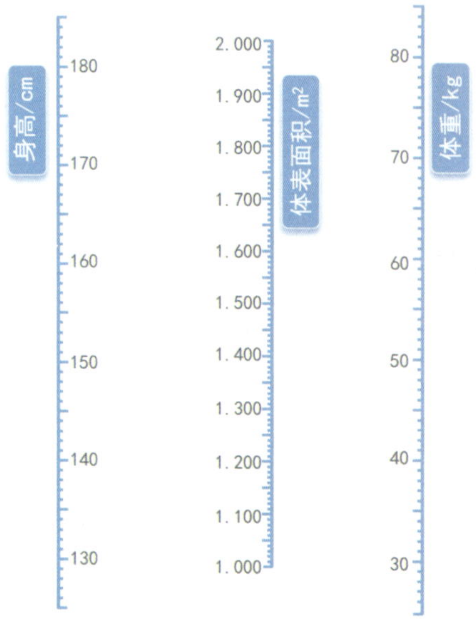

图 7-2　体表面积测算图

（三）基础代谢率的表示方法

我国正常人基础代谢率平均值见表 7-3。结果表明，基础代谢率随着性别、年龄的不同而有生理变动。

表 7-3 中国人正常的基础代谢率平均值 单位：kJ/(m^2 · h)

性别	年龄						
	11～15 岁	16～17 岁	18～19 岁	20～30 岁	31～40 岁	41～50 岁	50 岁以上
男性	195.5	193.5	166.2	157.8	158.6	154.0	149.0
女性	172.5	181.7	154.0	146.5	146.9	142.4	138.6

测定 BMR 时，一般将基础状态下的非蛋白呼吸商视为 0.82。采用简化的能量代谢测定法，只需测定受试者在基础状态下一定时间内的耗氧量和体表面积，即可计算出 BMR。例如：

某受试者，男性，20 岁，在基础状态下 1 小时的耗氧量为 14 L，测算出的体表面积为 1.6 m^2，其 BMR 为：

$20.20\ kJ/L \times 14\ L/h \div 1.6\ m^2 = 176.75\ kJ/(m^2 \cdot h)$

实际工作中，BMR 常以实测值高于或低于正常值的百分数（相对值）来表示，即：

$$\text{基础代谢率}=\frac{\text{实测值}-\text{正常平均值}}{\text{正常平均值}}\times 100\%$$

（四）基础代谢率的正常水平及其异常变化

如果 BMR 相对值在±15%之内，都认为在正常范围；相对值超过 20%时，说明可能是病理性变化。在临床上发现很多疾病都伴有基础代谢率的改变，特别是甲状腺功能障碍，基础代谢率可发生明显的变化。当甲状腺功能减退时，基础代谢率可比正常值低20%～40%；而甲状腺功能亢进时，基础代谢率可比正常值高 25%～80%。其他如肾上腺皮质功能减退、垂体性肥胖、肾病综合征、病理性饥饿等患者将出现基础代谢率降低；糖尿病、红细胞增多症、白血病以及伴有呼吸困难的心脏疾病等患者的基础代谢率可升高。当人体发热时，基础代谢率也升高。一般情况下，体温每升高 1 ℃，基础代谢率将升高 13%左右。基础代谢率的测定可作为临床上某些疾病的辅助诊断方法之一，尤其是对于甲状腺疾病的辅助诊断具有一定意义。但目前由于可直接测定反映甲状腺功能的血清激素（三碘甲状腺原氨酸，T3；甲状腺素，T4）水平，故在甲状腺疾病的诊断中已很少应用。然而，由于基础代谢率能反映甲状腺激素的外周代谢情况，故仍是检测甲状腺功能的一个重要指标，特别是在甲状腺功能亢进的治疗过程中，测定基础代谢率可用于疗效观察。此外，测定基础代谢率还可用于指导肥胖者控制摄入的食物热量及运动量，以达到适当降低体重的目的。

增值服务：快速减肥可能会引起肝损害

第二节　体温及其调节

生物体生存的自然环境温度变化很大。有些地区不仅四季温差大，日间温度也有大幅度变化。温度对生命系统具有重要影响。构成生物体的基本成分是蛋白质、脂质、核酸等生物大分子；蛋白质分子中的肽键、核酸碱基之间的共价键以及细胞膜中的磷脂等均易受温度的影响。此外，机体在细胞和分子水平发生的各种生化反应均需酶的催化。温度能影响酶的活性，其反应速率在一定范围内随温度的升高而增加。可见温度是影响细胞结构和功能的重要因素。机体相对稳定的温度是维持正常生存的重要保障。鸟类、哺乳动物和人类的体温是相对稳定的，故称为恒温动物（homeothermal animal）。而低等动物，如爬行类、两栖类的体温随环境温度的变化而变化，因而称为变温动物（poikilothermic animal）。恒温动物是通过体内完善的体温调节机制，包括自主性体温调节和行为性体温调节，使体温不受环境温度变化的影响，通常保持在高于环境温度的相对恒定状态，这对高等动物复杂的生物学特性十分重要。变温动物的体温通常与环境温度相同或略高于环境温度。虽然变温动物不具有完备的自主性体温调节能力，但也能通过行为性体温调节使机体与环境进行热交换，有利于生存。总之，温度是影响生命系统的重要因素，人体的体温作为基本生命体征之一，是判断健康状况的重要指标。

一、体温及其生理变动

在各种环境温度下，人体各部位的温度并不完全一致，但脑和躯干核心部位的温度却能保持相对稳定。因此，在研究体温时通常将人体分为核心与表层两个部分。核心部分的温度称为体核温度（core temperature），表层部分的温度称为体表温度（shell temperature）。生理学中所说的体温（body temperature）是指机体核心部分的平均温度。

知识拓展

体温计的发明

1592～1593年，伽利略·伽利雷（Galileo Galilei）发明了水温计。伽利略为什么会对测量体温感兴趣呢？原来，伽利略在大学时代最开始学习的其实是医学，因为伽利略的父亲希望他将来能成为一名医生。不过，伽利略实在是对物理太痴迷了，所以后来就放弃医学，转而去学习物理了。

他制作了一个有水的开口长管子，里面装着不同质量的玻璃泡，而每个玻璃泡都带着一个金属标签，标签上带有温度。在测量温度时，随着温度的变化，水密度也会发生变化，这就是热胀冷缩的原理。密度的变化会导致浮力的变化，这样就会让有些玻璃泡浮起来，而有些玻璃泡沉下去，沉到最下边的玻璃泡上的数值就是当时测量的温度。但这种水温计缺乏用于测量温度的准确刻度，并且可能会受到气压变化的影响。

（一）体表温度和体核温度

从体温的角度来划分人体核心部分与表层部分并非固定不变，而是随环境温度的变化而发生改变的。如图 7-3 所示，在寒冷环境中，核心部分的区域缩小，主要集中在头部与胸腹腔内脏，表层部分的区域相应扩大，表层与核心部分之间的温度梯度明显。相反，在炎热环境中，核心部分的区域扩大，可扩展到四肢，表层部分的区域明显缩小，表层与核心部分之间的温度梯度变小。

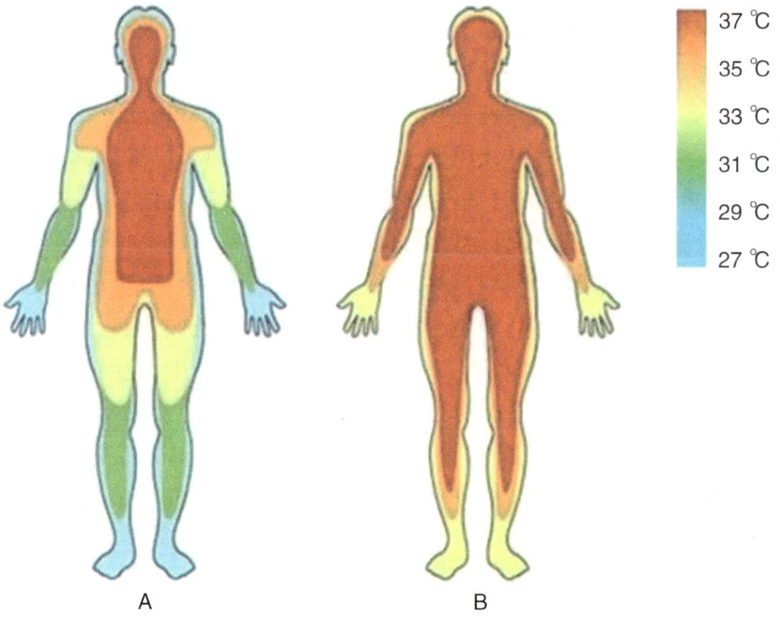

A.环境温度 20 ℃；B. 环境温度 35 ℃。

图 7-3　在不同环境温度下人体体温分布状态

1.体表温度　体表温度一般低于体核温度，在表层各部位之间也有较大温差，且易受环境温度的影响。机体表层最外层即皮肤的温度称为皮肤温度（skin temperature）。环境温度为 23 ℃时，足部皮肤温度约 27 ℃，手部约 30 ℃，躯干部约 32 ℃，额部为 33～34 ℃。即四肢末梢皮肤温度最低，越近躯干和头部，皮肤温度越高。当气温达 32 ℃以上时，皮肤温度的部位差异将变小。与之相反，在寒冷环境中，皮肤温度的部位差异变大，即随气温的下降，手、足部皮肤温度降低最为显著，而头部皮肤温度的变动相对较小。

局部血流量与皮肤温度有重要影响，凡能影响皮肤血管舒缩的因素都能改变皮肤温度。例如，人在寒冷环境中或情绪激动时，交感神经兴奋，皮肤血管紧张性增高，血流量减少，皮肤温度降低，特别是手的皮肤温度显著降低，可从 30 ℃骤降至 24 ℃。由于皮肤温度的变化在一定程度上可反映血管的功能状态，因此，临床上利用红外线热影像仪检测手的温度可辅助诊断外周血管疾病。

2.体核温度　体核温度是相对稳定的。各部位之间的温度差异很小，其中肝脏在全身各器官中温度最高，约 38 ℃；脑产热量较多，也接近 38 ℃；肾、胰腺及十二指肠等器官温度略低；直肠的温度则更低，约 37.5 ℃。由于体核部分各器官通过血液循环交换热量而使温度趋于一致，因此，体核部分的血液温度可代表体核温度的平均值。

体核温度特别是体核部分的血液温度不易被测量，所以临床上通常用直肠、口腔和腋窝等部位的温度来代表体核温度。直肠温度（rectal temperature）的正常值为 36.9～37.9 ℃，测量时温度计应插入直肠 6 cm 以上才能比较接近体核温度。口腔温度（oral temperature）的正常值为 36.7～37.7 ℃，测量时应将温度计含于舌下。由于应用比较方便，因而是临床上常用的测温方法。但口腔温度受经口呼吸及进食食物的温度等因素的影响，测量时要注意避免这些干扰因素。此外，对于不能配合测量的患者，如哭闹的小儿和精神病患者，则不宜测口腔温度。腋窝温度（axillary temperature）的正常值为 36.0～37.4 ℃。测量时需注意要让被测者将上臂紧贴胸壁，使腋窝紧闭，形成人工体腔。机体内部的热量经过一定的时间逐渐传导到腋窝，使腋窝的温度升至接近于体核温度。因此，测量腋窝温度的时间一般较长，需要持续 5～10 分钟，同时还应注意保持腋窝处干燥。测量腋窝温度方便易行，在临床上和日常生活中被广泛应用。

此外，在临床上或实验研究中有时也检测食管温度和鼓膜温度。由于食管中央部分的温度与右心房内的温度大致相等，而且两者在体温调节中发生反应的时间过程也一致，所以可将食管温度作为反映体核温度的指标。一般食管温度比直肠温度低 0.3 ℃左右。鼓膜的温度与下丘脑温度十分接近，在研究体温调节的生理学实验中常用鼓膜温度来反映脑组织的温度。随着鼓膜温度计的开发，现在临床上也有用鼓膜温度来监测机体体温的。

（二）体温的生理性波动

在正常情况下，体温可因一些内在因素而发生波动，但波动幅度一般不超过 1 ℃。

1.体温的日节律　体温在一昼夜之间存在周期性的波动，表现为体温在凌晨 2～6 时最低，午后 1～6 时最高。机体功能活动呈周期性变化的现象称为生物节律。人体体温的昼夜周期性波动称为体温的昼夜节律（circadian rhythm）或日节律。体温的日节律取决于生物体的内在因素，而与精神活动或肌肉活动状态等无关。如果让受试者处于特定的环境中，将所有标志时间的外在因素，如昼夜明暗变化、环境温度的规律性变化、定时的进餐等统统去除，此时受试者的体温仍表现出日节律的特性，但这种节律的周期略长于地球的 24 小时自转周期，故称为自由运转周期（free-running period）。人在日常生活中，由于上述各种外在因素的作用，自由运转周期和地球的 24 小时自转周期发生同步化。因此，体温的昼夜节律便与地球自转周期相吻合。目前认为，生物节律主要受下丘脑视交叉上核的控制。

2.性别的影响　通常情况下，成年女性的体温平均高于男性 0.3 ℃。此外，育龄期女性的基础体温随月经周期而变动（图 7-4）。所谓基础体温是指在基础状态下的体温，一般在早晨起床前测定。在月经周期中，体温在卵泡期较低，排卵日最低，排卵后升高 0.3～0.6 ℃。因此，育龄期女性通过每天测定基础体温有助于了解有无排卵和确定排卵的日期。目前认为排卵后黄体期体温升高是由于黄体分泌的孕激素作用于下丘脑所致。

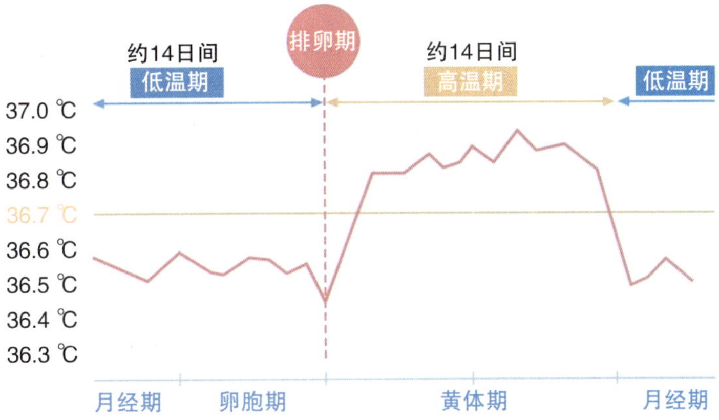

图 7-4　女性月经周期中的基础体温变化

3.年龄的影响　儿童和青少年的体温较高，老年人因基础代谢率低而体温偏低。新生儿，特别是早产儿，由于其体温调节机构尚未发育完善，调节体温的能力较差，故体温易受环境因素影响而发生变动。如果给婴儿洗澡时不注意保温，其体温可降 2～4 ℃，因而对婴幼儿应加强保温护理。

4.运动的影响　运动时肌肉活动能使代谢增强，产热量增加，体温升高。所以，临床上测量体温时应让受试者先安静一段时间后再进行。测量小儿体温时应防止哭闹。

此外，情绪激动、精神紧张、进食等均可对体温产生影响，在测量体温时应予充分考虑。

（三）人体体温的变化对生命系统的影响

正常情况下，人的体温是相对稳定的。当某种原因使体温异常升高或降低时，若超过某一界限，将危及生命。脑组织对温度变化非常敏感。当脑温高于 42 ℃时，脑功能将严重受损，诱发脑电反应可完全消失。因此，发热、中暑等体温异常升高时，需及时应用物理降温等方法以防脑温过度升高，这个措施至关重要。当体温超过 44～45 ℃时，可引起体内蛋白质发生不可逆变性而致死。反之，当体温过低时神经系统功能将降低，低于 34 ℃时可出现意识障碍，低于 30 ℃时可致神经反射消失，心脏兴奋传导系统出现功能障碍，可发生心室纤维性颤动，当进一步降至 28 ℃以下时，则心脏活动停止。

二、机体的产热反应与散热反应

机体在代谢过程中不断地产热，同时又不断地将热量散发至体外。恒温动物之所以能维持体温相对稳定，是因为产热（heat production）和散热（heat loss）两个生理过程在体温调节机构控制下取得动态平衡的结果。

（一）产热反应

1.主要产热器官　体内的热量由三大营养物质在组织细胞中进行分解代谢及机体利用 ATP 时产生，因此，代谢水平高的组织器官，其产热量也大，反之则产热量小。机体主要的产热器官是肝脏和骨骼肌。机体在安静时主要由内脏产热，约占总产热量的56%。在内脏各器官中以肝脏的代谢最为旺盛，产热量最高，肝脏的血液温度比主动脉血液温度高0.4～0.8 ℃。当进行体育运动或劳动时，骨骼肌则成为主要的产热器官。由于骨骼肌的质量约占体重的40%，因而具有巨大的产热潜力。骨骼肌紧张度稍有增强，其产热量即可明显增加。运动时，骨骼肌的产热量可由总产热量的18%增加到73%，剧烈运动时可达总产热量的90%。此外，褐色脂肪组织在寒冷环境下可发挥重要的产热作用，特别是新生儿。

2.产热的形式　体内可通过多种形式产热，如基础代谢产热、骨骼肌运动产热、食物特殊动力作用产热以及战栗产热和非战栗产热等。在安静状态下，机体的热量大部分来自全身各组织器官的基础代谢。在寒冷环境中，由于散热量增加，机体主要依靠战栗产热(shivering thermogenesis)和非战栗产热(non-shivering thermogenesis)来增加产热量，以维持体热平衡，使体温保持相对稳定。

(1)战栗产热：机体受到寒冷刺激时，首先出现骨骼肌肌紧张增强，称为战栗前肌紧张(pre-shivering tone)，此时产热量略有增加。当寒冷刺激持续作用时，机体出现战栗，即骨骼肌屈肌和伸肌同时发生不随意的节律性收缩。此时肌肉收缩活动不做外功，能量全部转化为热量，可使代谢率增加4～5倍，产热量明显增多，有利于维持体热平衡。

(2)非战栗产热：非战栗产热又称代谢性产热，指的是机体通过提高代谢率来增加产热的形式。在体内，产热作用最强的是褐色脂肪组织，主要分布在肩胛下区、颈部大血管周围、腹股沟等处。在褐色脂肪组织细胞的线粒体内膜上存在解耦联蛋白(uncoupling protein，UCP)。UCP能解除线粒体呼吸链中的氧化磷酸化和ATP合成之间的耦联，从而使氧化还原反应过程中释放的能量转化为热能释放出来，而不被用来合成ATP。成年人体内褐色脂肪组织含量很少，但在新生儿体内则较多。由于新生儿体温调节功能尚不完善，不能发生战栗，故非战栗产热对新生儿的意义尤为重要。

3.产热活动的调节

(1)体液调节：甲状腺激素是调节非战栗产热活动最重要的体液因素。如果机体暴露在寒冷环境中数周，甲状腺的活动明显增强，甲状腺激素大量分泌，可使代谢率增加20%～30%。甲状腺激素作用的特点是起效缓慢，但持续时间较长。肾上腺素、去甲肾上腺素和生长激素等也可刺激产热，它们的特点是起效较快，但维持时间较短。

(2)神经调节：寒冷刺激可使位于下丘脑后部的战栗中枢兴奋，经传出通路到达脊髓前角运动神经元，引起战栗；还可使交感神经兴奋，促使肾上腺髓质释放肾上腺素和去甲肾上腺素增多，使代谢产热增加。上述寒冷环境下甲状腺激素释放的机制也是通过神经系统完成的，即寒冷刺激沿上行的神经传导通路进入中枢神经系统，引起下丘脑释放促甲状腺激素释放激素，后者再刺激腺垂体释放促甲状腺激素，从而促进甲状腺产生和分泌甲状腺激素。

(二)散热反应

1.散热的部位　人的主要散热部位是皮肤。当环境温度低于表层温度时，且在安静状态下，大部分体热通过辐射、传导和对流的方式向外界发散，小部分体热随呼出气、尿、粪等排泄物排出体外。在劳动或运动时，蒸发散热增强。当环境温度高于表层温度时，蒸发散热便成为机体唯一的散热方式。

2.散热的方式

(1)辐射散热(thermal radiation)：辐射散热是指机体通过热射线的形式将体热传给外界较冷物质的一种散热方式。人体在 21 ℃的环境中，在裸体情况下约有 60%的热量是通过辐射方式发散的。辐射散热量的多少主要取决于皮肤与周围环境之间的温度差。当皮肤温度高于环境温度时，温度差越大，辐射散热量就越多，反之，温度差越小，辐射散热量就越少。若环境温度高于皮肤温度，则机体不仅不能通过辐射散热，反而将吸收周围环境中的热量。此外，辐射散热还取决于机体的有效散热面积。有效散热面积越大，散热量就越多。由于四肢的表面积较大，因而是辐射散热的重要部位。

(2)传导散热(thermal conduction)：传导散热是指机体的热量直接传给与之接触的温度较低物体的一种散热方式。其散热量取决于皮肤与接触物之间的温度差、接触面积以及接触物的导热性能等。在体内，由于脂肪组织的导热性能较差，因而肥胖者耐寒怕热。棉、毛织物是热的不良导体，能起到隔热保暖的作用。水的导热率高，因此在日常生活和临床治疗中，常用水的热传导作用进行局部加温或利用冰帽、冰袋等给高热患者降温。

(3)对流散热(thermal convection)：对流散热是指通过气体流动而实现热量交换的一种散热方式。当人体皮肤温度高于环境温度时，人体散发的热量传给与皮肤接触的空气，使空气温度升高，流动加快，而周围较冷的空气传到皮肤上，这样一来，体热不断地散发到体外空间。由此也可认为对流散热是传导散热的一种特殊形式。对流散热量的多少除取决于皮肤与周围环境之间的温度差和机体的有效散热面积外，还受风速的影响。风速越大，散热量越多；反之，风速越小，散热量也越少。

(4)蒸发散热(evaporation)：蒸发散热是指水分从体表汽化时吸收热量而散发体热的一种方式。在正常体温条件下，蒸发 1 g 水可使机体散发 2.43 kJ 的热量，可见体表水分的蒸发是一种十分有效的散热形式。许多的哺乳动物(如狗)和鸟类由于缺乏汗腺，在较低的环境温度下尚可维持体温的稳定。但在较高的温度下，特别是高于其体温时则较难维持正常的体温不变。患有无汗症的人，在冷环境中的反应与正常人无异，但在热环境中，由于不能借助于汗液蒸发散热，因而较容易中暑。蒸发散热可分为不感蒸发和出汗两种形式。

1)不感蒸发(insensible evaporation)：不感蒸发是指体内的水分从皮肤和黏膜(主要是呼吸道黏膜)表面不断渗出而被汽化的过程。由于这种蒸发不易察觉，故称为不感蒸发。其中皮肤的不感蒸发又称不显汗。不感蒸发与汗腺的活动无关，也不受体温调节机制的调控。一般情况下，人 24 小时的不感蒸发量约为 1000 mL，其中从皮肤蒸发 600～800 mL，通过呼吸道黏膜蒸发 200～400 mL。婴幼儿不感蒸发的速率比成人快，因此，在缺水的情况下，婴幼儿更容易发生脱水。对于不能分泌汗液的动物，不感蒸发则是一种有效的散热途径。如狗在高温环境中常采取热喘呼吸(panting)的方式来增加散热。

2)出汗(sweating):出汗是指汗腺主动分泌汗液的活动。通过出汗可有效带走大量体热,出汗可被感知,故又称可感蒸发(sensible evaporation)。人体皮肤上存在两种汗腺:大汗腺和小汗腺。大汗腺局限于腋窝和阴部等处,其活动受性激素影响。小汗腺广泛分布于全身皮肤,在炎热环境下以及劳动或运动时,对维持体热平衡起重要作用。

在汗液的成分中,水约占99%,固体成分约占1%。在固体成分中,大部分为NaCl,也有乳酸及少量KCl和尿素等。当汗腺分泌时,分泌管腔内的压力可高达250 mmHg(1 mmHg≈133.32 Pa)以上,表明汗液不是简单的血浆滤出物,而是汗腺细胞主动分泌产生的。刚从汗腺分泌出来的汗液与血浆是等渗的,但在流经汗腺管腔时,在醛固酮的作用下,汗液中的Na^+和Cl^-被重吸收,最后排出的汗液是低渗的。因此,当机体大量出汗时可导致血浆晶体渗透压升高,造成高渗性脱水。当出汗速度加快时,汗腺管来不及重吸收NaCl,汗液中的NaCl浓度较高,此时机体在丢失大量水的同时,也丢失大量NaCl。因此,在短时间内大量出汗时应注意在补充水的同时补充NaCl,以免引起水和电解质平衡紊乱,甚至导致神经系统和骨骼肌组织的兴奋性改变而发生热痉挛。

在体内有以下三种情况能引起汗腺分泌汗液:①由温热性刺激引起的出汗称为温热性出汗(thermal sweating)。控制温热性出汗的中枢位于下丘脑的体温调节中枢。当机体接受温热性刺激时,出汗中枢(sweating center)通过支配汗腺的交感胆碱能纤维使全身小汗腺分泌汗液。温热性出汗的生理意义在于通过汗液的蒸发散热,维持体温的相对稳定。②精神紧张或情绪激动时,也会引起出汗,称为精神性出汗(mental sweating)。其中枢位于大脑皮层运动区,通过支配汗腺的交感肾上腺素能纤维引起出汗,出汗部位主要在掌心、足底及前额等处。精神性出汗与体温调节的关系不大,而是机体应激反应的表现之一。温热性出汗和精神性出汗常同时出现,不能截然分开。③此外,在进食辛辣食物时,口腔内的痛觉神经末梢受到刺激,可反射性地引起头部和颈部出汗,称为味觉性出汗(gustatory sweating)。

3.散热反应的调节

(1)皮肤血流量改变对散热的影响:人体主要的散热部位是皮肤。散热量主要取决于皮肤和环境之间的温度差,皮肤温度的高低与皮肤的血流量有关。机体通过交感神经调控皮肤血管的口径,进而调节皮肤的血流量。如在炎热环境中,交感神经紧张性降低,皮肤小动脉舒张,动-静脉吻合支开放,皮肤血流量显著增加,大量体热从机体深部传到皮肤,从皮肤散发,同时也给汗腺分泌带来必需的水分。而在寒冷环境中,交感神经紧张性增强,皮肤血管收缩,血流量减少,传到皮肤的体热也相应减少。此外,由于四肢深部的静脉和动脉相伴行,此结构类似于热量的逆流交换系统,动脉血在流向四肢远端的过程中温度逐渐降低,从四肢远端回心的静脉血温度较低,可从与其相伴行的动脉摄取热量,带回到体核部分。通过逆流交换可以减少热量的散失。

(2)影响蒸发散热的因素:支配汗腺的神经主要是交感胆碱能纤维。交感神经兴奋时,末梢释放的乙酰胆碱(ACh)作用于M受体促进汗腺分泌。环境温度、湿度及机体的活动程度等因素都会影响出汗量和出汗速度。人在安静状态下,气温达到30 ℃时便开始出汗。如果空气湿度较高、穿着衣物较多,气温在25 ℃时便可出汗。湿度较高时汗液不易被蒸发，体热散失慢，可反射性引起大量出汗。但若在高温环境中停留时间过久，出汗速度可因汗腺疲劳而明显减慢。在劳动或运动时，环境温度低于 20 ℃也可出汗。

增值服务：由耳朵讲述的体温调节进化奥秘

三、体温调节

体温调节有自主性体温调节和行为性体温调节两种基本方式。自主性体温调节(autonomic thermoregulation)是指在体温调节中枢的控制下，通过增减皮肤的血流量、出汗、战栗和改变代谢水平等生理性调节反应，以维持产热和散热的动态平衡，使体温保持在相对稳定的水平。行为性体温调节(behavioral thermoregulation)是指有意识地进行有利于建立体热平衡的行为活动，如改变姿势、增减衣物、改善气候条件等。

(一)自主性体温调节

自主性体温调节主要是通过反馈控制系统实现对体温的调节，以维持体温相对稳定。在这个控制系统中，下丘脑体温调节中枢属于控制部分，由此发出的传出信息控制受控系统的活动，如驱动骨骼肌战栗产热、改变皮肤血管口径、促进汗腺分泌，从而使机体的产热量和散热量保持平衡。当内外环境因素变化使体温受到干扰时，通过温度检测装置，即存在于皮肤及机体深部(包括神经中枢)的温度感受器，将干扰信息反馈至体温调节中枢，经过中枢的整合作用，发出适当的调整受控系统活动的信息，建立起当时条件下的体热平衡(图 7-5)。此外，通过前馈系统，及时启动体温调节机制，避免体温出现大幅波动。人类或其他恒温动物区别于变温动物的主要特征是具备自主性体温调节功能，通过调控产热过程和散热过程，使体温得以保持相对稳定。

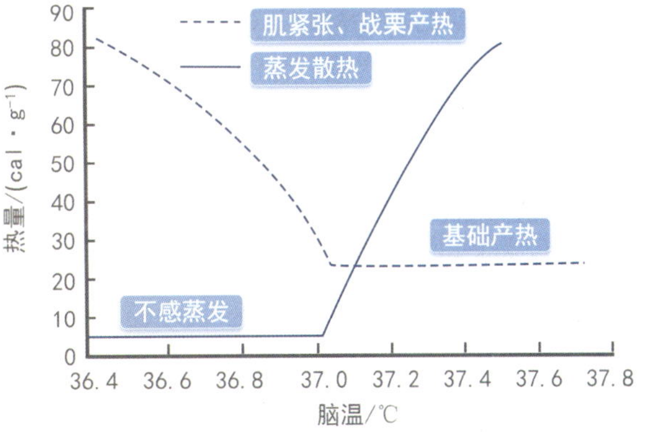

图 7-5　下丘脑温度对肌紧张、战栗产热和蒸发散热的影响

1.温度感受器　根据感受器存在的部位，可将温度感受器分为外周温度感受器和中枢温度感受器；根据感受温度的性质，温度感受器又可分为冷感受器和热感受器。

(1)外周温度感受器(peripheral thermoreceptor)：外周温度感受器是存在于皮肤、黏膜和内脏中的对温度变化敏感的游离神经末梢，包括热感受器和冷感受器。在一定温度范围内，当局部温度升高时，热感受器兴奋；反之，当温度降低时，冷感受器兴奋。热感受器和冷感受器各自有特定的最敏感温度范围。热感受器的敏感温度在较高温度侧，而冷感受器的敏感温度则在较低温度侧。例如，冷感受器在低于正常体温的某一温度时放电频率最高，而热感受器在高于正常体温的某一温度时放电频率达高峰。当温度偏离各自敏感的温度时，感受器发放冲动的频率将降低。在皮肤的温度感受器呈点状分布，且冷感受器较多，是热感受器的5～11倍。因此，皮肤对冷刺激较为敏感。此外，皮肤的温度感受器表现为对温度的变化速率更为敏感。

（2）中枢温度感受器（central thermoreceptor）：中枢温度感受器是存在于中枢神经系统内对温度变化敏感的神经元，包括热敏神经元和冷敏神经元。在一定范围内，热敏神经元（warm-sensitive neuron）表现为在局部组织温度升高时发放冲动频率增加；冷敏神经元（cold-sensitive neuron）则在局部组织温度降低时发放冲动频率增加。动物实验表明，下丘脑、脑干网状结构和脊髓等中枢神经系统中都含有温度敏感神经元，其中，在视前区-下丘脑前部（preoptic-anterior hypothalamus area，PO/AH）热敏神经元居多；而在脑干网状结构和下丘脑的弓状核，则冷敏神经元较多。温度敏感神经元对局部温度的变化十分敏感，当局部组织温度变动0.1 ℃时放电频率就会发生变化，且不出现适应现象。

近年来发现一种被称为瞬时受体电位（transient receptor potential，TRP）的非选择性阳离子通道，在皮肤、感觉神经末梢和中枢神经系统等多种组织中广泛表达。根据氨基酸残基序列的同源性，哺乳动物的TRP通道家族可分为7个亚家族，即TRPC、TRPV、TRPM、TRPA、TRPP、TRPML和TRPN，每一亚家族又可再分为若干亚型。各种TRP通道作用的共同点是调节细胞内的Ca^{2+}、Na^{+}浓度和膜电位，其主要功能是介导各种感觉信号的传递。其中TRPV1（又称VR1）、TRPV2（又称VRL1）、TRPV3、TRPV4、TRPM2、TRPM4、TRPM5、TRPM8（又称CMR1）和ANKTM1具有感受温度刺激的功能。TRPV1和TRPV2感受伤害性高温刺激，与产生痛觉有关，TRPV3、TRPV4、TRPM2、TRPM4和TRPM5感受温和热刺激，而TRPM8和ANKTM1则感受冷（凉）刺激。这些通道蛋白不仅可感受温度刺激，有的还能感受其他的理化因素刺激，如渗透压、H^{+}浓度、辣椒素和薄荷醇等。关于TRP通道在体温调节机制中的生理作用及相关生物学机制，目前尚不十分清楚。

2.体温调节中枢　如前所述，从脊髓到大脑皮层的整个中枢神经系统中都存在参与调节体温的神经元。对恒温动物进行脑分段横断实验证明，只要保持下丘脑及以下的神经结构完整，动物虽在行为等方面可能出现障碍，但仍能维持体温的相对恒定，说明调节体温的中枢主要位于下丘脑。现已证明，下丘脑PO/AH是机体最重要的体温调节中枢。PO/AH的温度敏感神经元不仅能感受局部脑温的变化，对下丘脑以外的部位，如中脑、延髓、脊髓以及皮肤、内脏等处的温度变化也能发生反应。换言之，来自中枢和外周的温度信息会聚于此，经整合后发出传出信息，使机体产生相应的体温调节反应。此外，PO/AH的温度敏感神经元还接受多种物质的刺激，包括致热原（pyrogen）、5-羟色胺、去甲肾上腺素和多种肽类物质，引起相应的体温调节反应。若破坏PO/AH，与体温调节有关的产热和散热反应都将明显减弱或消失。这也进一步说明PO/AH是体温调节中枢整合机构的中心部位。

3.体温调节过程　从 20 世纪 70 年代开始，人们用体温调节的调定点学说（set point theory）解释机体在各种环境温度下保持体温相对稳定的机制。该学说认为体温调节过程类似于恒温器的工作原理。体核温度是控制变量，其变化信息反馈到体温调节中枢与中枢的调定点水平（内设参考温度值）进行比较。体核温度与此参考温度之间的差值即为误差信号。机体据此调节产热活动和散热活动，使体温向着接近于调定点的方向变化。一般认为，人的正常体温调定点为 37 ℃。体温调节中枢按照这个设定温度进行调节活动。当体温与调定点的水平一致时，说明机体的产热量与散热量相对平衡；当体温高于调定点水平时，体温调节中枢促使机体产热活动减弱，散热活动加强；反之，当体温低于调定点水平时，促使机体产热活动加强，散热活动减弱，直到体温回到调定点水平。关于调定点的设置，目前认为主要取决于热敏神经元和冷敏神经元的温度敏感特性，即两种温度敏感神经元随温度变化而放电频率改变的特性。如图 7-6 所示，当热敏神经元反应曲线的斜率减小，或冷敏神经元反应曲线的斜率增大时，调定点上移；反之，热敏神经元反应曲线的斜率增大，或冷敏神经元反应曲线的斜率减小时，调定点下移。如果某种原因使调定点向高温侧移动，机体便出现发热（fever）。如由细菌感染所致的发热就是由于在致热原作用下引起体内一系列反应，结果使体温调定点被重新设置，如上移到 39 ℃，这种现象称为重调定。由于在发热初期体温低于新的调定点水平，机体首先表现为皮肤血管收缩，减少散热。随即出现战栗等产热反应，直到体温升高到 39 ℃，此时，产热和散热活动在新的调定点水平达到平衡。可见，发热属于调节性体温升高，是体温调节活动的结果。另外，由于环境温度过高而引起中暑时，也可出现体温升高，但这种情况并非因为体温调节中枢调定点上移，而是由于机体的散热能力不足或体温调节中枢功能障碍所致，为非调节性体温升高。

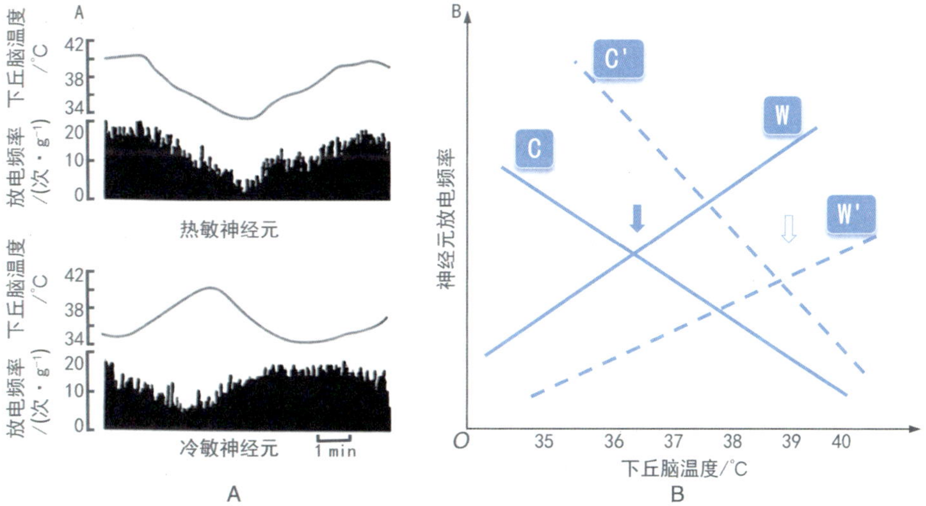

A.下丘脑温度变化及温度敏感神经元放电活动实时记录曲线；B.下丘脑温度敏感神经元放电频率决定调定点水平模式图。其中，W、W′分别表示正常及发热时热敏神经元放电特性。同样，C、C′分别表示冷敏神经元放电特性。箭头表示体温调定点水平。

图 7-6　下丘脑温度变化与温度敏感神经元的放电活动

(二)行为性体温调节

恒温动物和变温动物都具有行为性体温调节的能力。例如,人能根据气候变化而增减衣着,使用冷、暖空调等。动物表现为在寒冷环境中具有日光趋向性行为,而在炎热环境中躲在树荫下或钻进洞穴中。行为性体温调节是变温动物的重要体温调节手段。在恒温动物中,行为性体温调节也是体温调节过程的重要一环,一般当环境温度变化时,首先采取行为性体温调节,若其行为活动仍不能维持正常体温,机体将启动自主性体温调节。通常行为性体温调节和自主性体温调节互相补充,以保持体温的相对稳定。例如,人在严寒环境中,有条件的情况下首先要多穿衣服或进入暖房,如果衣着不暖,则会发生肌肉战栗,同时还会采取拱肩缩背的姿势和踏步等御寒行为。

机体产生的体温调节行为是根据热舒适决定的。热舒适(thermal comfort)是指来自温度感受器的温度信息经高级神经中枢整合后所产生的主观的舒适或不适的感觉。机体采取的体温调节行为是向着有利于产生热舒适的方向进行的。

知识拓展

低温天气对心脑血管疾病的危害

人体在低温刺激下容易出现血管收缩、血压升高、心率加快等,严重时可能导致血液黏稠度增高,诱发血栓形成,心脑缺血,从而使病情加重,甚至发生脑卒中、心肌梗死等严重后果。冬季,慢性病患者需规律服药,忌随意停药。如果有胸闷、隐痛或心慌等情况,即使发作时间很短,也要格外重视,必要时立即就诊。如突发一侧肢体麻木或无力、一侧口角歪斜或说话不清等症状,需高度警惕脑卒中,应立即到医院进行检查治疗,以免延误治疗。当出现心前区疼痛等心梗症状时,要立即拨打"120"送医,在医护人员未到来之前,可口含硝酸甘油片;若家里备有氧气袋,应立即吸氧;切忌患者自己驾车或骑自行车到医院。

四、特殊环境温度下的体温调节

机体处在低温或高温环境下,经过一段时间后,能够逐渐产生适应性变化,使机体的最大调节能力增强,这种现象称为温度习服(thermal acclimatization),包括热习服和冷习服。

(一)热习服

热习服(heat acclimatization)是指机体反复或持续暴露于高温环境后所产生的适应性变化,表现为引起出汗的体温阈值降低,出汗反应的潜伏期缩短,出汗量增加,汗液中钠盐含量减少,以及引起皮肤血管扩张的体温阈值降低,皮肤血流量增加等。

(二)冷习服

冷习服(cold acclimatization)是指机体反复或持续暴露于冷环境后逐渐出现的适

应性改变。例如，基础代谢率增加、非战栗性产热增加、细胞膜流动性改变、细胞骨架重新构建、Na^{+}，K^{+}-ATP酶活性增高、热绝缘层（皮下脂肪层或动物的羽毛密度）增大等。

思考题：

1.从能量代谢的角度说明肥胖产生的原因及对机体的危害。

2.导致痛风的病因有哪些？

3.根据散热原理降温的方法有哪些？

4.为什么在高温环境工作的人要补充一定的NaCl？

5.试述在环境温度升高或降低时，机体体温维持稳定的机制。

第八章 尿的生成和排出

学习目标

知识目标：掌握肾脏的基本生理功能，尿生成的基本过程，肾小球的滤过功能及影响因素，肾小管和集合管对各种物质的重吸收及分泌特点，肾脏泌尿功能的调节；熟悉肾脏血液供应的特点及肾血流量的调节，肾小管和集合管的重吸收部位、途径和方式，肾脏浓缩和稀释功能及其机制；了解尿液一般理化特点、血浆清除率及排尿反射。

能力目标：能够运用肾小球滤过功能相关知识解释临床少尿、血尿、蛋白尿的产生原因；能够运用肾小管和集合管重吸收与分泌的相关知识解释临床利尿剂作用于肾小管物质转运的原理及利尿时补钾的原则，以及糖尿病患者出现尿糖的机理；能够运用尿生成调节相关知识解释糖尿病患者多尿、多饮的原因；能够掌握临床尿常规检查的正常值及意义、尿量变化与临床的关系。

素质目标：重视尿常规检查，重视高血压、糖尿病的预防，重视老年人蛋白质营养摄入；介绍酒精和尼古丁对 ADH 分泌的影响，树立健康的生活观和价值观，践行临床常见肾脏疾病宣教义务。

导入及思考

患儿，男，7 岁，5 天前开始尿量减少，全身出现浮肿。半个月前患儿曾发热 4 天，经抗生素治疗后体温恢复。B 超显示双肾肿大，尿常规检查红细胞(++)，蛋白(++)，诊断为急性肾小球肾炎。

请思考：

该患儿为什么出现少(无)尿、血尿、蛋白尿以及全身浮肿？

第一节　肾的功能解剖和肾血流量

肾脏是机体最重要的排泄器官，通过尿的生成和排出，参与维持机体内环境的稳定。肾脏能排出机体代谢终产物以及进入机体过剩的物质和异物，调节水和电解质平衡，调节体液渗透压和电解质浓度，调节动脉血压和调节酸碱平衡等。

尿生成包括三个基本过程：①血浆在肾小球毛细血管处的滤过，形成超滤液；②超滤液在流经肾小管和集合管的过程中被选择性重吸收；③肾小管和集合管的分泌，最后形成终尿。

肾脏也是一个内分泌器官，可合成和释放肾素，参与动脉血压的调节；合成和释放促红细胞生成素，调节骨髓红细胞的生成；肾脏中的 1α-羟化酶可使 25-羟维生素 D_3 转化为 1,25-二羟维生素 D_3，参与调节钙的吸收和血钙水平；肾脏还能生成激肽、前列腺素，参与局部或全身血管活动的调节。此外，肾脏还是糖异生的场所之一。可见肾脏具有多种功能，本章重点讨论尿的生成和排出。

一、肾的功能解剖

肾是实质性器官，位于腹腔后上部，脊椎两旁，左右各一。肾实质分为皮质和髓质两部分。皮质位于表层，富有血管，主要由肾小体和肾小管构成。髓质位于深部，血管较少，由 15～25 个肾锥体构成。锥体的底朝向皮质髓质交界，而顶部伸向肾窦，终止于肾乳头。在肾单位和集合管生成的尿液经集合管在肾乳头处开口进入肾小盏，再进入肾大盏和肾盂，最后经输尿管进入膀胱。肾盏、肾盂和输尿管壁内含有平滑肌，其收缩运动可将尿液驱向膀胱。在排尿时，膀胱内的尿液经尿道排出体外。

（一）肾单位的构成

人的每个肾中约有 10^6 个肾单位。肾单位是尿生成的基本功能单位，它与集合管共同完成尿的生成过程。肾不能再生新的肾单位，因此，肾脏损伤、疾病或正常老年化，肾单位的数目将渐渐减少。40 岁后，每 10 年肾单位将减少大约 10%。肾单位由肾小体及与之相连接的肾小管构成。肾小体由肾小球和肾小囊组成（图 8-1）。肾小球是位于入球小动脉和出球小动脉之间的一团彼此之间分支又再吻合的毛细血管网。肾小囊的脏层和壁层之间的间隙称为肾小囊。肾小管包括近端小管、髓袢和远端小管。髓袢按其行走方向又分为降支和升支。前者包括髓袢降支粗段和髓袢降支细段，后者包括髓袢升支细段和髓袢升支粗段。远端小管经连接小管与集合管相连接。

集合管不属于肾单位，但功能上与肾小管的远端小管有许多相同之处。集合管与远端小管在尿液浓缩过程中起重要作用。

肾单位按其所在的部位可分为皮质肾单位和近髓肾单位两类。肾小体位于外皮质和中皮质层的肾单位称为皮质肾单位（cortical nephron），占肾单位总数的 80%～90%。这类肾单位的肾小体相对较小，髓袢较短，只达外髓质层，有的甚至不到髓质层；其入球小动脉的口径比出球小动脉的大，二者的比例约为 2∶1，出球小动脉分支形成小管周围毛细血管网，包绕在肾小管的外面，有利于肾小管的重吸收。近髓肾单位(juxtamedullary nephron)的肾小体位于靠近髓质的内皮质层，其特点是肾小球较大，髓袢长，可深入内髓质层，有的可到达肾乳头部；入球小动脉和出球小动脉口径无明显差异，但出球小动脉进一步分支形成两种小血管，一种为网状小血管，缠绕于邻近的近曲小管和远曲小管周围，另一种是细而长的U形直小血管。网状血管有利于肾小管的重吸收，直小血管在维持肾髓质高渗中起重要作用。在人类，近髓肾单位占全部肾单位的10%～15%。

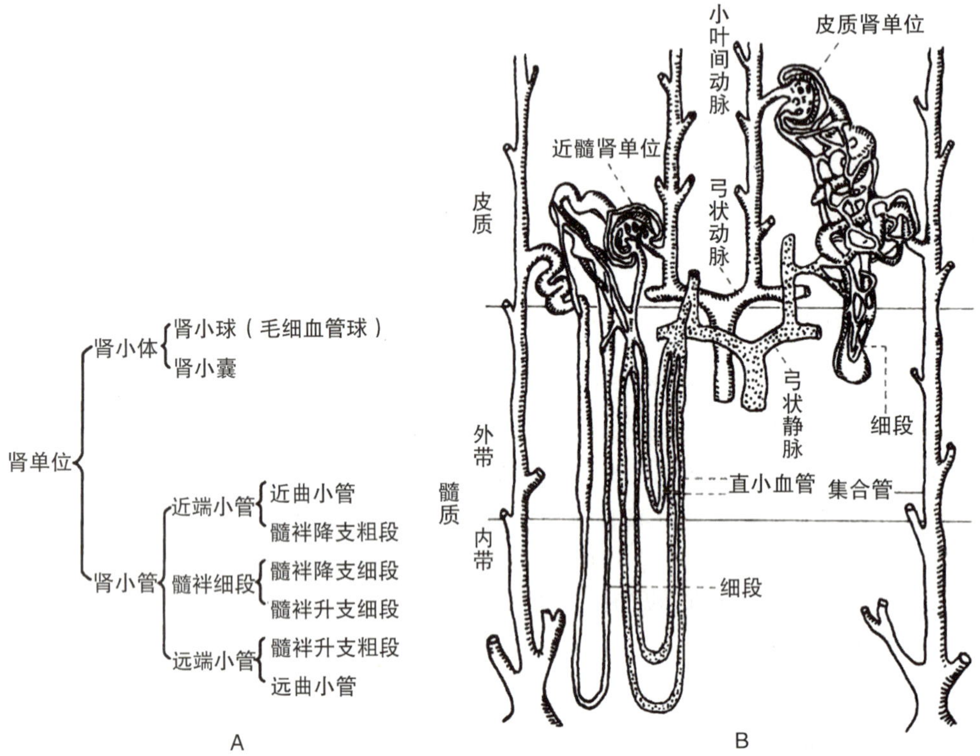

A.肾单位的组成；B.肾单位和肾血管的机构示意图，图中示处于肾皮质不同部位的肾单位和肾血管的结构显著不同。

图8-1　肾单位示意图

(二)球旁器

球旁器主要分布于皮质肾单位，由颗粒细胞、球外系膜细胞和致密斑三部分组成(图8-2)。颗粒细胞也称球旁细胞，是入球小动脉和出球小动脉管壁中一些特殊分化的平滑肌细胞，细胞内含分泌颗粒，能合成、储存和释放肾素。

致密斑是髓袢升支粗段的远端部一小块由特殊分化的高柱状上皮细胞构成的组织。致密斑穿过由同一肾单位入球小动脉和出球小动脉间的夹角并与颗粒细胞及球外系膜细胞接触。它能感受小管液中NaCl含量的变化，并通过某种形式的信息传递，调节颗粒细胞对肾素的分泌和该肾单位肾小球的滤过率。这一调节过程称为管-球反馈。

球外系膜细胞是位于入球小动脉、出球小动脉和致密斑之间的一群细胞，细胞聚集成一锥形体，其底面朝向致密斑。这些细胞具有吞噬和收缩等功能。

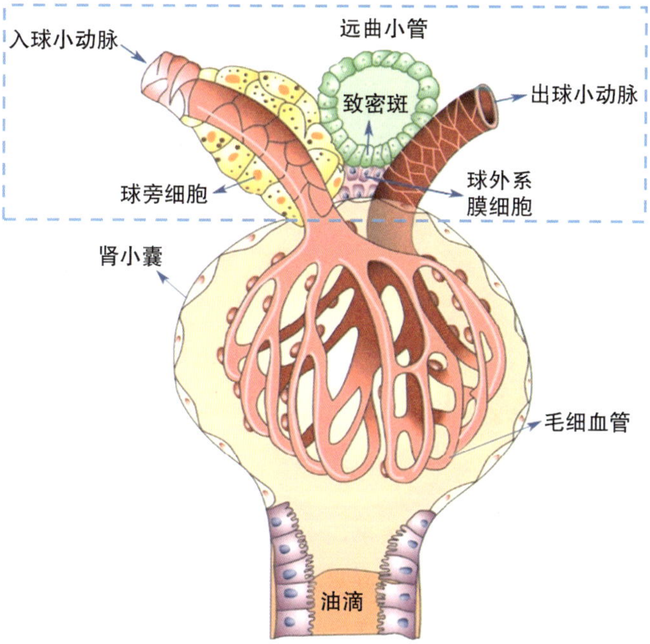

图 8-2 肾小球结构模式图(方框内为球旁器)

(三)滤过膜的构成

肾小球毛细血管内的血浆经滤过进入肾小囊。毛细血管与肾小囊之间的结构称为滤过膜(filtration membrane)，由毛细血管内皮细胞、基膜和肾小囊脏层上皮细胞(又称足细胞)构成(图 8-3)。滤过膜的内层是毛细血管内皮细胞，细胞上有许多直径为 70～90 nm 的小孔，称为窗孔，允许小分子溶质和小分子量蛋白质自由通过，但血细胞不能通过；内皮细胞表面有带负电荷的糖蛋白，可阻碍带负电荷的蛋白质通过。基膜层为非细胞性结构，由基质和一些带负电荷的蛋白质构成。膜上有直径为 2～8 nm 的多角形网孔，网孔的大小决定分子大小不同的溶质是否可以通过，也是阻碍血浆蛋白滤过的一个重要屏障。滤过膜的外层是肾小囊脏层上皮细胞。上皮细胞有很长突起，相互交错对插，在突起之间形成滤过裂隙膜，膜上有直径 4～11nm 的小孔，是滤过膜的最后一道屏障。肾小球滤过屏障上有一种蛋白质，称为裂隙素(nephrin)，是足细胞裂隙膜的主要蛋白质成分，其作用是阻止蛋白质的漏出。缺乏裂隙素时，尿中将出现蛋白质。位于肾小球毛细血管内皮与基膜之间还有一种细胞，称为系膜细胞，与其周围的基质共同构成系膜。大鼠的系膜细胞分为两类：一类细胞称为固有平滑肌样系膜细胞，具有收缩能力，可调节滤过膜的面积和肾小球滤过系数，还具有吞噬作用。另一类细胞称为骨髓源吞噬细胞，数量较少，具有吞噬能力，其中有些细胞表达主要组织相容性复合分子Ⅱ，可能充当抗原呈递细胞。一些缩血管物质，如血管升压素、去甲肾上腺素、血管紧张素Ⅱ、内皮素、血栓素 A_2 和腺苷(可引起入球小动脉收缩)等可引起系膜细胞收缩。心房利尿钠肽、前列腺素 E_2、前列环素、多巴胺和一氧化氮(NO)可使系膜细胞舒张。

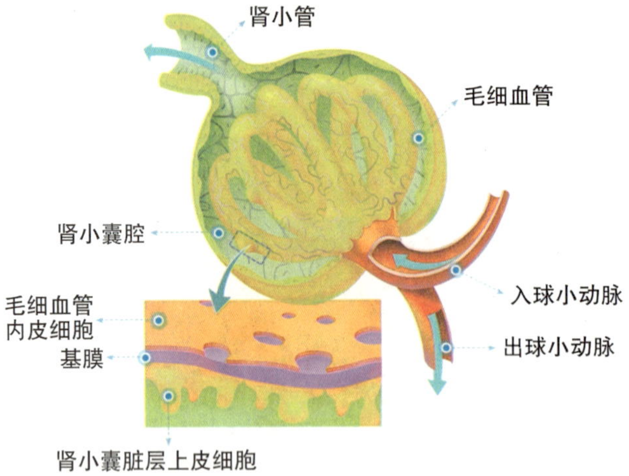

图 8-3 滤过膜结构示意图

正常人两肾全部肾小球的总滤过面积达 1.5 m^2 左右，且保持相对稳定。不同物质通过滤过膜的能力取决于滤过物质分子的大小及其所带的电荷。一般来说，分子有效半径小于 2.0 nm 的中性物质可自由滤过（如葡萄糖）；有效半径大于 4.2 nm 的物质不能滤过；而有效半径为 2.0～4.2 nm 的各种物质，则随有效半径的增加而滤过量逐渐减少。用不同有效半径的中性右旋糖酐分子进行实验，可清楚地证明滤过物质分子大小与滤过的关系。然而有效半径约为 3.6 nm 的血浆白蛋白（分子量为 96000）却很难滤过，因为白蛋白带负电荷。用带不同电荷的右旋糖酐进行实验，可以观察到即使有效半径相同，带正电荷的右旋糖酐较易通过，而带负电荷的右旋糖酐则较难通过（图 8-4）。以上结果表明滤过膜的通透性不仅取决于滤过膜孔的大小，还取决于滤过膜所带的电荷。在病理情况下，滤过膜的面积和通透性均可发生变化，从而影响肾小球的滤过。

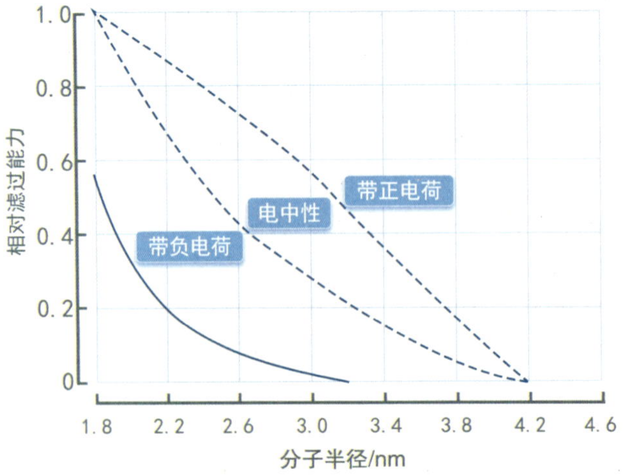

图 8-4 分子半径和所带电荷不同对右旋糖酐滤过能力的影响

（纵坐标：1.0 表示自由滤过；0 表示滤过为 0）

(四)肾脏的神经支配和血管分布

肾交感神经节前神经元胞体位于第12胸段至第2腰段脊髓的中间外侧柱,其纤维进入腹腔神经节和位于主动脉、肾动脉部的神经节。节后纤维与肾动脉伴行,支配肾动脉(尤其是入球小动脉和出球小动脉的血管平滑肌)、肾小管和颗粒细胞。肾交感神经节后纤维末梢释放的递质是去甲肾上腺素,可调节肾血流量、肾小球滤过率、肾小管的重吸收和肾素的释放。有资料表明,肾神经中有少量纤维释放多巴胺,可引起肾血管舒张。肾脏各种感受器的感觉信息可经肾传入神经纤维传入中枢(包括脊髓以及更高位的中枢),从而调节肾脏的功能。一般认为肾脏无副交感神经末梢分布。

肾动脉由腹主动脉垂直分出,入肾后依次分支形成叶间动脉、弓状动脉、小叶间动脉和入球小动脉。入球小动脉分支并相互吻合形成肾小球毛细血管网,然后汇集形成出球小动脉。离开肾小体后,出球小动脉再次分支形成肾小管周围毛细血管网或直小血管,最后汇入静脉。肾脏血管分布的特点是有两套相互串联的毛细血管网,两者之间由出球小动脉相连。

二、肾血流量的特点及其调节

(一)肾血流量的特点

在安静状态下,健康成年人两肾的血液灌注量,即肾血流量(renal blood flow, RBF)约为1200 mL/min,相当于心输出量的20%~25%,而肾脏仅占体重的0.5%左右,因此肾脏是机体供血量最丰富的器官。肾脏在尿生成过程中虽然需要大量能量供应,但仅占机体基础氧耗量的10%左右,可见肾血流量远超过其代谢需要。肾血流量的另一特点是不同部位的供血不均,约94%的血流供应肾皮质,约5%供应外髓质部,剩余不到1%供应内髓质部。肾小球毛细血管网与出球小动脉连接。肾小球毛细血管的血压较高,有利于肾小球毛细血管中血浆的滤过。皮质肾单位的出球小动脉分支形成小管周围毛细血管网,包绕在肾小管的外面。肾小管周围毛细血管的压力低,但血管内胶体渗透压高,有利于肾小管的重吸收。近髓肾单位的出球小动脉进一步分支形成两种小血管:一种为网状小血管,缠绕于邻近的近曲小管和远曲小管周围;另一种是细而长的呈U形的直小血管与髓袢并行。直小血管的血流对肾髓质高渗状态的维持起重要作用。

(二)肾血流量的调节

肾血流量在不同状态下有很大变化,安静时可保持相对稳定,紧急状态时则急剧减少。

1.肾血流量的自身调节　肾血流量的多少主要取决于肾血管的阻力,包括入球小动脉、出球小动脉和叶间小动脉的阻力,其中最重要的是入球小动脉的阻力。在安静时,当肾动脉灌注压在某一范围内(80~160 mmHg)变动时,肾血流量却基本保持不变,即使在离体实验中也是如此(图8-5)。这是因为,肾动脉灌注压在此范围内降低时,肾血管阻力将相应降低,而肾动脉灌注压在此范围内升高时,肾血管阻力也相应增加,因而肾血流量能保持相对恒定。在没有外来神经、体液影响的情况下，当动脉血压在一定范围内变动时肾血流量能保持恒定的现象称为肾血流量的自身调节。肾血流量经自身调节而保持相对稳定，也使得肾小球滤过率在此血压范围内保持相对稳定，故肾脏对钠、水和其他物质的排泄不会因血压的波动而发生较大的变化，这对肾的尿生成功能具有重要意义。

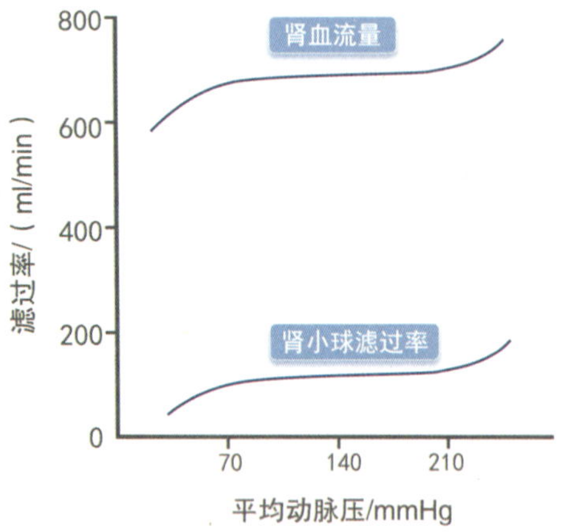

图 8-5　肾血流量和肾小球滤过率与动脉血压的关系
（平均动脉压在 80～160 mmHg 范围内变动时，
肾血流量和肾小球滤过率维持相对稳定）

肾血流量自身调节的机制有肌源性机制和管-球反馈两种学说。

（1）肌源性学说：该学说认为，当灌注压升高时，肾入球小动脉血管平滑肌因压力升高而受牵张刺激加大，有更多的 Ca^{2+} 从胞外进入胞内，使平滑肌的收缩加强，血管口径变小，血流阻力加大。反之，当动脉血压降低时，肾入球小动脉平滑肌受牵张刺激减小，血管平滑肌舒张，血管口径增大，血流阻力减小。当动脉血压低于 80 mmHg 时，平滑肌舒张达到极限；而当动脉血压高于 160 mmHg，平滑肌达收缩极限，故肾血流量随血压改变而变化。用罂粟碱、水合氯醛或氰化钠等药物抑制血管平滑肌活动后，自身调节即消失。

（2）管-球反馈（tubuloglomerular feedback，TCF）：实验证明，当肾血流量和肾小球滤过率下降时，小管液在髓袢的流速变慢，使 NaCl 在髓袢升支的重吸收增加，结果导致流经致密斑处的 NaCl 浓度降低，致密斑感受 NaCl 浓度降低的信号引起两个效应：一是降低入球小动脉阻力，升高肾小球毛细血管静水压；二是增加入球小动脉和出球小动脉的颗粒细胞释放肾素，然后通过血管紧张素家族的相继激活而生成血管紧张素Ⅱ（AngⅡ），AngⅡ能选择性地使出球小动脉收缩，也使肾小球毛细血管静水压升高。这两方面的效应都能使降低了的肾小球滤过压恢复正常。由于血管紧张素系统对肾血流量和肾小球滤过率的调节十分重要，临床上在某些特殊情况下使用 AngⅡ的受体阻滞剂时应特别慎重，如用 AngⅡ的受体阻滞剂治疗肾动脉狭窄引起的高血压时，可严重降低肾小球滤过率，最终可使肾小球滤过率严重降低而致急性肾衰竭。相反，当肾血流量和肾小球滤过率增加时，到达远曲小管致密斑的小管液的流量增加，Na^{+}、K^{+}、Cl^{-} 的转运速率也增加，致密斑将信息反馈至肾小球，使入球小动脉收缩，结果是肾血流量和肾小球滤过率相应减少而恢复正常。这种小管液流量变化影响肾小球滤过率和肾血流量的现象称为管-球反馈。有关管-球反馈的详细机制目前尚不十分清楚，可能与肾脏局部的肾素-血管紧张素等系统有关；肾脏局部产生的腺苷、NO 和前列腺素等也可能参与管-球反馈的调节过程。

2.肾血流量的神经和体液调节　入球小动脉和出球小动脉的血管平滑肌受肾交感

神经支配。安静时，肾交感神经的紧张性活动使血管平滑肌保持一定程度的收缩。肾交感神经兴奋时，可引起肾血管强烈收缩，肾血流量减少。

体液因素中，去甲肾上腺素、肾上腺素、血管升压素、血管紧张素Ⅱ和内皮素等，均可引起血管收缩，使肾血流量减少。肾组织中生成的 PGI_2、PGE_2、NO 和缓激肽等，可引起肾血管舒张，使肾血流量增加；而腺苷则引起入球小动脉收缩，肾血流量减少。

总之，在正常血压情况下，肾主要通过自身调节来保持肾血流量和肾小球滤过率的相对稳定，以维持正常的尿生成。但在紧急情况下，则通过交感神经和肾上腺髓质激素(肾上腺素和去甲肾上腺素)等使全身血量重新分配，减少肾血流量，以确保心、脑等重要器官的血液供应。所以，肾血流量的神经和体液调节主要在于使肾血流量与全身循环血量相配合。例如，在循环血量减少、强烈的伤害性刺激或情绪激动以及剧烈运动时，全身多数交感神经活动加强，肾血流量减少；反之，当循环血量增多时，交感神经活动减弱，肾血流量增加。

3.其他因素对肾血流量的调节　虽然肾血流量在正常情况下能维持相对稳定，但在某些特殊情况下可发生显著的变化。高蛋白摄入后 1～2 小时内可使肾血流量和肾小球滤过率增加 20%～30%。严重高血糖也能使肾血流量和肾小球滤过率增加。高蛋白摄入和严重高血糖增加肾血流量和肾小球滤过率的机制尚不十分清楚。可能的解释是，高蛋白摄入使血中氨基酸浓度增加，经肾小球滤过进入近端小管的氨基酸量增加，近端小管氨基酸的重吸收也增加，而氨基酸吸收需要 Na^+，结果是进入致密斑的 Na^+ 减少，通过上述管-球反馈使肾血流量和肾小球滤过率增加。该机制也同样使严重高血糖患者的肾血流量和肾小球滤过率增加，因葡萄糖的重吸收也伴随 Na^+ 的重吸收。

知识拓展

远离肾脏疾病

肾脏是人体最重要的器官之一。很多人对肾脏的了解并不多，甚至忽视了肾脏的健康。由于肾脏承担了很多重要的功能，所以当它们出现问题时，就可能导致慢性肾脏病、肾结石、尿路感染、肾衰竭等肾脏疾病。遵循以下八个原则，可以降低肾脏病发病和进展的风险：

1.适当运动：规律作息，锻炼身体，培养身心健康的生活方式。

2.控制血糖：肥胖、有糖尿病家族史的高危人群应定期监测血糖。如有异常，要及时就医。

3.监测血压：肾脏是高血压损伤的靶器官之一，要定期监测血压及尿常规和肾功能，做到早发现、早治疗。

4.控制体重：保持低盐低脂的健康饮食，避免超重、肥胖，既有助于减轻肾脏负担，又有利于预防糖尿病、高血压等可以损伤肾脏的疾病。

5.多喝水：充足的水分摄入有利于维持正常的尿量，保证肾脏的排泄功能，及时清除体内的钠、尿素等，从而降低慢性肾脏病的风险。

6.戒烟：研究表明，香烟中尼古丁可使肾小球滤过率增高，改变肾小管功能，加速慢性肾脏疾病恶化。

7.谨慎用药：镇痛药、含马兜铃酸的中药、抑酸药以及某些抗生素等是常见的可能导致肾损伤的药物，因此应避免随意服用药物。必要时应在医生指导下规范使用，并注意监测尿液和肾功能。

8.定期检查：如果您有一个或多个高危因素，请定期检查自己的尿常规和肾功能。有高血压、糖尿病、肾脏病家族史等高危因素的患者应定期进行尿常规、肾功能等检查，以便及时发现可能的肾脏病变，进行早期干预。

增值服务：肾小球滤过性屏障研究进展

第二节　肾小球的滤过功能

血液流经肾小球毛细血管网的滤过是一种超滤过，也称超滤，即血浆中除蛋白质外，几乎所有成分均能被滤过进入肾小囊腔，因此这种滤过液称为超滤液，也称原尿。超滤液的生成是尿生成的第一步。用微穿刺方法获取肾小囊腔超滤液（见图 8-2）并进行分析的结果表明，其含各种晶体物质的成分和浓度与血浆基本相似，由此证明囊内液是血浆的超滤液而不是分泌物。

单位时间内（每分钟）两肾生成的超滤液量称为肾小球滤过率（glomerular filtration rate，GFR）。GFR 可通过对菊粉清除率的测定而获得（见本章第六节）。正常成年人的肾小球滤过率平均值为 125 mL/min；按此计算，每天两肾的肾小球滤过液总量可达 180 L。GFR 在不同个体之间存在差异。与基础代谢率、心输出量等一样，GFR 也与体表面积成一定的比例。当用单位体表面积（m^2）的 GFR 来比较时，个体差异便明显减小。经体表面积校正后，男性的 GFR 稍高于女性；另外，运动、情绪激动、饮食、年龄、妊娠和昼夜节律等对 GFR 也有影响。在不同的情况下，肾小球滤过率的大小取决于有效滤过压和滤过系数。

血液在流经肾小球时，并非所有血浆都被滤过到肾小囊内，而是仅占其中的一部分，因此，肾小球滤过率与肾血浆流量的比值称为滤过分数（filtration fraction，FF）。根据肾血流量和血细胞比容可计算肾血浆流量（renal plasma flow，RPF）。若肾血流量为 1200 mL，血细胞比容为 45%，则肾血浆流量为 660 mL/min［计算过程：1200×（1－45%）］；若肾小球滤过率为 125 mL/min，则滤过分数为 19%。这表明当血液流经肾脏时，约有19%的血浆经滤过进入肾小囊腔，形成超滤液。临床上发生急性肾小球肾炎时，肾血浆流量变化不大，而肾小球滤过率却明显降低，因此滤过分数减小；而发生心力衰竭时，肾血浆流量明显减少，而肾小球滤过率却变化不大，因此滤过分数增大。肾小球滤过率和滤过分数均可作为衡量肾功能的重要指标。

一、有效滤过压

肾小球毛细血管上任何一点的滤过动力可用有效滤过压来表示(图8-6)。与体循环毛细血管床生成组织液的情况类似，肾小球有效滤过压是指促进超滤的动力与对抗超滤的阻力之间的差值。超滤的动力包括肾小球毛细血管静水压和肾小囊内超滤液胶体渗透压；而超滤的阻力包括肾小球毛细血管内的血浆胶体渗透压和肾小囊内的静水压。

$$\text{肾小球有效滤过压}=(\text{肾小球毛细血管静水压}+\text{肾小囊内超滤液胶体渗透压})-(\text{血浆胶体渗透压}+\text{肾小囊内静水压}) \quad (8\text{-}1)$$

正常情况下，肾小球毛细血管静水压就等于肾小球毛细血管血压，约为45 mmHg，肾小囊内超滤液胶体渗透压接近于0 mmHg，肾小球毛细血管始端胶体渗透压约为25 mmHg，肾小囊内静水压(有时简称囊内压)约为10 mmHg。将上述数据代入公式8-1，则肾小球毛细血管始端的有效滤过压=(45+0)-(25+10)=10 mmHg。

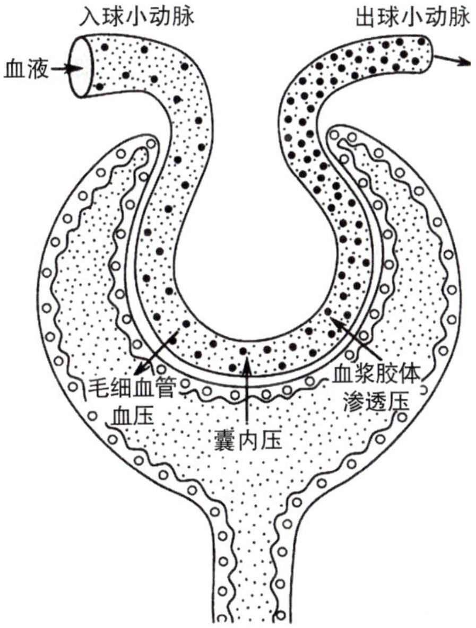

图8-6　肾小球有效滤过压示意图

肾小球毛细血管不同部位的有效滤过压并不相同。越靠近入球小动脉端，有效滤过压越高，这主要是因为肾小球毛细血管内的血浆胶体渗透压在不断改变。当毛细血管血液从入球小动脉端流向出球小动脉端时，由于不断生成超滤液，血浆中蛋白质浓度便逐渐升高，使滤过的阻力逐渐增大，因而有效滤过压就逐渐减小。当滤过阻力等于滤过动力时，有效滤过压降为零，称为滤过平衡（filtration equilibrium），此时滤过便停止（图 8-7）。

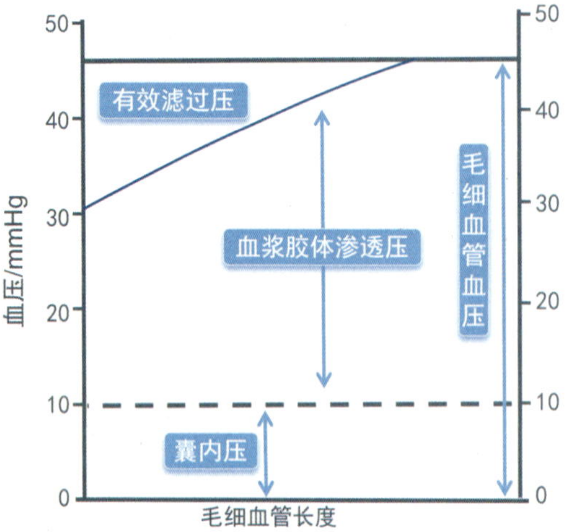

图 8-7 肾小球毛细血管血压、血浆胶体渗透压和囊内压对肾小球有效滤过压的影响

二、影响肾小球滤过的因素

血浆在肾小球毛细血管处的超滤过受许多因素影响，如滤过系数、有效滤过压和滤过平衡的血管长度等。

（一）肾小球毛细血管血压

肾小球毛细血管血压较高，血液流经肾小球毛细血管全长时，血压下降不超过 3～4 mmHg。在安静情况下，当血压在 80～160 mmHg 范围内变动时，肾小球毛细血管血压和血流量通过自身调节能保持相对稳定，故肾小球滤过率基本不变。如超出此自身调节范围，肾小球毛细血管血压、有效滤过压和肾小球滤过率将发生相应的改变。如在循环血量减少、剧烈运动、强烈的伤害性刺激或情绪激动等情况下，交感神经活动加强，入球小动脉强烈收缩，可使肾血流量、肾小球毛细血管血压下降，从而影响肾小球滤过率。

（二）囊内压

正常情况下囊内压一般比较稳定，约 10 mmHg。当肾盂或输尿管结石、肿瘤压迫或任何原因引起输尿管阻塞时，小管液或终尿不能排出，可引起逆行性压力升高，最终导致囊内压升高，从而使有效滤过压和肾小球滤过率降低。

（三）血浆胶体渗透压

正常情况下，血浆胶体渗透压不会发生大幅度波动。静脉快速输入大量生理盐水使血浆蛋白被稀释，或在病理情况下肝功能严重受损，血浆蛋白合成减少，或因肾毛细血管通透性增大，大量血浆蛋白从尿中丢失，均可导致血浆蛋白减少，使血浆胶体渗透压降低，因而有效滤过压和肾小球滤过率增加。但在临床上观察到，血浆蛋白浓度显著降低时尿量并不明显增多，可能因为此时肾小球滤过膜的通透性也有所降低，且体循环毛细血管床组织液生成增多，因而肝、肾疾病引起低蛋白血症的患者，常出现腹水（肝硬化）和组织水肿（肾病）。

（四）肾血浆流量

肾血浆流量对肾小球滤过率的影响是通过改变滤过平衡点而非有效滤过压实现的。如肾血浆流量增大时，肾小球毛细血管中血浆胶体渗透压上升的速度减缓，滤过平衡点向出球小动脉端移动，甚至不出现滤过平衡的情况，即有效滤过面积增大，故肾小球滤过率增加；反之，当肾血浆流量减少时，滤过平衡点则靠近入球小动脉端，即有效滤过面积减小，故肾小球滤过率减少。当肾交感神经强烈兴奋引起入球小动脉阻力明显增加时（如剧烈运动、大失血、缺氧和中毒性休克等），肾血流量和肾血浆流量明显减少，肾小球滤过率也显著降低。

（五）滤过系数

滤过系数（filtration coefficient，K_f）是指在单位有效滤过压的驱动下，单位时间内通过滤过膜的滤液量。K_f 是滤过膜的有效通透系数（k）和滤过面积（s）的乘积。凡能影响 k 和 s 的因素都能影响肾小球滤过率。在生理状态下，两肾全部肾小球都处于功能状态，有效滤过面积相对稳定。但在发生某些疾病时，如急性肾小球肾炎，肾小球毛细血管腔变狭或阻塞，有滤过功能的肾小球数量和有效滤过面积明显减少，肾小球滤过率降低，可导致少尿甚至无尿。肾小球滤过膜的系膜层中的系膜细胞具有收缩能力，可调节滤过膜的面积和有效通透系数，一些缩血管和舒血管物质可引起系膜细胞收缩和舒张（见前文）。

与肾血流量一样，肾小球滤过率受许多因素的调节，在安静时通过自身调节能维持相对稳定；应急状态下可通过神经、体液调节肾小球滤过率。

知识拓展

肾小球肾炎

肾小球肾炎是发生于双侧肾脏肾小球的变态反应性炎症，是一种较为常见的肾脏疾病。肾小球肾炎的临床表现为一组综合征，共同的表现为（可不同时出现）：水肿、蛋白尿、血尿、高血压、尿量减少或无尿、肾功能正常或下降。肾小球肾炎实际上是一组疾病，病因各有不同，部分病因尚不清楚。一般来说可能和遗传、感染、免疫、代谢、肿瘤等因素有关。由于肾病隐匿性较强，肾小球肾炎早期症状并不明显，易被忽视。临床调查显示，肾小球肾炎患者往往失去最佳的治疗时机，而导致肾脏纤维化逐步进展，最终发展到肾衰竭、尿毒症，采用常规透析或肾移植维持生命。

第三节 肾小管和集合管的物质转运功能

一、肾小管和集合管中物质转运的方式

超滤液的生成只是尿生成的第一步。超滤液进入肾小管后便改称为小管液。小管液在流经肾小管和集合管全程并经一系列处理后形成终尿(final urine)。与终尿相比，小管液的质和量都发生了很大变化。正常人两肾生成的超滤液可达 180 L/d，而终尿量仅约 1.5 L/d，表明其中约 99%的水被肾小管和集合管重吸收。此外，小管液中的葡萄糖和氨基酸全部被重吸收，Na^+、Ca^{2+} 和尿素等可不同程度地被重吸收，而肌酐、H^+ 和 K^+ 等则可被分泌到小管液中排出体外。可见，肾小管和集合管上皮细胞对小管液中的各种物质进行了选择性重吸收(selective reabsorption)和主动分泌或排泄(excretion)。

肾小管和集合管的重吸收是指小管液中的成分被上皮细胞转运返回血液的过程。肾小管和集合管的分泌即上皮细胞将一些物质经顶端膜分泌到小管液的过程。排泄是指机体将代谢产物、进入机体的异物以及过剩的物质排出体外的过程。肾的排泄包括经肾小球滤过但未被重吸收的物质和由肾小管分泌的物质从尿中排出。

肾小管和集合管的物质转运方式也分为被动转运和主动转运。被动转运包括扩散、渗透和易化扩散。此外，当水分子在渗透压作用下被重吸收时，有些溶质可随水分子的重吸收而被一起转运，这种转运方式称为溶剂拖曳(solvent drag)。主动转运包括原发性主动转运和继发性主动转运。前者包括质子泵、钠泵和钙泵转运等；继发性主动转运包括 Na^+-葡萄糖同向转运、Na^+-氨基酸同向转运、K^+-Na^+-$2Cl^-$ 同向转运、Na^+-H^+ 交换、Na^+-K^+ 交换等。此外，肾小管上皮细胞还可通过入胞的方式重吸收少量小管液中的小分子蛋白质。

各种转运体在肾小管上皮顶端膜中和基底侧膜中的分布是不同的，因而上皮细胞的管腔面和基底侧膜对各种物质的转运情况也是不同的。与肠黏膜上皮细胞吸收肠腔内的各种物质一样，肾小管和集合管的物质转运也通过跨细胞途径和细胞旁途径重吸收。

二、肾小管和集合管中各种物质的重吸收与分泌

由于肾小管和集合管各段的结构和功能(各种转运体的分布)不同，小管液的成分也不同，肾小管各段的物质转运方式、转运量和转运机制亦不相同。以下讨论几种重要物质在肾小管和集合管的转运：

(一)Na^+、Cl^-和水的重吸收

哺乳动物各段肾小管和集合管对 Na^+ 的重吸收率不同，其机制也不一样。肾小球每天滤过的 Na^+ 约有 500 g，而每天从尿中排出的 Na^+ 仅 3～5 g，表明滤过的 Na^+ 中约 99%被肾小管和集合管重吸收。小管液中 65%～70%的 Na^+、Cl^- 和水在近端小管被重吸收，约 20%的 NaCl 和约 15%的水在髓袢被重吸收，约 12%的 Na^+、Cl^- 和不等量

的水则在远曲小管和集合管被重吸收。

1.近端小管　近端小管是 Na^+、Cl^- 和水重吸收的主要部位，其中约 2/3 经跨细胞途径被重吸收，主要发生在近端小管前半段（图 8-8）；约 1/3 经细胞旁途径被重吸收，主要发生在近端小管后半段。

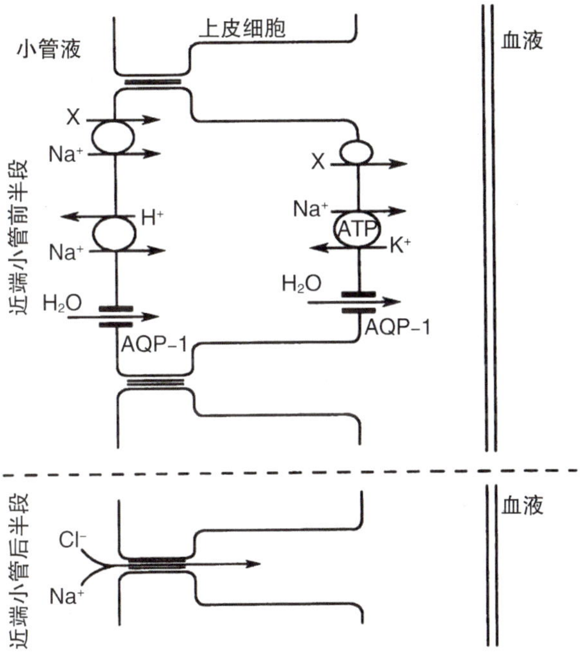

X 代表葡萄糖、氨基酸、磷酸盐和 Cl^-。

图 8-8　近端小管的物质转运示意图

在近端小管的前半段，Na^+ 进入上皮细胞的过程与 H^+ 的分泌以及与葡萄糖、氨基酸的转运相耦联。由于上皮细胞基底侧膜中钠泵的作用，造成细胞内低 Na^+，小管液中的 Na^+ 和细胞内的 H^+ 由顶端膜的 Na^+-H^+ 交换体进行逆向转运，H^+ 被分泌到小管液中，而小管液中的 Na^+ 则顺浓度梯度进入上皮细胞内。小管液中的 Na^+ 还可由顶端膜中的 Na^+-葡萄糖同向转运体和 Na^+-氨基酸同向转运体与葡萄糖、氨基酸共同转运，在 Na^+ 顺电-化学梯度通过顶端膜进入细胞的同时，也将葡萄糖和氨基酸转运入细胞内。进入细胞内的 Na^+，再经基底侧膜中的钠泵被泵出细胞，进入组织间液。进入细胞内的葡萄糖和氨基酸则以经载体易化扩散的方式通过基底侧膜离开上皮细胞，进入血液循环。由于 Na^+、葡萄糖和氨基酸等进入细胞间液，细胞间液的渗透压升高，水便在渗透压的作用下进入细胞间液。由于上皮细胞间存在紧密连接，故细胞间液的静水压升高，可促使 Na^+ 和水进入毛细血管而被重吸收。在近端小管前半段，由于 Na^+-H^+ 交换使细胞内的 H^+ 进入小管液 HCO_3^- 便被重吸收，而 Cl^- 却不被重吸收，其结果使小管液中的 Cl^- 浓度高于管周组织间液中的 Cl^- 浓度。

在近端小管后半段，上皮细胞顶端膜中存在 Na^+-H^+ 交换体和 Cl^--HCO_3^- 交换体，其转运结果使 Na^+ 和 Cl^- 进入细胞内，H^+ 和 HCO_3^- 进入小管液，HCO_3^- 可以 CO_2

的形式重新进入细胞。进入细胞内的 Cl^- 由基底侧膜中的 K^+-Cl^- 同向转运体转运至细胞间液，再吸收入血。由于进入近端小管后半段小管液的 Cl^- 浓度较细胞间液中的 Cl^- 浓度高 20%～40%，Cl^- 便顺浓度梯度经紧密连接进入细胞间液（即细胞旁途径）而被重吸收。由于 Cl^- 被动扩散进入间隙后，小管液中正离子相对增多，造成管内外电位差，管腔内带正电荷，驱使小管液内的 Na^+ 顺电位梯度也通过细胞旁途径被动重吸收。

近端小管对水的重吸收是通过渗透压作用进行的。因为上皮细胞主动和被动重吸收 Na^+、HCO_3^-、Cl^-、葡萄糖和氨基酸后，小管液渗透压降低，细胞间液渗透压升高。水在这一渗透压差的作用下经跨细胞和细胞旁两条途径进入细胞间液，然后进入管周毛细血管而被重吸收。因此，近端小管中物质的重吸收为等渗性重吸收，小管液为等渗液。

2.髓袢　髓袢降支细段的钠泵活性很低，对 Na^+ 也不易通透，但对水通透性较高。在组织液高渗的作用下水被重吸收。故小管液在沿髓袢降支细段流动时，渗透压逐渐升高。髓袢升支细段对水不通透，而对 Na^+ 和 Cl^- 却易通透，NaCl 便不断扩散入组织间液。故小管液在沿髓袢升支细段流动时，渗透压逐渐降低。髓袢升支粗段是 NaCl 在髓袢重吸收的主要部位，而且是主动重吸收。髓袢升支粗段的顶端膜中有电中性的 Na^+-K^+-$2Cl^-$ 同向转运体，该转运体使小管液中 1 个 Na^+、1 个 K^+ 和 2 个 Cl^- 同向转运入上皮细胞内（图 8-9）。Na^+ 进入细胞是顺电-化学梯度的，同时将 $2Cl^-$ 和 K^+ 一起同向转运至细胞内。进入细胞内的 Na^+ 通过基底侧膜中的钠泵泵至组织间液，Cl^- 由浓度梯度经管周膜中的氯通道进入组织间液，而 K^+ 则顺浓度梯度经顶端膜返回小管液中，并使小管液呈正电位。用哇巴因抑制钠泵后，Na^+ 和 Cl^- 的重吸收明显减少；呋塞米（也称呋喃苯胺酸）和依他尼酸（也称利尿酸）可抑制 Na^+-K^+-$2Cl^-$ 同向转运，所以能抑制髓袢对 Na^+ 和 Cl^- 的重吸收。

K^+ 返回小管内造成小管液正电位，这一电位差又使小管液中的 Na^+、K^+ 和 Ca^{2+} 等正离子经细胞旁途径而被动重吸收。髓袢升支粗段对水不通透，故小管液在沿升支粗段流动时，渗透压逐渐降低，而管外渗透压却逐渐升高。

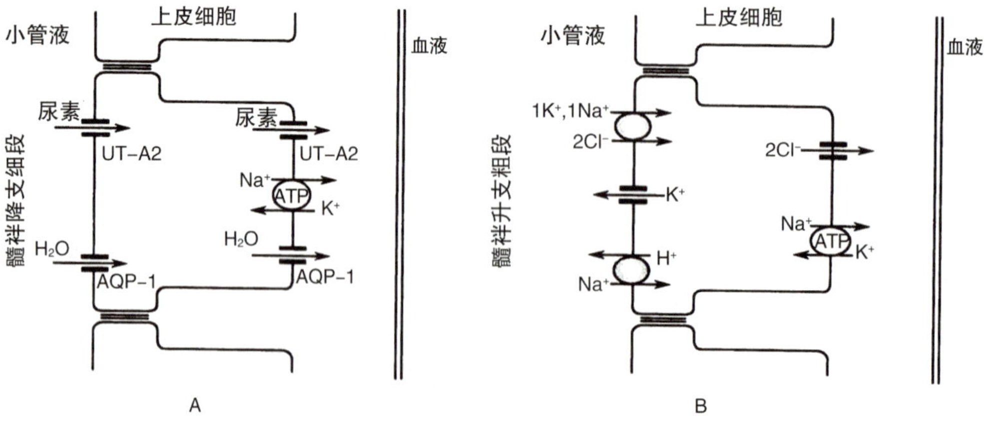

A.髓袢降支细段对水和尿素的重吸收机制示意图；B.髓袢升支粗段对 Na^+ 和 Cl^- 的重吸收机制示意图。

UT-A_2：尿素通道蛋白 A_2。

图 8-9　髓袢对物质重吸收机制示意图

3.远端小管和集合管　此处对 Na^+、Cl^- 和水的重吸收可根据机体水、盐平衡的状况进行调节。Na^+ 的重吸收主要受醛固酮的调节，水的重吸收则主要受血管升压素的调节。

在远曲小管始段，上皮细胞对水不通透，但仍能主动重吸收 NaCl，因而使小管液渗透压继续降低。Na^+ 在远曲小管和集合管的重吸收是逆电-化学梯度进行的，属主动转运。在远曲小管始段的顶端膜，小管液中的 Na^+ 和 Cl^- 经 Na^+-Cl^- 同向转运体进入细胞内，细胞内的 Na^+ 由钠泵泵出。噻嗪类利尿剂可抑制此处的 Na^+-Cl^- 同向转运而产生利尿作用。

远曲小管后段和集合管上皮有主细胞和闰细胞两类细胞（图 8-10）。主细胞基底侧膜中的钠泵活动可造成和维持细胞内低 Na^+，并成为小管液中 Na^+ 经顶端膜钠通道进入细胞的动力源。而 Na^+ 的重吸收又造成小管液呈负电位，可驱使小管液中的 Cl^- 经细胞旁途径被动重吸收，也成为 K^+ 从细胞内分泌入小管腔的动力。利尿剂阿米洛利可抑制远曲小管和集合管上皮细胞顶端膜中的钠通道，既可减少 Na^+ 的重吸收，又能减少 Cl^- 经细胞旁途径的被动转运。闰细胞的功能与 H^+ 的分泌有关。远曲小管和集合管上皮细胞的紧密连接对 Na^+、K^+、Cl^- 等的通透性较低，因此这些离子不易透过该部位返回小管液。

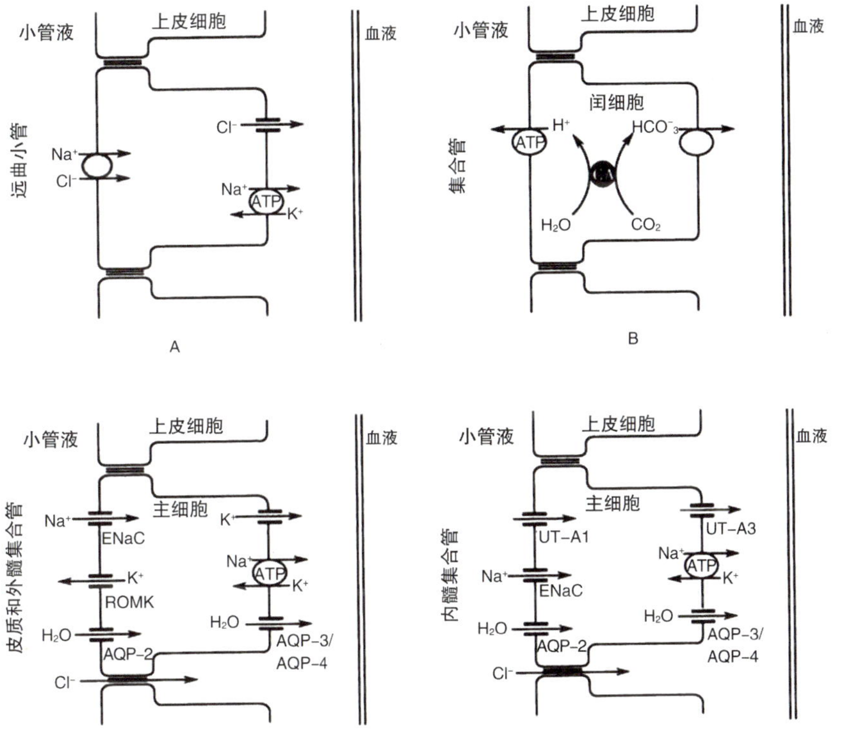

A.远曲小管 NaCl 的重吸收机制；B.集合管 A 型闰细胞的物质转运；C.皮质部和外髓部集合管主细胞的物质转运；D.内髓部集合管主细胞的物质转运。CA：碳酸酐酶；ENaC：上皮钠通道；ROMK：肾外髓钾通道。

图 8-10　远曲小管和集合管重吸收 NaCl，分泌 K^+ 和 H^+ 示意图

集合管对水的重吸收量取决于集合管主细胞对水的通透性。主细胞顶端膜胞质侧的囊泡内含水孔蛋白-2(aquaporin-2,AQP-2),而在基底侧膜中则有AQP-3和AQP-4分布。上皮细胞顶端膜对水的通透性取决于插入该膜中AQP-2的数量,而AQP-2的插入数量又受血管升压素的控制。

(二)HCO_3^- 的重吸收与 H^+ 的分泌

在一般膳食情况下,由代谢产生的酸性产物多于碱性产物。机体产生的挥发性酸(CO_2)主要经肺排出。肾脏通过重吸收 HCO_3^- 和分泌 H^+ 以及分泌氨,在排出固定酸和维持机体的酸碱平衡中起重要作用。

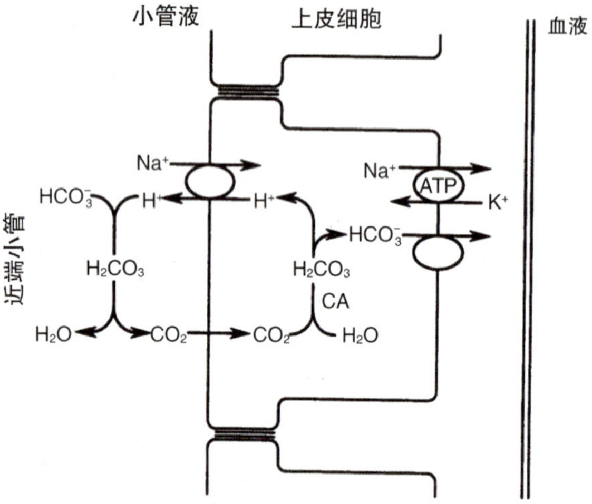

图 8-11　近端小管重吸收 HCO_3^- 的细胞机制示意图

1.近端小管　在正常情况下,从肾小球滤过的 HCO_3^- 几乎全部被肾小管和集合管重吸收,约80%的 HCO_3^- 由近端小管重吸收。血液中的 HCO_3^- 以 $NaHCO_3$ 的形式存在。当滤入肾小囊后,解离为 Na^+ 和 HCO_3^-。前已述,近端小管上皮细胞通过 Na^+-H^+ 交换分泌 H^+。进入小管液的 H^+ 与 HCO_3^- 结合为 H_2CO_3,又很快解离成 CO_2 和水。这一反应由上皮细胞顶端膜表面的碳酸酐酶催化。近端小管重吸收 HCO_3^- 的机制如图 8-11 所示。CO_2 很快以单纯扩散的方式进入上皮细胞,在细胞内,CO_2 和水又在碳酸酐酶的催化下形成 H_2CO_3,后者又很快解离成 H^+ 和 HCO_3^-。H^+ 通过顶端膜中的 Na^+-H^+ 逆向转运进入小管液,再次与 HCO_3^- 结合形成 H_2CO_3。细胞内大部分 HCO_3^- 与其他离子以同向转运的方式进入细胞间液;小部分则通过 Cl^--HCO_3^- 交换的方式进入细胞间液。两种转运方式均需由基底侧膜中的钠泵提供能量。可见,近端小管重吸收 HCO_3^- 是以 CO_2 的形式进行的,故 HCO_3^- 的重吸收优先于 Cl^- 的重吸收。碳酸酐酶(CA)在 HCO_3^- 重吸收过程中起重要作用。碳酸酐酶抑制剂乙酰唑胺可抑制 H^+ 的分泌。此外,有小部分 H^+ 可由近端小管顶端膜中的 H^+-ATP 酶主动分泌入管腔。近端小管是分泌 H^+ 的主要部位,并以 Na^+-H^+ 交换的方式为主。

2.髓袢　髓袢对 HCO_3^- 的重吸收主要发生在升支粗段,其机制与近端小管相同。

3.远端小管和集合管　远曲小管和集合管的闰细胞可主动分泌 H^+。远曲小管和集合管的顶端膜中存在两种质子泵,一种是氢泵(H^+-ATP 酶),另一种为 H^+-K^+ 交换体(H^+,K^+-ATP 酶),两者均可将细胞内的 H^+ 泵入小管液中。泵入小管液中的 H^+ 可与 HCO_3^- 结合,生成 H_2O 和 CO_2;也可与 HPO_4^{2-} 反应生成 $H_2PO_4^-$;还可与 NH_3 反应生成 NH_4^+,从而降低小管液中的 H^+ 浓度。肾小管和集合管分泌的 H^+ 量与小管液的酸碱度有关。小管液 pH 值降低时，H^+ 的分泌减少。闰细胞的质子泵可逆 1000 倍左右的 H^+ 浓度差而主动转运，故当小管液 pH 值降至 4.5 时，H^+ 的分泌便停止。肾小管和集合管上皮细胞的碳酸酐酶活性受 pH 值的影响。当 pH 值降低时，其活性增加，可生成更多的 H^+，有利于肾的排 H^+ 保碱。

（三）NH_3 和 NH_4^+ 的分泌与 H^+、HCO_3^- 转运的关系

近端小管、髓袢升支粗段和远端小管上皮细胞内的谷氨酰胺在谷氨酰胺酶的作用下脱氨，生成谷氨酸根和 NH_4^+；谷氨酸根又在谷氨酸脱氢酶作用下生成 α-酮戊二酸和 NH_4^+；α-酮戊二酸又生成 2 分子 HCO_3^-。在这一反应过程中，谷氨酰胺酶是生成 NH_3 的限速酶。在细胞内，NH_4^+ 与 NH_3+H^+ 两种形式处于一定的平衡状态。NH_4^+ 通过上皮细胞顶端膜 Na^+-H^+ 交换体进入小管液（由 NH_4^+ 代替 H^+）；NH_3 是脂溶性分子，可以单纯扩散的方式进入小管腔，也可通过基底侧膜进入细胞间液；而 HCO_3^- 与 Na^+ 则一同跨基底侧膜进入组织间液。因此，1 分子谷氨酰胺被代谢时，可生成 2 个 NH_4^+ 进入小管液，同时回收 2 个 HCO_3^-。这一反应过程主要发生在近端小管（图 8-12）。

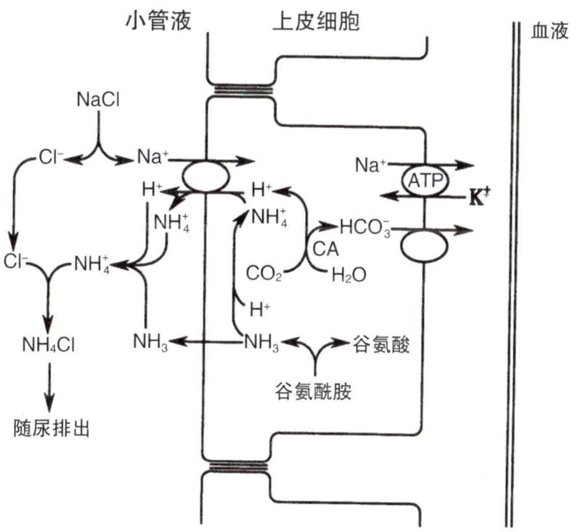

图 8-12　肾小管分泌 H^+ 和 NH_3/NH_4^+ 的机制和作用示意图

在集合管，氨的分泌机制有所不同。集合管上皮细胞膜对 NH_3 高度通透，而对 NH_4^+ 的通透性则较低，故细胞内生成的 NH_3，以扩散方式进入小管液，与小管液中的 H^+ 结合形成 NH_4^+，并随尿排出体外。这一反应过程中，尿中每排出 1 个 NH_4^+ 可有 1 个 HCO_3^- 被重吸收。

NH_3 的分泌与 H^+ 的分泌密切相关。如果集合管分泌 H^+ 被抑制，则尿中排出的 NH_4^+ 也减少。在生理情况下，肾脏分泌的 H^+ 约有 50% 由 NH_3 缓冲。慢性酸中毒时可刺激肾小管和集合管上皮细胞谷氨酰胺的代谢，增加 NH_4^+ 和 NH_3 的排泄和生成 HCO_3^-。故氨的分泌也是肾脏调节酸碱平衡的重要机制之一。

（四）K^+ 的重吸收和分泌

小管液中的 K^+ 有 65%～70% 在近端小管被重吸收，25%～30% 在髓袢被重吸收。K^+ 在这些部位的重吸收比例是比较固定的。远端小管和皮质集合管可重吸收 K^+，也能分泌 K^+，并受多种因素的调节而改变其重吸收和分泌的量。

远端小管和集合管上皮细胞内的 K^+ 浓度较高。顶端膜对 K^+ 有通透性，K^+ 可顺化

学梯度通过钾通道进入小管液(即 K^+ 的分泌)。这是因为基底侧膜中的钠泵在泵出 Na^+ 的同时,将 K^+ 泵入细胞,形成细胞内高 K^+ 浓度。另一方面,由于远端小管和集合管顶端膜中存在钠通道,小管液中的 Na^+ 顺电-化学梯度扩散进入上皮细胞内,造成小管液呈负电位,也为 K^+ 向小管液中扩散提供电位梯度。

远端小管后半段和集合管约 90% 的上皮细胞是主细胞,主细胞能分泌 K^+;而远端小管后半段和集合管的闰细胞则可重吸收 K^+,但其机制尚不十分清楚。有人认为,位于顶端膜中的 H^+,K^+-ATP 酶在每分泌 1 个 H^+ 进入小管液中,便交换 1 个 K^+ 进入上皮细胞,进入细胞的 K^+ 再扩散入血。这一交换过程仅当细胞外液中 K^+ 浓度较低时才发挥作用,故在正常情况下作用不大。

肾对 K^+ 的排泄量取决于 K^+ 的肾小球滤过量、肾小管和集合管的重吸收量以及分泌量三个因素。由于肾脏对 K^+ 的排出量主要取决于远端小管和集合管主细胞 K^+ 的分泌量,故凡能影响主细胞基底侧膜中钠泵活动和顶端膜对 Na^+、K^+ 通透性的因素,细胞内与小管液间 K^+ 的浓度差和管内外的电位差的因素,均可影响 K^+ 的分泌量。

在血量增加或应用利尿剂等情况下,远端小管液流量增大,分泌入小管液中的 K^+ 可被快速带走,由于小管液中 K^+ 浓度大大降低,细胞内的 K^+ 向小管液扩散的驱动力就增大,故有利于 K^+ 的分泌。

K^+ 扩散的驱动力除受细胞与小管液间的 K^+ 浓度差影响外,也受细胞与小管液间电位差的影响。由于 K^+ 带正电荷,小管液中的正电位是 K^+ 扩散的阻力,而小管液负电位值增大可增加 K^+ 扩散的驱动力,使 K^+ 的分泌增加。阿米洛利可抑制上皮细胞顶端膜的钠通道,减少 Na^+ 的重吸收,使小管液的负电位减小,因此也减少 K^+ 的分泌,故称为保钾利尿剂。

当流向远端肾小球的小管液量增加,但小管液 Cl^- 浓度降低时(如利尿剂所引起的低氯性碱中毒、胃酸丢失等),K^+ 的净分泌增加。实验证明,小管液中 Cl^- 浓度降低而刺激 K^+ 分泌与 K^+ 的电导无关;小管液的负电位值也不是主要原因,钾通道阻滞剂钡也不能改变 Cl^- 浓度降低、刺激 K^+ 的分泌;但 K^+-Cl^- 同向转运体的抑制剂可取消 Cl^- 浓度降低、刺激 K^+ 的分泌。

此外,K^+ 的分泌还与肾小管分泌 H^+ 有关。在近端小管除有 Na^+-H^+ 交换外,还有 Na^+-K^+ 交换,两者之间存在竞争性抑制关系。当发生酸中毒时,小管液中的 H^+ 浓度增高,Na^+-H^+ 交换加强,而 Na^+-K^+ 交换则受抑制,可造成血钾浓度升高。相反,在发生碱中毒或用乙酰唑胺抑制碳酸酐酶时,上皮细胞内 H^+ 生成减少,Na^+-H^+ 交换减弱,而 Na^+-K^+ 交换加强,可使血钾浓度降低。

(五)葡萄糖和氨基酸的重吸收

肾小囊超滤液中的葡萄糖浓度与血浆相等。但正常情况下,尿中几乎不含葡萄糖,表明葡萄糖全部被重吸收。微穿刺实验证明,滤过的葡萄糖均在近端小管,特别是在近端小管的前半段被重吸收。

已如前述,小管液中的葡萄糖是通过近端小管上皮细胞顶端膜中的 Na^+-葡萄糖同向转运体,以继发性主动转运的方式被转入细胞的。进入细胞内的葡萄糖则由基底侧膜中的葡萄糖转运体2以易化扩散的方式转运入细胞间液。

近端小管对葡萄糖的重吸收是有一定限度的。当血糖浓度达180 mg/100 mL，有一部分肾小管对葡萄糖的吸收已达极限，尿中开始出现葡萄糖，此时的血浆葡萄糖浓度称为肾糖阈(renal threshold for glucose)。每一肾单位的肾糖阈并不完全相同。当血糖浓度继续升高时，尿中葡萄糖浓度随之增高；当血糖浓度升至300 mg/100 mL时，全部肾小管对葡萄糖的重吸收均已达到或超过近球小管对葡萄糖最大转运率(maximal rate of transport of glucose)，此时每分钟葡萄糖的滤过量达两肾葡萄糖重吸收极限，尿糖排出率则随血糖浓度升高而平行增加。正常人两肾的葡萄糖重吸收的极限量，男性平均为375 mg/min，女性平均为300 mg/min。

和葡萄糖一样，由肾小球滤过的氨基酸也主要在近端小管被重吸收，其吸收方式也是继发性主动重吸收，也需 Na^+ 的存在，但有多种类型氨基酸转运体。

增值服务：独辟蹊径的新型降糖药物——钠-葡萄糖共转运体抑制剂

(六)钙的重吸收与排泄

约50%的血浆 Ca^{2+} 呈游离状态，其余部分与血浆蛋白结合。经肾小球滤过的 Ca^{2+}，约70%在近端小管被重吸收，与 Na^+ 的重吸收平行，20%在髓袢，9%在远端小管和集合管被重吸收，小于1%的 Ca^{2+} 随尿排出。

近端小管对 Ca^{2+} 的重吸收约80%由溶剂拖曳的方式经细胞旁途径进入细胞间液，约20%经跨细胞途径被重吸收。上皮细胞内的 Ca^{2+} 浓度远低于小管液中的 Ca^{2+} 浓度，且细胞内电位相对小管液为负。此电-化学梯度驱使 Ca^{2+} 从小管液扩散进入上皮细胞内；细胞内的 Ca^{2+} 则由基底侧膜中的钙泵和 Na^+-Ca^{2+} 交换体逆电-化学梯度转运出细胞。髓袢降支细段和升支细段对 Ca^{2+} 不通透，仅升支粗段能重吸收 Ca^{2+}。升支粗段小管液为正电位，该段对 Ca^{2+} 也有通透性，故可能存在被动重吸收，也存在主动重吸收。在远端小管和集合管，小管液为负电位，故 Ca^{2+} 的重吸收是跨细胞途径的主动转运。

(七)一些代谢产物和进入体内的异物的排泄

肌酐可通过肾小球滤过，也可被肾小管和集合管分泌和重吸收(少量)。青霉素、酚红和一些利尿剂可与血浆蛋白结合，不能被肾小球滤过，但可在近端小管被主动分泌进入小管液中而被排出。进入体内的酚红，94%由近端小管主动分泌进入小管液中并随尿液排出。因此，检测尿中酚红的排泄量可作为判断近端小管排泄功能的粗略指标。

三、影响肾小管和集合管重吸收与分泌的因素

(一)小管液中溶质的浓度

肾小管和集合管重吸收水的动力是小管液和上皮细胞之间的渗透浓度梯度。当小

管液中某些溶质因未被重吸收而留在小管液中时，可使小管液溶质浓度升高。由于渗透作用，一部分水保留在小管内，小管液中的 Na^+ 被稀释而浓度降低，于是小管液和上皮细胞之间的 Na^+ 浓度梯度降低，从而使 Na^+ 的重吸收减少而小管液中有较多的 Na^+，进而又使小管液中保留较多的水，结果使水的重吸收减少，尿量和 NaCl 排出量增多。这种现象称为渗透性利尿(osmotic diuresis)。糖尿病患者由于血糖浓度升高而使超滤液中的葡萄糖量超过近端小管对糖的最大转运率，造成小管液溶质浓度升高，结果使水和 NaCl 的重吸收减少，尿量增加。糖尿病多尿的原因就属于这种渗透性利尿。

临床上利用渗透性利尿的原理，给患者静脉滴注可经肾小球自由滤过但不被肾小管重吸收的物质，如甘露醇、山梨醇等，可用作脱水药，如治疗脑水肿和青光眼等，以降低颅内压和眼内压，也可用于心肾功能正常的水肿少尿和预防肾衰竭。

（二）球-管平衡

近端小管对溶质(特别是 Na^+)和水的重吸收随肾小球滤过率的变化而改变，即当肾小球滤过率增大时，近端小管对 Na^+ 和水的重吸收率也增大；而肾小球滤过率减少时，近端小管对 Na^+ 和水的重吸收率也减少。实验证明，近端小管中 Na^+ 和水的重吸收率总是占肾小球滤过率的 65%～70%，这称为近端小管的定比重吸收(constant fraction reabsorption)。这种定比重吸收的现象称为球-管平衡(glomerulotubular balance)。

定比重吸收产生的机制主要与肾小管周围毛细血管内血浆胶体渗透压的变化有关。近端小管周围毛细血管内的血液直接来源于肾小球的出球小动脉。如果肾血流量不变而肾小球滤过率增加(如出球小动脉阻力增加而入球小动脉阻力不变)，则进入近端小管周围毛细血管的血量就会减少，毛细血管血压下降，而血浆胶体渗透压升高，这些改变都有利于近端小管对 Na^+ 和水的重吸收；当肾小球滤过率减少时则发生相反的变化，近端小管对 Na^+ 和水的重吸收量便减少。所以，无论肾小球滤过率增加还是减少，近端小管对 Na^+ 和水重吸收的百分率基本保持不变。

球-管平衡的生理意义在于保持尿量和尿钠的相对稳定。例如，当肾小球滤过率为 125 mL/min 时，近端小管重吸收约 87.5 mL/min，流向肾小管远端的液量约 37.5 mL/min，终尿量约 1 mL/min。假如没有球-管平衡，则当肾小球滤过率增至 126 mL/min时，终尿量就会是 2 mL/min，尿 Na^+ 排出量也增加 1 倍。球-管平衡在某些情况下可被破坏，如发生渗透性利尿时，虽然肾小球滤过率不变，近端小管重吸收减少，尿量和尿 Na^+ 排出明显增多。

第四节　尿液的浓缩和稀释

小管液在流经各段肾小管和集合管时，其渗透浓度可发生很大变化。在近端小管和髓袢中，渗透压的变化是固定的，但在流经远端小管后段和集合管时，渗透压可随体内水的多少而出现大幅度的变动(图 8-13)。近端小管为等渗性重吸收，故在近端小管末端，小管液渗透浓度仍与血浆相等。髓袢降支细段对水有高度通透性，而对 NaCl 和尿素则不易通透，在小管外组织液高渗的作用下，水被重吸收，故小管液在流经髓袢降支细段时，渗透浓度逐渐升高，直至与髓质组织液渗透浓度相近。髓袢升支细段对水不通透，而对 NaCl 和尿素等则能通透。由于小管液中 NaCl 的浓度高于同一平面髓质间液中的浓度，故 NaCl 被重吸收；但尿素浓度则低于髓质间液，故尿素由组织间隙扩散进入小管。在此过程中，小管液渗透浓度逐渐降低。髓袢升支粗段对水和尿素不通透，但能主动重吸收 NaCl，故当小管液流经髓袢升支粗段时，由于 NaCl 不断被重吸收，渗透浓度逐渐下降，至升支粗段末端，小管液为低渗（与血浆渗透浓度相比）。正常成年人终尿的排出量约 1.5 L/d，尿量和尿的渗透浓度可受多种因素影响而发生很大变化。

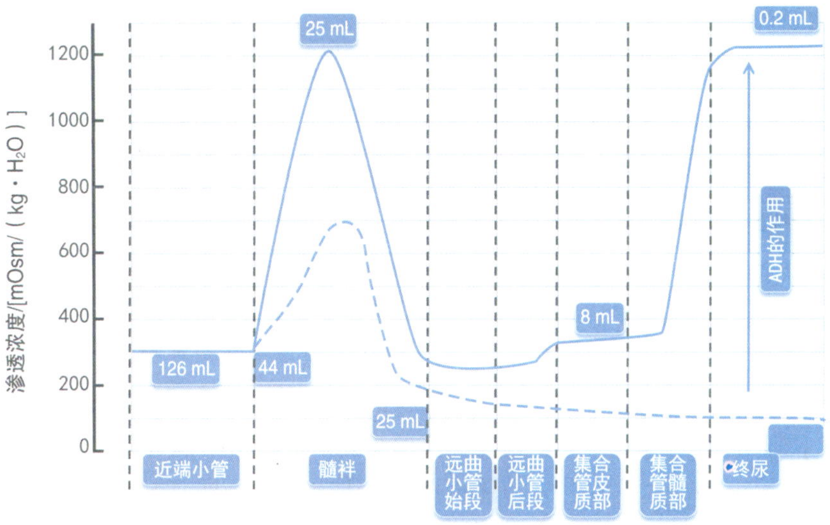

图中数字系两肾全部肾小管和集合管每分钟的小管液流量

图 8-13 肾小管各段和集合管小管液渗透压和流量的变化

一、尿液的稀释机制

终尿的渗透浓度若低于血浆的渗透浓度，称为低渗尿，尿液的渗透浓度可低至 50 mOsm/(kg·H_2O)。尿液的稀释主要发生在远端小管和集合管。如上所述，小管液在到达髓袢升支粗段末端时为低渗液；如果体内水过多造成血浆晶体渗透压降低，可使血管升压素的释放被抑制，远曲小管和集合管对水的通透性很低，水不能被重吸收，而小管液中的 NaCl 将继续被主动重吸收，这种溶质重吸收大大超过水的重吸收，使小管液的渗透浓度进一步下降。饮大量清水后，血浆晶体渗透压降低，可引起血管升压素释放减少，导致尿量增加，尿液被稀释。当血管升压素完全缺乏或肾小管和集合管缺乏血管升压素受体时，可出现尿崩症，每天可排出高达 20 L 的低渗尿。

二、尿液的浓缩机制

在失水、禁水等情况下，尿液可被浓缩，若终尿的渗透浓度高于血浆的渗透浓度，则称为高渗尿。终尿的渗透浓度可高达1200 mOsm/(kg·H_2O)。尿液的浓缩也发生在远端小管和集合管。与尿液稀释不同的是由于小管液中水的重吸收比率大大超过了溶质的重吸收。同其他部位一样，肾对水的重吸收方式是渗透，其动力来自肾髓质肾小管和集合管内外的渗透浓度梯度。用冰点降低法测定鼠肾组织的渗透浓度，发现肾皮质部的渗透浓度与血浆是相等的，由髓质外层向乳头部逐渐升高，内髓质部的渗透浓度为血浆渗透浓度的4倍，约1200 mOsm/(kg·H_2O)(图8-14)。在不同动物实验中观察发现，动物的肾髓质越厚，内髓质部的渗透浓度也越高，尿的浓缩能力也越强。如沙鼠肾脏可产生20倍于血浆渗透浓度的高渗尿。人类肾脏最多能生成4～5倍于血浆渗透浓度的高渗尿。可见，肾髓质渗透浓度梯度是尿浓缩的必要条件。

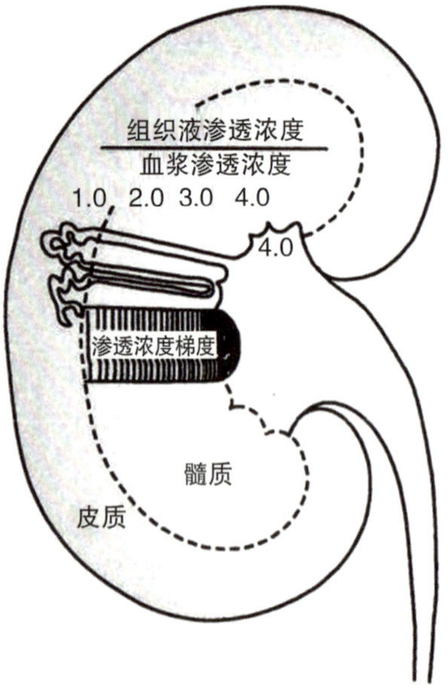

图8-14 肾髓质渗透浓度梯度示意图
(线条越密，表示渗透浓度越高)

(一)肾髓质渗透浓度梯度的形成

髓袢的形态和功能特性是形成肾髓质渗透浓度梯度的重要条件。由于髓袢各段对水和溶质的通透性和重吸收机制不同，髓袢的U形结构和小管液的流动方向，可通过逆流倍增(countercurrent multiplication)机制建立从外髓质部至内髓质部的渗透浓度梯度。“逆流”是指两个并列管道中的液体流动方向相反。逆流倍增现象可由图8-15所示的模型来解释。有并列的甲、乙、丙三个管，甲管下端与乙管相通。液体由甲管流入，通过甲、乙管的连接部折返而经乙管流出，构成逆流系统。如果甲、乙管之间的膜M_1能主动将NaCl从乙管不断泵入甲管中，而M_1对水却不通透，当NaCl溶液在甲管中向下流动时，由于膜M_1不断将乙管中的NaCl泵入甲管，结果使甲管液中的NaCl浓度自上而下越来越高，至甲乙管连接的弯曲部达到最大值。当液体从乙管下部向上流动时，则NaCl浓度越来越低。可见，不论是甲管或是乙管，从上而下，溶液的浓度梯度都逐渐升高，从而形成浓度梯度，这种现象称为逆流倍增。丙管内的液体渗透浓度低于乙管的液体，由上向下流动。如果丙管与乙管之间的膜M_2对水通透，则丙管液中的水可通过渗透作用不断进入乙

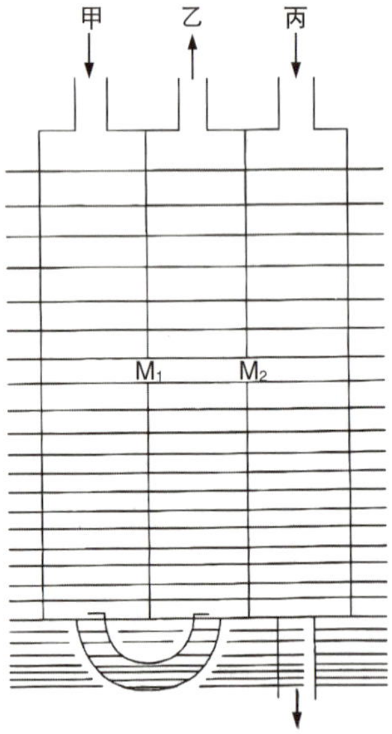

甲管、乙管、丙管内液体按箭头方向流动。膜M_1能将液体中的Na^+由乙管泵入甲管，且对水不易通透，膜M_2对水易通透。
图8-15 逆流倍增模型

管，当液体在丙管内向下流动的过程中，溶质浓度从上至下逐渐增加。从丙管流出的液体浓度要比流入时高，其最大值取决于乙管液的渗透浓度和膜 M_2 对水通透的大小。

髓袢和集合管的结构排列与上述逆流倍增模型很相似(图 8-16)。小管液从近端小管经髓袢降支向下流动，折返后经髓袢升支向相反方向流动，再经集合管向下流动，最后进入肾小盏。以下详细讨论肾髓质渗透压梯度的形成过程及机制。

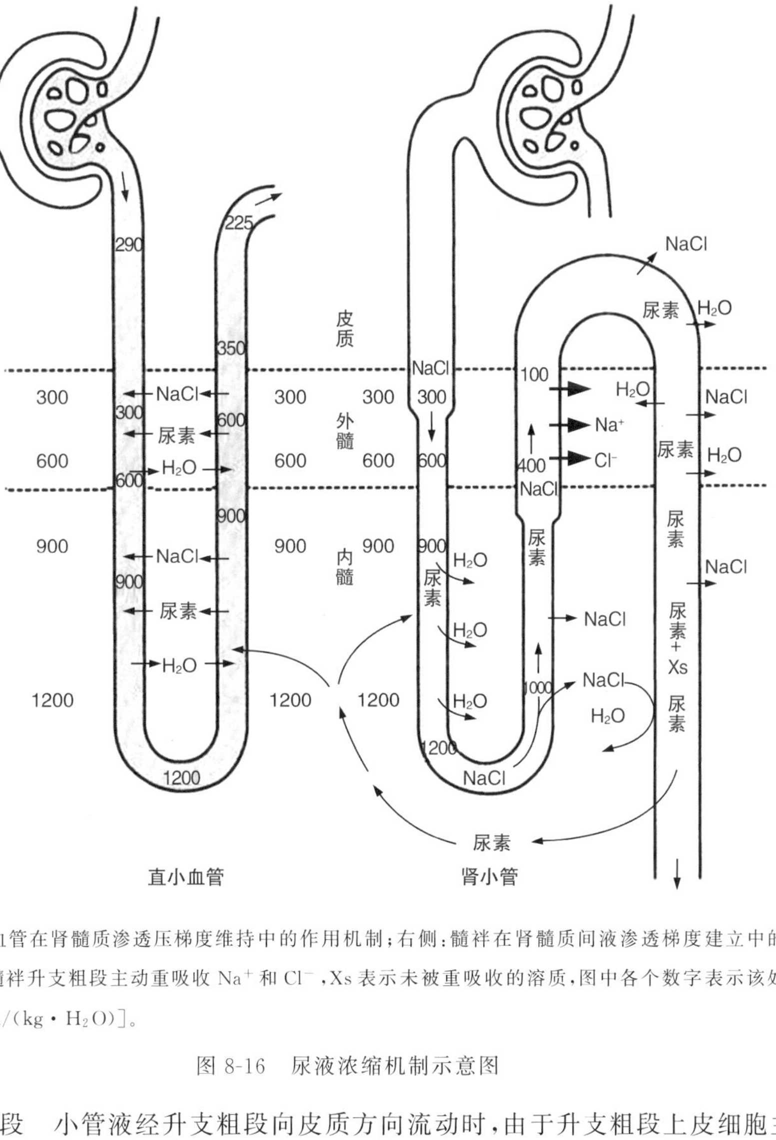

左侧：直小血管在肾髓质渗透压梯度维持中的作用机制；右侧：髓袢在肾髓质间液渗透梯度建立中的作用机制。粗箭头表示髓袢升支粗段主动重吸收 Na^+ 和 Cl^-，Xs 表示未被重吸收的溶质，图中各个数字表示该处的渗透浓度[单位：mOsm/(kg · H_2O)]。

图 8-16　尿液浓缩机制示意图

1.升支粗段　小管液经升支粗段向皮质方向流动时，由于升支粗段上皮细胞主动重吸收 NaCl，而对水却不通透，其结果是小管液在向皮质方向流动时渗透浓度逐渐降低，而小管周围组织中由于 NaCl 的堆积，渗透浓度升高，形成外肾髓质高渗。所以，外髓质部组织间液高渗是由髓袢升支粗段对 NaCl 的主动重吸收形成的，但该段对水不通透亦是形成外肾髓质高渗的重要条件。呋喃苯胺酸可抑制髓袢升支粗段 Na^+-K^+-$2Cl^-$ 同向转运，故可降低外髓质部组织的高渗程度，降低管内外渗透浓度梯度，从而使水的重吸收减少，产生利尿效应。

2.降支细段　髓袢降支细段对水通透，而对 NaCl 和尿素却相对不通透。由于髓质从外髓质部向内髓质部的渗透浓度梯度，降支中的水不断进入组织间液，使小管液从上至下形成一个逐渐升高的浓度梯度，至髓袢折返处，渗透浓度达到峰值。

3.升支细段　髓袢升支细段对水不通透。而对 NaCl 却能通透，对尿素则为中等程度通透。当小管液从内髓质部向皮质方向流动时，NaCl 不断向组织间液扩散，其结果是小管液中的 NaCl 浓度越来越低，小管外组织间液中的 NaCl 浓度逐渐升高。由于升支粗段对 NaCl 主动重吸收，使等渗的近端小管液流入远端小管时变为低渗，而髓质间质则形成高渗。

4.髓质集合管　从肾小球滤过的尿素除在近端小管可被重吸收外，髓袢升支细段对尿素可中等程度通透，内髓质部集合管对尿素则高度通透，其他部位对尿素或不通透或通透性很低。当小管液流经远端小管时，水被重吸收，使小管液内尿素浓度逐渐升高，到达内髓质部集合管时，由于上皮细胞对尿素通透性高，尿素从小管液向内髓质部组织液扩散，使组织间液的尿素浓度升高，同时使内髓质部的渗透浓度进一步增加。所以内髓质部组织高渗是由 NaCl 和尿素共同形成的(据估计各占 50%)。血管升压素可增加内髓质部集合管对尿素的通透性，从而增加内髓质部的渗透浓度。由于髓袢升支细段对尿素有一定通透性，且小管液中尿素浓度比管外周围组织液低，故髓质组织液中的尿素扩散进入髓袢升支细段小管液，并随小管液重新进入内髓质集合管，再扩散进入内髓质组织间液。这一尿素的循环过程称为尿素再循环(urea recirculation)。

(二)直小血管在维持肾髓质高渗中的作用

肾髓质高渗的建立主要是由于 NaCl 和尿素在小管外组织间液中积聚。这些物质能持续滞留在该部位而不被循环血液带走，从而维持肾髓质的高渗环境。这与直小血管所起的逆流交换作用密切相关。直小血管的降支和升支是并行的血管，与髓袢相似，在髓质中形成逆流系统。直小血管壁对水和溶质都具有高度通透性。在直小血管降支进入髓质处，血浆渗透浓度接近 300 mOsm/(kg・H_2O)。当血液沿直小血管降支向髓质深部流动时，在任一平面的组织间液渗透浓度均比直小血管内血浆高，即组织间液溶质浓度比血浆高，故组织间液中的溶质不断向直小血管内扩散，而血液中的水则进入组织间液，使直小血管内血浆渗透浓度与组织液趋向平衡。愈向内髓质部深入，直小血管中血浆的渗透浓度越高，在折返处，其渗透浓度达最高值，约 1200 mOsm/(kg・H_2O)。当直小血管内血液在升支中向皮质方向流动时，髓质渗透浓度越来越低，即在升支任一平面的血浆渗透压均高于同一水平的组织间液，这一血管内外的渗透梯度和浓度梯度使血液中的溶质向组织液扩散，而水从组织间液向血管中渗透。逆流交换过程仅将髓质中多余的溶质和水带回循环血液，从而使肾髓质的渗透梯度得以维持。

如前所述，小管液在流经近端小管、髓袢直至远曲小管前段时，其渗透压的变化基本是固定的，而终尿的渗透浓度则随机体内水和溶质的情况可发生较大幅度的变化，即可低至 50 mOsm/(kg・H_2O)，或可高达 1200 mOsm/(kg・H_2O)。这一渗透浓度变化取决于小管中水与溶质重吸收的比例，主要由远曲小管后半段和集合管控制。髓质高渗是小管液中水的重吸收动力，但重吸收的量则取决于远曲小管和集合管对水的通透性。集合管上皮细胞对水的通透性增加时，水的重吸收量增加，小管液的渗透浓度就升高，即尿液被浓缩。当远曲小管和集合管对水的通透性降低时，水的重吸收减少，远曲小管的低渗小管液得不到浓缩，同时，集合管还主动重吸收 NaCl，使尿液的渗透浓度进一步降低，即尿液被稀释。血管升压素是决定远曲小管和集合管上皮细胞对水通透性的关键激素。任何能影响肾髓质高渗的形成与维持以及集合管对水通透性的因素都将影响尿液的浓缩，使尿量和渗透浓度发生改变。

三、影响尿液浓缩和稀释的因素

尿液的浓缩与稀释实际上取决于肾小管和集合管对小管液中水和溶质重吸收的比率。而水的重吸收较易改变，因而是其主要方面。水的重吸收取决于两个基本条件：一是肾小管内外的渗透浓度梯度，是水重吸收的动力；二是肾小管特别是远端小管后半段和集合管对水的通透性。所以，尿的浓缩与稀释一方面取决于肾髓质高渗的形成和大小，另一方面取决于远端小管末端和集合管对水的通透性，后者主要受血液中血管升压素浓度的影响。

（一）影响肾髓质高渗形成的因素

肾髓质高渗是尿液浓缩的重要条件，是由髓袢逆流倍增所形成的。而逆流倍增的效率又与髓袢长度、通透性和髓质的组织结构等有关。髓袢长则逆流倍增效率高，从皮质到髓质的渗透梯度大，浓缩效率也高；反之，髓袢短则逆流倍增效率低，渗透梯度小，浓缩效率也低。小儿髓袢较成年人短，逆流倍增效率较低，故其尿量较多，渗透浓度较低。

Na^+ 和 Cl^- 是形成肾髓质高渗的重要因素。凡能影响髓袢升支粗段主动重吸收 Na^+ 和 Cl^- 的因素都能影响肾髓质高渗的形成，如袢利尿剂呋塞米和依他尼酸可抑制髓袢升支粗段的 Na^+-K^+-$2Cl^-$ 同向转运，减少 Na^+ 和 Cl^- 的主动重吸收，降低外肾髓质高渗，进而减少远端小管和集合管对水的重吸收，阻碍尿的浓缩。

形成肾髓质高渗的另一重要因素是尿素。尿素通过尿素再循环进入肾髓质。尿素进入髓质的数量取决于尿素的浓度和集合管对尿素的通透性。一些营养不良、长期蛋白质摄入不足的患者，蛋白质代谢减少，尿素生成量减少，可影响内肾髓质高渗的形成，从而降低尿浓缩的功能。一些老年人尿浓缩能力降低，若增加蛋白质摄入量，或给予尿素可迅速提高其尿浓缩能力。另外，血管升压素能增加内髓质集合管对尿素的通透性，有助于提高肾髓质高渗，增加对水的重吸收，增强肾的浓缩能力。

髓袢结构的完整性也是逆流倍增的重要基础。肾髓质受损，尤其是内髓质部的髓袢受损时，如髓质钙化、萎缩或髓质纤维化等疾病时，逆流倍增效率将减退或丧失而影响尿浓缩。

（二）影响远端小管末端和集合管对水通透性的因素

影响尿浓缩的另一重要因素是远端小管末端和集合管对水的通透性。这些部位对水的通透性依赖于血液中血管升压素的浓度。当血管升压素血浓度升高时，远端小管末端和集合管上皮细胞内含 AQP-2 的囊泡镶嵌到细胞顶端膜中，使 AQP-2 的数目增加。在肾髓质高渗的基础上，对水的通透性增加，水重吸收增多，故尿液被浓缩；当血管升压素血浓度降低时，镶嵌到顶端膜中的 AQP-2 又回到细胞内，水通透性降低，水重吸收减少，于是尿液被稀释。

（三）直小血管血流量和速度对肾髓质高渗维持的影响

前已述，直小血管的逆流交换作用对维持肾髓质高渗极为重要。当直小血管的血流量增加和血流速度过快时，可从肾髓质组织中带走较多的溶质，使肾髓质浓度梯度下降；如果肾血流量明显减少，血流速度变慢，则可导致供氧不足，使肾小管转运功能发生障碍，特别是髓袢升支粗段主动重吸收 Na^+ 和 Cl^- 的功能受损，从而影响肾髓质高渗的维持。上述两种情况均可降低肾的浓缩功能。

第五节 尿生成的调节

本章已述肾血流量的调节。肾血流量在很大程度上受自身调节的控制而保持相对稳定，从而使肾小球滤过率和尿生成量也保持相对稳定。此外，肾血流量和尿生成的全过程，包括肾小球的滤过、肾小管和集合管的重吸收和分泌，都受神经和体液因素的调节。

一、神经调节

肾交感神经在肾脏内不仅支配肾血管，还支配肾小管上皮细胞和球旁器，对肾小管的支配以近端小管、髓袢升支粗段和远端小管为主。

肾交感神经兴奋时，主要释放去甲肾上腺素。通过下列方式影响肾脏功能：①通过肾脏血管平滑肌的 α 受体，引起肾血管收缩而减少肾血流量。由于入球小动脉比出球小动脉收缩更明显，故肾小球毛细血管血浆流量减少，毛细血管血压下降，肾小球滤过率下降。②通过激活 β 受体，使球旁器的颗粒细胞释放肾素，导致循环血液中血管紧张素Ⅱ和醛固酮浓度增加，它们的作用将在后文中叙述。③可直接刺激近端小管和髓袢（主要是近端小管）对 Na^+、Cl^- 和水的重吸收。

肾交感神经活动受许多因素的影响，如循环血量改变（通过心肺感受器反射）和血压改变（通过压力感受器反射）等，均可引起肾交感神经活动改变，从而调节肾脏的功能活动。

二、体液调节

（一）血管升压素

血管升压素（vasopressin，VP）也称抗利尿激素，是一种九肽激素。在人和某些哺乳动物，其第八位氨基酸残基为精氨酸，故又称精氨酸血管升压素。血管升压素主要在下丘脑视上核和室旁核的大细胞神经元内合成。在这些神经元胞体内，先合成血管升压素前体，前体的氨基末端包含血管升压素分子，羧基末端包含糖肽，二者之间有一个运载蛋白。前体被包装在分泌颗粒中，沿下丘脑-垂体束的轴突被运输到神经垂体储存。在运输过程中，血管升压素与运载蛋白分离并储存在颗粒中，直至释放入血。

血管升压素有 V1 和 V2 两种受体。V1 受体分布于血管平滑肌，激活后可引起平滑肌收缩，血流阻力增大，血压升高；V2 受体主要分布在肾远端小管末段和集合管上皮细胞，属于 G 蛋白耦联受体，其跨膜信号转导是通过 V2 受体-C-AC-cAMP-PKA 通路而实现的，最终使上皮细胞内含水孔蛋白 AQP-2 的小泡镶嵌到上皮细胞的顶端膜中，形成水通道，从而使顶端膜对水的通透性增加。小管液中的水在与肾小管和集合管上皮细胞之间渗透浓度梯度的作用下，通过水通道而进入上皮细胞。进入上皮细胞内的水再经基底侧膜的 AQP-3 和 AQP-4 进入细胞间液而被重吸收入血(图 8-17)。血管升压素在高浓度情况下也能促进 AQP-2 的合成。通过对 AQP-2 膜转位和合成的调控，血管升压素能控制小管上皮细胞顶端膜对水的通透性，从而影响水的重吸收。如果血管升压素的合成和释放受抑制，如创伤或者手术引起的下丘脑损伤，或集合管上皮细胞的 V2 受体缺陷，如 X 染色体连锁的肾性尿崩症，导致血管升压素无法发挥正常的生理学功能，都将使尿量大增，尿渗透浓度降低，称为尿崩症。

血管升压素的释放受多重因素的调节和影响，其中最重要的是体液渗透压和循环血量。

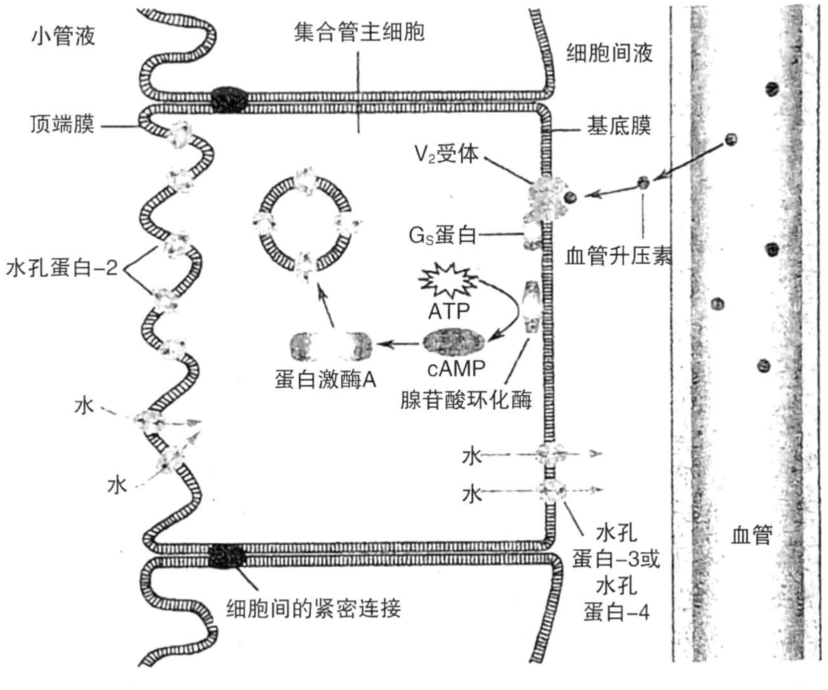

图 8-17　血管升压素的作用机制示意图

1.体液渗透压　细胞外液渗透浓度的改变是调节血管升压素分泌最重要的因素。

正常人血浆渗透压为280～290 mOsm/(kg·H_2O)，引起血管升压素分泌的血浆渗透浓度阈值为275～290 mOsm/(kg·H_2O)，血浆中血管升压素浓度为0～4 pg/mL。血浆渗透压低于引起血管升压素分泌的渗透浓度阈值时，血管升压素分泌停止，血浆中血管升压素浓度可接近于零；当血浆晶体渗透压升高达血管升压素释放的阈值后，血浆晶体渗透压每升高1%，血管升压素浓度可升高1 pg/mL。血浆晶体渗透压升高还可引起渴觉。正常人引起渴觉的血浆渗透浓度阈值为289～307 mOsm/(kg·H_2O)，血浆血管升压素浓度达5 pg/mL时也可引起渴觉。

体液渗透压改变对血管升压素分泌的影响是通过渗透压感受器(osmoreceptor)介导的反射活动实现的。渗透压感受器的所在部位，目前仍不完全明确，但有资料证明它们集中在下丘脑第三脑室前腹侧(anteroventral region of the third ventricle，AV3V)。该区域的上部是穹隆下器(subfornical organ，SFO)，下部是终板血管器(organum vasculosum of the lamina terminalis，OVLT)，二者之间有内侧视前核。渗透压感受器对不同溶质引起的血浆晶体渗透压升高的敏感性是不同的。Na^+和Cl^-形成的渗透压是引起血管升压素释放最有效的刺激；静脉注射甘露糖和蔗糖也能刺激血管升压素分泌，但葡萄糖和尿素的刺激作用则较小。

大量出汗、严重呕吐或腹泻等情况可引起机体失水多于溶质丧失，使体液晶体渗透压升高，可刺激血管升压素的分泌，肾小管和集合管增加对水的重吸收，使尿量减少，尿液浓缩；相反，大量饮清水后，体液被稀释，血浆晶体渗透压降低，血管升压素释放减少或停止，肾小管和集合管对水的重吸收减少，尿量增加，尿液被稀释。若饮用生理盐水，则排尿量不会出现饮清水后的尿量显著增加的变化。饮用大量清水引起尿量增多的现象称为水利尿(water diuresis)(图8-18)。

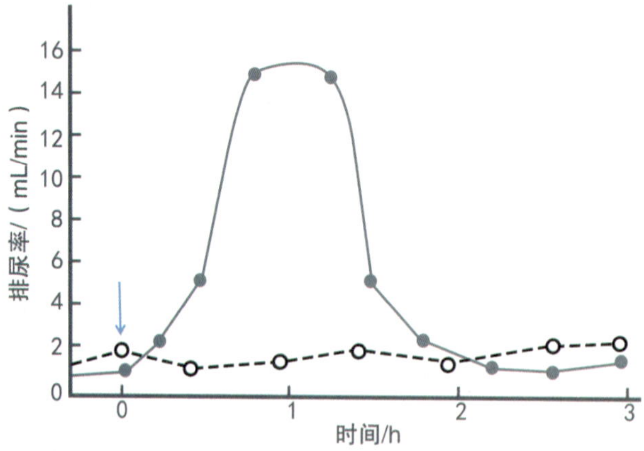

图8-18　水利尿示意图

2.循环血量　当循环血量减少时，静脉回心血量减少，对心肺感受器的刺激减弱，经迷走神经传入至下丘脑的冲动减少，对血管升压素释放的抑制作用减弱或取消，故血管升压素释放增加；反之，当循环血量增多时，静脉回心血量增加，可刺激心肺感受器，抑制血管升压素释放。动脉血压的改变也可通过压力感受性反射对血管升压素的释放进行调节。当动脉血压在正常范围时(平均血压约为 100 mmHg),压力感受器传入冲动对血管升压素的释放起抑制作用;当动脉血压低于正常水平时,这种抑制作用减弱,血管升压素释放增加。

在对血管升压素释放的调节中,心肺感受器和压力感受器对相应刺激的敏感性要比渗透压感受器低,一般需要循环血量或动脉血压降低 5%～10%以上时,才能刺激血管升压素释放。但循环血量或动脉血压降低时,可降低引起血管升压素释放的血浆晶体渗透浓度阈,即提高渗透压感受器对相应刺激的敏感度;反之,当循环血量或动脉血压升高时,可升高引起血管升压素释放的血浆晶体渗透压浓度阈,即降低渗透压感受器的敏感度。

3.其他因素　恶心是引起血管升压素分泌的有效刺激;疼痛、窒息、应激刺激、低血糖和血管紧张素Ⅱ等均可刺激血管升压素分泌;某些药物,如烟碱和吗啡等,也能刺激血管升压素分泌;乙醇则可抑制血管升压素分泌,故饮酒后尿量可增加。

(二)肾素-血管紧张素-醛固酮系统

肾素-血管紧张素系统的组成已在第四章中介绍,由于血管紧张素Ⅱ(AngⅡ)和血管紧张素Ⅲ(AngⅢ)均可促进肾上腺皮质球状带合成和释放醛固酮(aldosterone),所以这一系统可扩展为肾素-血管紧张素-醛固酮系统(renin-angiotensin-aldosterone system,RAAS)。

1.AngⅡ调节尿生成的功能　AngⅡ对尿生成的调节包括直接作用和间接作用:其直接作用包括对肾小管重吸收和肾小球滤过率的调节;其间接作用则通过促进血管升压素和醛固酮的合成和释放而发挥作用。AngⅡ在生理浓度时可通过作用于近端小管上皮细胞的血管紧张素受体而直接促进 Na^+ 的重吸收,也可通过影响肾血流动力学,即通过收缩出球小动脉为主(见后)而引起肾小球毛细血管血压升高,使滤过增加。这样,在近端小管周围毛细血管内血压较低而血浆胶体渗透压较高,从而间接促进近端小管的重吸收。AngⅡ对肾小球滤过率的影响较为复杂。在AngⅡ浓度较低时,由于出球小动脉对AngⅡ的敏感性高于入球小动脉,故AngⅡ主要引起出球小动脉收缩,于是,肾血流量减少,而肾小球毛细血管血压却升高,故肾小球滤过率变化不大。在AngⅡ浓度较高时,入球小动脉强烈收缩,则肾小球滤过率减小。AngⅡ还能引起系膜细胞收缩,K_f 值减小,也可使肾小球滤过率降低。当肾动脉血压降低时,肾内局部AngⅡ生成增加,由于出球小动脉收缩明显,故滤过分数增加,肾小球滤过率能维持正常,这是肾小球滤过率自身调节的机制之一。此外,在入球小动脉,AngⅡ可使血管平滑肌生成 PGI_2 和 NO,而这些物质又能减弱AngⅡ的缩血管作用。

2.醛固酮的功能　醛固酮主要作用于肾远曲小管和集合管的上皮细胞,增加 K^+ 的排泄和增加 Na^+、水的重吸收。醛固酮进入远曲小管和集合管上皮细胞胞质后,与胞质内受体结合,形成激素-受体复合物;激素-受体复合物穿过核膜进入核内,通过基因调节机制,生成多种醛固酮诱导的蛋白(aldosterone-induced protein)。这些诱导的蛋白可能是:①顶端膜钠通道蛋白,由于钠通道数目增加,因而有利于小管液中的 Na^+ 向细胞内扩散;②线粒体中合成 ATP 的酶,可使 ATP 的生成量增加,为基底侧膜钠泵提供生物能；③基底侧膜上的钠泵，可加速将细胞内 Na^+ 被泵出和 K^+ 被泵入细胞，增大细胞内与小管液之间的 K^+ 浓度差，有利于 K^+ 的分泌。由于 Na^+ 的重吸收，小管液呈负电位，因此有利于 K^+ 的分泌，同时也有利于 Cl^- 和水的重吸收(图 8-19)。

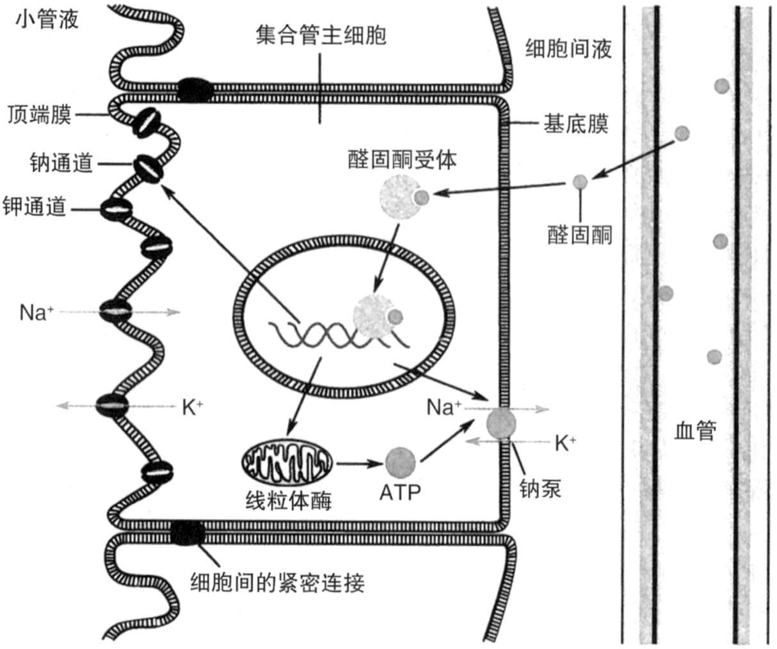

图 8-19　醛固酮作用机制示意图

3.肾素分泌的调节　RAAS 对尿生成的调节作用是通过机体对肾素分泌的调节来实现的。肾素的分泌受多方面因素的调节，包括肾内机制、神经机制和体液机制。

(1)肾内机制：肾内机制是指可在肾内完成的调节。其感受器是位于入球小动脉的牵张感受器和致密斑。前者能感受肾动脉的灌注压(对动脉壁的牵张程度)，后者能感受流经该处小管液中的 Na^+ 量。当肾动脉灌注压降低时，入球小动脉壁受牵拉的程度减小，则刺激肾素释放；反之，当灌注压升高时，则肾素释放减少。当肾小球滤过率减少或其他原因导致流经致密斑的小管液中 Na^+ 量减少时，肾素释放增加；反之，当流经致密斑的 Na^+ 量增加时，则肾素释放减少。

(2)神经机制：肾交感神经兴奋时释放去甲肾上腺素，后者作用于颗粒细胞膜中的 β 受体，可直接刺激肾素释放。如急性大失血，血量减少，血压下降，可反射性兴奋肾交感神经，从而使肾素释放增加。

(3)体液机制：循环血液中的儿茶酚胺(肾上腺素和去甲肾上腺素)以及肾内生成的 PGE_2 和 PGI_2，均可刺激颗粒细胞释放肾素，低盐饮食也可显著提高肾素表达水平。AngⅡ、血管升压素、心房利尿钠肽、内皮素和 NO 则可抑制肾素的释放。

总之，当体内细胞外液量和(或)循环血量不足时，或动脉血压明显下降时，交感神经兴奋，肾上腺髓质激素(儿茶酚胺)释放增多。肾血流量减少，均可通过以上各种机制(包括肾内机制、神经机制和体液机制)刺激肾素释放；通过 RAAS 活动的加强，细胞外液量和(或)循环血量以及动脉血压得以恢复正常。所以,这一调节属于负反馈调节。

(三)心房利尿钠肽

心房利尿钠肽是由心房肌细胞合成并释放的肽类激素。人类循环血液中的心房利尿钠肽由28个氨基酸残基组成。当心房壁受牵拉(如血量过多、头低足高位、中心静脉压升高和身体浸入水中等)时可刺激心房肌细胞释放心房利尿钠肽。此外,乙酰胆碱、去甲肾上腺素、降钙素基因相关肽(CGRP)、血管升压素和高血钾也能刺激心房利尿钠肽的释放。心房利尿钠肽的主要作用是使血管平滑肌舒张和促进肾脏排Na^+、排水。心房利尿钠肽对肾脏的作用主要有以下几个方面:

1.对肾小球滤过率的影响　心房利尿钠肽能使血管平滑肌胞质中的Ca^{2+}浓度下降,使入球小动脉舒张,并可使滤过分数增加,因此肾小球滤过率增大。此外,心房利尿钠肽还能使系膜细胞舒张,导致K_f值增大。

2.对集合管的影响　心房利尿钠肽可通过第二信使cGMP使集合管上皮细胞顶端膜中的钠通道关闭,抑制NaCl的重吸收,因而水的重吸收也减少。心房利尿钠肽还能对抗肾素-血管紧张素系统和血管升压素的作用,抑制集合管对水的重吸收。

3.对其他激素的影响　心房利尿钠肽还能抑制肾素、醛固酮和血管升压素的合成和分泌。

(四)其他因素

肾脏可生成多种局部激素,影响肾自身的血流动力学和肾小管的功能,如缓激肽可使肾小动脉舒张,抑制集合管对Na^+和水的重吸收;NO可对抗AngⅡ和去甲肾上腺素的缩血管作用;PGE_2和PGI_2能舒张小动脉,增加肾血流量,抑制近端小管和髓袢升支粗段对Na^+的重吸收,导致尿钠排出量增加,且可对抗血管升压素,使尿量增加和刺激颗粒细胞释放肾素。

三、尿生成调节的生理意义

(一)在保持机体水平衡中的作用

人体内的细胞须在理化性质相对稳定的体液环境中才能正常活动,因此维持细胞外液的稳态对于人体功能活动的正常进行至关重要。细胞外液主要包括血浆和组织间液。由于它们之间相对自由的液体转移,因而可视作一个整体。如图8-20所示,细胞外液与消化道、肾脏、细胞和细胞外结缔组织之间进行液体转移,此外,可通过出汗、呼吸、出血等使细胞外液丢失。细胞外液的增量(输入和产生)与减量(输出和利用)之间须达到动态平衡,才能维持细胞外液量的相对稳定。在上述过程中,经消化道摄入的水是细胞外液的重要来源,人体通过消化道仅排出少量液体,这受摄食量的影响;细胞和细胞外结缔组织的代谢活动是人体对水利用和产生的主要方面,受人体代谢活动的影响;出汗、呼吸等途径排出的液体量随人体活动的差异而有变动。这些液体的转移受人体所处环境和代谢活动的影响而处于大幅度变动之中,为了维持细胞外液量的稳定,肾脏与细胞外液之间的液体转移,即尿生成过程中的肾小球滤过、肾小管和集合管的重吸收和排泄分泌等活动，处于人体精密的调控之中；调控机制包括肾脏自身调节、神经调节和体液调节。这些调节的结果使得人体内液体容量处于动态平衡，因此人体内液体的容量调节主要是通过对于尿生成的调节来实现的。

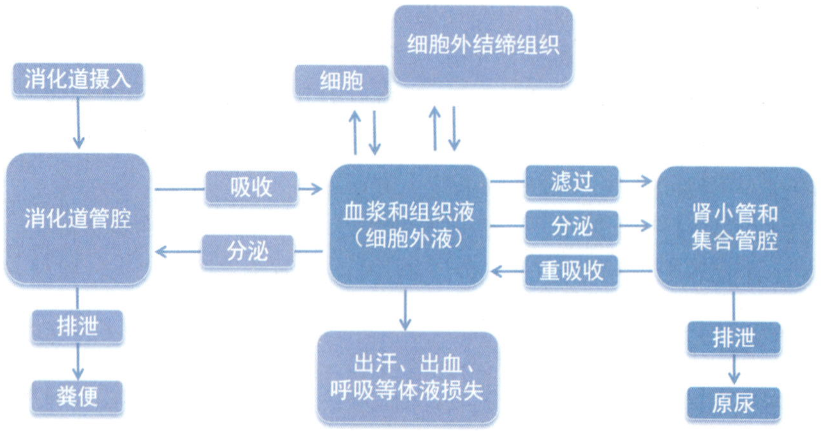

图 8-20　人体内液体分布和交换示意图

在诸多调节机制中，血管升压素在调节肾排水中所起的作用最为重要，而血管升压素的分泌又受到体液渗透压、循环血量与血压以及许多体液因素的调节，这些调节实际上都属于负反馈控制，因而能达到精确控制肾排水的作用。此外，其他体液因子也参与机体水平衡的调节，如心房利尿钠肽的作用基本与血管升压素相反，它能促进肾排 Na^+ 和排水，与血管升压素相互拮抗，共同发挥调节作用。醛固酮在促进肾重吸收 Na^+ 的过程中也能等渗性地重吸收水，因而也将影响机体的水平衡。肾交感神经和肾素-血管紧张素系统则通过多方面的影响来调节尿生成。所以尿生成在保持机体水平衡中是多种因素共同调节的结果。

（二）在保持机体电解质平衡中的作用

1.Na^+ 和 K^+ 的平衡　体内重要的盐类均以电解质的形式存在于体液中，其中最重要的是 Na^+ 和 K^+。在尿生成的调节中，醛固酮是肾调节 Na^+ 和 K^+ 排出量最重要的体液因素。醛固酮的合成和分泌除受 AngⅡ和 AngⅢ（作用更强）调节外，还受血 K^+ 和 Na^+ 浓度的负反馈控制。当血 K^+ 浓度升高和（或）血 Na^+ 浓度降低时，可直接刺激肾上腺皮质球状带分泌醛固酮；而当血 K^+ 浓度降低和（或）血 Na^+ 浓度升高时，则醛固酮分泌减少。醛固酮的分泌对血 K^+ 浓度的变化更为敏感。可见，醛固酮通过促进肾保 Na^+ 排 K^+ 的功能活动，可对血 Na^+ 和血 K^+ 浓度起到精确的调控作用。饮食中 Na^+ 和 K^+ 摄入量增加或减少，尿中 Na^+ 和 K^+ 的排出也相应地增加或减少，这主要依靠醛固酮对肾的调节作用。

心房利尿钠肽可抑制肾重吸收 NaCl，使尿中 NaCl 排出增多，与醛固酮的作用抗衡。此外，肾小球滤过率的改变可通过球-管平衡使尿钠和尿量保持稳定。如前所述，当肾小球滤过率从 125 mL/min 增加到 126 mL/min（不足 1%），如果没有球-管平衡，则尿量和尿钠都将增加 1 倍，从而使机体的 Na^+ 平衡遭受破坏。

2.Ca^{2+} 的平衡　超滤液中的 Ca^{2+} 绝大部分被重吸收，随尿排出的 Ca^{2+} 不足 1%。肾脏对 Ca^{2+} 的排泄受多种因素影响，最主要的因素是甲状旁腺激素，而甲状旁腺激素的分泌又受血 Ca^{2+} 浓度的调控。所以这也是一种负反馈调节，因而能达到精确的调控效果。细胞外液中 Ca^{2+} 浓度升高一方面增加肾小球的滤过，使 Ca^{2+} 排泄增加，同时又抑制甲状旁腺激素的分泌，使 Ca^{2+} 重吸收减少。血浆磷浓度升高可刺激甲状旁腺激素的分泌，使肾小管对 Ca^{2+} 的重吸收增加，减少 Ca^{2+} 的排泄。细胞外液量增加或动脉血压升高可减少近端小管对 Na^+ 和水的重吸收，也能减少 Ca^{2+} 的重吸收。这是因为 80% 的 Ca^{2+} 是由溶剂拖曳而被重吸收的。此外，血浆 pH 值的改变能影响远端小管对 Ca^{2+} 的重吸收，代谢性酸中毒时 Ca^{2+} 的重吸收增加，而代谢性碱中毒时 Ca^{2+} 的重吸收减少。除甲状旁腺激素外，肾对 Ca^{2+} 的重吸收和排泄还受降钙素（calcitonin）和维生素 D_3 的调控，详见第十章。

（三）在保持机体酸碱平衡中的作用

细胞外液的正常 pH 值为 7.35～7.45。保持机体内环境的酸碱平衡是正常生命活动必备的重要条件。正常人在普通饮食情况下，机体在代谢活动中不断产生酸性或碱性物质，且酸性物质的产生量远多于碱性物质。通常，细胞外液中的缓冲系统首先发挥作用，缓冲过多的酸性物质，但它只能起即时效应；肺主要通过排出挥发性酸（CO_2）来缓冲体内的酸性产物（见第五章），也只能起即时和部分作用。体内缓冲酸碱最重要、作用最持久的是肾。它可将体内除 CO_2 外的所有酸性物质即固定酸排出体外，从而保持细胞外液中的 pH 值于正常范围内。

前文已述，肾小管和集合管通过 Na^+-H^+ 交换和质子泵将 H^+ 主动分泌到小管液中，且分泌 H^+ 与 HCO_3^- 的重吸收相耦联。此外，肾还能分泌 NH_3 和 NH_4^+，这一过程不仅能使小管液中的 H^+ 浓度降低，使分泌 H^+ 源源不断地进行，而且也能促进 HCO_3^- 的重吸收。小管上皮细胞顶端膜和胞质中的碳酸酐酶在上述过程中发挥重要作用。肾小管和集合管对 H^+ 的分泌随体内酸碱平衡状态而改变。酸中毒时，肾小管和集合管上皮细胞中的碳酸酐酶活性增高，催化生成更多的 H^+，加速 Na^+-H^+ 交换和质子泵分泌 H^+ 酸中毒也能刺激谷氨酰胺酶的活性，使上皮细胞生成更多的 NH_3 和 NH_4^+，从而起到保持酸碱平衡的作用。此外，慢性循环血量减少可刺激 Na^+-H^+ 交换而增加对 H^+ 的分泌，但其机制尚不清楚。

第六节　清除率

一、清除率的概念及计算方法

两肾在单位时间（一般为每分钟）内能将一定体积（mL）血浆中所含的某种物质完全清除。这个能完全清除某物质的血浆体积（mL）就称为该物质的清除率（clearance rate，C）。由清除率的定义可知，具体计算某种物质（X）的清除率（C_X），需要测定三个数据：①尿中该物质的浓度(U_X，mg/100 mL)；②每分钟尿量(V，mL/min)；③血浆中该物质的浓度(P_X，mg/100 mL)。由于尿中的物质均来自血浆(滤过或分泌)，所以：

$$U_x \times V = P_x \times C_x \tag{8-2}$$

亦即：

$$C_x = \frac{U_x \times V}{P_x} \tag{8-3}$$

清除率能反映肾对不同物质的排泄能力，是一个较好的肾功能测定方法。但实际上，肾不可能将某一部分血浆中的某种物质完全清除出去，所以清除率只是一个推算的数值。它更能反映的是每分钟内所清除的某物质的量来自多少毫升血浆，或相当于多少毫升血浆中所含的某物质的量。

二、测定清除率的意义

(一)测定肾小球滤过率

已知肾每分钟排出某物质(X)的量为 $U_x \times V$，如果该物质可经肾小球自由滤过而进入肾小管，并被肾小管和集合管重吸收和分泌，则 $U_x \times V$ 应等于每分钟肾小球滤过量、重吸收量(R_x)和分泌量(S_x)的代数和。每分钟内肾小球滤过的该物质的量应等于肾小球滤过率(GFR)与该物质血浆浓度(P_x)的乘积，因而肾每分钟排出该物质的量。

$$U_x \times V = \mathrm{GFR} \times P_x - R_x + S_x \tag{8-4}$$

1.菊粉清除率　如果血浆中某种物质能经肾小球自由滤过，则该物质在肾小囊超滤液中的浓度应与血浆浓度相同；同时，如果该物质在肾小管和集合管中既不被重吸收又不被分泌，所以式 8-4 可改写为：

$$U_x \times V = \mathrm{GFR} \times P_x \tag{8-5}$$

菊粉(inulin)可被肾小球自由滤过，并在肾小管和集合管不被重吸收和分泌，完全符合上述条件，式 8-5 可改写为：

$$U_{\mathrm{In}} \times V = \mathrm{GFR} \times P_{\mathrm{In}} \tag{8-6}$$

亦即：

$$\mathrm{GFR} = \frac{U_{\mathrm{In}} \times V}{P_{\mathrm{In}}} \tag{8-7}$$

式中，U_{In} 和 P_{In} 分别表示尿和血浆中菊粉的浓度，所以菊粉的清除率(C_{In})可用来代表肾小球滤过率。例如，给受试者静脉滴注一定量菊粉以保持血浆菊粉浓度恒定，然后测定单位时间内的尿量和尿中菊粉浓度。如果血浆菊粉浓度维持在 1 mg/100 mL，尿量为 1 mL/min，尿菊粉浓度为 125 mg/100 mL，则菊粉的清除率，即：

$$C_{\mathrm{In}} = \frac{125\ \mathrm{mg/100\ mL} \times 1\ \mathrm{mL/min}}{1\ \mathrm{mg/100\ mL}} = 125\ \mathrm{mL/min}$$

根据对菊粉清除率的测定，可推知肾小球滤过率为 125 mL/min。

2.内生肌酐清除率　应用菊粉测定肾小球滤过率虽准确可靠，但操作不便，而内生肌酐(endogenous creatinine)清除率在数值上较接近肾小球滤过率，故临床上常用它来推测肾小球滤过率。所谓内生肌酐是指体内组织代谢所产生的肌酐。由于肉类食物中含肌酐以及肌肉剧烈活动可产生肌酐，故在检测内生肌酐前应禁食肉类食物，避免剧烈运动。内生肌酐清除率可按下式计算：

$$\text{内生肌酐清除率}=\frac{\text{尿肌酐浓度(mg/L)}\times\text{尿量(L/24h)}}{\text{血浆肌酐浓度(mg/L)}} \tag{8-8}$$

由于肾小管和集合管能分泌少量肌酐，也可重吸收少量肌酐，因此如果要准确测定肾小球滤过率，则不能直接用内生肌酐清除率的值来代替。

(二)测定肾血浆流量、滤过分数和肾血流量

如果血浆中某一物质在流经肾脏后，肾静脉中其浓度接近于零，则表示血浆中该物质经肾小球滤过和肾小管、集合管转运后，从血浆中全部被清除，因此该物质(X)在尿中的排出量($U_x \times V$)应等于每分钟肾血浆流量(RPF)与血浆中该物质浓度(P_x)的乘积。

$$U_x \times V = \text{RPF} \times P_x \tag{8-9}$$

如果静脉滴注碘锐特(diodrast)或对氨基马尿酸(para-aminohippuric acid，PAH)的钠盐，维持其血浆浓度在 1～3 mg/100 mL，当血液流经肾一次后，血浆中碘锐特或 PAH 可几近完全(约 90%)被肾清除。因此碘锐特或 PAH 的清除率可用来代表有效肾血浆流量(effective renal plasma flow)，即每分钟流经两肾全部肾单位的血浆量。因肾动脉的血液有一部分是供应肾单位以外的组织，这部分血液不被肾小球滤过，也不被肾小管分泌，故实际肾静脉血中碘锐特或 PAH 的浓度并不等于零。通过测定 PAH 清除率(CPAH)可计算每分钟肾血浆流量(RPF)。如测得 CPAH 为 594 mL/min，假定肾动脉血中的 PAH 有 90%被肾脏清除，则：

$$\text{RPF}=594\ \text{mL/min}\div 90\%=660\ \text{mL/min}$$

若已知 GFR 为 125 mL/min，可进一步计算出滤过分数(FF)，即：

$$\text{FF}=125\ \text{mL/min}\div 660\ \text{mL/min}\times 100\%=19\%$$

根据肾血浆流量和血细胞比容，还可以计算出每分钟肾血流量(RBF)。若测得受试者的血细胞比容为 45%，每分钟肾血浆流量为 660 mL/min，则：

$$\text{RBF}=660\ \text{mL/min}\div(1-45\%)=1200\ \text{mL/min}$$

(三)推测肾小管的功能

通过对各种物质清除率的测定，可推测哪些物质能被肾小管净重吸收，哪些物质能被肾小管净分泌，从而推论肾小管对不同物质的转运功能。例如，葡萄糖可通过肾小球自由滤过，但其清除率几近于零，表明葡萄糖可全部被肾小管重吸收。尿素清除率小于肾小球滤过率，表明它被滤过之后，又被肾小管和集合管净重吸收。假如某一物质的清除率小于肾小球滤过率，可以肯定该物质必定在肾小管被重吸收，但不能排除它也能被肾小管分泌的可能性，因为当重吸收量大于分泌量时，其清除率仍小于肾小球滤过率；如果某种物质的清除率大于肾小球滤过率，则表明肾小管必定能分泌该物质，但不能排除该物质也可被肾小管重吸收的可能性，因为当其分泌量大于重吸收量时，清除率仍高于肾小球滤过率。

（四）自由水清除率

自由水清除率（free-water clearance，C_{H_2O}）是用清除率的方法定量测定肾排水情况的一项指标，即对肾产生无溶质水（又称自由水）能力进行定量分析的一项指标。在肾脏生理学中，无溶质水（solute-free water）是指尿液在被浓缩的过程中肾小管每分钟从小管液中重吸收的纯水量，亦即从尿中除去的那部分纯水量；或指尿液在被稀释的过程中，体内有一定量的纯水被肾排出到尿液中去，亦即在尿中加入的那部分纯水量，否则尿液的渗透压将不可能成为高渗或低渗，而将与血浆相等。

在计算自由水清除率时，须先算出肾对血浆全部溶质的清除率。由于血浆中的全部溶质形成血浆的晶体渗透压，故可用渗透单位清除率（osmolar clearance，C_{osm}）来反映血浆全部溶质的清除率。C_{osm}可用一般的清除率测定方法测得，即分别测定血浆渗透压（P_{osm}）、尿液渗透压（U_{osm}）和单位时间内的尿量（V），然后用清除率的公式计算。

$$C_{osm}=\frac{U_{osm}\times V}{P_{osm}} \tag{8-10}$$

单位时间内生成的尿量等于渗透单位清除率和自由水清除率之和，即：

$$V=C_{osm}+C_{H_2O} \tag{8-11}$$

所以：

$$C_{H_2O}=V-\frac{U_{osm}\times V}{P_{osm}}=\left(1-\frac{U_{osm}}{P_{osm}}\right)\times V \tag{8-12}$$

由上式可见，当$U_{osm}/P_{osm}<1$，即尿液低渗时，C_{H_2O}为正值；而当$U_{osm}/P_{osm}>1$，即尿液高渗时，C_{H_2O}则为负值。在肾脏生理学中，C_{H_2O}为负值时可称之为自由水重吸收量（free-water reabsorption），用T_{H_2O}来表示，可作为肾小管保留水分能力的一个指标。例如，机体在高渗性脱水时，血管升压素分泌增加，肾小管将重吸收更多的无溶质水，结果使C_{H_2O}值降低而出现高渗尿。当血管升压素发挥最大抗利尿作用时，C_{H_2O}值可降至－1.3 mL/min；而在水过多或缺乏血管升压素时，C_{H_2O}值可高达14.3 mL/min。

第七节　尿的排放

尿液是连续不断生成的，由集合管、肾盏、肾盂经输尿管进入膀胱。尿液在膀胱内储存达一定量时，即可引起反射性排尿（reflex urination），尿液遂经尿道排出体外。

一、膀胱和尿道的神经支配

膀胱逼尿肌和内括约肌受副交感和交感神经的双重支配（图 8-21）。副交感神经节前神经元的胞体位于第 2～4 骶段脊髓，节前纤维行走于盆神经中，在膀胱壁内换元后，节后纤维分布于逼尿肌和尿道内括约肌，其末梢释放乙酰胆碱，能激活逼尿肌的 M 受体，使逼尿肌收缩和尿道内括约肌舒张，故能促进排尿。盆神经中也含感觉纤维，能感受膀胱壁被牵拉的程度。支配膀胱的交感神经起自腰段脊髓，经腹下神经到达膀胱。交感神经末梢释放去甲肾上腺素，后者通过作用于 β 受体使膀胱逼尿肌松弛，而通过作

用于 α 受体引起内括约肌收缩和血管收缩。交感神经亦含感觉传入纤维，可将引起痛觉的信号传入中枢。此外，阴部神经支配膀胱外括约肌。阴部神经为躯体运动神经，膀胱外括约肌为骨骼肌，其活动可受意识控制。阴部神经兴奋时，外括约肌收缩；反之，外括约肌舒张。排尿反射时可反射性抑制阴部神经的活动。

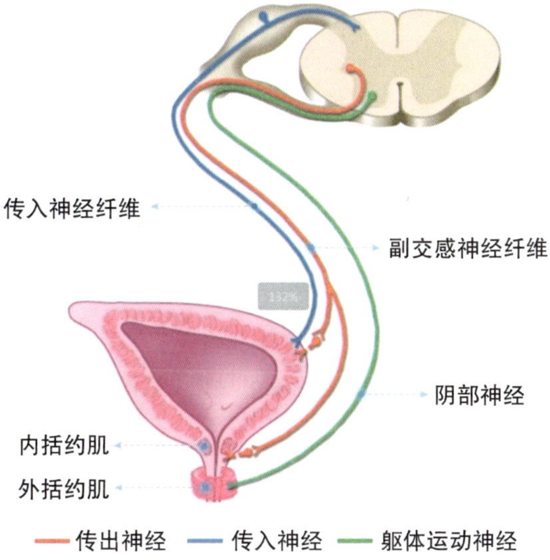

图 8-21　膀胱和尿道的神经支配

二、排尿反射

排尿反射(micturition reflex)是一种脊髓反射，即该反射在脊髓水平就能完成。但在正常情况下，排尿反射受脑的高级中枢控制，可有意识地抑制或加强反射过程。

在一般情况下，膀胱逼尿肌在副交感神经紧张性冲动的影响下，处于轻度收缩状态，使膀胱内压经常保持在 10 cmH_2O(1 cmH_2O=100Pa)以下。因为膀胱具有较大的伸展性，因此膀胱内压稍升高后可很快回降。当尿量增加到 400～500 mL 时膀胱内压才超过 10 cmH_2O。如果膀胱内尿量增加到 700 mL，膀胱内压随之增加到 35 cmH_2O 时，逼尿肌便出现节律性收缩，排尿欲将明显增强，但此时还可有意识地控制排尿。当膀胱内压达到70 cmH_2O以上时，便出现明显的痛感以至于不得不排尿。可见引起排尿反射的主要因素是膀胱内压的升高。

当膀胱内尿量充盈达一定程度时(400～500 mL 或以上)，膀胱壁的牵张感受器受到刺激而兴奋。冲动沿盆神经传入，到达骶髓的排尿反射初级中枢；同时，冲动也上传到脑干和大脑皮层的排尿反射高位中枢，并产生排尿欲。排尿反射进行时，冲动沿盆神经传出，引起逼尿肌收缩、尿道内括约肌松弛，于是尿液进入后尿道。这时尿液还可以刺激后尿道的感受器，冲动沿传入神经再次传到脊髓排尿中枢，进一步加强其活动，使尿道外括约肌开放，于是尿液被强大的膀胱内压(可高达 150 cmH_2O)驱出。尿液对尿道的刺激可进一步反射性地加强排尿中枢活动。这是一个正反馈过程，它使排尿反射一再加强，直至膀胱内的尿液排完为止(图 8-22)。在排尿末期，由于尿道海绵体肌收缩，可将残留在尿道内的尿液排出体外。此外，在排尿时，腹肌和膈肌的强力收缩也可产生较高的腹内压，协助克服排尿的阻力。

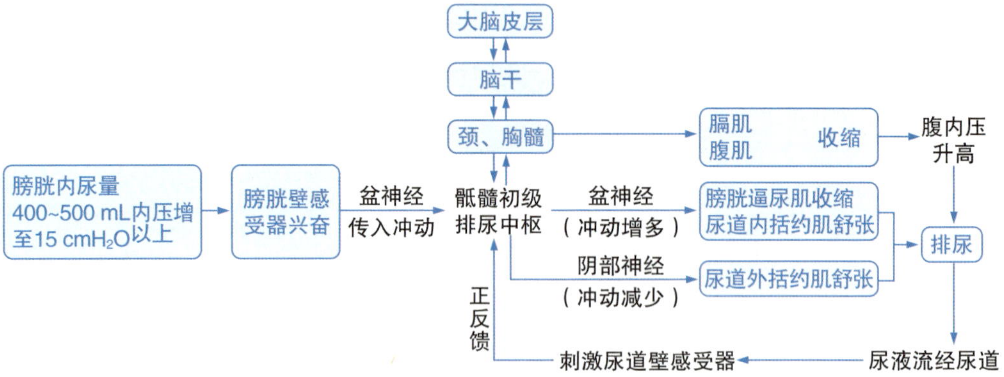

图 8-22 排尿反射过程示意图

三、排尿异常

如前所述，排尿是一个反射过程，但受高位中枢的随意控制。如果排尿反射弧的任何一个部位受损，或骶段脊髓排尿中枢与高位中枢失去联系，都将导致排尿异常。

若膀胱的传入神经受损，膀胱充盈的传入信号将不能传到骶段脊髓，则膀胱充盈时不能反射性引起张力增加，故膀胱充盈膨胀，膀胱壁张力下降，称为无张力膀胱。当膀胱过度充盈时，可发生溢流性滴流，即从尿道溢出数滴尿液，称为溢流性尿失禁。如果支配膀胱的传出神经(盆神经)或骶段脊髓受损，排尿反射也不能发生，膀胱变得松弛扩张，大量尿液滞留在膀胱内，导致尿潴留。若高位脊髓受损，骶部排尿中枢的活动不能得到高位中枢的控制，虽然脊髓排尿反射的反射弧完好，此时可出现尿失禁。这种情况主要发生在脊髓休克恢复后。在脊髓休克期间，由于骶段脊髓排尿中枢处于休克状态，排尿反射消失，可发生溢流性尿失禁。

思考题

1.急性肾衰竭时，患者可出现少尿或无尿、水肿、酸中毒、血中尿素水平升高、血钾升高、心率减慢甚至停搏，为什么？

2.人在急性大失血后动脉血压降至约 60 mmHg，此时尿量和尿渗透压有何变化？为什么？

3.正常成年人快速静脉输入生理盐水 1000 mL 后，尿量将发生怎样的变化？为什么？

4.因呕吐、腹泻引起机体大量失水时，对尿量有何影响？为什么？

5.人在夏日露天强体力劳动时大量出汗(估计达 1500 mL)，且未饮水，此时尿量和尿渗透压有何变化？为什么？

6.下丘脑视上核受损时，尿量和尿浓缩将发生怎样的变化？为什么？

第九章 感 官

学习目标

知识目标：掌握感受器的定义、分类和一般生理特性，与视觉、听觉有关的生理现象，暗适应、明适应、视野、听阈和听域的概念，眼的折光系统和感光系统，眼视近物时晶状体的调节，瞳孔对光反射及其意义，前庭器官的结构和功能。熟悉视锥细胞和视杆细胞的功能，近视眼、远视眼和老花眼产生的原因和矫正。了解外耳和中耳的传音作用，声波传入内耳的途径，耳蜗的感音换能作用。

能力目标：能运用三原色学说，解释人眼能分辨颜色的原因。能运用声波传入内耳的途径及人耳对声音频率的分析功能，分析产生耳聋的原因及可能出现病变的部位。

素质目标：培养学生临床思维，提高学生利用理论知识解决临床问题的能力。

导入及思考

患者，女性，14岁，中学生，主诉视远处物体如黑板上粉笔字模糊，但看书本字迹清晰；视近物时间久后眼睛酸胀，疲惫感明显。检查双眼视力4.5，眼睑结膜正常，角膜透明，晶状体透明，玻璃体清晰，眼底未见异常。散瞳后验光结果如下：右眼近视150度，近视性散光50度，左眼近视125度，近视性散光75度，矫正视力为5.0。

临床诊断：双眼复合性近视散光。

请思考：

1.简述视力是如何产生的。

2.房水循环的路径和意义是什么？

感觉（sensation）是客观物质世界在脑的主观反映，是机体赖以生存的重要功能活动之一。人类通过感觉认识丰富多彩的客观世界，并使机体能够不断适应内外环境的变化。感觉的产生是感受器或感觉器官、神经传导通路和感觉中枢三部分共同活动的结果。机体内的感受器多种多样，最简单的感受器就是游离的传入神经末梢，而有些在结构和功能上都高度分化的感受细胞连同它们的附属结构则一道构成了感觉器官，主要有眼、耳、鼻、舌及皮肤等。本章首先对感受器的一般生理特性以及感觉通路中的信息编码和处理等进行简要概述，然后分别介绍产生视觉、听觉、平衡觉、嗅觉和味觉等各感觉器官的功能。

第一节 感觉概述

一、感受器、感觉器官的概念与分类

感受器(receptor)指分布于体表或组织内部的专门感受机体内外环境变化的结构或装置。感受器的结构、功能多样，分类方法也有多种。按所接受的刺激信息不同可分为机械感受器、化学感受器等；按分布部位不同可分为内感受器、外感受器等。内感受器位于体内，感受机体内部的环境变化(如平衡感受器、本体感受器和内脏感受器等)；外感受器分布于头部或体表，感受外界环境变化(如触觉、压觉、味觉、视觉和听觉等)。

最简单的感受器是外周感觉神经末梢，如与痛觉感受有关的游离神经末梢；还有一些感受器是由高度分化的感受细胞(如视网膜中的视锥细胞、视杆细胞，耳蜗的毛细胞等)连同它们的附属结构，如眼的折光系统、耳的集音与传音装置等，构成复杂的感觉器官(sensory organ)。通常把分布于人类和高等动物头部的视觉、听觉、平衡觉、嗅觉、味觉等感觉器官，称为特殊感觉器官。

二、感受器的一般生理特性

(一)感受器的适宜刺激

一种感受器通常只对某种特定形式的刺激最敏感，这种形式的刺激称为该感受器的适宜刺激(adequate stimulus)。例如，一定波长的电磁波是视网膜感光细胞的适宜刺激，一定频率的机械振动是耳蜗毛细胞的适宜刺激等。但感受器并不只对适宜刺激发生反应，对一种感受器来说，非适宜刺激也可引起一定的反应，如所有的感受器均能被电刺激所兴奋，大多数感受器对突发的压力和化学性变化也有反应，压迫眼球可刺激视网膜感光细胞产生光感等。不过，非适宜刺激引起反应所需的刺激强度通常要比适宜刺激大得多。所以，机体内外环境中的各种刺激总会先被适宜该刺激形式的感受器所接受。

(二)感受器的适应现象

若以一个强度恒定的刺激持续作用于某一感受器，相应的感觉神经纤维上的动作电位频率将随刺激持续时间的延长而降低，这一现象称为感受器的适应(adaptation)。适应的程度在各类感受器存在很大的差异。根据感受器发生适应的快慢，可将感受器分为快适应感受器(rapidly adapting receptor)和慢适应感受器(slowly adapting receptor)两类。皮肤环层小体、迈斯纳小体属于快适应感受器，当给皮肤环层小体施加恒压刺激时，仅在刺激开始后的短时间内有传入冲动发放，此后刺激虽仍继续存在，但其传入冲动频率很快降到零。这类感受器对于刺激的变化十分灵敏，适于传递快速变化的信息，有利于机体接受新的刺激，对于探索新异物体或障碍物具有意义。默克尔盘、鲁菲尼小体、肌梭、关节囊感受器、颈动脉窦压力感受器和颈动脉体化学感受器等都属于慢适应感受器。这类感受器在刺激持续作用时，一般仅在刺激开始后不久出现冲动频率的轻微降低，以后可在较长时间内维持于这一水平。感受器的慢适应特性有利于机体对某些功能状态进行长时间持续的监测，并根据其变化随时调整机体的活动。例如，引起疼痛的刺激往往可能是潜在的伤害性刺激，假如其感受器明显适应，便将失去保护意义。

(三)感受器的换能作用

感受器是一种生物换能器，其功能是将作用于它们的各种形式的刺激能量转换为传入神经的动作电位。这一作用称为感受器的换能作用(transducer function)。在换能过程中，感受器一般不直接把刺激能量转变为神经冲动，而是先在感觉神经纤维末端或感受细胞上产生一种过渡性的电位变化。这种电位变化称为感受器电位(receptor potential)。感受器电位通常是由跨膜离子电流引起的膜去极化而产生，但在感光细胞则为膜超极化所致。感受器电位的产生机制各不相同，但介导这一过程的信号转导分子主要有 G 蛋白耦联受体、瞬时受体电位(TRP)通道和机械门控通道等。

(四)感受器的编码功能

感受器在把外界刺激转换为神经动作电位时，不仅发生了能量的转换，而且把刺激所包含的环境变化的信息也转移到了动作电位的序列之中，起到了信息的转移作用。这就是感受器的编码(codling)功能。但实际上，感觉编码不仅与感受器有关，还涉及感觉系统的其他结构。关于感觉编码的机制，至今尚不十分清楚，目前认为，感觉系统将刺激信号转变为可识别的感觉信号，主要包括刺激的类型、部位、强度和持续时间四个基本属性。

第二节 视觉器官

眼是引起视觉的外周感觉器官。人眼的适宜刺激是波长为 380～760 nm 的电磁波，即可见光。外界物体发出的光线经眼的折光系统成像于视网膜上，再由眼的感光换能系统将视网膜像所含的视觉信息转变为生物电信号，并在视网膜中对这些信号进行初步处理，然后由视神经传入中枢，并在各级中枢，尤其是大脑皮层进一步分析处理，最终形成视觉(vision)。视觉是人们从外部世界获得信息最主要的途径，至少有 70%的外界信息来自视觉。

增值服务：对视觉生理的研究

一、眼的折光系统及其调节

(一)眼折光系统的光学特征和简化眼

根据光学原理，当光线从一种媒质进入另一种媒质时将发生折射，折射的程度取决于界面后与界面前两种不同媒质的折射率之比以及界面的曲率大小。人眼的折光系统是一个复杂的光学系统。入眼光线在到达视网膜之前，须先后通过角膜、房水、晶状体和玻璃体四种折射率不同的折光体(媒质)，以及各折光体(主要是角膜和晶状体)的前、后表面多个屈光度不等的折射界面。由于角膜的折射率明显高于空气的折射率，而眼内四种折光体之间的折射率以及各折射界面之间的曲率均相差不大，故入眼光线的折射主要发生在角膜前表面。根据人眼各折光体的光学参数，包括它们各自的折射率、各折光界面的曲率等，应用几何光学的一般原理，可画出光线在眼内的行进途径和成像。人右眼球的水平切面示意图情况十分复杂。为此，有人设计出一种与正常眼折光系统等效的简单模型，称为简化眼(reduced eye)。这种假想的模型由一个前后径为 20 mm 的单球面折光体所构成。入射光线仅在由空气进入球形界面时折射一次，折射率为 1.333。折射界面的曲率半径为 5 mm，即节点在折射界面后方 5 mm 处，后主焦点恰好位于该折光体的后极，相当于人眼视网膜的位置(图 9-1)。

在处于安静状态、不做任何调节情况下的正常人眼，其折光系统的主焦点恰好落在视网膜上；由远处物体各发光点发出的平行光线可在视网膜上形成清晰的像。简化眼和正常安静时的人眼一样，也正好能使平行光线聚焦于视网膜上。

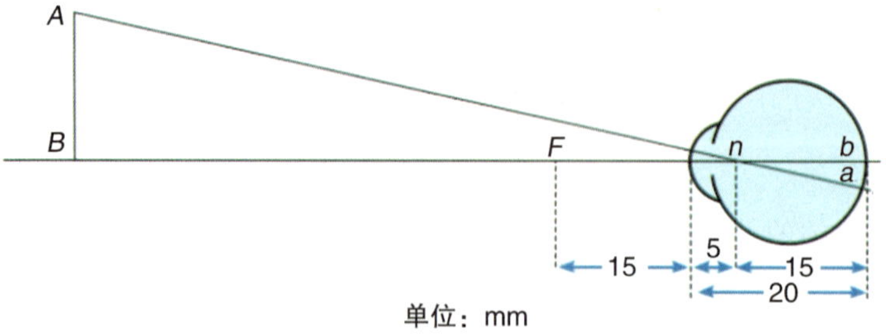

图 9-1　简化眼及其成像示意图

(二)眼的调节

当眼注视 6 m 以外的物体(远物)时，从物体发出的所有进入眼内的光线可被认为是平行光线。对正常眼来说，不需做任何调节即可在视网膜上形成清晰的像。通常将人眼不做任何调节时所能看清楚的最远物体所在之处称为远点(far point)。远点在理论上可在无限远处。但离眼太远的物体发出的光线过弱，这些光线在空间和眼内传播时被散射或被吸收，它们在到达视网膜时已不足以兴奋感光细胞，眼将不能看清楚这些离眼太远的物体。

当眼注视 6 m 以内的物体（近物）时，从物体发出的进入眼内的光线呈不同程度的辐射状。光线通过眼的折光系统将成像在视网膜之后。由于光线到达视网膜时尚未聚焦，因而产生一个模糊的视觉形象。但正常眼在看近物时也非常清楚，这是因为眼在看近物时已进行了调节的缘故。

1.眼的近反射　眼在注视 6 m 以内的近物或被视物体由远移近时，将发生一系列调节，其中最主要的是晶状体变凸，同时发生瞳孔缩小和视轴会聚。这一系列的调节称为眼的近反射（near reflex）。

（1）晶状体变凸：当眼视远物时，睫状肌处于松弛状态，此时悬韧带保持一定的紧张度，晶状体受悬韧带的牵引，使其形状相对较扁平；当眼视近物时，可反射性地引起睫状肌收缩，导致连接于晶状体囊的悬韧带松弛，晶状体因其自身的弹性而向前和向后凸出，尤以前凸更显著，使其前表面曲率增加，折光能力增强，从而使物像前移而成像于视网膜上。

眼视近物时，晶状体变凸是通过反射实现的。反射过程如下：当模糊的视觉信息到达视皮层时，可使皮层发出下行冲动，冲动沿皮层中脑束到达中脑正中核，继而传至动眼神经缩瞳核，再经动眼神经中副交感节前纤维到达睫状神经节，最后经睫状神经抵达睫状肌，使该肌收缩，悬韧带松弛，因而晶状体变凸。被视物体离眼越近，入眼光线的辐散程度越大，需要晶状体变凸的程度也更大，物像才能成于视网膜上。临床上进行眼科检查时，需要放大瞳孔，常用扩瞳药阿托品点眼，由于睫状肌与虹膜环行肌都受副交感神经支配，阿托品在阻断虹膜环行肌的同时也阻断了睫状肌收缩，因而可影响晶状体变凸而使视网膜像变模糊。

晶状体的最大调节能力可用近点来表示。它是指眼做充分调节时所能看清楚的眼前最近距离。近点离眼越近，说明晶状体的弹性在近反射时的改变，即眼的调节能力越强。正常人随年龄的增长，近点将逐渐移远，如 10 岁儿童的近点平均约 9 cm，20 岁左右的青年人约 11 cm，而 60 岁老年人的近点可增至 83 cm 左右。近点移远表明晶状体的弹性减小（硬度增加），眼的调节能力降低。这种现象称为远视。远视眼视远物与正视眼无明显差异，但视近物时调节能力下降，可用适度的凸透镜加以补偿。

（2）瞳孔缩小：正常人眼的瞳孔直径可在 1.5～8.0 mm 变动。当视近物时，可反射性地引起双眼瞳孔缩小，称为瞳孔近反射或瞳孔调节反射。在上述晶状体变凸的反射中，由缩瞳核发出的副交感纤维也到达虹膜环行肌，使之收缩，引起瞳孔缩小。瞳孔缩小的意义是减少折光系统的球面像差（像呈边缘模糊的现象）和色像差（像的边缘呈色彩模糊的现象），使视网膜成像更为清晰。

（3）视轴会聚：当双眼注视某一近物或被视物由远移近时，两眼视轴向鼻侧会聚的现象，称为视轴会聚，也称辐辏反射（convergence reflex）。在上述晶状体变凸的反射中，当冲动到达动眼神经核后，经动眼神经的活动能使两眼内直肌收缩，结果引起视轴会聚，其意义在于使物像始终落在两眼视网膜的对称点上，以避免复视。

2.瞳孔对光反射　瞳孔对光反射(pupillary light reflex)是指瞳孔在强光照射时缩小而在光线变弱时散大的反射。这是眼的一种重要的适应功能，而与视近物无关。其意义在于调节进入眼内的光量，使视网膜不至于因光量过强而受到损害，也不会因光线过弱而影响视觉。瞳孔对光反射的效应是双侧测量的，光照一侧眼的视网膜时，双侧眼的瞳孔均缩小，故又称互感性对光反射(consensual light reflex)。反射的过程是：强(或弱)光照射视网膜时产生的冲动沿视神经传到中脑的顶盖前区更换神经元，然后到达双侧的动眼神经缩瞳核，再沿动眼神经中的副交感纤维传向睫状神经节，最后经睫状神经到达睫状体。这一神经通路位于上述近反射通路的背侧，因此，有时可有对光反射缺失而近反射完好的表现[如阿-罗(Argyll-Robertson)瞳孔征]。由于瞳孔对光反射的中枢位于中脑，因此临床上常通过检查该反射是否完好来判断麻醉的深度和病情的危重程度。

增值服务：眼屈光度的研究

3.眼折光功能异常及其矫正　正常人眼在安静未做调节的情况下就可使平行光线聚焦于视网膜上，因而能看清远处的物体；经过调节的眼，只要物距不小于眼与近点之距，也能看清 6 m 以内的物体，这种眼称为正视眼(emmetropia)。若眼的折光能力异常，或眼球的形态异常，使平行光线不能聚焦于安静未调节眼的视网膜上，这种眼则称为屈光不正(ametropia)，也称为非正视眼，包括近视眼、远视眼和散光眼(图 9-2)。

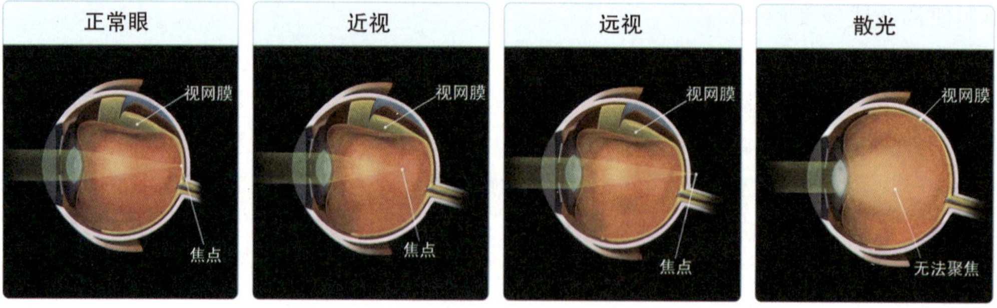

图 9-2　正视眼以及近视眼、远视眼及散光示意图

(1)近视：近视的发生是由于眼球前后径过长(轴性近视)或折光系统的折光能力过强(屈光性近视)，故远处物体发出的平行光线被聚焦在视网膜的前方，因而在视网膜上形成模糊的图像。近视眼看近物时，由于近物发出的是辐散光线，故不需调节或只需做较小程度的调节，就能使光线聚焦在视网膜上。因此，近视眼的近点和远点都移近。近视眼可用凹透镜加以矫正。

知识拓展

近视眼矫正手术

近视眼矫正手术量呈现逐年上升趋势，眼内屈光手术因具有矫正范围广、无需去除角膜组织、视觉质量稳定等优点，在临床得到逐步推广。屈光手术通过激光切削角膜，去除一定厚度的角膜组织，改变角膜的曲率，从而达到矫正屈光不正的目的。屈光手术发展至今，逐渐形成以表层手术、角膜基质层手术、内眼手术为主的三大类主流术式。其中应用最广的包括全激光手术、全飞秒手术、半飞秒手术以及眼内屈光(ICL)晶体植入手术。按国家和国际标准，激光手术适用于75～1400度的近视，一般超高度的近视首选眼内屈光晶体植入术，具体情况还要结合实际的术前检查或者是角膜情况而定。

(2)远视：远视的发生是由于眼球的前后径过短(轴性远视)或折光系统的折光能力过弱(屈光性远视)，来自远物的平行光线聚焦在视网膜的后方，因而不能清晰地成像于视网膜上。新生儿的眼轴往往过短，多呈远视，在发育过程中眼轴逐渐变长，一般至6岁时成为正视眼。远视眼的特点是在视远物时就需要调节，视近物时则需要作更大程度的调节才能看清楚物体，因此远视眼的近点比正视眼远。由于远视眼不论看近物还是看远物都需要调节，故易发生调节疲劳，尤其是进行近距离作业或长时间阅读时可因调节疲劳而产生头痛，长时间的视轴会聚还将导致斜视。

(3)散光：正常人眼的角膜表面呈正球面，球面各经线上的曲率都相等，因而到达角膜表面各个点上的平行光线经折射后均能聚焦于视网膜上。散光主要是由于角膜表面不同经线上的曲率不等所致：入射光线中，部分经曲率较大的角膜表面折射而聚焦于视网膜之前；部分经曲率正常的角膜表面折射而聚焦于视网膜上；还有部分经曲率较小的角膜表面折射而聚焦于视网膜之后。因此，平行光线经过角膜表面的不同经线入眼后不能聚焦于同一焦平面上，造成视物不清或物像变形。

此外，散光也可因晶状体表面各经线曲率不等，或在外力作用下晶状体被挤出其正常位置而产生。眼外伤造成的角膜表面畸形可产生不规则散光，但这些情况均较少见。规则散光通常可用柱面镜加以矫正，但不规则散光则很难矫正。

二、眼的感光换能系统

来自外界物体的光线，通过眼的折光系统在视网膜上形成清晰的物像。物像是一种物理范畴的像。它与外界物体通过照相机中的透镜组在底片上成像并无原则上的区别。但视觉系统最终在主观意识上形成的像，则是属于意识或心理范畴的主观印象，是由视网膜的神经信息最终在视觉中枢内形成的。眼要看到物体，产生视觉，必须通过视网膜的感光作用，经过光电换能机制，将光能转换为视神经上的动作电位，最后传入视皮层才能完成。

(一)视网膜的功能结构

视网膜(retina)通常是指具有感光功能的视部,是位于眼球壁最内层锯齿缘以后的部分,包括色素上皮层和神经层,其厚度仅 0.1～0.5 mm,但结构十分复杂。视网膜在组织学上可分成 10 层结构。神经层内主要含有视杆细胞和视锥细胞两种感光细胞以及其他四种神经元,即双极细胞、神经节细胞、水平细胞和无长突细胞。

1.色素上皮及其功能　色素上皮层位于视网膜最外层,不属于神经组织。色素上皮细胞内含有黑色素颗粒,后者能吸收光线,防止光线自视网膜折返而干扰视像,也能消除来自巩膜侧的散射光线(图 9-3)。

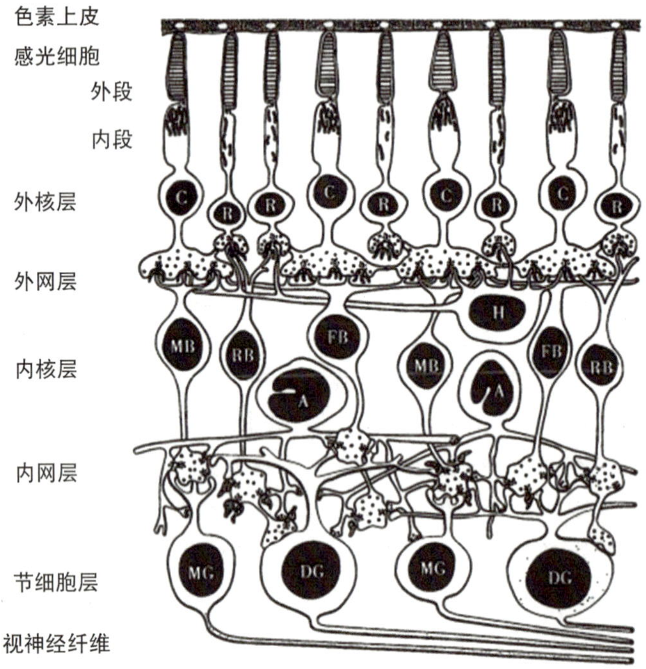

C:视锥细胞;R:视杆细胞;MB:侏儒双极细胞;RB:视杆双极细胞;FB:扁平双极细胞;DG:弥散节细胞;MG:侏儒节细胞;H:水平细胞;A:无长突细胞。

图 9-3　视网膜中央凹以外部分的主要细胞层次及其联系模式图

当强光照射视网膜时,色素上皮细胞能伸出伪足样突起,包被视杆细胞外段,使之相互隔离;当入射光线较弱时,伪足样突起缩回到胞体,使视杆细胞外段暴露,从而能充分接受光刺激。色素上皮细胞的血供来自脉络膜一侧,能为视网膜外层传递营养,并吞噬感光细胞外段脱落的膜盘和代谢产物,因而在视网膜感光细胞的代谢中起重要作用,许多视网膜疾病都与色素上皮功能失调有关。

2.感光细胞及其特征　感光细胞属于神经组织,人和哺乳动物视网膜中有视杆细胞(rod cell)和视锥细胞(cone cell)两种感光细胞,它们在形态上都分为外段、内段和终足三部分(图 9-4)。视杆细胞的外段呈圆柱状,而视锥细胞的外段则呈圆锥状。外段是视色素集中的部位,在感光换能中起重要作用。视杆细胞外段的胞质很少,绝大部分空间被重叠成层而排列整齐的圆盘状结构所占据,这些圆盘状结构称为膜盘(membranous disc)。它们是一些具有一般细胞膜脂质双分子层结构的扁平囊状物,膜盘膜中镶嵌着蛋白质,这些蛋白质绝大部分是一种称为视紫红质(rhodopsin)的视色素(图 9-5)。视色素是接受光刺激而产生视觉的物质基础。人的每个视杆细胞外段中约有 10^7 个膜盘。每个膜盘约含 10^6 个视紫红质分子。因此,单个视杆细胞就可对入射光线起反应,此外,视杆细胞对光的反应较慢,有利于更多的光反应得以总和。这在一定程度上可提高单个视杆细胞对光的敏感度,使视网膜能察觉出单个光量子的强度。视锥细胞外段的膜盘膜中含有三种不同的视色素,分别存在于三种不同的视锥细胞中。正因为所含视色素的不同,两种感光细胞在功能上存在明显的差异。

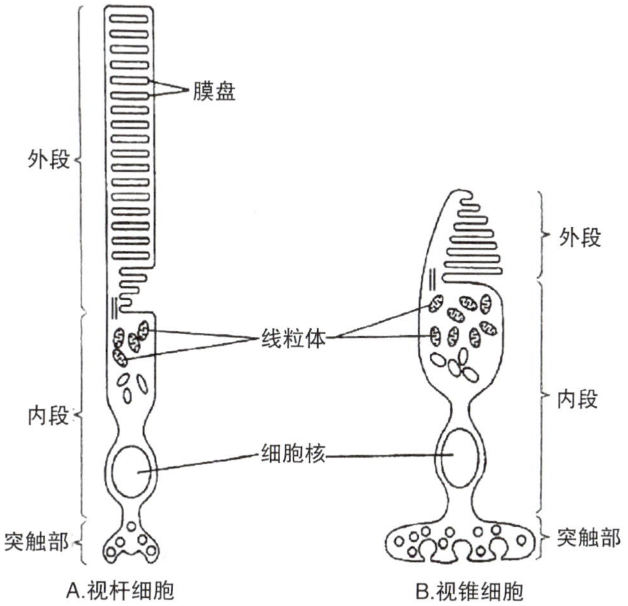

图 9-4 哺乳动物视杆细胞和视锥细胞模式图

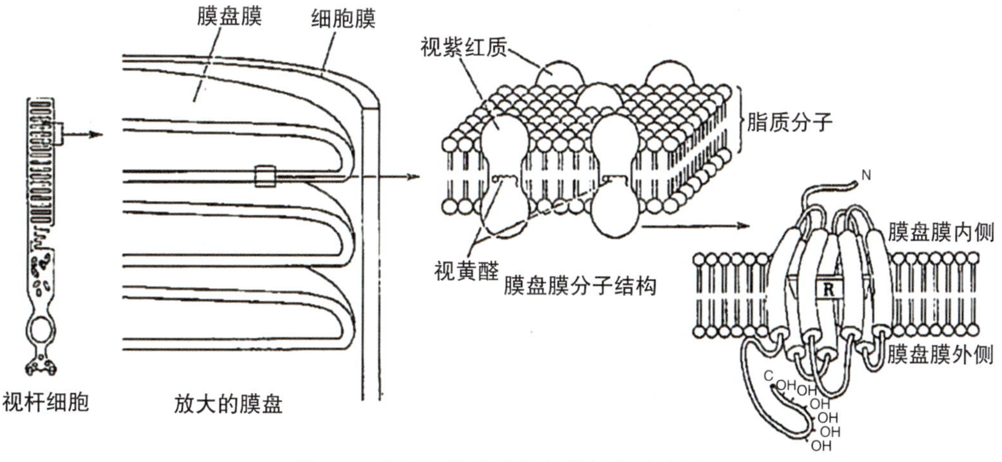

图 9-5 视杆细胞外段的超微结构示意图

视杆细胞主要分布于视网膜的周边区，越靠近视网膜周边区则越少；视锥细胞高度集中于视网膜中央凹处，且此处仅有视锥细胞分布，靠近视网膜周边区即明显减少（图9-6）。与上述细胞分布相一致的是，在明处，人眼具有良好的颜色分辨能力和对被视物体细微结构较高的分辨能力，其分辨能力以中央凹处最强；在暗处，人眼不能分辨颜色，对所视物体只能辨别其大体轮廓和亮度差别，对光的敏感度以视网膜周边区为高。

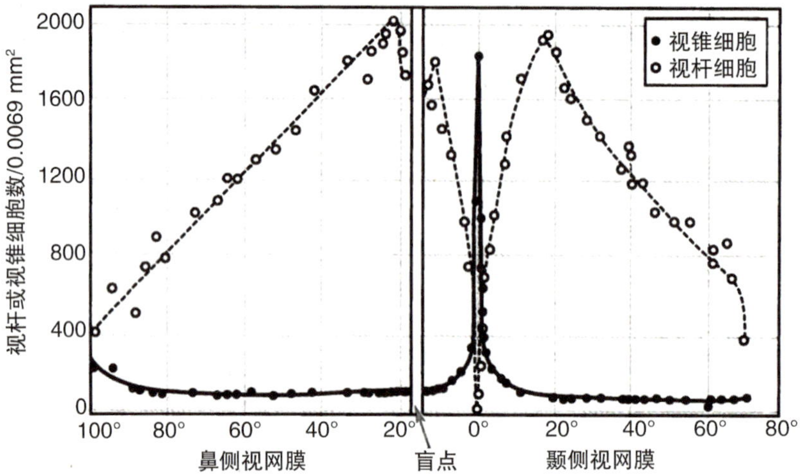

图 9-6　视杆细胞和视锥细胞在视网膜上的分布情况

3.视网膜细胞的联系　两种感光细胞都通过其终足部与双极细胞建立化学突触联系。双极细胞再和神经节细胞建立化学突触联系，神经节细胞发出的轴突构成视神经。视网膜中这种细胞的纵向联系是视觉信息传递的重要结构基础。

在视网膜中，除上述细胞间的纵向联系外，还存在横向联系。位于外网层的水平细胞在感光细胞之间起联络作用，而位于内网层的无长突细胞则以不同长度和不同形式的突起在神经节细胞之间起联络作用。此外，在感光细胞终足部之间、水平细胞之间以及无长突细胞之间，甚至在各神经元之间还存在着缝隙连接。这些缝隙连接的通透性是可调节的。通过缝隙连接，细胞之间可在电学上相互耦合而影响光感受活动。

（二）视网膜的感光换能系统

在人和大多数脊椎动物的视网膜中存在两种感光换能系统，即视杆系统和视锥系统。视杆系统又称晚光觉或暗视觉（scotopic vision）系统，由视杆细胞和与它们相联系的双极细胞以及神经节细胞等组成，它们对光的敏感度较高，能在昏暗环境中感受弱光刺激而引起暗视觉，但无色觉，对被视物细节的分辨能力较低。视锥系统又称昼光觉或明视觉（photopic vision）系统，由视锥细胞和与它们相联系的双极细胞以及神经节细胞等组成。它们对光的敏感性较低，只有在强光条件下才能被激活，但视物时可辨别颜色，且对被视物体的细节具有较高的分辨能力。

（三）视杆细胞的感光机制

1.视紫红质的光化学反应　视紫红质是一种结合蛋白质，由一分子视蛋白（opsin）

和一分子视黄醛(retinene)的生色基团组成。视蛋白是由 348 个疏水性氨基酸残基组成的单链，有 7 个螺旋区(类似于 α-螺旋)7 次穿越视杆细胞内膜盘的膜结构，11-顺型视黄醛分子连接在第 7 个螺旋区的赖氨酸残基上。视黄醛由维生素 A 转变而来，后者是一种不饱和醇，在体内可氧化成视黄醛。

视黄醛分子的这一光异构改变，导致它与视蛋白分子之间的构型不贴切而相互分离，视蛋白分子的变构可经过较复杂的信号转导系统的活动，诱发视杆细胞出现感受器电位。在这一过程中，视色素失去颜色，称为漂白。据计算，一个光量子被视紫红质吸收可使生色基团变为全反型视黄醛，导致视紫红质最后分解为视蛋白和视黄醛。

视紫红质的光化学反应是可逆的，在暗处又可重新合成，其反应的平衡点取决于光照的强度。视紫红质的再合成是由全反型视黄醛变为 11-顺型视黄醛，这一过程需要一种异构酶，这种异构酶存在于视网膜色素上皮中。全反型视黄醛必须从视杆细胞中释放出来，被色素上皮摄取，再由异构酶将它异构化为 11-顺型视黄醛，并返回到视杆细胞与视蛋白结合，形成视紫红质。此外，全反型视黄醛也可先转变为全反型视黄醇(维生素 A 的一种形式)，然后在异构酶的作用下转变为 11-顺型视黄醇，最后再转变为 11-顺型视黄醛，并与视蛋白结合，形成视紫红质。另一方面，储存在色素上皮中的维生素 A，即全反型视黄醇，同样可以转变为 11-顺型视黄醛。所以在正常情况下，维生素 A 可被用于视紫红质的合成与补充，但这个过程进行的速度较慢，不是促进视紫红质再合成的即时因素。另外，视网膜中过多的视黄醇也可逆转成为维生素 A，这对视网膜适应不同的光强度特别重要。人在暗处视物时，实际是既有视紫红质的分解，又有它的合成，这是人在暗处能不断视物的基础。

2.视杆细胞的感受器电位　视杆细胞在暗处的静息电位为 −40～−30 mV，明显小于大多数神经元的静息电位。视杆细胞在暗环境中主要存在两种电流：一种由 Na^+ 经过外段膜中的 cGMP 门控通道内流而产生，这一内向电流可使膜发生去极化；还有一种由 K^+ 通过内段膜中的非门控钾敏感通道外流所引起，该外向电流可使膜发生超极化。视杆细胞依靠其内段膜中高密度钠泵的活动，能保持细胞内 Na^+、K^+ 浓度的相对稳定。上述 cGMP 门控通道受控于胞质内的 cGMP 浓度，在暗处，胞质内的 cGMP 浓度较高，能维持 cGMP 门控通道处于开放状态，因而可产生稳定的内向电流，这个电流称为暗电流(dark current)。这就是视杆细胞静息电位较低的原因。

当视网膜受到光照时，视杆细胞外段膜盘膜中的视紫红质在光量子的作用下发生光化学反应(如前述)，最终使视紫红质分解为视黄醛和视蛋白。与此同时，膜盘膜中的一种称为转导蛋白(transducin，G_t)的 G 蛋白被激活，进而激活附近的磷酸二酯酶，后者使外段胞质内的 cGMP 被大量分解为无活性的 5′-GMP。由于 cGMP 是控制 cGMP 门控通道开放的重要因子，当光照引起胞质内 cGMP 浓度下降时，外段膜中的 cGMP 门控通道关闭，暗电流减小或消失，而内段膜中的非门控钾敏感通道仍继续允许 K^+ 外流，于是膜电位就向着 K^+ 平衡电位(约 −70 mV)方向变化，因而出现膜的超极化。这就是视杆细胞产生超极化型感受器电位的机制。据统计，一个视紫红质分子被激活时，至少能激活 500 个转导蛋白，而一个活化的磷酸二酯酶每秒可使 2000 个 cGMP 分子分解。正是由于这种生物放大效应，1 个光量子足以引起外段膜中大量的 cGMP 门控通道关闭，从而产生超极化型电变化。视杆细胞不能产生动作电位，但在外段膜产生的超极化型感受器电位能以电紧张的形式扩布至细胞的终足部，影响此处的递质释放，已知所释放的递质是谷氨酸。

视杆细胞外段膜中的 cGMP 门控通道除允许 Na^+ 通透外，也允许 Ca^{2+} 通透，进入细胞内的 Ca^{2+} 能抑制鸟苷酸环化酶的活性。光照可使胞质内 cGMP 减少，cGMP 门控通道关闭而使 Na^+ 内流减少，但光照也能使 Ca^{2+} 内流减少。由于胞质内 Ca^{2+} 浓度降低，使之对鸟苷酸环化酶活性的抑制减弱，结果使 cGMP 合成增加，从而对稳定胞质内 cGMP 浓度，保持 cGMP 门控通道的开放具有一定的调节作用。

增值服务：关灯后玩手机对眼睛表面的伤害

（四）视锥系统的感光换能和颜色视觉

视锥细胞的视色素也是由视蛋白和视黄醛结合而成的，只是视蛋白的分子结构略有不同。正是由于视蛋白分子结构的微小差异，决定了与它结合在一起的视黄醛分子对某种波长的色光最为敏感。视色素分子分为三种，分别对红、绿、蓝三种色光敏感。不同的视锥细胞含有不同的视色素。当光线作用于视锥细胞时，其外段膜也发生与视杆细胞类似的超极化型感受器电位。感受器电位可影响细胞终足的递质释放，最终在相应的神经节细胞上产生动作电位。

1.色觉和色觉学说　视锥细胞重要的功能特点是它具有辨别颜色的能力。颜色视觉简称色觉，是一种复杂的物理-心理现象，它是指不同波长的可见光刺激人眼后在脑内产生的一种主观感觉。正常人眼可分辨波长 380～760 nm 的 150 种左右不同的颜色，每种颜色都与一定波长的光线相对应。在可见光谱的范围内，波长只要有 3～5 nm 的增减，就可被人视觉系统分辨为不同的颜色。但是，在视网膜中并不可能有上百种视锥细胞或视色素，分别对不同波长的光线起反应。关于颜色视觉的形成，主要有三原色学说（trichromatic theory）和对比色学说（opponent color theory）两种理论解释。

（1）三原色学说：由杨格（Young）和亥姆霍兹（Helmholtz）在 19 世纪初期提出。该学说认为，在视网膜上存在三种不同的视细胞，分别含有对红、绿、蓝三种波长色光敏感的视色素。因此，当某一种波长的光线作用于视网膜时，可以一定的比例使三种不同的视锥细胞发生兴奋。这样的信息传至中枢，就产生某一种颜色的感受。如果红、绿、蓝三种色光按各种不同的比例作适当混合，就会产生任何颜色的感觉。

三原色学说现已被许多实验所证实。最直接的证据是，用不超过单个视锥细胞直径的细小单色光束，逐个检查视锥细胞的光谱吸收曲线，发现视网膜上确实存在三类吸收光谱，峰值分别在 564 nm、534 nm 和 420 nm 处，相当于红、绿、蓝三色光的波长（图 9-7）。用微电极记录单个视锥细胞的感受器电位，也观察到不同单色光引起的超极化型感受器电位，其幅度在不同的视锥细胞是不同的，峰值出现的情况也符合三原色学说。此外，关于色盲的遗传学研究，也为三原色学说提供了有力的证据。

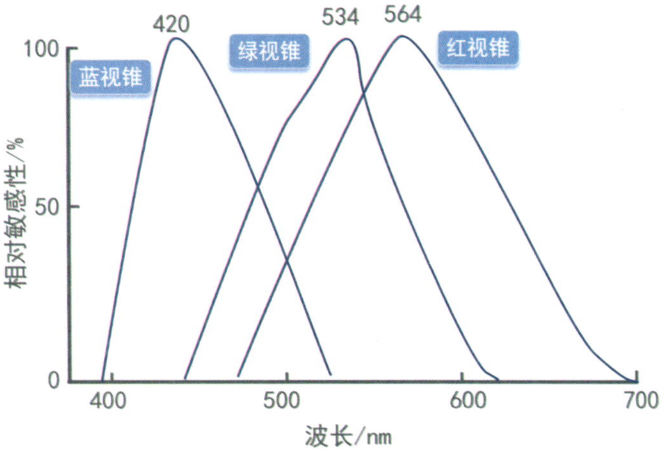

图 9-7　人视网膜中三种不同视锥细胞对不同波长光的相对敏感性
（三种不同视锥细胞的光谱吸收峰值与蓝、绿、红三色光的波长相近）

（2）对比色学说：三原色学说虽能较圆满地说明许多色觉现象和色盲产生的原因，但不能解释颜色对比现象。例如，将蓝色块置在黄色背景上，人们感觉到这个蓝色块显得特别蓝，而黄色背景也特别黄，这种现象称为颜色对比，而黄色和蓝色则互为对比色或互补色。黑林（Hering）于 1892 年提出了对比色学说，也称为四色学说。该学说认为，在红、绿、蓝、黄四种颜色中，红色与绿色，蓝色与黄色分别形成对比色。任何颜色都是由红、绿、蓝、黄四种颜色按不同比例混合而成的。除上述颜色对比现象外，对比色学说也得到以下一些实验研究的支持：用微电极记录金鱼视网膜水平细胞的跨膜电位，发现有些水平细胞用黄光刺激时出现最大的去极化反应，而用蓝光刺激时则出现最大的超极化反应；另有一些水平细胞分别用红光和绿光刺激时也出现类似的拮抗反应。可见，色觉的形成十分复杂。三原色学说所描述的是颜色信息在感光细胞水平的编码机制，而对比色学说则阐述了颜色信息在光感受器之后神经通路中的编码机制。

2.色觉障碍　色觉障碍主要有色盲和色弱两种形式。色盲是一种对全部颜色或某些颜色缺乏分辨能力的色觉障碍，可分为全色盲和部分色盲。全色盲极为少见，表现为只能分辨光线的明暗，呈单色视觉。部分色盲又可分为红色盲、绿色盲及蓝色盲，其中以红色盲和绿色盲最为多见。

色盲属遗传缺陷疾病，男性居多，女性少见。这是因为编码红敏色素和绿敏色素的基因均位于 X 染色体（性染色体）上，而编码蓝敏色素的基因位于第 7 对常染色体上。因此，当男性后代从母亲那里得到的一条 X 染色体有缺陷时，就会导致不正常的红绿色盲；而女性后代只有在双亲的 X 染色体均有缺陷时才会发生红绿色觉异常。大多数绿色盲者是由于绿敏色素基因丢失，或是该基因为一杂合基因所取代，即其起始区是绿敏色素基因，而其余部分则来自红敏色素基因；大多数红色盲者，其红敏色素基因被相应的杂合基因所取代。

色弱是另一种常见的色觉障碍，与色盲不同，通常由后天因素引起。患者并不缺乏某种视锥细胞，而是由于某种视锥细胞的反应能力较弱，患者对某种颜色的识别能力较正常人稍差，即辨色能力不足。

知识拓展

色盲与色弱

色盲与色弱统称为色觉异常，是一种常见的视觉障碍。色盲是由于某种类型的视锥细胞无法正常工作引起的，通常指的是单色视觉和二色视觉的情况。色弱感知颜色能力较弱，属于异常三色视觉，通常是由于某种视锥细胞光敏感度曲线偏移或视锥细胞过少引起的。约有8%的男性和0.5%的女性存在色觉异常。据估计，全球约有3亿人患有不同程度的色觉异常。这种情况可能导致这些人在生活、学习和工作中遇到种种挑战，如辨认信号灯、阅读地图、分辨颜色编码等。尽管色盲和色弱目前尚无根本性治疗方法，但通过科学的检测和合理的应对策略，患者仍然可以在很大程度上适应和克服这一障碍。因此，了解并关注色盲和色弱不仅有助于增进社会整体的福祉，还能让我们从中了解到人类视觉系统的奥秘。

（五）与视觉有关的若干生理现象

1.视敏度　眼对物体细小结构的分辨能力称为视敏度（visual acuity），又称视力或视锐度。正常人眼的视力是有限度的。如前所述，这个限度是视网膜像不小于中央凹处一个视锥细胞的平均直径。视力表就是根据这一原理设计的。视力的量度通常以视角的倒数来表示。视角是指物体上两个点发出的光线入眼后通过节点所形成的夹角。视角的大小与视网膜像的大小成正比。在眼前5 m处，两个相距1.5 mm的光点所发出的光线入眼后形成的视角正好为1分角，此时的视网膜像约4.5 mm，正相当于一个视锥细胞的平均直径。国际标准视力表上视力为1.0的那一行正是表达了这种情况。受试者能分辨的视角越小（视力＞1.0）表明其视力越好；相反，视角越大（视力＜1.0）则表明视力越差。

2.暗适应和明适应　当人长时间在明亮环境中而突然进入暗处时，最初看不见任何东西，经过一定时间后，视觉敏感度才逐渐增高，能逐渐看见在暗处的物体，这种现象称为暗适应（dark adaptation）。相反，当人长时间在暗处而突然进入明亮处时，最初感到一片耀眼的光亮，也不能看清物体，稍待片刻后才能恢复视觉，这种现象称为明适应（light adaptation）。暗适应是人眼在暗处对光的敏感度逐渐提高的过程。

在进入暗处后的最初5～8分钟内，人眼感知光线的视觉阈出现一次明显的下降，以后再次出现更为明显的下降；进入暗处25～30分钟时，视觉阈下降到最低点，并稳定于这一水平。上述视觉阈的第一次下降，主要与视锥细胞视色素的合成增加有关；第二次下降亦即暗适应的主要阶段，则与视杆细胞中视紫红的合成增强有关。视杆细胞在暗处蓄积了大量的视紫红质，进入亮处遇到强光时迅速分解，因而产生耀眼的光感。只有在较多的视色素迅速分解之后，对光相对不敏感的视色素才能在亮处感光而恢复视觉。

3.视野　用单眼固定地注视前方一点时，该眼所能看到的空间范围称为视野(visual field)。视野的最大界限应以它和视轴形成夹角的大小来表示。在同一光照条件下，用不同颜色的目标物测得的视野大小不一，白色视野最大，其次为黄蓝色，再次为红色，绿色视野最小。视野的大小可能与各类感光细胞在视网膜中的分布范围有关。另外，由于面部结构(鼻和额)阻挡视线，也影响视野的大小和形状。一般人颞侧和下方的视野较大，而鼻侧与上方的视野较小。但由于人的双眼位于头部额面，双眼视野大部分重叠，因而正常情况下不会出现鼻侧盲区。视野大小对人的工作和生活有重要影响。视野狭小者不应驾驶交通工具，也不应从事本身或周围物体有较大范围活动的劳动，以防发生事故。世界卫生组织规定，视野小于10°者即使中心视力正常也属于盲。临床上检查视野可帮助诊断眼部和中枢神经系统的一些病变。

4.视觉融合现象和视后像　用闪光重复刺激人眼，若闪光频率较低，在主观上常能分辨出彼此分开的光感；当闪光频率增加到一定程度(超过几十周/秒)时，在主观上将产生连续光感，这一现象称为融合现象(fusion phenomenon)。这是由感觉的时间分辨特性所决定的，因为感觉器官反应的频率响应一般都不很高，刺激频率过高必然导致刺激间隔时间过短，因而感觉器官将不能分辨出前后两次刺激的时间差，从而在时间上发生了总和。能引起闪光融合的最低频率称为临界融合频率(critical fusion frequency, CFF)。研究表明，临界融合频率与闪光刺激的亮度、闪光光斑的大小以及被刺激的视网膜部位等因素有关。在光线较暗时，闪光频率低至3～4周/秒即可发生融合；在中等光照强度下，临界融合频率约为25周/秒；而光线较强时，临界融合频率可高达100周/秒。电影每秒放映24个画面，电视每秒播放60个画面，因此，观看电影和电视时主观感觉其画面是连续的。在测定视网膜不同部位的临界融合频率时也发现，愈靠近中央凹，其临界融合频率愈高。此外，闪光的颜色、视角的大小、受试者的年龄以及某些药物等均可影响临界融合频率，尤其是中枢神经系统疲劳可使临界融合频率下降。因此，在劳动生理学中常将临界融合频率作为中枢疲劳的指标。与视觉时间分辨特性有关的另一个现象是视后像。注视一个光源或较亮的物体，然后闭上眼睛，这时可感觉到一个光斑，其形状和大小均与该光源或物体相似。这种主观的视觉后效应称为视后像(after image)。视后像通常持续几秒到几分钟，但若持续时间很长或(和)光刺激很强，则视后像可持续几天乃至几周。

5.双眼视觉和立体视觉　某些哺乳动物，如牛、马、羊等，它们的两眼长在头部两侧，因此两眼的视野完全不重叠，左眼和右眼各自感受不同侧面的光刺激，这些动物仅有单眼视觉(monocular vision)。人和灵长类动物的双眼都在头部的前方,两眼的鼻侧视野相互重叠,因此凡落在此范围内的任何物体都能同时被两眼所见,两眼同时看某一物体时产生的视觉称为双眼视觉(binocular vision)。双眼视物时,两眼视网膜上各形成一个完整的物像。眼外肌的精细协调运动,可使来自物体同一部分的光线成像于两眼视网膜的对称点上,并在主观上产生单一物体的视觉,称为单视。眼外肌瘫痪或眼球内肿瘤压迫等都可使物像落在两眼视网膜的非对称点上,因而在主观上产生有一定程度互相重叠的两个物体的感觉,称为复视(diplopia)。双眼视觉的优点是可以弥补单眼视野中的盲区缺损,并产生立体视觉。

增值服务:立体视觉的检查

双眼视物时,主观上可产生被视物体的厚度和空间的深度或距离等感觉,称为立体视觉(stereoscopic vision)。其主要原因是两眼存在一定距离,同一被视物体在两眼视网膜上的像并不完全相同。左眼从左方看到物体的左侧面较多,而右眼则从右方看到物体的右侧面较多。两眼视差造成的并不完全相同的图像信息经中枢神经系统处理后才形成具有立体感的视觉形象。但在单眼视物时也能在一定程度上产生立体感觉,除与生活经验有关外,主要原因有:①头部和眼球的运动引起远近物体表象的相对移动,即当头部右移时,近物似乎在左移,而远物则似乎在右移;②物体阴影的变化,近物的感觉较鲜明而远物的感觉较模糊;③眼的调节活动,在视远物时不明显,而在视近物时则加强。

(六)视觉传入通路和视皮层的视觉分析功能

1.传入通路与皮层代表区　视神经入颅后,来自两眼鼻侧视网膜的视神经纤维交叉而形成视交叉,来自颞侧视网膜的纤维则不交叉。因此,左眼颞侧视网膜和右眼鼻侧视网膜的纤维汇集成左侧视束,投射到左侧外侧膝状体;而右眼颞侧视网膜和左眼鼻侧视网膜的纤维则汇集成右侧视束,投射到右侧外侧膝状体。左、右外侧膝状体各自经同侧膝状体距状束投射到同侧初级视皮层。初级视皮层位于枕叶皮层内侧面的距状沟上缘、下缘(17 区)。距状沟上缘接受视网膜上半部的投射,而距状沟下缘则接受视网膜下半部的投射;距状沟后部接受视网膜中央凹黄斑区的投射,而距状沟前部则接受视网膜周边区的投射。视觉通路的损伤常可引起视野的缺损(图 9-8)。

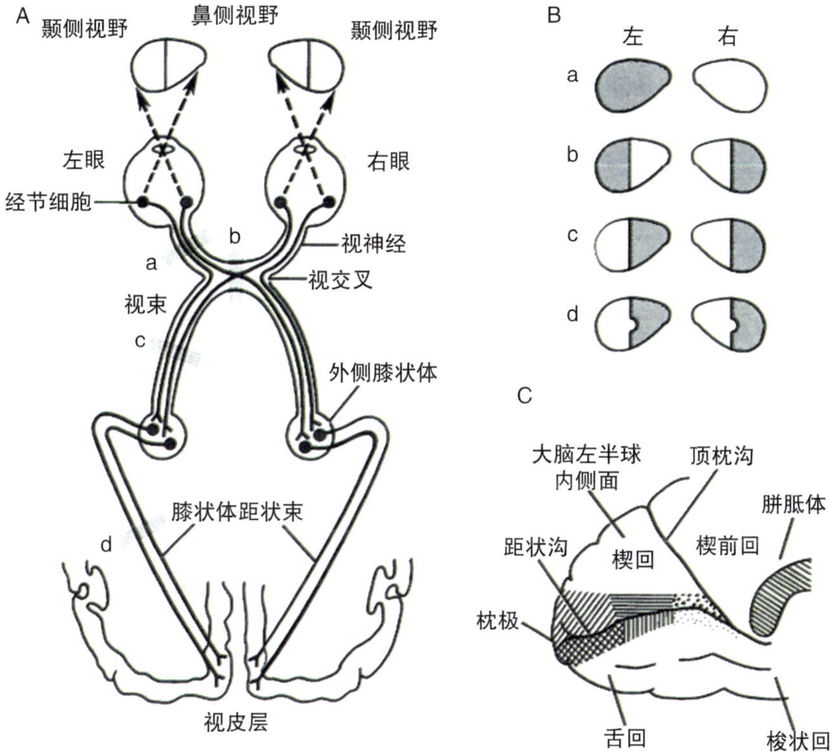

A.视觉传入通路；B.a、b、c、d 分别表示视觉传入通路不同水平横断（见于 A 图中标有 a、b、c、d 的灰色长方形小条块处）后出现的各种不同视野缺损情况，视野缺损在图中用灰色表示；C.枕叶皮层内侧面距状沟上缘、下缘的初级视皮层，距状沟上缘、下缘分别接受来自视网膜上、下半部的投射，距状沟后部（上缘、下缘分别用斜线和网格线表示）接受视网膜中央凹黄斑区的投射，距状沟中部（上缘、下缘分别用横线和竖线表示）接受视网膜中央凹黄斑区周围的投射；而距状沟前部（上缘、下缘分别用粗点和细点表示）则接受视网膜周边区的投射。

图 9-8　视觉传入通路和视皮层投射规律示意图

2.中枢对视觉的分析　视网膜神经节细胞轴突和外侧膝状体以及初级视皮层之间具有点对点的投射关系。视皮层也有六层结构，在浅表四层的细胞能产生移动的、位置的和立体的视觉；在深部两层的细胞则能产生颜色、形状、质地和细微结构的视觉，而在二、三层内的许多细胞也与色觉有关。视皮层的感觉柱称为方位柱，每个方位柱都对某一方向的光带作出最佳反应。视皮层上每跨越一个方位柱，其最佳感受方向就相差5°～10°。因此，如果将视皮层上相隔很小距离的所有方位柱集合起来，就能感受 360°方向上的完整视野。

第三节　听觉

听觉器官由外耳、中耳和内耳的耳蜗组成。人听觉器官的适宜刺激是 20～20000 Hz的空气振动疏密波，即声波。声波通过外耳和中耳组成的传音系统传向内耳，再经内耳耳蜗的感音换能作用将声波的机械能转变为听神经纤维上的神经冲动，后者沿听神经传到大脑皮层的听觉中枢，产生听觉（hearing）。听觉对动物适应环境和人类认识自然具有重要意义。在人类中，有声语言更是交流思想、互通往来的重要工具。听觉的产生除对空气振动的频率有一定要求外，还要求达到一定的强度。人耳通常能感受的声波压强（声强或声压）为 0.0002 ～ 1000 dyn/cm^2（1 dyn/cm = 10^{-3} N/m）。对每一频率的声波来说，都有一个刚能引起听觉的最小强度，称为听阈（hearing threshold）；在听阈以上继续增加声压，当增加到某一程度时，不仅听感受增强，而且使鼓膜产生痛感，此时的声压为人耳所能忍受的最强声压，称为最大可听阈（maximal hearing threshold）。图 9-9 是以声波频率为横坐标，以声压为纵坐标绘制而成的听力曲线。下方曲线表示不同频率的听阈，上方曲线表示其最大可听阈，两者所包含的面积称为听域（hearing span）。从图中可见，人耳最敏感的声波频率为 1000～3000 Hz，人的语言频率主要分布在 300～3000 Hz范围内。

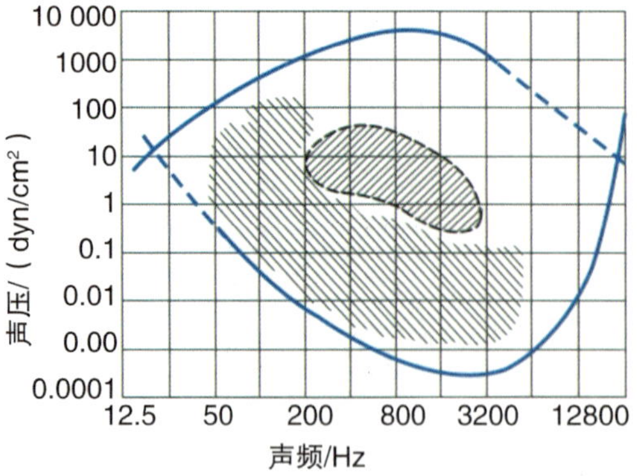

图 9-9　人的正常听域图

注：中央斜线区域是通常的语言听区域，其左下方较大的斜线区域为次要语言听区域。

一、外耳和中耳的功能

（一）外耳的功能

外耳由耳郭和外耳道组成。耳郭具有集音作用。许多动物能转动耳郭以探测声源的方向；人耳郭的运动能力已经退化，但可通过转动颈部来达到这一目的。外耳道具有传音和增压作用。外耳道开口于耳郭，终止于鼓膜。根据物理学原理，一端封闭的管道可与波长 4 倍于管长的声波产生最大的共振作用，使声压增强。人的外耳道长约 2.5 cm。根据速度、波长与频率之间的函数关系，可算出外耳道与声波的最大共振频率约为 3800 Hz。在外耳道口与鼓膜附近分别测量不同频率（3000～5000 Hz）声波的声压，结果显示鼓膜附近的声压要比外耳道口的声压强 12 分贝（decibel，dB）左右。

（二）中耳的功能

中耳由鼓膜、听骨链、鼓室和咽鼓管等结构组成。中耳的主要功能是将声波刺激能量准确高效地传给内耳，其中鼓膜和听骨链在传音过程中还起增压作用。

鼓膜呈椭圆形，面积 50～90 mm^2，厚约 0.1 mm，呈顶点朝向中耳的浅漏斗状。鼓膜很像电话机受话器中的振膜，是一个压力承受装置，本身无固有振动，却具有较好频率响应和较小失真度的特性。当频率在 2400 Hz 以下的声波作用于鼓膜时，鼓膜可复制外加振动的频率，其振动与声波振动同始同终，几乎没有残余振动。

听骨链由锤骨、砧骨及镫骨依次连接而成。锤骨柄附着于鼓膜内面中心处，镫骨脚板与前庭窗膜相贴，砧骨居中。三块听小骨形成一个固定角度的杠杆，锤骨柄为长臂，砧骨长突为短臂。杠杆的支点刚好在听骨链的重心上，因而在能量传递过程中惰性最小，效率最高。

咽鼓管是连接鼓室和鼻咽部的通道。其鼻咽部开口常处于闭合状态，在吞咽、打哈欠时开放。咽鼓管开放时，可使鼓室与外界大气相通而维持鼓膜内外两侧的压力平衡，对维持鼓膜的正常位置、形状和振动性能具有重要意义。耳咽部慢性炎症使咽鼓管黏膜水肿而导致管腔狭窄或阻塞时，鼓室内的空气可被吸收，鼓室内气压将降低，可造成鼓膜内陷而紧张度增高，致使患者出现耳闷、耳聋、鼓膜疼痛等，有时可伴有耳鸣。当人们乘坐飞机时，由于高空气压较低，如果咽鼓管不开放，可因鼓室内气压高于外界气压而使鼓膜向外突出，同样引起耳闷、鼓膜疼痛的症状，此时可进行吞咽动作，促使咽鼓管开放，可使鼓室内气压与外界气压取得平衡，缓解上述症状。

增值服务：神奇的暗道——咽鼓管

（三）声波传入内耳的途径

声波由外耳传入内耳有气传导和骨传导两条途径。

1.气传导（air conduction）　气传导是指声波经外耳道引起鼓膜振动，再经听骨链和前庭窗膜进入耳蜗的传导途径，是声波传导的主要途径。此外，鼓膜的振动也可引起鼓室内空气的振动，再经圆窗膜传入耳蜗。这一途径也属于气传导，但正常情况下不重要，仅在听骨链运动障碍时才发挥一定作用，此时的听力较正常时大为降低。

2.骨传导（bone conduction）　骨传导是指声波直接作用于颅骨，经颅骨和耳蜗骨壁传入耳蜗的途径。骨传导的效能远低于气传导，在引起正常听觉中的作用甚微；但当鼓膜或中耳病变引起传音性耳聋时，气传导明显受损，而骨传导却不受影响，甚至相对增强。当耳蜗病变引起感音性耳聋时，气传导和骨传导将同时受损。因此，临床上可通过检查患者气传导和骨传导受损的情况来判断听觉异常的产生部位和原因。

知识拓展

人工耳蜗

人工耳蜗是一种儿童和成人都可以使用的电子医疗设备。与助听器将声音放大的作用不同，它是绕过发生病变的内耳毛细胞，直接用电刺激残存的听神经纤维让人产生听觉。它由两部分组成，我们所能见到的体外机包括言语处理器、外部麦克风和传输线圈。另外，植入在体内的部分包括一个植入体和一个电极序列。植入体通过手术放置于耳后，参考电极放在骨膜下，工作电极插入耳蜗内，电脉冲通过电极通道序列刺激神经，从而产生听觉。

二、内耳耳蜗的功能

内耳又称迷路，由骨迷路和膜迷路两部分组成。骨迷路是颞骨岩部内的骨性隧道，迂回复杂；膜迷路套在骨迷路内，由密闭而互相连通的膜性小管和囊组成。膜迷路内充满内淋巴，骨迷路与膜迷路之间则充满外淋巴，内外淋巴互不相通。迷路在功能上可分为耳蜗和前庭器官两部分。耳蜗是感音换能装置的所在部位。

（一）耳蜗的功能结构要点

耳蜗由一骨质管围绕一骨质蜗轴盘旋构成。在耳蜗管的横断面上，可见管腔被两个膜分隔成三个腔。这两个膜分别为斜行的前庭膜和横行的基底膜，三个腔分别称为前庭阶、蜗管（也称中阶）和鼓阶。前庭阶和鼓阶内都充满外淋巴。它们在耳蜗底部分别与前庭窗膜和圆窗膜相接，而在蜗顶部通过蜗孔相沟通。蜗管是一个盲管，管内充满内淋巴。

位于基底膜上的感受器称为螺旋器（spiral organ），又称为科尔蒂器（organ of Corti）。因基底膜自蜗底一直延伸到蜗顶呈螺旋状而得其名。螺旋器中与听觉有关的是毛细胞。它们排列成行，根植于支持细胞的基质中。在蜗管的近蜗轴侧（内侧）有一行纵向排列的内毛细胞，约 3500 个；靠蜗管边缘侧（外侧）有 3～5 行纵向排列的外毛细胞，约 16000 个。每个毛细胞的顶面有 50～150 条排列整齐的纤毛，称为听毛。纤毛的排列也十分规则，长纤毛排在最外侧，越往内侧，纤毛越短。外毛细胞中一些较长的纤毛埋植于盖膜的胶状质中。盖膜位于基底膜上方，仅一侧与蜗轴相连，另一侧游离于内淋巴中。内毛细胞的纤毛较短，不与盖膜接触，游离于蜗管内淋巴中。毛细胞的顶部与蜗管内淋巴接触，其底部则与鼓膜外淋巴相接触。毛细胞的底部与来自螺旋神经节的双极神经元周围突形成突触，而双极神经元中枢突则穿出蜗轴形成听神经(图 9-10)。

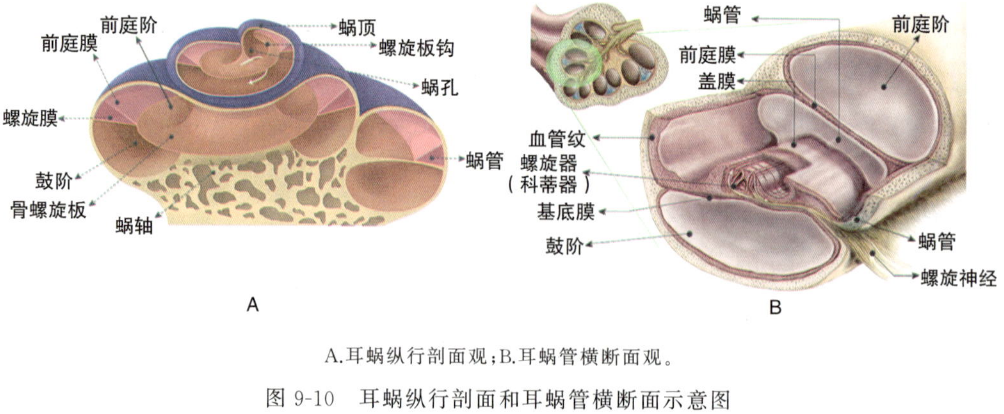

A.耳蜗纵行剖面观；B.耳蜗管横断面观。

图 9-10　耳蜗纵行剖面和耳蜗管横断面示意图

（二）耳蜗的感音换能作用

1.基底膜的振动和行波理论　当声波振动通过听骨链到达前庭窗膜时，压力变化立即传给耳蜗内的液体和膜性结构。如果前庭窗膜内移，前庭阶内的外淋巴受压迫而相继推动前庭膜、蜗管内的内淋巴和基底膜下移，最后由鼓阶内的外淋巴压迫圆窗膜，使圆窗膜外移；相反，当前庭窗膜外移时，耳蜗内液体和膜性结构则朝相反方向移动，如此反复，形成振动。在正常气传导过程中，圆窗膜起缓冲耳蜗内压力变化的作用，是耳蜗内结构发生振动的必要条件。振动自基底膜的蜗底部开始，按物理学中的行波（traveling wave）原理向蜗顶方向传播，就像人们抖动一条绸带时，有行波沿绸带向其远端传播一样。不同频率的声波引起的行波都从基底膜的底部开始，但行波传播的远近和最大振幅出现的部位随声波频率的不同而不同。声波频率愈高，行波传播愈近，最大振幅出现的部位愈靠近蜗底部，换言之，靠近蜗底部的基底膜与高频声波发生共振；相反，声波频率愈低，行波传播愈远，最大振幅出现的部位愈靠近蜗顶部，亦即蜗顶部的基底膜与低频声波发生共振。因此，对每一振动频率来说，在基底膜上都有一个特定的行波传播范围和最大振幅区，位于该区域的毛细胞受到的刺激就最强，与这部分毛细胞相联系的听神经纤维的传入冲动也就最多。这样，来自基底膜不同部位的听神经纤维冲动传到听觉中枢的不同部位，便可产生不同音调的感觉。这就是耳蜗对声音频率进行初步分析的基础。在动物实验和临床上都已证实，蜗底部受损时主要影响高频声波听力，而蜗顶部受损时则主要影响低频听力。

2.毛细胞兴奋与感受器电位　当声波振动引起前庭窗外移时，基底膜上移。由于基底膜中外毛细胞顶端一些较长的纤毛埋植于盖膜的胶状质中，且基底膜与盖膜附着于蜗轴的不同部位，故基底膜向上移动可引起基底膜与盖膜之间发生剪切运动，使盖膜向外侧移动，同时也使埋于盖膜中较长的纤毛也向外侧弯曲或偏转。由于纤毛在其自毛细胞顶端膜发出处较细，因而该处为纤毛发生弯曲或偏转的部位。此外，纤毛与纤毛之间存在铰链结构，包括顶连（tip link）和侧连（side link）。侧连能使一个毛细胞的所有纤毛互相连接成束状，但当纤毛束发生侧向弯曲或偏转时，纤毛之间又能互相滑行，所以，当那些埋于盖膜中较长的纤毛向外侧弯曲或偏转时，整个纤毛束也随之朝相同方向弯曲或偏转，亦即使短纤毛向长纤毛方向弯曲或偏转，这一机械性刺激能使外毛细胞产生去极化电位变化，即产生去极化感受器电位。当声波振动引起前庭窗内移时，基底膜下移，则最终使纤毛束由长纤毛向短纤毛方向弯曲或偏转，其结果是外毛细胞发生超极化电位变化，即产生超极化感受器电位。在内毛细胞，因其纤毛束漂浮在内淋巴中，故当声波传入内耳时纤毛束随内淋巴流动而弯曲或偏转，感受器电位的产生则与外毛细胞相同。顶连连接于纤毛顶端，纤毛顶端也是机械门控通道存在的部位。研究表明，这些通道直径较大，对离子的选择性不强，单价和某些二价阳离子（如 Ca^{2+}）较容易通过，在生理情况下，K^+ 内流是其最主要的离子电流，因为蜗管内淋巴中含高浓度的 K^+。当毛细胞处于安静状态时，有少量通道开放以及少量但稳定的 K^+ 内流。如果用玻璃微杆使短纤毛向长纤毛一侧弯曲，则通道进一步开放，大量 K^+ 内流而引起去极化感受器电位。如果人为使长纤毛向短纤毛一侧弯曲，则通道关闭，K^+ 内流终止而产生超极化感受器电位。这些生理过程在外毛细胞和内毛细胞中都一样。关于毛细胞产生感受器电位后如何将信息传递给听神经的机制，在内毛细胞、外毛细胞中存在很大差异。

在内毛细胞（也包括前庭器官中的毛细胞）（图 9-11），其基底侧膜中存在电压门控钙通道和钙激活的钾通道。当纤毛弯曲使其顶端（与内淋巴接触）的机械门控通道开放，引起 K^+ 内流，使毛细胞去极化时，位于基底侧膜（与外淋巴接触）中的电压门控钙通道激活开放，引起 Ca^{2+} 内流。毛细胞内 Ca^{2+} 浓度升高可使毛细胞底部的递质释放，将信息传递给与之形成突触的双极神经元；同时又能激活毛细胞基底侧膜中的钙激活的钾通道，引起 K^+ 外流，使毛细胞内电位恢复静息电位水平。在外毛细胞，不存在以上机制。已知外毛细胞有马达蛋白（motor protein）的高表达。当毛细胞发生去极化时，大量的这种蛋白质同时收缩可引起外毛细胞收缩而缩短，进而加强基底膜的上移；而当发生超极化时，则导致毛细胞伸长，进而加强基底膜的下移。因此，外毛细胞的功能类似于耳蜗放大器（cochlear amplifier），能感受并迅速加强基底膜的振动。其效应是有助于内淋巴的流动，促使基底膜与盖膜之间内角处的内淋巴流出，使内毛细胞漂浮于内淋巴中的较短的纤毛顶端可与盖膜接触。用实验方法使马达蛋白失活，可致耳蜗放大器停止功能活动，并引起动物耳聋。此外发现，听神经的传入纤维中，90%～95%来自内毛细胞，仅有5%～10%来自外毛细胞，也支持耳蜗内两种不同毛细胞在功能上的差异。

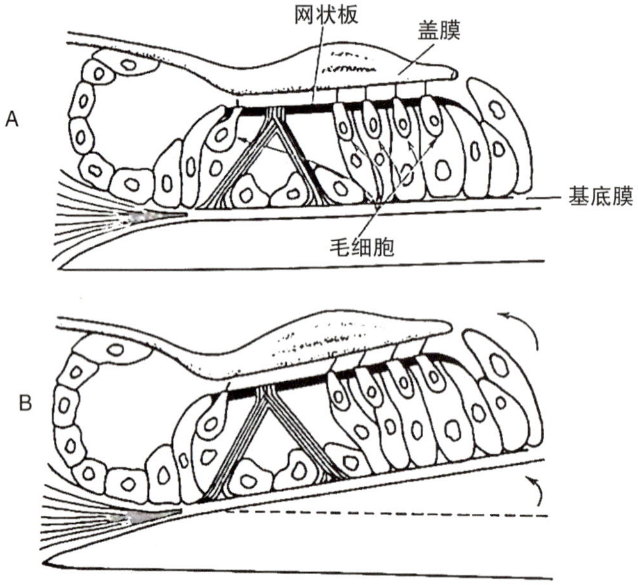

A.静止时纤毛位置；B.基底膜在振动中上移时，剪切运动引起纤毛弯向蜗管外侧。

图 9-11　盖膜和基底膜之间的剪切运动引起外毛细胞纤毛弯曲示意图

增值服务：波形学说——耳蜗感音的物理机制

（三）耳蜗的生物电现象

1.耳蜗内电位　如前述，前庭阶和鼓阶内充满外淋巴，蜗管内则充满内淋巴。外淋

巴中含较低浓度的 K^+ 和较高浓度的 Na^+，类似于脑脊液。内淋巴则明显不同，含有很高浓度(150 mmol/L)的 K^+ 和很低浓度(1 mmol/L)的 Na^+，更接近于细胞内液，而明显不同于一般细胞外液。此外，内淋巴中所含的 HCO_3^- 浓度(30 mmol/L)也较高。由于毛细胞之间存在紧密连接，因此蜗管内的内淋巴不能到达毛细胞的基底部。耳蜗在未受刺激时，如果以鼓膜外淋巴的电位为参考零电位，则可测出蜗管内淋巴的电位为+80 mV左右，这一电位称为耳蜗内电位，此时毛细胞的静息电位为−80～−70 mV。由于毛细胞顶端浸浴在内淋巴中，而其他部位的细胞膜则浸浴在外淋巴中，因此毛细胞顶端膜内外的电位差可达150～160 mV。由于外淋巴较易通过基底膜，因此毛细胞基底部的浸浴液为外淋巴，所以在该部位毛细胞膜内外的电位差仅约80 mV。这是毛细胞电位与一般细胞电位的不同之处。现已证明，内淋巴中正电位的产生和维持与蜗管外侧壁血管纹(stria vascularis)的活动密切相关。血管纹是一种特殊的含血管而无基膜的复层上皮，由上皮下的血管分支穿入上皮内而形成。血管纹由边缘细胞、中间细胞和基底细胞三种细胞构成。血管纹将 K^+ 转运入内淋巴的过程大致如下：第一步是螺旋韧带中的纤维细胞通过钠泵和 Na^+-K^+-$2Cl^-$ 同向转运体向细胞内转运 K^+，然后通过血管纹纤维细胞与基底细胞之间以及基底细胞与中间细胞之间的缝隙连接将 K^+ 转移到中间细胞内，使中间细胞内 K^+ 浓度增高；第二步是经中间细胞膜中的钾通道将 K^+ 转运到血管纹间液；第三步是边缘细胞通过钠泵和 Na^+-K^+-$2Cl^-$ 同向转运体将 K^+ 自血管纹间液中转运到边缘细胞内，再通过边缘细胞膜中的钾通道将 K^+ 转入内淋巴中。血管纹对缺氧或钠泵抑制剂哇巴因非常敏感，缺氧可使ATP生成及钠泵活动受阻。此外，袢利尿剂呋塞米和依他尼酸等可抑制 Na^+-K^+-$2Cl^-$ 同向转运体，也可阻碍内淋巴电位的产生和维持，导致听力障碍(图9-12)。

此外，耳蜗内电位对基底膜的位移很敏感。当基底膜上移时，耳蜗内电位可增高10～15 mV；当基底膜下移时，耳蜗内电位可降低10 mV左右。当基底膜持续位移时，耳蜗内电位也保持相应的变化。

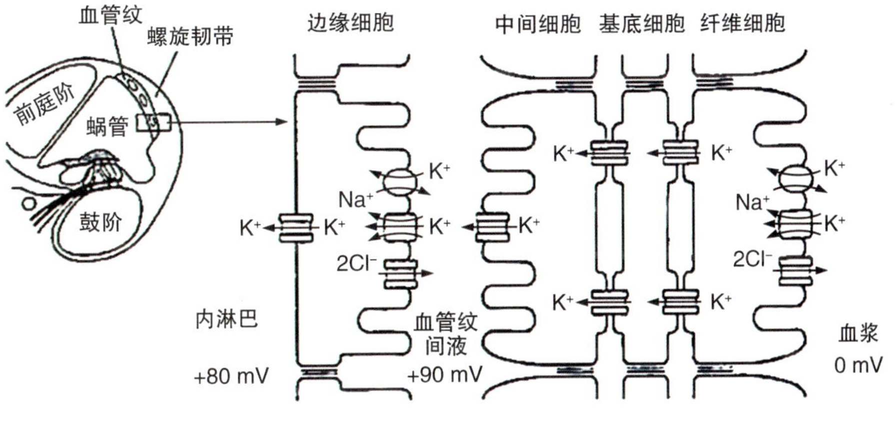

图9-12　血管纹在产生和维持耳蜗内淋巴高 K^+ 中的作用机制示意图

2.耳蜗微音器电位(cochlear microphonic potential，CM)　当耳蜗受到声音刺激

时，在耳蜗及其附近结构可记录到一种与声波的频率和幅度完全一致的电位变化，称为耳蜗微音器电位。耳蜗感应器电位呈等级式反应，即其电位随着刺激强度的增加而增大。耳蜗微音器电位无真正的阈值，没有潜伏期和不应期，不易疲劳，不发生适应现象，并在人和动物的听域范围内能重复声波的频率。在低频范围内，耳蜗微音器电位的振幅与声压呈线性关系，当声压超过一定范围时则产生非线性失真。

实验证明，耳蜗感音器电位（图 9-13A）是多个毛细胞在接受声音刺激时所产生的感受器电位的复合表现。与听神经动作电位不同，耳蜗微音器电位具有一定的位相性，即当声音的位相倒转时，耳蜗微音器电位的位相也发生倒转，而听神经动作电位则不能。

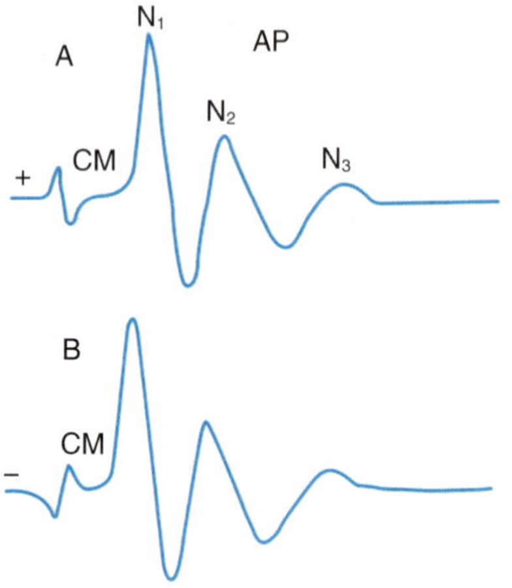

CM：耳蜗微音器电位；AP：听神经动作电位，包括 N_1、N_2、N_3 三个负电位。A 与 B 对比表明，当声音的位相倒转时，耳蜗微音器电位的位相也倒转，但听神经动作电位的位相不变。

图 9-13　耳蜗微音器电位及听神经动作电位示意图

（四）听神经动作电位

听神经动作电位是耳蜗对声波刺激所产生的一系列反应中最后出现的电变化，是耳蜗对声波刺激进行换能和编码的结果，其作用是向听觉中枢传递声波信息。根据实验中引导方法的不同，可记录到听神经复合动作电位。

1.听神经复合动作电位　它是从听神经上记录到的所有听神经纤维产生的动作电位的总和。听神经复合动作电位可反映整个听神经的兴奋状态，其振幅与声波的强度、兴奋的纤维数目和放电的同步化程度等有关，但不能反映声音的频率特性。一般认为，不同频率声波引起的听神经发放频率不同，而听神经发放频率是对声波频率进行分析的依据。实验证明，如果声波频率低于 400 Hz，听神经大体能按声波频率发放冲动；如果声波频率为 400～5000 Hz，则听神经中的纤维将分成若干组发放冲动，虽然每一组纤维的发放频率跟不上声波频率，但在每个声波周期内，总有一定数目的纤维发放冲动，各组纤维同时发放的总和则与声波频率相近。另外，持续的声波刺激所产生的复合听神经动作电位和耳蜗微音器电位重叠在一起，难以分离；而在脉冲声波刺激（如短声）产生的反应中，只要声波持续的时间足够短，听神经复合动作电位就能由于时程上的差异而和耳蜗微音器电位区分开，此时记录到的波形起始部分为耳蜗微音器电位，其形状和极性都与刺激声波的形状和极性相同，而经过一定的潜伏期后，便出现数个听神经动作电位（图 9-13B）。

2.听神经单纤维动作电位　如果把微电极刺入听神经纤维，便可记录到单一听神经纤维的动作电位，它是一种“全或无”式的反应，安静时有自发放电，声音刺激时放电频率增加。仔细分析每一听神经纤维的放电特性与声音频率之间的关系时便可发现，不同的听神经纤维对不同频率的声音敏感性不同，用不同频率的纯音进行刺激时，某一特定的频率只需很小的刺激强度便可使某一听神经纤维发生兴奋，这个频率即为该听神经纤维的特征频率（characteristic frequency，CF）或最佳频率。随着声音强度的增加，能引起单一听神经纤维放电的频率范围也增大。每一听神经纤维都具有自己特定的特征频率。听神经纤维的特征频率与该纤维末梢在基底膜上的起源部位有关，特征频率高的神经纤维起源于耳蜗底部，特征频率低的神经纤维则起源于耳蜗顶部。可见，当某一频率的声波强度增大时，能使更多的纤维兴奋，这些纤维的冲动共同向中枢传递这一声波的频率及其强度的信息。当然，对不同声波频率和强度的分析，还需要中枢神经系统活动的参与。

（五）听觉传入通路和听皮层的听觉分析功能

听神经传入纤维首先在同侧脑干的耳蜗神经核换元，换元后的纤维大部分交叉到对侧上橄榄核，再次换元后形成外侧丘系，小部分不交叉或于同侧上橄榄核换元或不换元并沿同侧外侧丘系上行。外侧丘系的纤维或直接或经下丘换元后抵达内侧膝状体，后者再发出听放射至初级听皮层。由于上橄榄核以上通路为双侧的，故该水平以上一侧通路损伤不会产生明显的听觉障碍。

初级听皮层位于颞叶上部（41 区），在人脑位于颞横回和颞上回（41 区和 42 区）。动物的听皮层音调定位（tonal localization）的组织形式如同展开的耳蜗。在人类，低音调组分分布于听皮层的前外侧，而高音调组分则分布于后内侧。听皮层的各个神经元能对听觉刺激的激发、持续时间、重复频率等诸参数，尤其是对传来的方向做出反应。这与视皮层神经元的某些特性具有相似之处。

增值服务：听觉传导通路——传导性耳聋

第四节 前庭器官

内耳前庭器官由半规管、椭圆囊和球囊组成，其主要功能是感受机体姿势和运动状态（运动觉）以及头部在空间的位置（位置觉）。这些感觉合称为平衡感觉（equilibrium sensation）。

一、前庭器官的感受装置和适宜刺激

（一）前庭器官的感受细胞

与耳蜗一样，前庭器官的感受细胞也是毛细胞，其结构和功能也类似，但有动纤毛（kinocilium）和静纤毛（stereocilium）两种纤毛。每个毛细胞只有一条动纤毛，在一个毛细胞的所有纤毛中，动纤毛最长，位于细胞顶端的一侧边缘。静纤毛较短，呈阶梯状排列，数量与耳蜗毛细胞纤毛相同。毛细胞的底部与来自前庭神经节的双极神经元周围

突形成突触。各类毛细胞的适宜刺激都是与纤毛发出处平面平行方向的机械力作用。当纤毛处于自然状态时，细胞内存在约－80 mV的静息电位，同时与毛细胞相联系的神经纤维上有一定频率的持续放电。此时若以外力使静纤毛向动纤毛一侧弯曲或偏转，毛细胞膜电位即发生去极化。如果去极化达到阈电位（－60 mV）水平，支配毛细胞的传入神经冲动发放频率就增加，表现为兴奋。相反，若以外力使动纤毛向静纤毛一侧弯曲或偏转，则毛细胞膜电位发生超极化，传入纤维的冲动发放减少，表现为抑制。这是前庭器官所有毛细胞感受外界刺激的一般规律，其换能以及向与之相联系的传入神经传递信息的机制都和耳蜗内毛细胞完全相同。在正常情况下，机体的运动状态和头部空间位置的改变都能以特定的方式改变毛细胞纤毛的导向，使相应神经纤维的发放频率发生改变。将这些信息传到中枢后引起特殊的运动觉和位置觉，并出现相应的躯体和内脏功能的反射性变化。连接处都有一个膨大部分，称为壶腹；壶腹内有一块隆起的结构，称为壶腹嵴。其中有一排毛细胞面对管腔，毛细胞顶部的纤毛都埋植在一种胶质性圆顶形壶腹帽之中。毛细胞上动纤毛与静纤毛的相对位置是固定的。在水平半规管内，当内淋巴由管腔向壶腹方向移动时，能使静纤毛向动纤毛一侧弯曲或偏转，引起毛细胞兴奋，而内淋巴向相反方向移动时则使动纤毛向静纤毛一侧弯曲或偏转弯曲，导致毛细胞抑制。在前半规管和后半规管，因毛细胞排列方向不同，内淋巴流动的方向与毛细胞反应的方式刚好相反，内淋巴离开壶腹方向的流动引起毛细胞兴奋，而朝向壶腹的流动则引起毛细胞抑制。

（二）前庭器官的适宜刺激和生理功能

半规管壶腹嵴的适宜刺激是正、负角加速度运动。人体三对半规管所在的平面相互垂直，因而可感受空间任何方向的角加速度运动。当人体直立绕身体纵轴旋转时，受刺激最大的是外半规管；当头部以冠状轴为轴心进行旋转时，受刺激的主要是前半规管和后半规管。旋转开始时，半规管内淋巴由于惯性，其启动将晚于人体和半规管本身的运动。当人体直立绕身体纵轴向左旋转时，左侧水平半规管内淋巴向壶腹方向流动，使左侧毛细胞兴奋而产生较多的神经冲动；同时，右侧水平半规管内淋巴的流动方向则为离开壶腹，使右侧毛细胞传向中枢的冲动减少。当旋转为匀速运动时，半规管内淋巴不再流动，于是两侧壶腹中的毛细胞都处于不受刺激的状态，中枢获得的信息与不进行旋转时无异。当旋转突然停止时，内淋巴由于惯性，两侧壶腹中毛细胞纤毛的弯曲方向和传入冲动情况正好与旋转开始时相反。其他两对半规管也接受与它们所处平面方向相一致的旋转变速运动的刺激。

椭圆囊和球囊的毛细胞位于囊斑上，毛细胞的纤毛埋植于位砂膜中。位砂膜是一种含位砂的胶质板，位砂主要由蛋白质和碳酸钙组成，密度大于内淋巴，因而具有较大的惯性。椭圆囊和球囊囊斑的适宜刺激是直线加速度运动（图 9-14）。

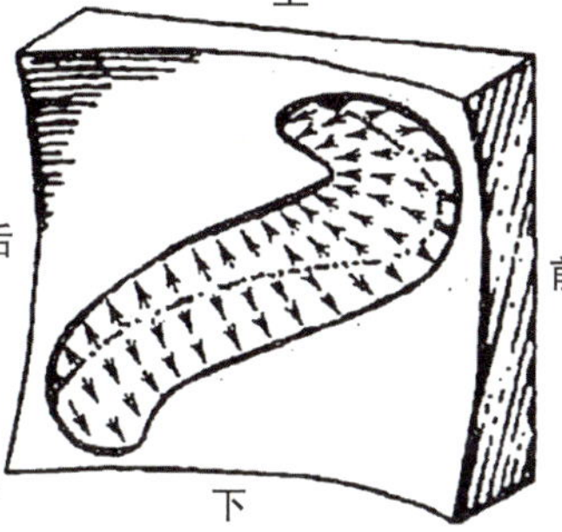

图 9-14　椭圆囊和球囊中囊斑的位置以及毛细胞顶部纤毛的排列方向

注：箭头所指方向是该处毛细胞顶部动纤毛所在位置，箭尾是同一细胞顶部静纤毛所在位置，当机体做直线加速度运动使听毛细胞弯曲的方向与某一箭头的方向一致时，该箭头所代表的毛细胞顶部静纤毛向动纤毛一侧弯曲最显著，与此同时与该毛细胞有关神经纤维有最大频率的冲动发放。

二、前庭反应

（一）前庭姿势调节反射

来自前庭器官的传入冲动，除能引起运动觉和位置觉外，还可引起各种姿势调节反射。当进行直线变速运动时，可刺激椭圆囊和球囊反射性地改变颈部和四肢的肌紧张。如乘车时车向前开动或突然加速，由于惯性，身体将后仰，但在出现后仰之前，可反射性引起躯干部屈肌和下肢伸肌紧张增强，使身体前倾以保持身体平衡。乘坐电梯时电梯上升，可反射性引起头前倾，四肢伸肌紧张抑制而下肢屈曲，产生两腿“发软”的感觉；电梯下降时，则反射性引起抬头，伸肌紧张加强而下肢伸直，产生两腿“发硬”的感觉。同样，进行旋转变速运动时，可刺激半规管反射性地改变颈部和四肢肌紧张，以维持身体平衡。如当人绕纵轴向左旋转时，可反射性地引起右侧颈部肌紧张增强，左侧减弱，头向右偏移；左侧上、下肢伸肌紧张增强肢体伸张，右侧上、下肢屈肌紧张增强，肢体屈曲，躯干向右偏移，以防摔倒。可见，这些姿势反射都与引起反射的刺激相对抗，其意义在于通过产生一定的姿势改变，以保持运动过程中的身体平衡。

增值服务：内耳前庭器官生理学和病理学的研究

（二）自主神经反应

当半规管受到过强或长时间的刺激时，可通过前庭神经核与网状结构的联系引起自主神经功能失调，导致心率加快、血压下降、呼吸频率增加、出汗、皮肤苍白、恶心、呕吐、唾液分泌增多等现象，称为前庭自主神经反应。其主要表现为以迷走神经兴奋占优势的反应。在实验室和临床上都能观察到这些现象，但临床上的反应比实验室中观察到的更加复杂。在前庭感受器过分敏感的人，一般的前庭刺激也会引起自主神经反应。晕船反应就是因为船身上下颠簸及左右摇摆使上、后半规管的感受器受到过度刺激而造成的。

（三）眼震颤

眼震颤（nystagmus）是指身体在旋转变速运动时出现的眼球不自主的节律性运动，是前庭反应中最特殊的一种反应。在生理情况下，两侧外半规管受到刺激（如绕身体纵轴旋转）时可引起水平方向的眼震颤，前半规管受刺激（如侧身翻转）时可引起垂直方向的眼震颤，后半规管受刺激（如前、后翻滚）时可引起旋转性眼震颤。人类在地平面上的活动较多，如转身、头部向后回顾等。下文以水平方向的眼震颤为例说明其发生原理。旋转时，内淋巴由于惯性而向右流动，使左侧半规管壶腹嵴内毛细胞受刺激增强，而右侧半规管正好相反，这样的刺激可反射性引起某些眼外肌的兴奋和另一些眼外肌的抑制，于是出现两眼球缓慢向右移动，这称为眼震颤的慢动相（slow component）；当眼球移动到两眼裂右侧端不能再右移时，突然快速返回到眼裂正中，这称为眼震颤的快动相（quick component）；以后再出现新的慢动相和快动相，反复不已。当旋转变为匀速转动时，旋转虽仍在继续，但眼震颤停止。当旋转突然停止时，又由于内淋巴的惯性而出现与旋转开始时方向相反的慢动相和快动相组成的眼震颤。眼震颤慢动相的方向与旋转方向相反，是由于前庭器官受刺激而引起的；快动相的方向与旋转方向一致，则为中枢进行矫正的运动。临床上用快动相来表示眼震颤的方向。进行眼震颤试验时，通常是在20秒内旋转10次后突然停止旋转，检查旋转后的眼震颤。眼震颤的正常持续时间为20～40秒，频率为5～10次。如果眼震颤的持续时间过长，说明前庭功能过敏。前庭功能过敏的人容易发生晕车、晕船和航空病等；如果眼震颤的持续时间过短，说明前庭功能减弱，某些前庭器官有病变的患者，眼震颤消失。

三、平衡感觉的中枢分析

人体的平衡感觉主要与头部的空间定向（spatial orientation）有关。头部的空间定向在很大程度上取决于前庭感受器的传入信息，但视觉的提示作用也很重要。传入信息也来自关节囊本体感受器的躯体传入冲动。它提供了身体不同部分相对位置的信息。传入信息还包括皮肤的外感受器，尤其是触-压觉感受器的传入冲动。以上传入信息在皮层水平进行综合，成为整个躯体的连续的空间定向图像。

增值服务：平衡感与晕动症

第五节 其他感觉器官

一、嗅觉感受器和嗅觉的一般性质

(一)嗅觉感受器及其适宜刺激

嗅觉(olfaction)是人和高等动物对气体中有气味物质的感觉。嗅觉器官是嗅上皮,位于鼻腔上鼻道及鼻中隔后上部的鼻黏膜中。两侧鼻腔中的嗅上皮总面积约 5 cm^2。嗅上皮由嗅细胞、支持细胞、基底细胞和鲍曼(Bowman)腺组成。嗅细胞是一种双极神经元,也是嗅觉感受器的所在部位。其顶树突伸向鼻腔,末端有 4～25 条纤毛,埋于 Bowman 腺所分泌的黏液中以防干燥;其中枢突是由无髓纤维组成的嗅丝,穿过筛骨直接进入嗅球。

嗅觉感受器的适宜刺激是空气中有气味的化学物质,即气味物质(odorant)。吸气时气味物质被嗅上皮黏液吸收并扩散到嗅细胞的纤毛,与纤毛表面膜中特异的气味物质受体(odorant receptor)结合,然后通过 G 蛋白引起第二信使类物质(如 cAMP)的产生,导致膜中电压门控钙通道开放,Na^+ 和 Ca^{2+} 流入细胞内,使嗅细胞去极化,并以电紧张方式传播至嗅细胞中枢突的轴突始段产生动作电位。动作电位沿轴突传向嗅球,继而传向更高级的嗅觉中枢,引起嗅觉。

(二)嗅觉的一般性质

自然界中的气味物质高达 2 万余种,人类能分辨和记忆其中约 1 万种。近年来,美国科学家阿克塞尔(Axel)和巴克(Buck)成功地研究了哺乳动物的气味物质受体基因,发现人类约有 1000 个基因(约占人体基因总数的 3%)用来编码气味物质受体,且每个气味物质受体基因在结构上与其他基因都有所不同。所以由这些基因编码的每个受体蛋白与气味物质结合的能力也都有所不同。另一方面,每个嗅细胞几乎只表达这 1000 种气味物质受体基因中的一种,而人的嗅上皮中仅有约 1000 种嗅细胞[嗅细胞总数为(1～2)×10^7 个]。研究发现,嗅觉具有群体编码的特性,即每个嗅细胞与不同气味物质的结合程度不同,一个嗅细胞可对多种气味物质发生反应,而一种气味物质又可激活多种嗅细胞。所以尽管嗅细胞只有 1000 种,但可产生无数种组合,形成无数种气味物质模式。这就是人类能分辨和记忆约 1 万种不同气味物质的基础。再者,嗅细胞虽可对多种气味物质发生反应,但反应程度不同,即敏感度不同。例如,某嗅细胞对气味物质 A 有强烈反应,而对气味物质 B 仅有微弱反应。此外,嗅觉系统也同其他感觉系统类似,不同气味物质的基本气味物质刺激有其专用的感受位点和传输线路;非基本气味物质则由于它们在不同线路上引起不同数量的神经冲动的组合,在中枢引起特有的主观嗅觉。

知识拓展

神奇的嗅觉

人与动物对气味物质的敏感程度称为嗅敏度。不同气味物质具有不同的嗅觉阈：粪臭素为 4×10^{-10} mg/L；人工麝香为 $5\times10^{-9}\sim5\times10^{-6}$ mg/L；乙醚为 6 mg/L。另外，即使同一个人，其嗅敏度也可发生很大范围的变动。有些疾病，如感冒、鼻炎等可明显影响人的嗅敏度。有些动物的嗅觉十分灵敏，如狗对乙酸的敏感度比人高1000万倍。嗅觉的另一个特点是适应较快，当某种气味物质突然出现时，可引起明显的嗅觉，如果这种气味物质继续存在，感觉便很快减弱，甚至消失，所谓"入芝兰之室，久而不闻其香；入鲍鱼之肆，久而不闻其臭"就是嗅觉适应的良好例子。

二、味觉感受器和味觉的一般性质

(一)味觉感受器及其适宜刺激

味觉(gustation)是人和动物对食物中有味道物质的感觉。味觉感受器是味蕾。味蕾主要分布于舌背部表面和舌缘。口腔和咽部黏膜表面也有散在的味蕾存在。味蕾由味细胞、支持细胞和基底细胞组成。味细胞是味觉感受细胞，其顶端有纤毛，称味毛，从味蕾的味孔中伸出，暴露于口腔，是味觉感受的关键部位。味细胞周围有味觉神经末梢包绕。舌前 2/3 味蕾受面神经中的感觉纤维支配，舌后 1/3 味蕾受舌咽神经中的感觉纤维支配，还有少数味蕾受迷走神经的感觉纤维支配。味觉感受器的适宜刺激是食物中有味道的物质，即味觉物质(tastant)。

(二)味觉的一般性质

人类能分辨出的不同味觉可能有 4000～10000 种，但研究表明，基本的味觉仅有甜、酸、咸、苦和鲜五种。人的舌表面对不同味觉物质刺激的敏感度在不同部位是不同的。一般为舌尖部对甜味较敏感，舌两侧对酸味较敏感，舌两侧前部对咸味较敏感，而软腭和舌根部则对苦味较敏感。鲜味一词来自日语，是由谷氨酸钠所产生的味觉，目前对鲜味的认识远不如其他四种基本味觉。味觉的敏感度往往受食物温度的影响。在 20～30 ℃时，味觉的敏感度最高。另外，味觉的分辨力和对某些食物的偏爱，也受血液中化学成分的影响，如肾上腺皮质功能低下的患者，由于血中 Na^+ 减少，因而喜食咸味食物，且可提高分辨 Na^+ 浓度的能力。实验证实，正常大鼠能辨出 1∶2000 的 NaCl 溶液，当切除肾上腺皮质后，能辨别出 1∶33000 的 NaCl 溶液。

味觉强度与味觉物质浓度有关。浓度越高，所产生的味觉越强。此外，味觉强度也与唾液的分泌有关。唾液可稀释味蕾处的味觉物质浓度，从而改变味觉强度。味细胞的静息电位为－60～－40 mV。当给予味觉物质刺激时，可使不同离子的膜电导发生改变，从而产生去极化感受器电位。目前已成功地用微电极在动物的单一味细胞上记录到感受器电位。

思考题

1.不同年龄的人，晶状体形态的差异是什么？

2.机体缺乏维生素A时，视力会有何变化？为什么？

3.何为视觉的三原色学说？

4.近视眼和远视眼看远物时在调节上有何不同？

5.内耳受损后可出现哪些功能障碍？为什么？

6.中耳的传音功能有哪些？中耳发生增压效应的原因是什么？

第十章　神经系统的功能

学习目标

知识目标：掌握神经纤维传导兴奋特征，化学突触兴奋传递过程及其机制、神经肌肉接头的传递过程，外周递质的种类、乙酰胆碱和去甲肾上腺素受体的分布与作用，中枢兴奋传递的特征、突触后抑制和突触前抑制，丘脑的感觉投射系统、大脑皮层第一躯体感觉区感觉分析功能和特点，大脑皮层主要运动区的功能，自主神经系统的活动特点，脑电图波形和机制、睡眠的时相。

熟悉电突触、非定向突触，中枢神经元的联系方式，脊髓的传导通路、痛觉生理，脑干对肌紧张和姿势的调节、小脑的功能、基底神经节损伤导致的疾病，内脏活动的中枢。

了解神经元的一般结构和功能、神经胶质细胞的功能，中枢神经递质的种类，中枢抑制，大脑皮层的其他感觉代表区功能，大脑皮层的运动传导通路，学习和记忆的分类、优势半球和语言中枢。

能力目标：运用所学内容理论联系实际，分析临床相关疾病的临床表现和发病机制。

素质目标：培养学生创新意识和临床思维。

导入及思考

患者男性，62岁，因手颤抖、行动迟缓、易跌倒且渐进性加重入院。患者呈面具样表情、静止性震颤、肌肉强直、弯腰姿态，行走时呈慌张步态。初步诊断为帕金森病。

请思考：

1.基底神经节包含哪些结构？

2.基底神经节的哪种(些)部位损伤会导致帕金森病？

3.患者出现静止性震颤、慌张步态的原因是什么？

神经系统(nervous system)是机体最重要也是最复杂的系统。体内各系统和器官都在神经系统的直接或间接调控下,协助精确地完成正常的生理功能,并能对体内外环境的各种变化做出迅速且完善的适应性调节,共同维持整体的正常生命活动。相较于其他动物,人类神经系统更为发达。大脑皮质在社会交流和生产劳动中高度发展和不断完善,产生了语言、思维、学习和记忆等高级活动,使人类能够自主地认识、适应和改造环境。神经系统通常分为中枢神经系统和周围神经系统两部分,前者是指脑和脊髓,后者则为脑和脊髓以外的部分。本章主要介绍中枢神经系统的生理功能。

第一节　神经系统功能活动的基本原理

一、神经元和神经胶质细胞

神经系统内主要包含神经细胞和神经胶质细胞两类细胞。神经细胞(neurocyte)又称神经元(neuron),是一种高度分化的细胞。神经元是构成神经系统结构和功能的基本单位。神经胶质细胞主要对神经元起支持、保护和营养等辅助作用,并通过再生修复受损的神经组织。

(一)神经元

1.神经元的基本结构和功能　人类中枢神经系统内约含 10^{11} 个神经元,各类神经元的大小和形态可相差很大,但其结构大致可分为胞体和突起两部分。突起可分为树突和轴突两种(图 10-1)。一个神经可有一个或多个树突,但一般只有一个轴突。胞体发出轴突的部位称为轴丘。轴突的起始部分称为起始段。在轴突的末端有许多分支,每个分支末梢的膨大部分称为突触小体。它与另一个神经元相接触而形成突触。

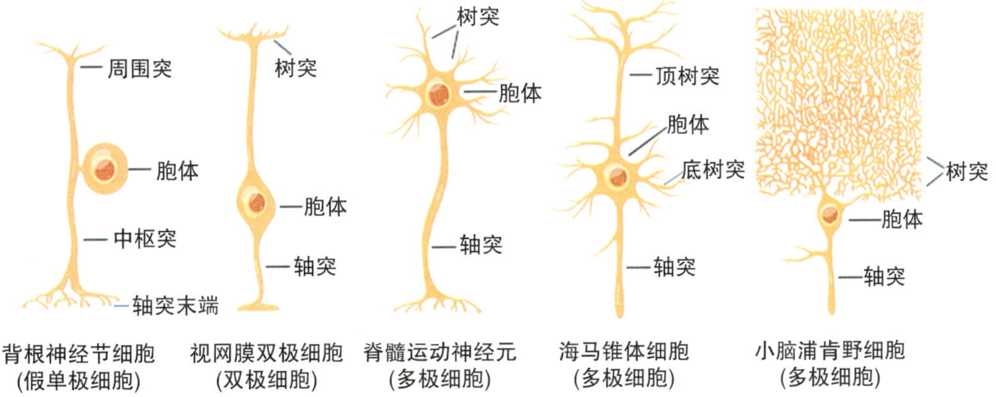

图 10-1　运动神经元模式图

神经元的主要功能是接受、整合和储存传导信息。胞体和树突通常是接受和整合信息的部位;轴突始段是产生动作电位的部位;轴突是传导动作电位的部位;而突触末梢则是信息从一个神经元传递给另一个神经元或效应细胞的部位。在中枢神经系统,突触大多形成于胞体和树突膜上，尤以后者为多。

2.神经纤维及其功能　运动神经元的轴突和感觉神经元的长树突，二者统称为轴索；轴索外面包有髓鞘或神经膜称为神经纤维。在周围神经系统，形成髓鞘或神经膜的细胞是施万细胞，而在中枢则为少突胶质细胞。根据髓鞘的有无，神经纤维可分为有髓神经纤维和无髓神经纤维。神经纤维末端称为神经末梢。神经纤维具有兴奋传导和轴浆运输的双重功能。

(1)神经纤维的兴奋传导：神经纤维的主要功能是传导兴奋。在神经纤维上传导着的兴奋或动作电位称为神经冲动(nerve impulse)，简称冲动。

1)神经纤维传导兴奋的特征：①完整性。神经纤维只有在其结构和功能上都完整时才能传导兴奋；如果神经纤维受损或被切断，或局部应用麻醉剂，兴奋传导将受阻。②绝缘性。一根神经干内含有许多神经纤维，但神经纤维传导兴奋时基本上互不干扰。其主要原因是细胞外液对电流的短路作用，即当微弱的局部电流流入大容量的细胞外液后便迅速消失，相当于电路接地，结果使局部电流主要在一条神经纤维上构成回路。③双向性。刺激神经纤维上任何一点，只要刺激足够强，引起的兴奋可沿纤维向两端传播。但在人体内，神经冲动总是由胞体传向末梢，表现为传导的单向性，这是由神经元的极性所决定的。④相对不疲劳性。连续电刺激神经数小时至十几小时，神经纤维始终能保持其传导兴奋的能力，表现为不易发生疲劳。

2)影响神经纤维传导速度的因素：不同类型的神经纤维传导兴奋的速度有很大的差别，这与神经纤维直径的大小、有无髓鞘、髓鞘的厚度以及温度的高低等因素有关。神经纤维直径越大，传导速度越快。有髓神经纤维以跳跃式传导的方式传导兴奋，因而其传导速度远比无髓神经纤维快。有髓神经纤维的髓鞘在一定范围内增厚，传导速度将随之增快；轴索直径与神经纤维直径之比为0.6∶1时，传导速度最快。温度在一定范围内升高也可加快传导速度。在临床上，测定神经传导速度有助于诊断神经纤维的疾患和估计神经损伤的预后。

3)神经纤维的分类：厄尔兰格(Erlanger)和加塞(Gasser)根据神经纤维兴奋传导速度的差异，将哺乳动物的周围神经纤维分为A、B、C三类，其中A类纤维再分为α、β、γ、δ四个亚类(表10-1)。在感觉神经中，又根据纤维的直径和来源将其分为Ⅰ($Ⅰ_a$和$Ⅰ_b$)、Ⅱ、Ⅲ、Ⅳ四类。目前，前一种分类法多用于传出纤维，后一种分类法则常用于传入纤维。

表10-1　神经纤维的分类

纤维类型	功能	纤维直径/μm	传导速度/(m/s)	相当于传入纤维的类型
A(有髓鞘)				
α	本体感觉、躯体运动	13～22	70～120	$Ⅰ_a$、$Ⅰ_b$
β	触-压觉	8～13	30～70	Ⅱ
γ	支配梭内肌(使其收缩)	4～8	15～30	

续表

纤维类型	功能	纤维直径/μm	传导速度/(m/s)	相当于传入纤维的类型
δ	痛觉、温度觉、触-压觉	1～4	12～30	Ⅲ
B(有髓鞘)	自主神经节前纤维	1～3	3～15	
C(无髓鞘)				
后根	痛觉、温度觉、触-压觉	0.4～1.2	0.6～2.0	Ⅳ
交感	交感节后纤维	0.3～1.3	0.7～2.3	

注：I_a类纤维直径稍粗，为 12～22 μm；I_b类纤维直径略细，约 12 μm。

(2)神经纤维的轴浆运输：神经元胞体与轴突是一个整体，胞体与轴突之间必须经常进行双向物质运输交换和信息交流。这种通过轴浆进行的物质转运，称为轴浆运输(axoplasmic transport)。轴浆运输可分为自胞体向轴突末梢的顺向轴浆运输(anterograde axoplasmic transport)和自末梢到胞体的逆向轴浆运输(retrograde axoplasmic transport)两类，以顺向轴浆运输为主。

1)顺向轴浆运输：根据轴浆运输的速度，顺向轴浆运输又可分为快速轴浆运输和慢速轴浆运输两类。顺向快速运输主要运输具有膜结构的细胞器，如线粒体、突触囊泡和分泌颗粒等；在猴、猫等动物坐骨神经内的运输速度约为 410 mm/d。慢速轴浆运输由胞体合成的蛋白质所构成的微管和微丝等结构不断向末梢方向延伸，其他轴浆的可溶性成分也随之以较慢的速度(1～12 mm/d)被顺向运输，其具体机制仍不清楚。

2)逆向轴浆运输：一些能被轴突末梢摄取的物质，如神经营养因子、狂犬病病毒、破伤风毒素等，在入胞后可沿轴突被逆向运输到胞体，对神经元的活动和存活产生影响。逆向轴浆运输的速度约为 205 mm/d。

3.神经的营养性作用(trophic action)　神经能使所支配的组织在功能上发生变化，例如，引起肌肉收缩、腺体分泌等，这一作用称为神经的功能性作用。神经末梢还经常释放某些营养性因子，调整所支配组织的内在代谢活动，影响其持久性的结构、生化和生理的变化。这一作用称为神经的营养性作用。神经的营养性作用在正常情况下不易被觉察，但当神经被切断后即可明显表现出来，它所支配的肌肉内糖原合成减慢，蛋白质分解加速，肌肉逐渐萎缩。例如，脊髓灰质炎患者一旦前角运动神经元变性死亡，它所支配的肌肉将发生萎缩。

4.神经营养因子(neurotrophin，NT)　神经所支配的组织(如肌肉)和星形胶质细胞产生神经营养因子是一类为神经元生长与存活所必需的蛋白质分子。神经营养因子通常在神经末梢以受体介导入胞的方式进入末梢，再经逆向轴浆运输抵达胞体，促进胞体合成有关的蛋白质，从而发挥其支持神经元生长、发育和功能完整性的作用。有些 NT 由神经元产生，经顺向轴浆运输到达神经末梢，对突触后神经元的形态和功能完整性起支持作用。

目前已被确定的 NT 有神经生长因子(nerve growth factor，NGF)、脑源性神经营养因子(brain-derived neurotrophic factor，BDNF)、神经营养因子 3 和神经营养因子

4/5，可能还有神经营养因子6。除以上经典的神经营养因子外，能影响神经元生长的还有睫状神经营养因子、胶质细胞源性神经营养因子、白血病抑制因子、胰岛素样生长因子-1、转化生长因子、表皮生长因子、成纤维细胞生长因子和血小板源性生长因子等。

（二）神经胶质细胞

神经胶质细胞广泛分布于中枢和周围神经系统中。在人类的中枢神经系统中，胶质细胞主要有星形胶质细胞、少突胶质细胞和小胶质细胞三类，其总数达$(1\sim5)\times10^{12}$个，为神经元的10～50倍。在周围神经系统中，胶质细胞主要有形成髓鞘的施万细胞和位于神经节内的卫星细胞等。

1.胶质细胞的特征　与神经元相比，胶质细胞也有突起，但无树突和轴突之分；细胞之间不形成化学突触，但普遍存在缝隙连接。它们也有随细胞外K^+浓度改变而改变的膜电位，但不能产生动作电位。在星形胶质细胞膜中还存在多种神经递质的受体。此外，胶质细胞终身具有分裂增殖能力。

2.胶质细胞的功能　中枢少突胶质细胞和外周施万细胞的主要功能是形成髓鞘，中枢小胶质细胞属于吞噬细胞，而中枢星形胶质细胞是数量最多，也是功能最为复杂的胶质细胞。实际上目前对胶质细胞的功能了解较少，主要有以下几方面的推测：

（1）支持和引导神经元迁移：中枢内星形胶质细胞的长突起在脑和脊髓内交织成网，形成支持神经元胞体和纤维的支架。此外还观察到，在人和猴的大脑和小脑皮层发育过程中，发育中的神经元沿胶质细胞突起的方向迁移到它们最终的定居部位。

（2）修复和再生作用：当脑和脊髓受伤时，小胶质细胞能转变成巨噬细胞，清除变性的神经组织碎片。碎片清除后留下的缺损，则主要依靠星形胶质细胞的增生来充填，但过度增生则可形成脑瘤，成为癫痫发作的病灶。

（3）绝缘、隔离作用：星形胶质细胞的突起可覆盖投射到同一神经元集群的每一神经末梢，以免不同来源传入纤维的相互干扰；也可包裹终止于同一神经元树突干上成群的轴突末端，形成突触小球，将它们与其他神经元及其突起分隔开来，以防止对邻近神经元产生影响。

（4）免疫应答作用：星形胶质细胞是中枢内的抗原呈递细胞，其质膜中存在特异性主要组织相容性复合分子Ⅱ，后者能与经处理过的外来抗原结合，将其呈递给T淋巴细胞。

（5）参与血-脑屏障的形成：星形胶质细胞的血管周足与毛细血管内皮紧密相连，是构成血-脑屏障的重要组成部分，构成血-脑脊液屏障和脑-脑脊液屏障的脉络丛上皮细胞和室管膜细胞也属于胶质细胞。

（6）物质代谢和营养作用：星形胶质细胞通过血管周足和突起连接毛细血管与神经元，对神经元起运输营养物质和排出代谢产物的作用；此外，还能产生神经营养因子，以维持神经元的生长、发育和功能的完整性。

（7）稳定细胞外的K^+浓度：星形胶质细胞膜上的钠泵活动可将细胞外过多的K^+泵入胞内，并通过缝隙连接将其分散到其他胶质细胞，以维持细胞外合适的K^+浓度，有助于神经元电活动的正常进行。当增生的胶质细胞发生瘢痕变化时，钠泵泵K^+的能力减弱，可导致细胞外高 K^+ 浓度，使神经元的兴奋性增高，从而触发癫痫样放电。

增值服务：小胶质细胞对神经元细胞发育的影响

二、神经元的信息传递

神经元与神经元之间、神经元与效应细胞之间的信息传递都是通过突触进行的。在突触处的信息传递过程称为突触传递（synaptic transmission）。由于突触数目巨大，且具有可塑性，因而神经系统内的信息沟通十分复杂。另外，根据信息传媒的不同，可将突触传递分为化学突触（chemical synapse）传递和电突触（electrical synapse）传递两大类。前者以某些特定的化学物质（即神经递质）为其信息传媒，后者则以离子电流为其信息传媒。

（一）化学突触传递

化学突触传递是神经系统信息传递的主要形式。化学突触根据突触前后两部分之间的解剖学关系，可将化学突触分为定向突触和非定向突触两种不同类型。

1.定向突触（directed synapse）传递　定向突触是指突触前、后两部分之间有紧密解剖关系的突触（图 10-2），其典型例子是骨骼肌神经-肌接头和神经元之间的经典突触。

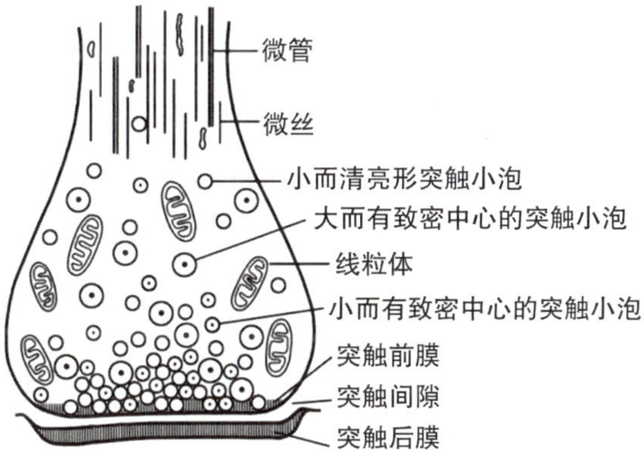

图 10-2　化学突触结构示意图

（1）突触的微细结构：化学突触一般由突触前膜、突触间隙和突触后膜三部分组成。突触的突触前膜和突触后膜较一般神经元膜稍厚，约 7.5 nm，突触间隙宽 20～40 nm。在突触前末梢的轴浆内含有较多的线粒体和大量囊泡，后者称为突触囊泡（synaptic vesicle），其直径为 20～80 nm，内含高浓度的神经递质。不同突触内所含突触囊泡的大小和形态不完全相同，其含有的神经递质也不同。递质释放仅限于在形态学上与其他部位具有明显区别的特定膜结构区域，即为活性区（active zone）；在活性区相对应的突触后膜中则存在相应的特异性受体或递质门控通道。

(2)突触的分类:按接触部位分,突触包括轴突-胞体、轴突-树突和轴突-轴突等类型(图 10-3)。按对突触后神经元功能活动的影响,突触可分为兴奋性突触与抑制性突触两种。

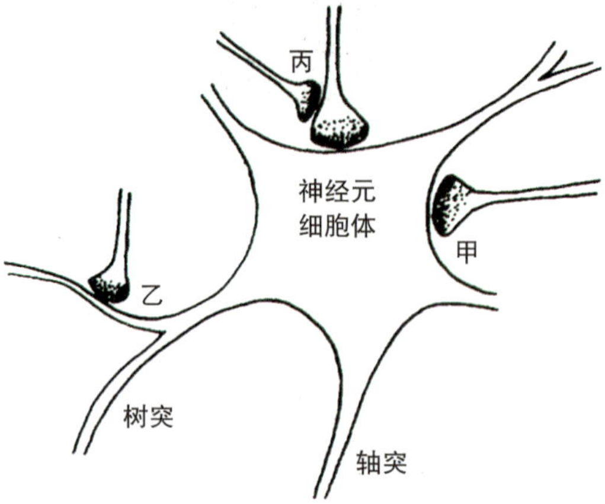

甲:轴突与细胞体相接触;乙:轴突与树突相接触;丙:轴突与轴突相接触。

图 10-3 突触类型

(3)突触传递过程:当突触前神经元的兴奋传到末梢时,突触前膜去极化,当去极化达到一定水平时,突触前膜中的电压门控钙通道开放,Ca^{2+} 从细胞外进入突触前末梢轴浆内,导致轴浆内 Ca^{2+} 浓度的瞬时升高,由此触发突触囊泡的出胞,即引起末梢递质的量子式释放。随后,轴浆内 Ca^{2+} 主要由 Na^{+}-Ca^{2+} 交换迅速外流而恢复轴浆内 Ca^{2+} 浓度。递质的释放量与进入轴浆内的 Ca^{2+} 量呈正相关。递质释入突触间隙后,经扩散抵达突触后膜,作用于后膜中的特异性受体或递质门控通道,引起后膜对某些离子通透性的改变,使某些带电离子进出后膜,突触后膜即发生一定程度的去极化或超极化。突触后膜的这种电位变化称为突触后电位(postsynaptic potential)。

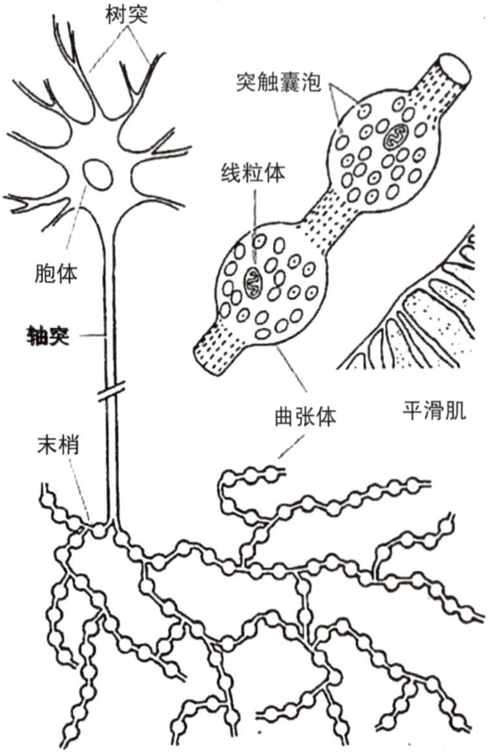

图 10-4 非定向突触传递结构示意图

2. 非定向突触(non-directed synapse)传递 非定向突触是指突触前末梢释放的递质可扩散至距离较远和范围较广的突触后结构,也称非突触性化学传递(non-synaptic chemical transmission)。

其典型例子是自主神经(多见于交感神经)节后纤维与效应细胞之间的接头,如交感神经末梢到达血管平滑肌或心肌处的神经-肌接头(图 10-4)。肾上腺素能神经元的轴突末梢有许多分支。分支上约每隔 5 μm 出现一个膨大结构,称为曲张体(varicosity)。一个神经元上的曲张体可多达 2×10^4 个。曲张体外无施万细胞包裹。曲张体内含大量小而具有致密中心的突触囊泡,内含高浓度的去甲肾上腺素;但曲张体并不与突触后效应细胞形成经典的突触联系,而是沿分支抵达效应细胞的近旁。当神经冲动传到曲张体时,递质从曲张体释出,经扩散与效应细胞上的相应受体结合,产生与突触后电位相似的接头电位(junction potential)。大脑皮层内一些无髓鞘的去甲肾上腺素能纤维、黑质的多巴胺能纤维以及脑干 5-羟色胺能纤维均以这种模式进行传递。此外,在轴突末梢以外的部位也能进行非定向突触传递,如有的轴突膜能释放乙酰胆碱,有的树突膜能释放多巴胺等。

与定向突触传递相比,非定向突触传递的特点有:①突触前、后结构不存在一对一的关系,一个曲张体释放的递质可作用于突触后结构的许多靶点,即相应的受体,但其分布较为分散。②递质扩散的距离较远,且远近不等。曲张体与效应细胞之间的距离一般大于 20 nm,甚至超过 400 nm,故突触传递的时间较长,且长短不一。③释放的递质能否产生效应,取决于突触后结构上有无相应受体。

3.突触后电位　根据突触后膜发生去极化或超极化电位变化,可将突触后电位分为兴奋性突触后电位和抑制性突触后电位两种。

(1)兴奋性突触后电位(excitatory postsynaptic potential,EPSP):突触后膜在某种神经递质作用下产生的局部去极化电位变化称为兴奋性突触后电位。如脊髓前角运动神经元接受肌梭的传入纤维投射而形成突触联系。当电刺激相应肌梭的传入纤维后约 0.5 ms,运动神经元胞体的突触后膜即发生去极化。EPSP 的形成是兴奋性递质作用于突触后膜的相应受体,使某些离子通道开放,后膜对 Na^+ 和 K^+ 的通透性增大,且 Na^+ 内流大于 K^+ 外流,故发生净内向电流,导致后膜出现局部去极化。

(2)抑制性突触后电位(inhibitory postsynaptic potential,IPSP):突触后膜在某种神经递质作用下产生的局部超极化电位变化称为抑制性突触后电位。如来自伸肌肌梭的传入冲动在兴奋脊髓伸肌运动神经元的同时,通过抑制性中间神经元抑制脊髓屈肌运动神经元。若电刺激伸肌肌梭的传入纤维,屈肌运动神经元膜将出现超极化。其产生机制是抑制性中间神经元释放的抑制性递质作用于突触后膜,使后膜中的氯通道开放,引起外向电流,结果使突触后膜发生超极化。此外,IPSP 的形成还可能与突触后膜钾通道的开放或钠通道和钙通道的关闭有关。

4.突触后神经元的兴奋和抑制　一个突触后神经元常与多个突触前神经末梢构成突触,产生的突触后电位既有 EPSP,也有 IPSP。因此,突触后神经元胞体就好比是个整合器,突触后膜上电位改变的总趋势取决于同时或几乎同时产生的 EPSP 和 IPSP 的代数和。当总趋势为超极化时,突触后神经元表现为抑制;而当突触后膜去极化并达到阈电位水平时,即可爆发动作电位。但动作电位并不首先发生在胞体,而是发生在运动神经元和中间神经元的轴突始段,或是感觉神经元有髓鞘神经轴突的第一个郎飞结处。

这是因为电压门控钠通道在这些部位的质膜中密度较大，而在胞体和树突膜中则很少分布。动作电位一旦爆发便可沿轴突传向末梢而完成兴奋传导。产生的动作电位也可逆向传到胞体，其意义可能在于消除神经元此次兴奋前不同程度的去极化或超极化。因为神经元在经历一次兴奋后，即进入绝对不应期，只有当绝对不应期结束后，神经元才能接受新的刺激而再次兴奋。

5.突触可塑性(synaptic plasticity)　突触可塑性是指突触的形态和功能可发生较持久改变的特性或现象。但从生理学的角度看，突触可塑性主要是指突触传递效率的改变。突触可塑性普遍存在于中枢神经系统中，与未成熟神经系统的发育以及成熟后的学习、记忆和脑的其他高级功能活动密切相关。突触可塑性主要有以下几种形式：

(1)强直后增强(post-tetanic potentiation，PTP)：突触前神经元接受一短串高频刺激(即强直刺激)后突触效能增强的现象即为强直后增强。通常可持续数分钟，最长可持续1小时或1小时以上。强直刺激可使大量Ca^{2+}进入突触前末梢内。进入末梢内的Ca^{2+}需要较长时间才能进入细胞内的钙库，且末梢内这些钙库可出现暂时性Ca^{2+}饱和，使轴浆内游离Ca^{2+}暂时蓄积，结果使递质持续大量释放，导致突触后电位持续增强。

(2)习惯化(habituation)和敏感化(sensitization)：习惯化通常由反复的平和刺激而引起。刺激刚开始时通常有新奇感并引起一定反应，但随着刺激的重复，便对该刺激习以为常而不再予以重视。习惯化的产生是由于突触前末梢钙通道逐渐失活，Ca^{2+}内流减少，因而递质释放减少所致。相反，敏感化则是一种对原有刺激反应增强和延长的表现，一般由伤害性刺激所触发。一次或多次外加的伤害性刺激可使平和刺激所引起的反应增强。敏感化则因突触前末梢膜中钙通道开放时间延长，Ca^{2+}内流增多，致使末梢递质释放增多而引起，实质上是突触前易化(见后文)。一般认为，习惯化和敏感化都是短时程的；但有时也可持续数小时或数周，但其长时程反应可能与某些蛋白质的合成和突触结构的改变有关。

(3)长时程增强和长时程抑制：长时程增强(long-term potentiation，LTP)是指突触前神经元在短时间内受到快速重复的刺激后，在突触后神经元快速形成的持续时间较长的EPSP增强，表现为潜伏期缩短、幅度增高、斜率加大。与强直后增强相比，LTP的持续时间要长得多，最长可达数日；且由突触后神经元胞质内Ca^{2+}增加，而非突触前末梢轴浆Ca^{2+}增加而引起。LTP可见于神经系统的许多部位，尤其多见于与学习记忆有关的脑区，已被公认是脊椎动物学习和记忆的细胞学基础。

长时程抑制(long-term depression，LTD)是指突触强度的长时程减弱。LTD也广泛存在于中枢神经系统。持续时间更长的LTP和LTD还涉及蛋白质合成以及突触和树突棘的结构改变。

(二)电突触传递

电突触传递的结构基础是缝隙连接，也称电突触。缝隙连接通道允许带电离子和许多有机分子从一个细胞的胞质直接流入另一个细胞的胞质，以离子电流为基础的局部电流和突触后电位能以电紧张的形式通过电突触。因此，两个细胞之间以电突触相连接的关系称为电紧张耦联(electrotonically coupled)。一般情况下，电突触传递具有双向性、低电阻性和快速性等特点。电突触传递普遍存在于成年哺乳动物的中枢神经系统和视网膜中，电突触传递主要发生在同类神经元之间，促进同类神经元集群的同步化活动。

三、神经递质和受体

（一）神经递质

神经递质（neurotransmitter）是指由突触前神经元合成并在末梢处释放，能特异性作用于突触后神经元或效应细胞的受体，并使突触后神经元或效应细胞产生一定效应的信息传递物质。哺乳动物的神经递质种类很多，已知的达 100 多种。根据其化学结构，可将神经递质分成若干大类。

1.递质的鉴定　一般认为，神经递质应符合或基本符合以下条件：①突触前神经元应具有合成递质的前体和酶系统，并能合成该递质。②递质储存于突触囊泡内，当兴奋冲动抵达末梢时，囊泡内的递质能释放入突触间隙。③递质释出后经突触间隙作用于突触后膜中的特异受体而发挥其生理作用。人为施加递质至突触后神经元或效应细胞旁，应能引起相同的生理效应。④存在使该递质失活的酶或其他失活方式（如重摄取）。⑤有特异的受体激动剂和拮抗剂，能分别模拟或阻断相应递质的突触传递作用。随着科学的发展，已发现有些物质（如一氧化氮、一氧化碳等）虽不完全符合上述经典递质的五个条件，但所起的作用与递质完全相同，故也将它们视为神经递质。

2.调质的概念　除递质外，神经元还能合成和释放一些化学物质。它们并不在神经元之间直接起信息传递作用，而是增强或削弱递质的信息传递效率。这类对递质信息传递起调节作用的物质称为神经调质（neuromodulator）。调质所发挥的作用称为调制作用（modulation）。由于递质在有些情况下也可起调质的作用，而在另一些情况下调质也可发挥递质的作用，因此两者之间并无十分明确的界限。

3.递质共存（neurotransmitter co-existence）现象　过去曾认为，一个神经元内只存在一种递质，其全部末梢只释放同一种递质，这一观点称为戴尔原则。现在看来，这一观点应予修正。因为已发现有两种或两种以上的递质（包括调质）共存于同一神经元内，这种现象称为递质共存。递质共存的意义在于协调某些生理功能活动。

4.递质的代谢　递质的代谢包括递质的合成、储存、释放、降解、重摄取和再合成等步骤。乙酰胆碱和胺类递质都在有关合成酶的催化下，且多在胞质中合成，然后储存于突触囊泡内。肽类递质则在基因调控下，通过核糖体的翻译，并在翻译后经酶切加工等过程而形成。突触前末梢释放递质的过程已在前文中介绍。递质与受体结合及生效后很快被消除。消除的方式主要有酶促降解和被突触前末梢重摄取等。如乙酰胆碱的消除依靠突触间隙中的胆碱酯酶，其能迅速水解乙酰胆碱为胆碱和乙酸，胆碱则被重摄取回末梢内，用于重新合成新递质；去甲肾上腺素主要通过末梢的重摄取及少量通过酶解失活而被消除；肽类递质的消除主要依靠酶促降解。

（二）受体

神经系统的受体具有一般受体的基本特征，但它们一般以神经递质为自然配体，且一般为膜受体。膜受体一般存在于突触后膜，但也可分布于突触前膜。分布于突触前膜的受体称为突触前受体(presynaptic receptor)。突触前受体被激动后，可调制突触前末梢的递质释放，即抑制或易化递质的释放。如突触前膜释放的去甲肾上腺素作用于突触前 α_2 受体，可抑制突触前膜对去甲肾上腺素的进一步释放，这种类型的突触前受体也称自身受体(autoreceptor)。有些突触前受体被激动时能易化递质释放，如交感神经末梢的突触前血管紧张素受体被血管紧张素Ⅱ激动后，可易化突触前膜释放去甲肾上腺素。

临床上和实验室研究中使用的许多药物实际上就是神经系统受体的激动剂(agonist)或拮抗剂(antagonist)，两者都能与受体特异结合，但前者与受体结合后能产生与自然配体相同的生物效应，而后者则不产生效应，反因占据受体而产生对抗自然配体或激动剂的效应。神经系统的受体具有以下一些重要的共同特性。

1.受体的亚型　据目前所知，每一种受体都有若干种亚型(subtype)。例如，胆碱能受体可分为毒蕈碱受体(M受体)和烟碱受体(N受体)，N受体可再分为 N_1 受体和 N_2 受体亚型；肾上腺素能受体则可分为 α 受体和 β 受体，α 受体和 β 受体又可再分为 α_1 受体、α_2 受体亚型和 β_1 受体、β_2 受体、β_3 受体亚型。受体亚型的出现，表明一种递质能通过作用于多种不同受体或受体亚型而产生多样性生物效应。

2.受体的调节　膜受体蛋白的数量和与递质结合的亲和力在不同的生理或病理情况下均可发生改变。当递质分泌不足时，受体的数量将逐渐增加，亲和力也逐渐升高，称为受体的上调(up regulation)；反之，当递质释放过多时，则受体的数量和亲和力均下降，称为受体的下调(down regulation)。由于膜的流动性，储存于细胞内膜结构中的受体蛋白可表达于细胞膜中，使发挥作用的受体数量增多；而细胞膜中的受体也可通过受体蛋白的内吞入胞，即内化(internalization)，减少膜中发挥作用的受体数量。至于受体亲和力的改变，通常是通过受体蛋白的磷酸化或去磷酸化而实现的。当然，受体数量和亲和力的调节都是受控的。

(三)主要的神经递质和受体系统

1.乙酰胆碱(acetylcholine，ACh)及其受体　乙酰胆碱是胆碱的乙酰酯。以ACh为递质的神经元称为胆碱能神经元(cholinergic neuron)。胆碱能神经元在中枢分布极为广泛，如脊髓前角运动神经元、丘脑后部腹侧的特异性感觉投射神经元等，都是胆碱能神经元。脑干网状结构上行激活系统的各个环节、纹状体、前脑基底核、边缘系统的梨状区、杏仁核、海马等部位也都有胆碱能神经元。以ACh为递质的神经纤维称为胆碱能纤维(cholinergic fiber)。在外周，支配骨骼肌的运动神经纤维、所有自主神经节前纤维、大多数副交感节后纤维(少数释放肽类或嘌呤类递质的纤维除外)、少数交感节后纤维(如支配多数小汗腺的纤维和支配骨骼肌血管的舒血管纤维)都属于胆碱能纤维。

能与ACh特异性结合的受体称为胆碱能受体(cholinergic receptor)。根据其药理学特性，胆碱能受体可分为毒蕈碱受体(muscarinic receptor，M受体)和烟碱受体(nicotinic receptor，N受体)两类。这两类受体广泛分布于中枢和周围神经系统。分布有胆碱能受体的中枢神经元称为胆碱能敏感神经元。在外周，M受体分布于大多数副交感节后纤维(除少数释放肽类或嘌呤类递质的纤维外)支配的效应细胞、交感节后纤维支配的汗腺和骨骼肌血管的平滑肌细胞膜上。由不同基因编码的5种M受体亚型(M_1~M_5)已被克隆,均为G蛋白耦联受体。N受体可分为N_1受体和N_2受体两种亚型:前者分布于中枢神经系统和自主神经节后神经元上,因而又称神经元型烟碱受体(neuron-type nicotinic receptor);后者位于骨骼肌神经-肌接头处的终板膜中,所以也称肌肉型烟碱受体(muscle-type nicotinic receptor)。两种N受体都是促离子型受体,具有递质门控特性,也称N型ACh受体阳离子通道。

中枢胆碱能系统参与几乎所有的中枢神经系统功能,包括学习与记忆、觉醒与睡眠、感觉与运动、内脏活动以及情绪等多方面的调节。而周围胆碱能系统则主要涉及自主神经系统和骨骼肌活动的调节。M受体激活时的效应包括心脏活动抑制,支气管平滑肌、胃肠平滑肌、膀胱逼尿肌和虹膜环形肌收缩,消化腺、汗腺分泌增加和骨骼肌血管舒张等。这些作用统称为毒蕈碱样作用(muscarine-like action),简称M样作用,可被M受体拮抗剂阿托品阻断。在自主神经节中,小剂量ACh能激活N_1受体而兴奋节后神经元,也能激活N_2受体而使骨骼肌收缩,但大剂量ACh则可阻断自主神经节的突触传递。这些作用统称为烟碱样作用(nicotine-like action),简称N样作用,它不能被阿托品阻断,但能被筒箭毒碱、美加明、六烃季铵、戈拉碘铵、十烃季铵等阻断。

2.单胺类递质及其受体 单胺类递质包括去甲肾上腺素、肾上腺素、多巴胺、5-羟色胺和组胺等,其中前三者属于儿茶酚胺(catecholamine)类,即含邻苯二酚结构的胺类。

(1)去甲肾上腺素(norepinephrine, NE 或 noradrenaline, NA)和肾上腺素(epinephrine, E 或 adrenaline, A)及其受体:作为神经递质,去甲肾上腺素分布于中枢和周围神经系统,而肾上腺素仅分布于中枢神经系统,在外周乃属肾上腺髓质释放的一种内分泌激素。

在中枢,以NE为递质的神经元称为去甲肾上腺素能神经元。其胞体绝大多数位于低位脑干,尤其是中脑网状结构、脑桥的蓝斑以及延髓网状结构的腹外侧部分。以E为递质的神经元称为肾上腺素能神经元,其胞体主要分布在延髓。在外周,NE是多数交感节后纤维(除支配汗腺和骨骼肌血管的交感胆碱能纤维外)释放的递质,以NE为递质的神经纤维称为肾上腺素能纤维(adrenergic fiber)。能与NE和E结合的受体称为肾上腺素能受体(adrenergic receptor),广泛分布于中枢和周围神经系统。这类受体可分为α型肾上腺素能受体(简称α受体)和β型肾上腺素能受体(简称β受体)。α受体又有α_1受体和α_2受体两种亚型,α_2受体主要分布于突触前膜,属于突触前受体;β受体也有β_1受体、β_2受体和β_3受体三种亚型。所有肾上腺素能受体均属G蛋白耦联受体。在外周,多数交感节后纤维末梢支配的效应细胞上都有肾上腺素能受体,但在同一种效应细胞上不一定都有α受体和β受体,有的仅有α受体,有的仅有β受体,也有的两种受体都有。例如在心肌主要存在β受体,在血管平滑肌上则有α和β两种受体,但在皮肤、肾、胃肠的血管平滑肌上以α受体为主,而在骨骼肌和肝脏的血管则以β受体为主。酚妥拉明能阻断α受体,包括α_1受体和α_2受体,但主要阻断α_1受体。哌唑嗪和育亨宾分别选择性阻断α_1受体和α_2受体。普萘洛尔(心得安)能阻断β受体,但对β_1受

体和 β_2 受体无选择性。阿替洛尔和美托洛尔主要阻断 β_1 受体，而丁氧胺（心得乐）则主要阻断 β_2 受体。

中枢 NE 及其受体的作用涉及心血管活动、精神情绪活动、体温、摄食和觉醒等方面的调节，而 NE 及其受体的作用则主要参与心血管活动的调节。在外周，NE 对 α 受体的作用较强，对 β 受体的作用较弱。一般而言，NE 与 α 受体（主要是 α_1 受体）结合后产生的平滑肌效应主要是兴奋性的，包括血管、子宫、虹膜辐射状肌等的收缩，但也有抑制性的，如小肠舒张（为 α_2 受体）；NE 与 β 受体（主要是 β_2 受体）结合后产生的平滑肌效应则为抑制性的，包括血管、子宫、小肠、支气管等的舒张，但与心肌 β 受体结合所产生的效应却是兴奋性的。β_3 受体主要分布于脂肪组织，与脂肪分解有关。在外周作为内分泌激素的 E 也通过 α 受体和 β 受体发挥作用，与 NE 不同的是它对这两类受体的作用都很强。

临床上用 α_2 受体激动剂氯压啶（可乐定）可治疗高血压。过去曾认为是通过对突触前 α_2 受体的激活，减少中枢 NE 释放而起作用的。后来发现其分子结构与咪唑啉十分相似，且它与咪唑啉受体的亲和力明显高于 α_2 受体，结果导致在延髓心血管中枢发现具有降压效应的咪唑啉受体。

（2）多巴胺（dopamine，DA）及其受体：多巴胺系统主要存在于中枢，包括黑质-纹状体、中脑腹侧被盖-边缘前脑伏隔核、结节-漏斗三条通路。黑质-纹状体通路与运动调节有关；中脑腹侧被盖-边缘前脑伏隔核通路与奖赏行为和成瘾有关；而结节-漏斗通路则主要参与垂体内分泌活动的调节。正电子发射体层成像（PET）显示，正常人基底神经节内多巴胺受体数量随年龄的增长而逐渐减少，以男性更为显著。已发现并克隆出 D_1～D_5 五种多巴胺受体，它们都是 G 蛋白耦联受体。中枢多巴胺系统主要参与对躯体运动、精神情绪、垂体内分泌和心血管活动等的调节。

（3）5-羟色胺（5-hydroxytryptamine，5-HT）及其受体：5-羟色胺又称血清素（serotonin），在血小板及胃肠道的肠嗜铬样细胞和肌间神经丛浓度最高。在中枢，5-HT能神经元胞体主要集中于低位脑干的中缝核内，由此发出的纤维可上行至下丘脑、边缘系统、新皮层和小脑，也可下行到脊髓，还有一部分纤维分布在低位脑干内部。

5-HT 受体多而复杂，已被鉴定的至少有 5-HT_1～5-HT_7 七种受体。有些受体又有多种亚型。除 5-HT_3 受体为促离子型受体外，其余均属于 G 蛋白耦联受体。中枢 5-HT系统的功能十分复杂，涉及痛觉、精神情绪、睡眠、体温、性行为、垂体内分泌等多种功能活动的调节；而外周 5-HT 系统主要与消化系统功能和血小板聚集等有关。

（4）组胺（histamine）及其受体：组胺能神经元的胞体集中于下丘脑后部的结节乳头核内，其纤维到达中枢几乎所有部位，包括大脑皮层和脊髓。此外，组胺还存在于组织肥大细胞和胃黏膜的肠嗜铬细胞中。组胺的三种受体，H_1 受体、H_2 受体和 H_3 受体广泛存在于中枢和周围神经系统中。多数 H_3 受体为突触前受体，通过 G 蛋白介导抑制组胺或其他递质的释放。组胺与 H_1 受体结合后能激活磷脂酶 C，而与 H_2 受体结合后则能提高细胞内 cAMP 的浓度。中枢组胺系统可能与觉醒、性行为、腺垂体激素的分泌、血压、饮水和痛觉等调节有关。

3.氨基酸类递质及其受体

(1)兴奋性氨基酸类递质及其受体:这类递质主要有谷氨酸和天冬氨酸。谷氨酸(glutamic acid 或 glutamate,Glu)是脑和脊髓内主要的兴奋性递质,在大脑皮层和脊髓背侧部分含量相对较高;天冬氨酸(aspartic acid 或 aspartate,Asp)则多见于视皮层的锥体细胞和多棘星状细胞。

谷氨酸受体广泛分布于中枢神经系统中。它们可分为促离子型受体(ionotropic receptor)和代谢型受体(metabotropic receptor)两类。促离子型受体可再分为海人藻酸(kainic acid 或 kainate,KA)受体、AMPA(α-amino-3-hydroxy-5-methyl-4-isox-azole propionic acid)受体和 NMDA 受体(N-methyl-D-aspartate receptor)三种类型。目前已有多种亚型被鉴定,已知 KA 有五种、AMPA 有四种,而 NMDA 则有六种。KA 受体和 AMPA 受体过去合称为非 NMDA 型受体。它们对谷氨酸的反应较快,其通道的电导却较低,尤其是 KA 受体。KA 受体主要对 Na^+ 和 K^+ 通透,部分 KA 受体位于分泌 γ-氨基丁酸的突触前末梢膜中。常见的 AMPA 受体有两种,一种是单一的钠通道,另一种除通透 Na^+ 外,也允许 Ca^{2+} 通透。NMDA 受体对谷氨酸的反应较慢,其通道的电导却相对较高,对 Na^+、K^+、Ca^{2+} 都通透。此外,NMDA 受体还具有以下特点:①膜外侧有甘氨酸结合受点,甘氨酸与之结合为谷氨酸产生兴奋效应所必需;②当谷氨酸与 NMDA 受体结合时通道开放,但通道在静息电位水平因通道内侧某一受点与 Mg^{2+} 结合而被阻塞,只有当膜去极化达一定水平时,Mg^{2+} 从通道内移出,阻塞方可解除;③通道内某些受点可与苯环利定和氯胺酮等致精神障碍的药物结合而使通道变构,从而降低对 Na^+、K^+、Ca^{2+} 等的通透性。多数谷氨酸敏感神经元上同时存在 NMDA 和 AMPA 受体。NMDA 受体在海马的密度颇高,与 LTP 的产生密切相关。谷氨酸代谢型受体已有 11 种亚型被鉴定。谷氨酸代谢型受体在突触前和突触后神经元上均有分布,可能参与突触可塑性。若敲除谷氨酸代谢型受体基因,可严重损害运动协调和空间认知的能力。但谷氨酸受体过度激活可造成 Ca^{2+} 大量内流或细胞内储存的 Ca^{2+} 释放而导致神经元死亡。目前对天冬氨酸的研究资料还较少。

(2)抑制性氨基酸类递质及其受体:这类递质主要包括 γ-氨基丁酸和甘氨酸。γ-氨基丁酸(γ-aminobutyric acid,GABA)是脑内主要的抑制性递质,在大脑皮层浅层和小脑皮层浦肯野细胞层含量较高。甘氨酸(glycine,Gly)则主要分布于脊髓和脑干中。

GABA 受体可分为 $GABA_A$ 受体、$GABA_B$ 受体和 $GABA_C$ 受体三类。$GABA_A$ 受体、$GABA_B$ 受体广泛分布于中枢神经系统,而 $GABA_C$ 受体则主要存在于视网膜和视觉通路中。$GABA_A$ 受体和 $GABA_C$ 受体属于促离子型受体,其通道都是氯通道,激活时都增加 Cl^- 内流。$GABA_B$ 受体属于代谢型受体,在突触前和突触后均有分布。突触前 $GABA_B$ 受体被激动后,可通过相耦联的 G 蛋白增加 K^+ 外流,减少 Ca^{2+} 内流而使递质释放减少;突触后 $GABA_B$ 受体激活后,则可通过 G 蛋白抑制腺苷酸环化酶,激活钾通道,增加 K^+ 外流。在突触后,无论是 Cl^- 内流增加还是 K^+ 外流增加,都能引起突触后膜超极化而产生 IPSP。

甘氨酸受体为促离子型受体,其通道也是氯通道。通道开放时允许 Cl^- 和其他单价阴离子进入膜内，引起突触后膜超极化而产生 IPSP。甘氨酸受体可被士的宁阻断。此外，甘氨酸也能结合于 NMDA 受体，但此时产生兴奋效应，且为谷氨酸兴奋 NMDA 受体所必需。

4.神经肽(neuropeptide)及其受体　神经肽是指分布于神经系统的起信息传递或调节信息传递效率的肽类物质。神经肽主要有以下几类：

(1)速激肽(tachykinin)：哺乳动物的速激肽包括 P 物质、神经激肽 A、神经肽 K、神经肽 γ、神经激肽 A(3～10)和神经激肽 B 六个成员。已有三种神经激肽受体，即 NK-1、NK-2 和 NK-3 受体被克隆。它们分别对 P 物质、神经肽 K 和神经激肽 B 敏感。它们都是 G 蛋白耦联受体。P 物质在脊髓初级传入纤维中含量丰富，可能是慢痛传入通路中第一级突触的调质。它在黑质-纹状体通路中的浓度也很高，而在下丘脑则可能起神经内分泌调节作用。在外周，P 物质可引起肠平滑肌收缩、血管舒张和血压下降等效应。其余速激肽的功能尚不十分清楚。

(2)阿片样肽：目前已有 20 多个有活性的阿片样肽被鉴定，其中最主要的是内啡肽(endorphin)、脑啡肽(enkephalin)和强啡肽(dynorphin)三大族。内啡肽中主要是 β-内啡肽，多见于腺垂体、下丘脑、杏仁核、丘脑、脑干和脊髓等处，对缓解机体应激反应具有重要作用。脑啡肽主要有甲硫脑啡肽和亮脑啡肽两种，在脑内分布广泛，在纹状体、下丘脑、苍白球、杏仁核、延髓和脊髓中浓度较高。强啡肽主要有强啡肽 A 和强啡肽 B 两种分子，在脑内的分布与脑啡肽有较多重叠，但其浓度低于脑啡肽。已确定的阿片受体有 μ 受体、κ 受体和 δ 受体，均为 G 蛋白耦联受体，均通过降低 cAMP 而发挥作用。这些受体除在脑内分布外，几乎遍及全身，对多种阿片样肽具有亲和力。由于配体和受体之间作用的相互交叉，且亲和力的高低不等，因此产生的效应十分复杂。激活 μ 受体可增加 K^+ 电导，引起中枢神经元和初级传入纤维超极化，产生镇痛、呼吸抑制、便秘、镇静、缩瞳、促生长激素和催乳素分泌等作用；激活 κ 受体可引起钙通道关闭，产生镇痛、利尿、镇静、焦虑和缩瞳等表现；激活 δ 受体也可使钙通道关闭，产生镇痛效应。

(3)下丘脑及垂体神经肽：下丘脑调节肽(hypothalamic regulatory peptide，HRP)中许多或全部激素及其受体可见于下丘脑以外的脑区和周围神经系统，提示它们可能以神经递质的方式发挥调节作用。如生长抑素存在于许多脑区参与感觉、运动和认知功能等调节。已发现 $SSTR_1$～$SSTR_5$ 五种生长抑素受体，它们都与 G 蛋白耦联，并通过降低 cAMP 而引起不同生理效应。其中 $SSTR_2$ 受体可能介导认知功能和抑制生长激素的分泌，而 $SSTR_5$ 受体则可能参与胰岛素分泌的抑制性调节。促肾上腺皮质激素释放激素(CRH)及其受体也存在于大脑皮层、橄榄-小脑通路等处，促甲状腺激素释放激素(TRH)在大脑皮层、海马、脊髓前角和视网膜中的含量也很高。此外，室旁核含缩宫素和血管升压素的神经元发出的轴突除向神经垂体投射外，也向脑干和脊髓投射，具有调节交感和副交感神经活动的作用，并能抑制痛觉。

(4)脑-肠肽：脑-肠肽是双重分布于消化道和脑的肽类物质。脑内含多种不同肽链长度的缩胆囊素(CCK)，以 CCK-8(8 肽)为主，主要分布于大脑皮层、纹状体、杏仁核、下丘脑和中脑等处。脑内有 CCK-A 和 CCK-B 两种受体，两种受体均为 G 蛋白耦联受体。它们与CCK神经元的分布基本一致。CCK在脑内具有抑制摄食行为等多种作用。

(5)其他肽类递质：中枢神经系统中还发现多种其他肽类物质，如缓激肽、血管紧张素Ⅱ、内皮素、心房利尿钠肽、降钙素基因相关肽、神经肽Y等。这些肽类物质都可由神经元释放而兴奋或抑制其他神经元，并参与神经系统的调节活动，因而均可认作神经递质。

5.嘌呤类递质及其受体　嘌呤类递质主要有腺苷和ATP。腺苷在中枢通常起抑制性作用，如咖啡和茶的中枢兴奋作用就是由于咖啡因和茶碱阻断腺苷受体而产生的；腺苷还能舒张脑血管。腺苷也有中枢兴奋作用，这与激活不同的受体亚型有关。腺苷受体也广泛分布于外周而产生多种效应，如能舒张心脏冠状小动脉、收缩肾小球球外系膜细胞、参与管-球反馈等。腺苷受体有A_1、A_{2A}、A_{2B}和A_3四种，均为G蛋白耦联受体。

ATP具有广泛的突触传递效应，在自主神经(包括交感和副交感)系统中常与其他递质共存和共释放，参与对血管、心肌、膀胱、肠平滑肌等的活动调节；在脑内ATP常共存于含单胺类或氨基酸类递质的神经元中。研究表明，ATP介导自主神经系统的快速突触反应和缰核的快速反应，可能末梢在释放ATP的同时也将可溶性核苷酸酶一起释出，使ATP在产生传递效应后被迅速清除。此外，ATP在痛觉传入中具有重要作用。ATP受体以在周围神经系统的分布居多，可分为P2X和P2Y两种亚型，P2X受体均为配体门控通道。P2Y受体全都是G蛋白耦联受体。

6.气体分子类神经递质

(1)一氧化氮(NO)：体内的一氧化氮来源于其前体物质L-精氨酸，由一氧化氮合酶(NOS)催化而形成。与经典递质不同的是，NO不储存于突触囊泡内，不以出胞形式释放，也不与靶细胞膜上特异性受体结合，而是以扩散的方式达到邻近靶细胞，直接结合并激活一种可溶性鸟苷酸环化酶，使胞质内cGMP水平升高而产生生物效应。

(2)一氧化碳(carbon monoxide，CO)：一氧化碳在血红素代谢过程中由血红素加氧酶(heme oxygenase，HO)的催化而生成。HO有HO-1和HO-2两种异构体，前者存在于神经胶质细胞和少数神经元中，肝和脾中浓度很高；后者在小脑和海马神经元中浓度很高。CO的作用与NO相似，也通过激活鸟苷酸环化酶而发挥其生物效应。

7.其他可能的递质　有报道神经细胞膜中存在12次跨膜的前列腺素转运体。前列腺素可能通过改变cAMP水平来调制神经元的活动，而不是作为一种递质发挥作用。此外，有许多类固醇激素能影响脑的功能，故称为神经活性类固醇(neuroactive steroid)。循环血中的类固醇激素极易进入中枢。脑内神经元上也存在许多性激素和肾上腺糖皮质激素的受体。除了作用于核受体外，这些神经活性类固醇还可产生快速效应，很可能是由膜受体介导的。有证据显示，一些类固醇前体能在脑内转化为具有生物活性的神经活性类固醇。

知识拓展

乙酰胆碱在人体中的利用

人的脑组织有大量乙酰胆碱，但乙酰胆碱的含量会随着年龄的增加而下降。正常老年人比青年时下降30%，而阿尔茨海默病患者下降更为严重，可达70%～80%。美国医生观察到给脑组织乙酰胆碱减少的老年人吃富含胆碱的食品有明显的防止记忆减退的作用。英国和加拿大等国的科学家也一致认为只要有控制地供给足够的胆碱，可避免60岁左右老年人记忆力减退。在自然界，乙酰胆碱多以胆碱的状态存在于蛋、鱼、肉、大豆等之中，这些胆碱必须在人体内发生生化反应后，才能合成具有生理活性的乙酰胆碱。

四、神经反射

(一)反射的分类

反射是神经活动的基本方式。巴普洛夫将反射分为非条件反射(unconditioned reflex)和条件反射(conditioned reflex)两类。非条件反射是指生来就有、数量有限、比较固定和形式低级的反射活动，如防御反射、食物反射、性反射等。这类反射是人和动物在长期的种系发展中形成的。它的建立无需大脑皮层的参与，通过皮层下各级中枢就能形成。它使人和动物能够初步适应环境，对于个体生存和种系生存具有重要意义。条件反射是指通过后天学习和训练而形成的反射。它是反射活动的高级形式，是人和动物在个体生活过程中按照所处的生活环境，在非条件反射的基础上不断建立起来的，其数量无限，可以建立，也可消退。形成条件反射的主要中枢部位在大脑皮层。与非条件反射相比，条件反射使人和高等动物对各种环境具有更加完善的适应性。

知识拓展

巴甫洛夫的狗

著名的心理学家巴甫洛夫用狗做了这样一个实验：每次给狗送食物以前打开红灯、响起铃声。这样经过一段时间以后，铃声一响或红灯一亮，狗就开始分泌唾液。

巴甫洛夫的实验表明：原来并不能引起某种本能反射的中性刺激物(铃声、红灯)，由于它总是伴随某个能引起该本能反射的刺激物出现，如此多次重复之后，这个中性刺激物也能引起该本能反射。后人称这种反射为经典性条件反射。两种刺激物必须经过多次的结合，中性刺激物成为条件刺激物的信号后，这种反射才会形成。

(二)反射的中枢整合

反射的基本过程是刺激信息经感受器、传入神经、中枢、传出神经和效应器五个反射弧环节顺序传递的过程。在传入神经元和传出神经元之间只经过一次突触传递的反射，称为单突触反射（monosynaptic reflex）。体内唯一的单突触反射是腱反射。在中枢经过多次突触传递的反射，称为多突触反射（polysynaptic reflex）。机体内的大部分反射都属于多突触反射。在整体情况下，无论是简单的还是复杂的反射，传入冲动进入脊髓或脑干后，除在同一水平与传出部分发生联系并发出传出冲动外，还有上行冲动传到更高级的中枢部位进一步整合，再由高级中枢发出下行冲动来调整反射的传出冲动。因此，进行反射时，既有初级水平的整合活动，也有较高级水平的整合活动。在通过多级水平的整合后，反射活动将更具复杂性和适应性。

（三）中枢神经元的联系方式

神经元之间的联系方式多种多样，不同的联系方式产生不同的传递效应，归纳起来主要有以下几种（图 10-5）：

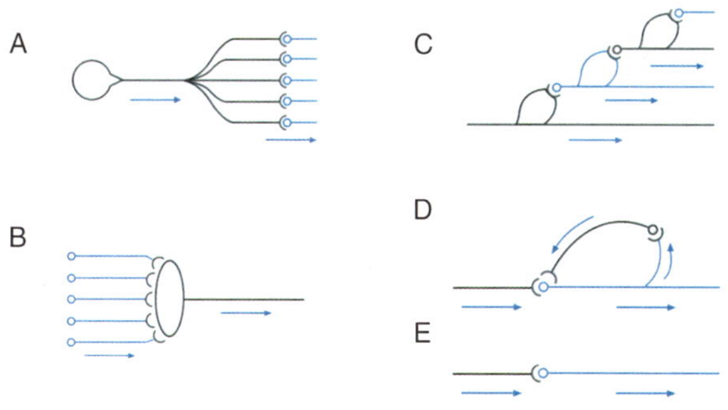

A.辐散式联系；B.聚合式联系；C.链锁式联系；D.环式联系；E.单线式联系。

图 10-5　中枢神经元的联系方式示意图

1.单线式联系（single line connection）　单线式联系是指一个突触前神经元仅与一个突触后神经元发生突触联系。例如，视网膜中央凹处的一个视锥细胞通常只与一个双极细胞形成突触联系，而该双极细胞也只与一个神经节细胞形成突触联系。这种联系方式可使视锥系统具有较高的分辨能力。

2.辐散式联系（divergence connection）　辐散式联系是指一个神经元可通过其轴突末梢分支与多个神经元形成突触联系，从而使与之相联系的许多神经元同时兴奋或抑制。这种联系方式在传入通路中较多见。

3.聚合式联系（convergent connection）　聚合式联系是指一个神经元可接受来自许多神经元轴突末梢的投射而建立突触联系，因而有可能使来源于不同神经元的兴奋和抑制在同一神经元上整合，导致后者的兴奋或抑制。这种联系方式在传出通路中较多见。

4.链锁式或环式联系　在神经通路中，若由中间神经元构成的辐散与聚合式联系同时存在，则可形成链锁式联系（chain connection）或环式联系（recurrent connection）。神经冲动通过链锁式联系，可在空间上扩大作用范围；兴奋通过环式联系，或可因负反馈而使活动及时终止，或可因正反馈而使兴奋增强和延续。在环式联系中，即使最初的刺激已经停止，传出通路上的冲动发放仍能继续一段时间，这种现象称为后发放或后放电(after discharge)。后发放现象也可见于各种神经反馈活动中。

(四)中枢兴奋传播的特征

在多突触反射中，由于兴奋在反射中枢的传播需经多次突触接替，且许多突触为化学突触，突触传递明显不同于神经纤维上的冲动传导。其特征主要表现为以下几个方面：

1.单向传导(one-way conduction)　兴奋经化学突触传递，只能从突触前末梢传向突触后神经元，这一现象称为单向传导。这是因为递质通常由突触前末梢释放，受体主要位于突触后膜。它限定了神经兴奋传导所携带的信息只能沿着指定的路线运行。虽已发现突触后神经元也能释放递质，也存在突触前受体，但其作用主要为调节递质的释放，而与兴奋传递无直接关系。

2.中枢延搁(central delay)　兴奋在中枢传播时往往需要较长时间，这一现象称为中枢延搁。这是因为化学突触传递需经历前膜释放递质，递质在间隙内扩散并作用于后膜受体以及后膜离子通道开放等多个环节。兴奋通过一个化学突触通常需要0.3～0.5 ms。在多突触反射中，兴奋所跨越的突触数目越多，中枢延搁时间就越长。兴奋通过电突触传递时则几乎无中枢延搁，因而在同类神经元集群的同步化活动中起重要作用。

3.兴奋的总和　在突触传递中，单根神经纤维的传入冲动一般不能使中枢产生传出效应；需若干神经纤维的传入冲动同时或几乎同时到达同一中枢，才可能产生传出效应。这是因为单根纤维单个传入冲动引起的EPSP为局部电位，其去极化幅度较小(明显小于骨骼肌单个终板电位)，一般不能引发突触后神经元出现动作电位；但若干传入纤维引起的多个EPSP发生空间与时间总和，如果总和后达到阈电位水平即可爆发动作电位。如果总和后未到达阈电位，此时突触后神经元虽未出现兴奋，但膜电位去极化程度加大，更接近于阈电位水平，表现为易化(facilitation)。

4.兴奋节律的改变　分别测定某一反射弧的传入神经(突触前神经元)和传出神经(突触后神经元)在兴奋传递过程中的放电频率，两者往往不同。这是因为突触后神经元常同时接受多个突触前神经元的突触传递，突触后神经元自身的功能状态也可能不同，且反射中枢常经过多个中间神经元接替，因此最后传出冲动的频率取决于各种影响因素的综合效应。

5.后发放　即使原先刺激已经停止，传出通路仍可在一定时间内持续发放冲动的现象称为后发放。后发放可发生在环式联系的反射通路中；此外，后发放也可见于各种神经反馈的活动中。反射从感受器接受刺激至产生效应似乎为一开环通路，但实际上常为一闭合回路，因而具有自动控制能力。反射活动的反馈控制有负反馈和正反馈两种方式。

6.对内环境变化敏感和易疲劳　在反射活动中，因为突触间隙与细胞外液相通，所以内环境理化因素的变化，如缺氧、CO_2过多、麻醉剂以及某些药物等均可影响化学突触传递。另外，用高频电脉冲连续刺激突触前神经元，突触后神经元的放电频率将逐渐降低；而将同样的刺激施加于神经纤维，则神经纤维的放电频率在较长时间内不会降低。这说明突触传递相对容易发生疲劳，其原因可能与递质的耗竭有关。

(五)中枢抑制和中枢易化

在任何反射中，既有兴奋活动又有抑制活动，反射活动才得以协调进行。通过中枢抑制(central inhibition)和中枢易化(central facilitation)活动使各种功能活动准确和精确地完成。

1.突触后抑制(postsynaptic inhibition) 突触后抑制都是由抑制性中间神经元释放抑制性递质，使突触后神经元产生 IPSP，从而使突触后神经元发生抑制。突触后抑制有传入侧支抑制和回返性抑制两种形式(图 10-6)。

(1)传入侧支抑制：传入冲动进入中枢后，一方面通过突触联系兴奋某一中枢神经元；另一方面通过侧支兴奋一个抑制性中间神经元，再通过后者的活动抑制另一个中枢神经元。这种抑制称为传入侧支抑制，也称交互抑制(reciprocal inhibition)。例如，伸肌肌梭的传入冲动进入脊髓后，直接兴奋支配该肌的运动神经元，同时发出侧支兴奋一个抑制性中间神经元，转而抑制与该肌相拮抗的屈肌的运动神经元，导致伸肌收缩而屈肌舒张(图 10-6A)。这种抑制能使不同中枢之间的活动得以协调。

(2)回返性抑制：中枢神经元兴奋时，传出冲动沿轴突外传，同时又经轴突侧支兴奋一个抑制性中间神经元，后者释放抑制性递质，反过来抑制原先发生兴奋的神经元及同一中枢的其他神经元。这种抑制称为回返性抑制(recurrent inhibition)。例如，脊髓前角运动神经元的轴突支配骨骼肌，同时通过其轴突侧支与抑制性中间神经元闰绍细胞构成突触联系；闰绍细胞再通过其短轴突(递质为甘氨酸)回返性抑制该运动神经元和同类的其他运动神经元(图 10-6B)。回返性抑制的意义在于及时终止神经元的活动，并使同一中枢内许多神经元的活动同步化。

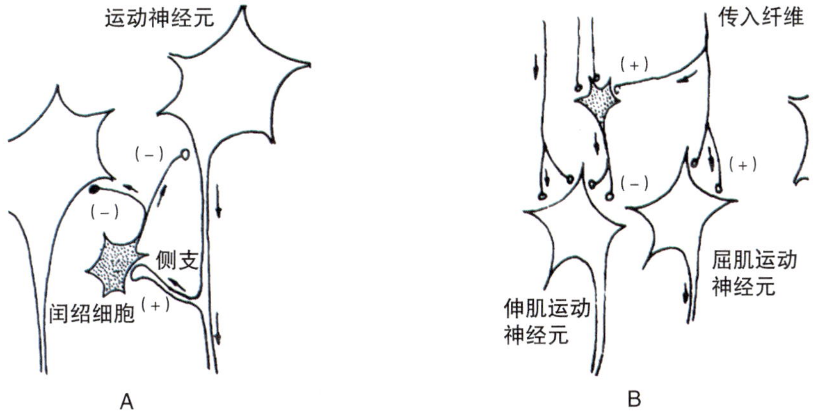

A.传入侧支抑制；B.回返性抑制。黑色神经元代表抑制性神经元；(+)表示兴奋；(-)表示抑制。

图 10-6 两类突触后抑制示意图

2.突触前抑制(presynaptic inhibition) 通过改变突触前膜的活动，使突触前兴奋性神经递质释放减少，进而引起突触后神经元 EPSP 减小而使突触后神经元产生抑制的现象，称为突触前抑制。突触前抑制广泛存在于中枢，尤其在感觉传入通路中，对调节感觉传入活动具有重要意义。在图 10-7 中，轴突末梢 A 与运动神经元构成轴突-胞体式突触；轴突末梢 B 与轴突末梢 A 构成轴突-轴突式突触，但与运动神经元并不直接形成突触。若仅兴奋轴突末梢 A，则可引起运动神经元产生一定大小的 EPSP；若仅兴奋轴突末梢 B，则运动神经元不发生反应。若轴突末梢 B 先兴奋，一定时间后轴突末梢 A 兴奋，则运动神经元产生的 EPSP 将明显减少。目前认为有三种可能的机制：①轴突末梢 B 兴奋时，释放 GABA 作用于轴突末梢 A 上的 GABA 受体，引起轴突末梢 A 的 Cl^- 电导增加，膜发生去极化，使传到轴突末梢 A 的动作电位幅度变小，时程缩短，结果使进入轴突末梢 A 的 Ca^{2+} 减少，由此而引起递质释放量减少，最终导致运动神经元的 EPSP 减小。②在某些轴突末梢(也如图 10-7 中的轴突末梢 A)上还存在 GABA 受体，该受体激活时，通过耦联的 G 蛋白，使膜上的钾通道开放，引起 K^+ 外流，使膜复极化加快，同样也减少轴突末梢的 Ca^{2+} 内流而产生抑制效应。也可能有别的递质通过 G 蛋白影响钙通道和电压门控钾通道的功能而介导突触前抑制。③在兴奋性轴突末梢，通过激活某些代谢型受体，直接抑制递质释放，而与 Ca^{2+} 内流无关，这可能与递质释放过程中的一个或多个步骤对轴突末梢轴浆内 Ca^{2+} 增多的敏感性降低有关。

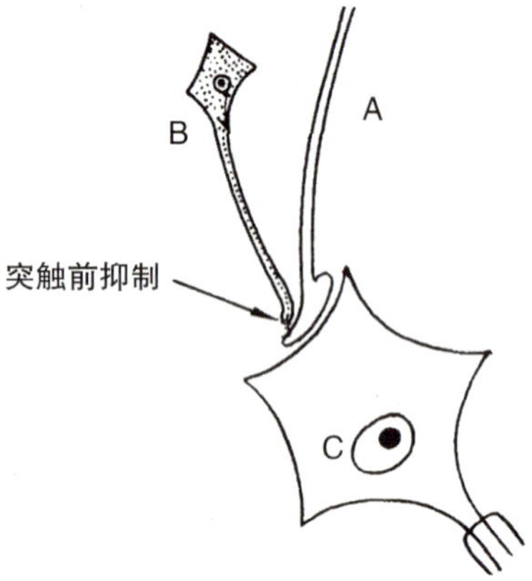

图 10-7　突触前抑制机构示意图

3.突触后易化(postsynaptic facilitation)　突触后易化表现为 EPSP 的总和，使 EPSP 幅度增大而更接近于阈电位水平。如果在此基础上给予一个刺激，就很容易达到阈电位水平而爆发动作电位。

4.突触前易化(presynaptic facilitation)　突触前易化与突触前抑制具有相同的结构基础。如图 10-7 所示，如果到达图中的轴突末梢 A 的动作电位时程延长，则钙通道开放的时间延长，进入轴突末梢 A 的 Ca^{2+} 量增多，轴突末梢 A 释放递质就增多，最终使运动神经元的 EPSP 增大，即产生突触前易化。至于轴突末梢 A 动作电位时程延长的原因，可能是轴突-轴突式突触的突触前末梢释放某种递质(如 5-羟色胺)，使轴突末梢 A 内 cAMP 水平升高，钾通道发生磷酸化而关闭，结果导致动作电位的复极化过程延缓。前文所述的敏感化(突触可塑性中的一种形式)，其发生机制就是突触前易化。

第二节　神经系统的感觉分析功能

机体内的各种刺激，首先由感受器感受，然后转换成传入神经上的神经冲动，通过特定的神经通路传向特定的中枢；中枢将传入信息进行分析整合，从而产生各种特定的感觉。

一、脊髓的感觉传导与分析功能

各种躯体感觉的传入通路首先是由感受器换能后经初级传入神经元传入，在后根（或脑）神经节重换神经元（简称换元）接替后进入脊髓或脑干，上传到上位中枢。感觉传导通路可分为浅感觉传导通路和深感觉传导通路两大类。

1.浅感觉传导通路　传导痛觉、温度觉和粗略触-压觉。其传入纤维由后根的外侧部进入脊髓，在脊髓后角换元，换元后的第二级神经元再发出纤维经白质前连合交叉至对侧，在脊髓前外侧部，分别经脊髓丘脑侧束（传递痛觉、温度觉）和脊髓丘脑前束（传递粗略触-压觉）抵达丘脑，形成前外侧索传入系统。前外侧索传入系统中大部分纤维终止于丘脑的特异感觉核，少部分纤维投射到丘脑中线区和髓板内的非特异投射核。

2.深感觉传导通路　传导肌肉本体感觉和深部压觉以及精细触-压觉。其传入纤维由后根的侧部（粗纤维部分）进入脊髓后；其上行分支在同侧后索上行，抵达延髓下部薄束核和楔束核后换元，第二级神经元再发出纤维交叉到对侧，组成内侧丘系，继续上行投射到丘脑的后腹外侧核，并在此就更换第三级神经元。这条通路称为后索-内侧丘系传入系统。皮肤触觉中的辨别觉的传导路径和深感觉传导路径一致。因此，浅感觉传导路径是先交叉再上行，而深感觉传导路径是先上行再交叉（图 10-8）。在脊髓半离断的情况下，浅感觉的障碍发生在离断水平以下的对侧（健侧），而深感觉（包括辨别觉）的障碍则发生在离断水平以下的同侧（病侧）。在脊髓空洞症患者中，如果破坏在中央管前交叉的浅感觉传导路径，会造成相应节段皮节的浅感觉障碍。但由于痛觉、温度觉传入纤维进入脊髓后，仅在进入水平的1～2个节段内换元交叉到对侧，而粗略触-压觉传入纤维进入脊髓后分成上行与下行纤维，分别在多个节段内换元交叉至对侧，因此较局限地破坏中央管前交叉的浅感觉传导通路，仅使相应节段双侧皮节的痛觉、温度觉发生障碍，而粗略触-压觉基本不受感觉分离现象的影响。

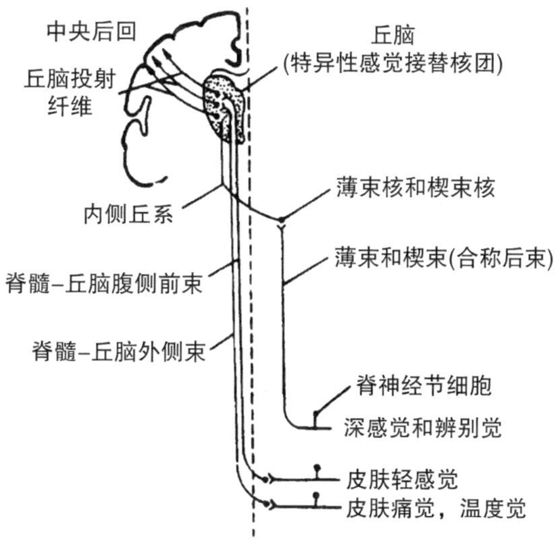

图 10-8　躯体感觉传导通路

此外，上述两个传入系统内的上行纤维都有一定的空间分布。在前外侧索，从内到外依次为来自颈、胸、腰、骶区域的轴突；在后索，从内到外则依次为来自骶、腰、胸、颈部位的纤维。所以，如果脊髓外的肿瘤压迫脊髓丘脑束，首先受压的是来自骶、腰部的纤维，病变早期可出现骶部或腰部痛觉和温度觉的缺失；如果肿瘤位于脊髓内，则首先缺失的感觉是来自颈部或胸部的浅感觉。

来自头面部的痛觉和温度觉冲动主要由三叉神经脊束核中继，而触-压觉与本体感觉则主要由三叉神经主核和中脑核中继。自三叉主核和脊束核发出的二级纤维越至对侧组成三叉丘系，与脊髓丘脑束毗邻上行，终止于丘脑后腹内侧核。

二、丘脑及其感觉投射系统

（一）丘脑的核团

丘脑是除嗅觉外各种感觉传入通路的重要中继站，并能对感觉传入进行初步的分析和综合。丘脑的核团或细胞群可分为以下三大类：

1.第一类细胞群　这类细胞群称为特异感觉接替核（specific sensory relay nucleus）。它们接受第二级感觉投射纤维，换元后投射到大脑皮层感觉区。在这类核团中，腹后核是躯体感觉的中继站。来自躯体不同部位的纤维在腹后核内换元，其空间分布有一定的规律：腹后核外侧接受来自躯干四肢的传入纤维，来自足部的纤维在腹后核外侧的最外侧部换元，来自上肢的纤维在腹后核外侧的内侧部换元；腹后内侧核接受来自头面部的传入纤维。此外，内侧膝状体和外侧膝状体也归入此类核团。它们分别是听觉和视觉传导通路的换元站，发出的纤维分别向听皮层和视皮层投射。

2.第二类细胞群　这类细胞群称为联络核（associated nucleus），它们接受来自特异感觉接替核和其他皮层下中枢的纤维，换元后投射到大脑皮层的某一特定区域，其功能与各种感觉在丘脑和大脑皮层之间的联系协调有关。在这类核团中，丘脑前核接受来自下丘脑乳头体的纤维，并发出纤维投射到大脑皮层扣带回，参与内脏活动的调节；丘脑外侧核主要接受来自小脑、苍白球和腹后核的纤维，而后发出纤维投射到大脑皮层运动区，参与运动调节；丘脑枕核接受内、外侧膝状体的纤维，再发出纤维投射到皮层顶叶、枕叶和颞叶联络区，参与各种感觉的联系功能。此外，丘脑还有些细胞群发出的纤维投射到下丘脑、皮层前额叶和眶区或顶叶后部联络区。

3.第三类细胞群　指靠近丘脑中线的髓板内各种结构，主要是髓板内核群，包括中央中核、束旁核、中央外侧核等，这类细胞群称为非特异投射核（nonspecific projection nucleus）。这些细胞群通过多突触换元后弥散地投射到整个大脑皮层，具有维持和改变大脑皮层兴奋状态的作用。此外，束旁核可能与痛觉传导有关，刺激人类丘脑束旁核可增强痛觉，而毁损此区则疼痛得到缓解。

（二）感觉投射系统

根据丘脑各部分向大脑皮层投射特征的不同，可将感觉投射系统（sensory projection system）分为特异性投射系统（specific projection system）和非特异性投射系统（nonspecific projection system）（图 10-9）。

1.特异性投射系统　丘脑特异感觉接替核和联络核及其投射至大脑皮层的神经通路称为特异性投射系统。它们投向大脑皮层的特定区域，与大脑皮层具有点对点的投射关系。投射纤维主要终止于皮层的第四层，与该层内神经元构成突触联系，引起特定感觉。另外，这些投射纤维还通过若干中间神经元接替，与大锥体细胞构成突触联系，从而激发大脑皮层发出传出冲动。

2.非特异性投射系统　丘脑非特异投射核及其投射至大脑皮层的神经通路称为非特异性投射系统。该系统一方面经多次换元并弥散性投射到大脑皮层的广泛区域，因而与皮层不具有点对点的投射关系；另一方面通过脑干网状结构，间接接受来自感觉传导到第二级神经元侧支的纤维投射，而网状结构是一个反复换元的部位。由于该系统没有专一的感觉传导功能，因而不能引起各种特定感觉。该系统的上行纤维进入皮层后分布于各层内，以游离末梢的形式与皮层神经元的树突构成突触联系，以维持和改变大脑皮层兴奋状态的作用。

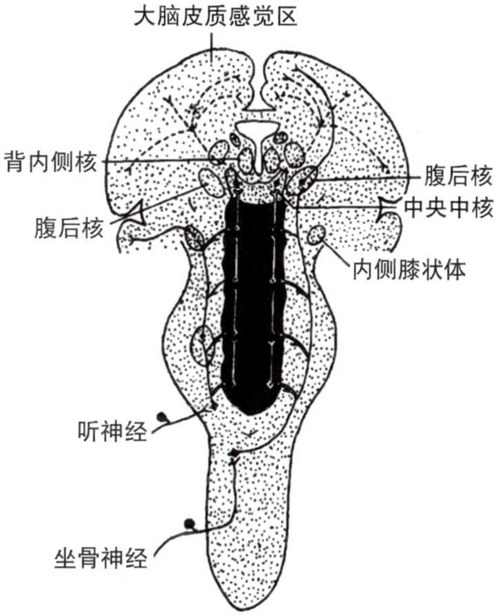

实线表示特异性投射系统，虚线表示非特异性投射系统。

图 10-9　感觉投射系统示意图

两个投射系统虽在结构和功能上存在明显差异，但两者之间存在密切联系。若无非特异性投射系统的上行唤醒作用，特异性投射系统便不能很好发挥作用；而非特异性投射系统的上行冲动实际上来自特异感觉传导通路的上传冲动，因为它接受来自脑干网状结构的纤维投射，而脑干网状结构又接受特异感觉传导通路第二级神经元传入纤维的侧支投射。

三、大脑皮层的感觉分析功能

躯体感觉代表区主要包括体表感觉区和本体感觉区。内脏感觉代表区部分与躯体感觉代表区重叠，部分不重叠。

(一)躯体感觉

1.体表感觉区　体表感觉区主要分为第一和第二两个感觉区，以前者较为重要。

(1)第一感觉区(somatic sensory area Ⅰ)：第一感觉区是最主要的感觉代表区，位于中央后回，相当于布罗德曼(Brodmann)分区的 3-1-2 区。其感觉投射规律为：①躯干四肢部分的感觉为交叉性投射，即躯体一侧的传入冲动向对侧皮层投射，但头面部感觉的投射是双侧性的。②投射区域的大小与感觉分辨精细程度有关。分辨愈精细的部位，代表区愈大，如手，尤其是拇指和示指的代表区面积很大；相反，躯干的代表区则很小。③投射区域具有一定的分野。下肢的代表区在中央后回的顶部，膝以下的代表区在半球内侧面，上肢的代表区在中央后回的中间，而头面部则在中央后回的底部。总体安排是倒置的，但在头面部的代表区内部，其安排却是正立的(图 10-10)。

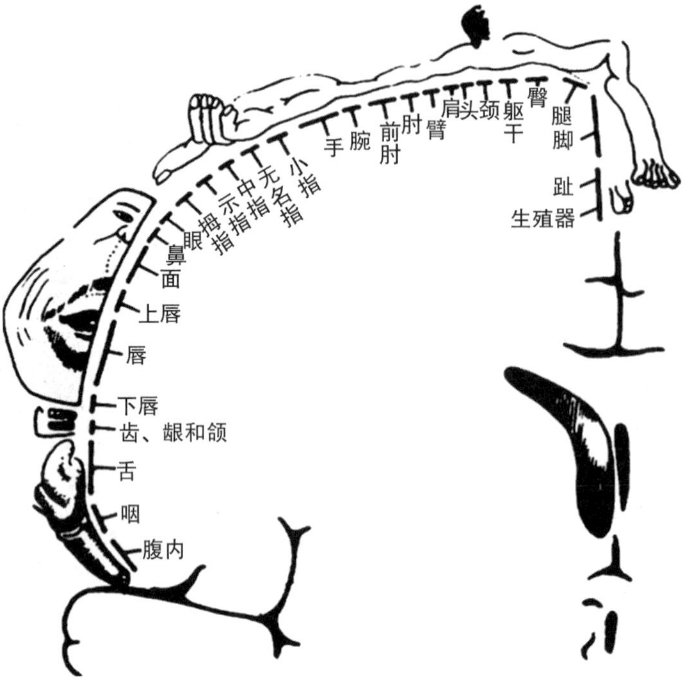

图 10-10 体表感觉在中央后回的投射规律示意图

中央后回皮层的细胞呈纵向柱状排列，从而构成感觉皮层最基本的功能单位，称为感觉柱（sensory column）。同一个柱内的神经元对同一感受野的同一类感觉刺激起反应，是一个传入-传出信息整合处理单位。一个细胞柱兴奋时，其相邻细胞柱则受抑制，形成兴奋和抑制镶嵌模式。这种形态和功能的特点，在其他感觉区和运动区中也都同样存在。

此外，感觉皮层具有可塑性，表现为感觉区神经元之间的广泛联系可发生较快的改变。若截取猴的一个手指，该被截手指的皮层感觉区将被其邻近手指的代表区所占据。反过来，若切除皮层上某手指的代表区，则该手指的感觉投射将移向此被切除的代表区的周围皮层。如果训练猴的手指，使之具有良好的辨别振动的感觉，则该手指的皮层代表区将扩大。人类的感觉皮层也有类似的可塑性改变。例如，盲人在接受触觉和听觉刺激时，其视皮层的代谢活动增加；而聋人对刺激视皮层周边区域的反应比正常人更为迅速而准确。这种可塑性改变也发生在其他感觉皮层和运动皮层。皮层的可塑性表明大脑具有较好的适应能力。

（2）第二感觉区（somatic sensory area Ⅱ）：第二感觉区位于大脑外侧沟的上壁，由中央后回底部延伸到脑岛的区域。其面积远较第一感觉区小。切除人脑第二感觉区并不产生显著的感觉障碍。此外，第二感觉区还接受痛觉传入的投射。

2.本体感觉区　中央前回是运动区，也是本体感觉代表区。在猫、兔等较低等的哺乳动物，体表感觉区与运动区基本重合在一起，称为感觉运动区（sensorimotor area）。在猴、猩猩等灵长类动物，体表感觉区和运动区逐渐分离，前者位于中央后回，后者位于中央前回，但这种分化也是相对的。

（1）本体感觉（proprioception）：本体感觉是指来自肌肉、肌腱和关节等组织，主要是对躯体的空间位置、姿势、运动状态和运动方向的感觉。本体感觉的传入对躯体平衡感觉的形成具有一定作用。

经脊髓后索上行的本体感觉传入冲动中，有相当一部分进入小脑，故后索疾患时产生运动共济失调是因为本体感觉至小脑的传导受阻。有些冲动经内侧丘系和丘脑投射到大脑皮层的本体感觉区，与躯体各部分空间位置的有意识感知有关，并参与协调躯体运动。

（2）触-压觉（touch-pressure sensation）：触-压觉是触觉（touch）和压觉（pressure）的统称，由皮肤受到机械刺激而引起，后者实际上是持续性的触觉。人的皮肤内存在多种触-压觉感受器，如环层小体（lamellar corpuscle）、迈斯纳小体（Meissner corpuscle）、默克尔盘（Merkel disk）和鲁菲尼小体（Ruffini ending）等。它们在皮肤上呈点状分布。

触-压觉是中枢损伤中最不易缺损的感觉，除非损伤范围十分广泛，因为其传入冲动在内丘系和前外侧系两条通路中上行，但经两条通路传导的触-压觉类型是不同的。经内侧丘系传导的精细触-压觉与刺激的具体定位、空间和时间的形式等有关，而经脊髓丘脑束传导的粗略触-压觉仅有粗略定位的功能。两条通路损伤时都有触觉阈升高和感受野面积减小的表现，但前者有振动觉（一种节律性压觉）和肌肉本体感觉功能减退的表现，触-压觉定位也受损；而后者的触-压觉缺损较轻微，触-压觉定位仍正常。

（3）温度觉：温度觉有热觉（heat sensation）和冷觉（cold sensation）之分，而且是各自独立的。热感受器位于C类传入纤维的末梢上，而冷感受器则位于A类和C类传入纤维的末梢上。温度感受器在皮肤上也呈点状分布。来自丘脑的温度觉投射纤维除到达中央后回外，还投射到同侧的岛叶皮层，后者可能是温度觉的初级皮层。目前对丘脑和大脑皮层在温度信息加工中的具体作用尚不清楚。

3.痛觉

（1）痛觉（pain sensation）的定义和特点：痛觉是一种与组织损伤有关的不愉快感觉和情感性体验，而引起痛觉的组织损伤可为实际存在的或潜在的。痛觉感受器不存在适宜刺激，任何形式（机械、温度、化学）的刺激只要达到对机体伤害的程度均可使痛觉感受器兴奋，因而痛觉感受器又称伤害性感受器（nociceptor）。痛觉感受器不易发生适应，属于慢适应感受器，因而痛觉可成为机体遭遇危险的警报信号，对机体具有保护意义。

（2）致痛物质：体内外能引起疼痛的化学物质称为致痛物质。机体组织损伤或发生炎症时，由受损细胞释出的内源性致痛物质有 K^+、H^+、5-羟色胺、缓激肽、前列腺素、降钙素基因相关肽和P物质等。这些物质的细胞来源虽不完全相同，但都能激活伤害性感受器，或使其阈值降低。例如，从损伤细胞直接释出的 K^+ 可直接激活伤害性感受器；缓激肽是一种很强的致痛物质，由损伤和炎症部位的一种激肽释放酶降解血浆激肽原而生成，通过缓激肽 B_2 受体而起作用；组胺由肥大细胞释放，低浓度时可引起痒觉，高浓度时则引起痛觉。这些致痛物质不仅参与疼痛的发生，也参与疼痛的发展，导致痛觉过敏。

(3)痛觉感受器和传入纤维:痛觉感受器是游离神经末梢,主要有机械伤害性感受器、机械温度伤害性感受器和多觉型伤害性感受器。痛觉传入纤维有A类有髓纤维和C类无髓纤维两类,由于它们的传导速度不等,因而产生两种不同性质的痛觉,即快痛(fast pain)和慢痛(slow pain)。快痛是一种尖锐和定位明确的"刺痛",发生快,消失也快,一般不伴有明显的情绪改变;慢痛则表现为一种定位不明确的"烧灼痛",发生慢,消退也慢,常伴有明显的不愉快情绪。近年来发现,在这两类传入纤维末梢上存在瞬时感受器电位V1、V2(TRPV1、TRPV2)和M8(TRPM8)通道,前两种TRP通道介导伤害性热刺激,后一种TRP通道则介导伤害性冷刺激。快痛主要经特异性投射系统到达大脑皮层的第一和第二感觉区,慢痛则主要投射到扣带回。此外,许多痛觉纤维经非特异性投射系统投射到大脑皮层的广泛区域。

(4)躯体痛和内脏痛:疼痛是常见的临床症状。躯体痛包括体表痛和深部痛;内脏痛具有许多不同于躯体痛的特点,且存在一些特殊的疼痛,如体腔壁痛和牵涉痛。

1)躯体痛:发生在体表某处的疼痛称为体表痛。当伤害性刺激作用于皮肤时,可先后出现两种性质不同的痛觉,即快痛和慢痛。发生在躯体深部,如骨、关节、骨膜、肌腱、韧带和肌肉等处的痛感称为深部痛。深部痛一般表现为慢痛,其特点是定位不明确,可伴有恶心、出汗和血压改变等自主神经反应。出现深部痛时,可反射性引起邻近骨骼肌收缩而导致局部组织缺血,而缺血又使疼痛进一步加剧。缺血性疼痛的可能机制是肌肉收缩时局部组织释放某种致痛物质。

2)内脏痛:内脏痛常由机械性牵拉、痉挛、缺血和炎症等刺激所致。内脏痛具有以下特点:①定位不准确。这是内脏痛最主要的特点,如腹痛时患者常不能说出所发生疼痛的明确位置,因为痛觉感受器在内脏的分布比在躯体稀疏得多。②发生缓慢,持续时间较长,即主要表现为慢痛,常呈渐进性增强,但有时也可迅速转为剧烈疼痛。③中空内脏器官(如胃、肠、胆囊和胆管等)壁上的感受器对扩张性刺激和牵拉性刺激十分敏感,而对切割、烧灼等通常易引起皮肤痛的刺激不敏感。④特别能引起不愉快的情绪活动,并伴有恶心、呕吐和心血管及呼吸活动改变。这可能是由于内脏痛的传入通路与引起这些自主神经反应的通路之间存在密切的联系。

体腔壁痛(parietal pain)和牵涉痛(referred pain)是较为特殊的内脏痛,在临床上对某些疾病的诊断具有一定意义。

体腔壁痛是指内脏疾患引起邻近体腔壁浆膜受刺激或骨骼肌痉挛而产生的疼痛。例如,胸膜或腹膜炎症时可发生体腔壁痛。这种疼痛与躯体痛相似,也由躯体神经,如膈神经、肋间神经和腰上部脊神经传入。

牵涉痛是指由某些内脏疾病引起的远隔体表部位发生疼痛或痛觉过敏的现象。例如,心肌缺血时,常感到心前区、左肩和左上臂疼痛;膈中央部受刺激往往引起肩上部疼痛;患胃溃疡和胰腺炎时,可出现左上腹和肩胛间疼痛;胆囊炎、胆石症发作时,可感觉右肩区疼痛;发生阑尾炎时,发病开始时常觉上腹部或脐周疼痛;肾结石时可引起腹股沟区疼痛;输尿管结石则可引起睾丸疼痛等。躯体深部痛也有牵涉痛的表现。由于牵涉痛的体表放射部位比较固定,因而在临床上常提示某些疾病的发生。

发生牵涉痛时，疼痛往往发生在与患病内脏具有相同胚胎节段和皮节来源的体表部位，这一原理称为皮节法则（dermatomal rule）。例如，在胚胎发育过程中，膈自颈区迁移到胸腹腔之间，膈神经也跟着一起迁移，故其传入纤维在第 2～4 颈段进入脊髓，而肩上部的传入纤维也在同一水平进入脊髓。同样，心脏和上臂也发源于同一节段水平。睾丸及其支配神经是从尿生殖嵴迁移而来的，而尿生殖嵴也是肾和输尿管的发源部位。

牵涉痛的产生可用会聚-投射理论（convergence-projection theory）加以解释。体表和内脏的痛觉纤维在脊髓后角感觉传入的第二级神经元发生会聚（图 10-11）。体表痛的传入冲动通常并不激活脊髓后角第二级神经元，但当来自内脏的伤害性刺激冲动持续存在时，则可对体表传入冲动产生易化作用，此时脊髓后角第二级神经元被激活。在这种情况下，中枢将无法判断刺激究竟来自内脏还是来自体表，但由于中枢更习惯于识别体表信息，因而常将内脏痛误判为体表痛。

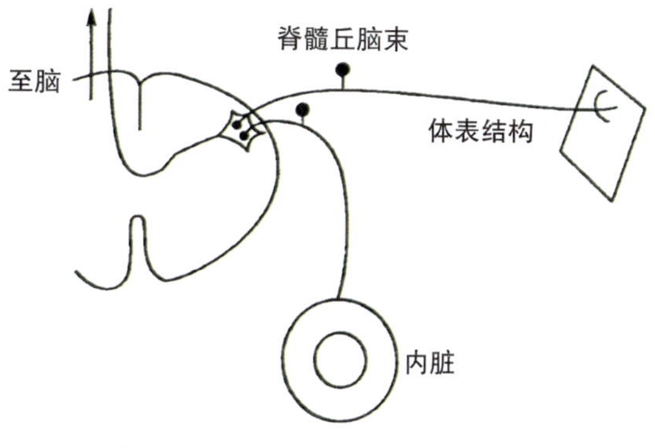

图 10-11　牵涉痛产生机制示意图

增值服务：神经-免疫与疼痛相关疾病

第三节　神经系统对躯体运动的调控

运动是人和动物维系生命最基本的功能活动之一。随着人和动物的进化，运动功能不断得到发展和完善。人类能完成许多高难度、复杂和精巧的运动。这些运动都需要神经系统对肢体和躯干各肌群进行精巧的调控和完美的操纵来实现，一旦骨骼肌失去神经系统的调控，就会出现相应的运动障碍。

一、运动的中枢调控功能概述

（一）运动的分类

运动可以分为反射运动、随意运动和节律运动三类。它们的区别在于运动的复杂程度和受意识控制程度的不同。

1.反射运动（reflex movement）　反射运动是最简单、最基本的运动形式，由特定的感觉刺激引起，并有固定的运动轨迹，故又称定型运动，如叩击股四头肌肌腱引起的膝反射和食物刺激口腔引起的吞咽反射等。反射运动一般不受意识控制，其运动强度与刺激大小有关，参与反射回路的神经元数较少，因而所需时间较短。

2.随意运动(voluntary movement)　随意运动较为复杂，通常为达到某种目的而进行。与反射运动不同，随意运动可以是对感觉刺激的反应，也可以由主观意愿而发动，其运动的方向、轨迹、速度和时程均可随意控制，并可在运动执行中随意改变。另外，参与运动的神经结构较多，完成运动所需时间较长。一些复杂的随意运动需经学习并反复练习不断完善后才能熟练掌握。这些运动的复杂细节被编制成“运动程序”储存起来，一旦进行已经熟悉的随意运动，就不再需要思考具体步骤，即可根据意愿去完成。

3.节律运动(rhythmic movement)　节律运动是介于随意运动和反射运动之间的并有这两类运动特点的一种运动形式。这类运动可随意地开始和停止，运动一旦开始便不需要有意识地参与而能自动地重复进行，但在进行过程中能被感觉信息调制。如呼吸肌和咀嚼肌的运动，还可包括行走，但行走须在平坦的开阔地进行才能被归入此类运动。

(二)运动调控的基本结构和功能

人的中枢运动调控系统由三级水平的神经结构组成。大脑皮层联络区、基底神经节和皮层小脑居于最高水平，负责运动的总体策划；运动皮层和脊髓小脑居于中间水平，负责运动的协调、组织和实施；而脑干和脊髓则处于最低水平，负责运动的执行。一般认为，随意运动的策划起自皮层联络区，并且，信息需要在大脑皮层与皮层下的两个重要运动脑区(基底神经节和皮层小脑)之间不断进行交流，然后策划好的运动指令被传送到皮层运动区，即中央前回和运动前区，并由此发出运动指令，再经运动传出通路到达脊髓和脑干运动神经元，最终到达它们所支配的骨骼肌而产生运动。在此过程中，运动调控中枢各级水平都需要不断接受感觉信息，用以调整运动中枢的活动。在运动发起前，运动调控中枢在策划运动以及在一些精巧动作学习过程中编制程序时都需要感觉信息，基底神经节和皮层小脑在此过程中发挥重要作用；在运动过程中，中枢又需要根据感觉反馈信息及时纠正运动的偏差，使执行中的运动不偏离预定的轨迹，脊髓小脑利用它与脊髓和脑干以及与大脑皮层之间的纤维联系，将来自肌肉、关节等处的感觉信息与皮层运动区发出的运动指令反复进行比较，以修正皮层运动区的活动；在脊髓和脑干，感觉信息可引起反射，调整运动前和运动中的身体姿势，以配合运动的发起和执行。

此外，运动的正常进行需有适当的身体姿势作为其背景或基础，两者的功能互相联系和影响，因此，神经系统对躯体运动的调控无疑包含对姿势的调节。

二、脊髓对躯体运动的调控作用

脊髓是躯体运动调控的初级中枢。脊髓灰质前角存在大量的运动神经元。脊髓在很大程度上受高位中枢的控制。

(一)运动反射的“最后公路”

1.脊髓运动神经元　脊髓灰质前角中存在α、β和γ三类运动神经元。α运动神经元接受从脑干到大脑皮层各级高位运动中枢的下传信息，也接受来自躯干、四肢皮肤、肌肉和关节等处的外周传入的信息，运动信息在此会聚并发生整合，最终由它发出一定形式和频率的冲动到达所支配的骨骼肌，因此，α运动神经元是躯体运动反射的“最后公路”。会聚到α运动神经元的各种运动信息具有引发随意运动、调节姿势和协调不同肌群活动等方面的作用，通过α运动神经元对这些信息的整合，躯体运动能得以平稳和精确地进行，因而具有重要意义。

γ运动神经元分布于α运动神经元之间，其胞体较α运动神经元小，发出的纤维支配骨骼肌的梭内肌纤维。γ运动神经元的兴奋性高，常以较高频率持续放电，其作用是调节肌梭对牵拉刺激的敏感性。β运动神经元发出的纤维对梭内肌和梭外肌纤维都有支配，但其功能尚不十分清楚。

2.运动单位(motor unit)　由一个α运动神经元及其所支配的全部肌纤维所组成的功能单位称为运动单位。运动单位的大小可相差很大，其大小取决于α运动神经元轴突末梢分支的多少。有的运动单位较大，如一个支配三角肌的运动神经元，可支配多达2000根肌纤维。当它兴奋时，可使许多肌纤维发生收缩，从而产生很大的肌张力；有的运动单位则较小，如一个支配眼外肌的运动神经元，仅支配6～12根肌纤维，有利于肌肉的精巧运动。由于一个运动单位的肌纤维与其他运动单位的肌纤维交叉分布，所以，即使只有少数运动神经元兴奋，肌肉收缩所产生的张力也是均匀的。

（二）脊髓休克

当人和动物的脊髓在与高位中枢离断后，反射活动能力暂时丧失而进入无反应状态的现象称为脊髓休克(spinal shock)，简称脊休克。在动物实验中，为了保持动物的呼吸功能，常在脊髓第五颈段水平以下切断脊髓，以保留膈神经对膈肌呼吸运动的支配。这种脊髓与高位中枢离断的动物称为脊髓动物，简称脊动物。

脊休克主要表现为：横断面以下的脊髓所支配的躯体与内脏反射均减退以致消失，如骨骼肌紧张降低，甚至消失，外周血管扩张，血压下降，出汗反射消失，粪、尿潴留。在发生脊休克后，一些以脊髓为基本中枢的反射可逐渐在不同程度上恢复。其恢复的速度与动物进化程度有关，因为不同动物的脊髓反射对高位中枢的依赖程度不同。例如，蛙在脊髓离断后数分钟内反射即可恢复；狗可于数天后恢复；而人类因外伤等原因引起脊休克时，则需数周以至数月，反射才能恢复。各种反射的恢复也有先后，比较简单和较原始的反射(如屈肌反射和腱反射)恢复较早，相对较复杂的反射(如对侧伸肌反射、搔抓反射)恢复则较慢。血压也回升到一定水平，排便、排尿反射也在一定程度上有所恢复。但此时的反射往往不能很好地适应机体生理功能的需要。离断面水平以下的知觉和随意运动能力将永久丧失。

脊休克恢复后的动物在第一次离断水平下方行第二次脊髓离断术，脊休克现象不再出现，说明脊休克的发生是因为离断面下的脊髓突然失去高位中枢的调控，而非切断脊髓的损伤刺激本身。可见，脊髓具有完成某些简单反射的能力，但这些反射平时受高位中枢的控制而不易表现出来。脊休克恢复后，通常是伸肌反射减弱而屈肌反射增强，说明高位中枢平时具有易化伸肌反射和抑制屈肌反射的作用。

（三）脊髓对姿势反射的调节

中枢神经系统通过反射改变骨骼肌紧张或产生相应的动作，以保持或改变身体的姿势以免发生倾倒，称为姿势反射（postural reflex）。对侧伸肌反射、牵张反射和节间反射是可在脊髓水平完成的姿势反射。

1.屈肌反射（flexor reflex）与对侧伸肌反射（crossed extensor reflex） 当脊动物一侧肢体的皮肤受到伤害性刺激时，可反射性引起受刺激侧肢体关节的屈肌收缩而伸肌舒张，使肢体屈曲，这一反射称为屈肌反射。屈肌反射具有躲避伤害的保护意义，但不属于姿势反射。随着刺激的加大，除引起同侧肢体屈曲外，还可引起对侧肢体的伸展，这称为对侧伸肌反射。对侧伸肌反射是一种姿势反射，在保持身体平衡中具有重要意义。

2.牵张反射（stretch reflex） 牵张反射是指有完整神经支配的骨骼肌在受外力牵拉伸长时引起的被牵拉的同一肌肉发生收缩的反射。

（1）牵张反射的感受器：牵张反射的感受器是肌梭（muscle spindle）。肌梭位于一般肌纤维之间，呈梭状，长约数毫米，其外包被一层结缔组织囊。囊内含6～12根肌纤维，称为梭内肌纤维（intrafusal fiber）。囊外一般肌纤维则称为梭外肌纤维（extrafusal fiber）。肌梭与梭外肌纤维平行排列，两者呈并联关系。梭内肌纤维由位于两端的收缩成分和位于中间的感受装置（非收缩成分）所构成，两者呈串联关系。梭内肌纤维分为核袋纤维（nuclear bag fiber）和核链纤维（nuclear chain fiber）两类。核袋纤维的细胞核多集中在中央部，而核链纤维的细胞核则较分散。肌梭的传入神经纤维有I_a和Ⅱ类纤维两类。I_a类纤维的末梢呈螺旋形缠绕于核袋纤维和核链纤维的感受装置部位；Ⅱ类纤维的末梢呈花枝状，分布于核链纤维的感受装置部位。两类纤维都终止于α运动神经元。α运动神经元的传出纤维支配梭外肌纤维。γ运动神经元的传出纤维支配梭内肌纤维的收缩成分，其末梢有两种：一种是板状末梢，支配核袋纤维；另一种为蔓状末梢，支配核链纤维。

当肌肉受外力牵拉而使肌梭感受装置被拉长时，螺旋形末梢发生变形而引起I_a类纤维传入冲动增加，冲动的频率与肌梭被牵拉的程度成正比。肌梭的传入冲动增加可引起支配同一肌肉的α运动神经元兴奋，使梭外肌收缩，从而形成一次牵张反射。当α运动神经元受刺激，使梭外肌纤维缩短时，由于肌梭与梭外肌纤维呈并联关系，因而肌梭也缩短，肌梭感受装置所受到的牵拉刺激减少，I_a类传入纤维放电减少或消失。可见，肌梭是一种长度感受器，是中枢神经系统了解肢体或体段相关位置的结构。当γ传出纤维受刺激，使肌梭收缩成分收缩时，其收缩强度虽不足以引起整块肌肉缩短，但可牵拉肌梭感受装置，引起I_a类传入纤维放电增加。γ运动神经元的兴奋性较高，常以较高频率持续放电。在整体情况下，即使肌肉不活动，α运动神经元无放电时，有些γ运动神经元仍持续放电；当α运动神经元活动增加时，γ运动神经元放电也相应增加。这表明梭外肌收缩时梭内肌也收缩。显然，这可防止当梭外肌收缩时肌梭因受牵拉刺激减少而停止放电的发生，所以，γ运动神经元传出的作用是调节肌梭对牵张反射的敏感性。在平时正常情况下，γ运动神经元传出主要受高位中枢下行通路的调控，通过调节和改变肌梭的敏感性和躯体不同部位的牵张反射的阈值，以适应控制姿势的需要。I_a和Ⅱ类纤维的传入冲动进入脊髓后，除产生牵张反射外，还通过侧支和中间神经元接替上传到小脑和大脑皮层感觉区。核链纤维上Ⅱ类纤维的功能可能与本体感觉的传入有关。

（2）牵张反射的类型：牵张反射包括腱反射和肌紧张两种类型。

1）腱反射（tendon reflex）：腱反射是指快速牵拉肌腱时发生的牵张反射，如叩击股四头肌肌腱引起股四头肌收缩的膝反射、叩击跟腱引起小腿腓肠肌收缩的跟腱反射等。腱反射的效应器主要是收缩较快的快肌纤维。完成一次腱反射的时间很短，据测算兴奋通过中枢的传播时间仅约0.7毫秒，只够一次突触传递所需的时间，可见腱反射是单突触反射。

2）肌紧张（muscle tonus）：肌紧张是指缓慢持续牵拉肌腱时发生的牵张反射，表现为受牵拉的肌肉处于持续、轻度的收缩状态，但不表现为明显的动作。例如，人在直立体位时，支持体重的关节由于重力影响而趋向于弯曲，从而使伸肌的肌梭受到持续的牵拉，引起被牵拉的肌肉收缩，使背部的骶棘肌、颈部以及下肢的伸肌群肌紧张加强，以对抗关节的屈曲，保持抬头、挺胸、伸腰、直腿的直立姿势。因此，肌紧张是维持身体姿势最基本的反射活动，也是随意运动的基础。肌紧张的效应器主要是收缩较慢的慢肌纤维。肌紧张常表现为同一肌肉的不同运动单位交替进行收缩，故能持久进行而不易疲劳。肌紧张中枢的突触接替不止一个，所以是一种多突触反射。

伸肌是人类的抗重力肌，所以人类的牵张反射主要发生在伸肌。临床上常通过检查腱反射和肌紧张（肌张力）来了解神经系统的功能状态。腱反射和肌紧张减弱或消失提示反射弧损害或中断；而腱反射和肌紧张亢进则提示高位中枢有病变，因为牵张反射受高位中枢的调控。

（3）腱器官及反牵张反射：除肌梭外，骨骼肌中还有一种能感受肌肉张力的感受器，称为腱器官（tendon organ）。它分布于肌腱胶原纤维之间，与梭外肌纤维呈串联关系，传入神经为I_b类纤维，其传入冲动对支配同一肌肉的α运动神经元起抑制作用。当肌肉受外力牵拉而被拉长时，首先兴奋肌梭感受器引发牵张反射，使被牵拉的肌肉收缩以对抗牵拉。当牵拉力量加大时，腱器官可因受牵拉张力的增加而兴奋，其反射效应是抑制牵张反射。这种由腱器官兴奋引起的牵张反射抑制，称为反牵张反射（inverse stretch reflex）。反牵张反射可防止牵张反射过强而拉伤肌肉，因此具有保护意义。

3.节间反射　节间反射（intersegmental reflex）是指脊髓相邻节段的神经元之间存在突触联系，故在与高位中枢失去联系后，脊髓依靠上下节段的协同活动完成一定反射活动。搔抓反射（scratching reflex）就是节间反射的一种表现。搔抓反射通常由皮肤瘙痒或其他刺激引起，如有蚤在动物腰背部皮肤爬行，可引起动物后爪的一阵子搔痒动作，即在受刺激处皮肤来回摩擦。

三、脑干对肌紧张和姿势的调控

在运动调控系统中，脑干居于高级中枢和脊髓之间的中间层次，因而在功能上起“上下沟通”的作用。脑干内存在抑制和加强肌紧张的区域，在肌紧张调节中起重要作用。

（一）脑干对肌紧张的调节

1.脑干网状结构抑制区（inhibitory area）和易化区（facilitatory area） 电刺激脑干网状结构的不同区域，可观察到网状结构中存在抑制或加强肌紧张和肌肉运动的区域，分别称为抑制区和易化区。抑制区较小，位于延髓网状结构的腹内侧部分；易化区较大，分布于广大的脑干中央区域，包括延髓网状结构的背外侧部分、脑桥的被盖、中脑的中央灰质及被盖，也包括脑干以外的下丘脑和丘脑中线核群等部位。与抑制区相比，易化区的活动较强，在肌紧张的平衡调节中略占优势。此外，脑其他结构中也存在调节肌紧张的区域或核团，如刺激大脑皮层运动区、纹状体、小脑前叶蚓部等部位，可引起肌紧张降低；而刺激前庭核、小脑前叶两侧部和后叶中间部等部位，可使肌紧张增强。这些区域或核团与脑干网状结构抑制区和易化区具有结构和功能上的联系。它们对肌紧张的影响可能通过脑干网状结构内的抑制区和易化区来完成（图 10-12）。

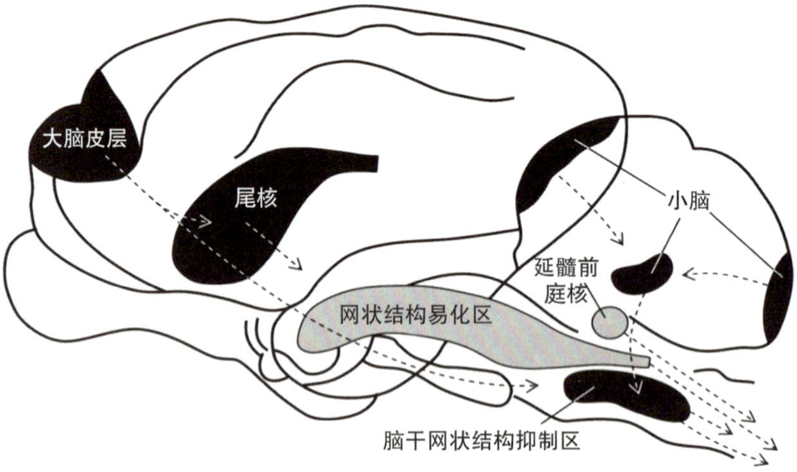

黑色区域为抑制区，浅灰色区域为易化区。

图 10-12 猫脑内与肌紧张调节有关的脑区及其下行路径示意图

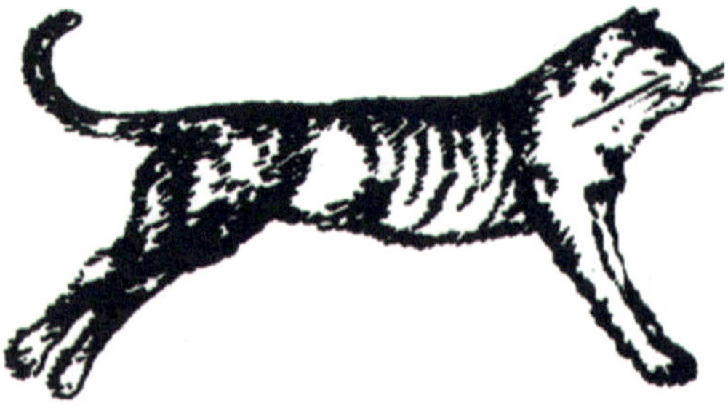

图 10-13 去大脑僵直示意图

2.去大脑僵直（decerebrate rigidity） 易化区和抑制区对肌紧张的影响可用去大脑僵直现象加以说明。

（1）去大脑僵直现象：在中脑上丘、下丘之间切断麻醉动物的脑干，当麻醉药作用过去后，动物即表现为四肢伸直，坚硬如柱，头尾昂起，脊柱挺硬，呈角弓反张状态，这一现象称为去大脑僵直（图 10-13）。

（2）去大脑僵直的发生机制：去大脑僵直是抗重力肌（伸肌）紧张增强的表现。局部肌内注射麻醉剂或切断相应的脊髓后根以消除肌梭的传入冲动，伸肌紧张性增强的现象便消失。说明去大脑僵直是在脊髓牵张反射的基础上发展起来的，是一种过强的牵张反射。去大脑僵直的发生是由于在中脑水平切断脑干后中断了大脑皮层、纹状体等部位与脑干网状结构之间的功能联系，造成抑制区和易化区之间的活动失衡，使抑制区的活动大为减弱，而易化区的活动明显占优势的结果。人类也可出现类似现象，当蝶鞍上囊肿引起皮层与皮层下结构失去联系时，可出现明显的下肢伸肌僵直及上肢的半屈状态，称为去皮层僵直（decorticate rigidity）。这也是抗重力肌紧张增强的表现。人类在中脑疾患时可出现去大脑僵直现象，表现为头后仰，上下肢均僵硬伸直，上臂内旋，手指屈曲。出现去大脑僵直往往提示病变已严重侵犯脑干，是预后不良的信号。

（二）脑干对姿势的调控

1.状态反射（attitudinal reflex）　头部在空间的位置发生改变以及头部与躯干的相对位置发生改变，都可反射性地改变躯体肌肉的紧张性，这一反射称为状态反射。状态反射包括紧张性迷路反射（tonic labyrinthine reflex）和紧张性颈反射（tonic neck reflex）。紧张性迷路反射是内耳椭圆囊和球囊的传入冲动对躯体伸肌紧张的反射性调节，其反射中枢主要是前庭核。动物处仰卧位时伸肌紧张最高，而处俯卧位时伸肌紧张则最低。这是因头部位置不同，导致囊斑中毛细胞受不同刺激而引起的。紧张性颈反射是颈部扭曲时颈部脊椎关节韧带和肌肉本体感受器的传入冲动对四肢肌肉紧张的反射性调节，其反射中枢位于颈部脊髓。当头向一侧扭转时，下颏所指一侧的伸肌紧张加强；若头后仰时，则前肢伸肌紧张加强，而后肢伸肌紧张降低；若头前俯，则前肢伸肌紧张降低，而后肢伸肌紧张加强。人类在去皮层僵直的基础上，也可出现紧张性颈反射，即当颈部扭曲时，下颏所指一侧的上肢伸直，而对侧上肢则处于屈曲状态。

2.翻正反射（righting reflex）　正常动物可保持站立姿势，若将其推倒或将其四足朝天从空中抛下，动物能迅速翻正过来，这种反射称为翻正反射。例如，将动物四足朝天从空中抛下，可清楚地观察到动物在坠落过程中首先是头颈扭转，使头部的位置翻正，然后前肢和躯干扭转过来，接着后肢也扭转过来，最后四肢安全着地。这一过程包括一系列的反射活动。最初是由于头部在空间的位置不正常，刺激视觉与平衡觉感受器，从而引起头部的位置翻正；头部翻正后，头与躯干之间的位置不正常，刺激颈部的本体感受器，导致躯干的位置也翻正。

四、小脑对运动的调控

小脑由皮层（灰质）和髓质（白质）组成。小脑皮层可按原裂及后外侧裂横向分为前叶、后叶和绒球小结叶；也可纵向分为中间的蚓部和外侧的半球部，半球部可再分为中间部及外侧部。根据其传入、传出纤维联系，可将小脑分为前庭小脑、脊髓小脑和皮层小脑三个主要功能部分（图 10-14）。

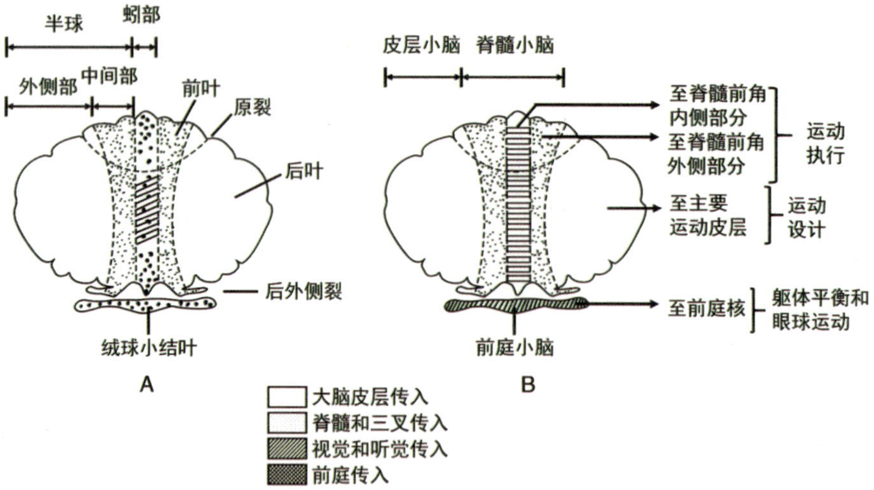

A.小脑的分区和传入纤维联系；B.小脑的功能分区及其不同的传出投射。

图 10-14 小脑分区及传导通路示意图

（一）前庭小脑

前庭小脑（vestibulocerebellum）主要由绒球小结叶构成，与之邻近的小部分蚓垂也可归入此区。前庭小脑参与身体姿势平衡功能的调节。前庭小脑与前庭核之间有双向纤维联系。它接受来自前庭核纤维的投射，其传出纤维又经前庭核换元，再通过前庭脊髓束抵达脊髓前角内侧部分的运动神经元，控制躯干和四肢近端肌肉的活动。切除绒球小结叶的猴，或第四脑室附近患肿瘤压迫绒球小结叶的患者，身体平衡失调，出现步基宽（站立时两脚之间的距离增宽）、站立不稳、步态蹒跚和容易跌倒等症状，但其随意运动的协调不受影响。动物实验还证明，狗在切除绒球小结叶后不再出现运动病（如晕船、晕车等）。

此外，前庭小脑可通过脑桥核接受外侧膝状体、上丘和视皮层等处的视觉传入信息，调节眼外肌的活动，从而协调头部运动时眼的凝视运动。猫在切除绒球小结叶后可出现位置性眼震（positional nystagmus），即当其头部固定于某一特定位置（即凝视某一场景）时出现的眼震颤。这一功能活动实际上与保持身体平衡的调节密切配合。

（二）脊髓小脑

脊髓小脑（spinocerebellum）由蚓部和半球中间部组成，主要接受来自脊髓和三叉神经的传入信息，也接受视觉和听觉的信息。蚓部的传出纤维向顶核投射，经前庭核和脑干网状结构下行至脊髓前角的内侧部分，也经丘脑腹外侧核上行至运动皮层的躯体近端代表区。

脊髓小脑还具有调节肌紧张的功能。小脑对肌紧张的调节既有抑制作用，也有易化作用。抑制肌紧张的区域是小脑前叶蚓部，其空间分布是倒置的，即其前端与动物尾部及下肢肌紧张的抑制功能有关，后端及单小叶与上肢及头面部肌紧张的抑制功能有关。易化肌紧张的区域是小脑前叶两侧部和后叶中间部，前叶两侧部的空间安排也是倒置的。小脑对肌紧张调节的双重作用可分别通过脑干网状结构抑制区和易化区来实现。在进化过程中，小脑抑制肌紧张作用逐渐减退，而易化作用逐渐增强。因此，脊髓小脑受损后常有肌张力减退和四肢乏力的表现。

小脑半球中间部的传出纤维向间位核投射，经红核大细胞部，下行至脊髓前角的外侧部分，也经丘脑腹外侧核上行至运动皮层的躯体远端代表区。可见，脊髓小脑与脊髓及脑干有大量的纤维联系，其主要功能是调节进行过程中的运动，协助大脑皮层对随意运动进行适时的控制。当运动皮层向脊髓发出运动指令时，通过皮层脊髓束的侧支向脊髓小脑传递有关运动指令的“副本”；另外，运动过程中来自肌肉与关节等处的本体感觉传入以及视觉、听觉传入等也到达脊髓小脑。脊髓小脑通过比较来自大脑皮层的运动指令和外周的反馈信息，察觉运动指令和运动执行情况之间的偏差，并通过上行纤维向大脑皮层发出矫正信号，修正运动皮层的活动，使之符合当时运动的实际情况；同时又通过脑干-脊髓下行通路调节肌肉的活动，纠正运动的偏差，使运动能按预定的目标和轨道准确进行。脊髓小脑受损后，由于不能有效利用来自大脑皮层和外周感觉的反馈信息来协调运动，因而运动变得笨拙而不准确，表现为随意运动的力量、方向及限度发生紊乱。例如，患者不能完成精巧动作，肌肉在动作进行过程中抖动而把握不住方向，尤其在精细动作的终末出现震颤，称为意向性震颤；行走时跨步过大而躯干落后，以致容易倾倒，或走路摇晃呈酩酊蹒跚状，沿直线行走则更不平稳；不能进行拮抗肌轮替快复动作（如上臂不断交替进行内旋与外旋），且动作越迅速则协调障碍越明显，但在静止时则无肌肉运动异常的表现。以上这些动作协调障碍统称为小脑性共济失调。

（三）皮层小脑

皮层小脑（cerebrocerebellum）是指半球外侧部。它不接受外周感觉的传入，主要经脑桥核接受大脑皮层广大区域（感觉区、运动区、联络区）的投射，其传出纤维先后经齿状核、红核小细胞部、丘脑腹外侧核换元后，再回到大脑皮层运动区；还有一类纤维投射到红核小细胞部，经换元后发出纤维投射到下橄榄核主核和脑干网状结构。投射到下橄榄核主核的纤维，换元后经橄榄小脑束返回皮层小脑，形成皮层小脑的自身回路；而投射到脑干网状结构的纤维，换元后经网状脊髓束下达脊髓。皮层小脑与大脑皮层运动区、感觉区、联络区之间的联合活动与运动的策划和运动程序的编制有关。如前所述，一个随意运动的产生包括运动的策划和执行两个不同阶段，并需要脑在策划和执行之间进行反复的比较来协调动作。例如，在学习某种精巧运动（如打字、体操动作或乐器演奏）的开始阶段，动作往往不甚协调。

在学习过程中，大脑皮层与小脑之间不断进行联合活动，同时脊髓小脑不断接受感觉传入信息，逐步纠正运动过程中发生的偏差，使运动逐步协调起来。等到运动熟练后，皮层小脑内就储存起一整套程序。当大脑皮层发动精巧运动时，首先通过大脑-小脑回路从皮层小脑提取程序，并将它回输到运动皮层，再通过皮层脊髓束发动运动。这样，运动就变得非常协调、精巧和快速。但是，在狗和猴的实验中观察到切除小脑半球外侧部后并不产生明显的运动缺陷；在人类，小脑半球外侧部受损后也无明显临床表现。因此，皮层小脑调节运动的机制还有待进一步研究。

知识拓展

小脑的进化过程

原始的小脑出现在圆口类的七鳃鳗。大多数鱼类的小脑还不发达，体积小，表面光滑，只是横跨在第四脑室上方的一小块凸起的顶壁。软骨鱼纲中的鲨鱼小脑较大，表面甚至出现沟裂。两栖类动物的小脑表面也缺乏沟回。

爬行类动物的小脑内部开始出现神经核团，这标志着小脑联系增多。少数在海中洄游的龟类，小脑的体积在整个脑中占有较大的比重。鸟类的小脑非常发达，在种系发生上显得突出。其小脑体积大，表面沟回紧凑，位于内侧的新小脑部分特别发达，接受来自脊髓的传入纤维和来自上位脑的投射纤维系。

哺乳类动物，其小脑进一步发展，新小脑、旧小脑及古小脑分部清楚，表面的沟回变得更为复杂，神经核团更加分化、发达，其生理功能也更为完善和重要。

增值服务：脊髓小脑共济失调非运动症状

五、大脑皮层对运动的调控

大脑皮层是运动调控的最高级也是最复杂的中枢部位。它接受感觉信息的传入，并根据机体对环境变化的反应和意愿，策划和发动随意运动。

（一）大脑皮层运动区

1.主要运动区　主要运动区包括中央前回和运动前区，是控制躯体运动最重要的区域。它们接受本体感觉冲动，感受躯体的姿势和躯体各部分在空间的位置及运动状态，并根据机体的需要和意愿调整和控制全身的运动。运动区有以下功能特征：①对躯体运动的调控为交叉性支配。在头面部，除下部面肌和舌肌主要受对侧支配外，其余部分均为双侧性支配。因此，一侧内囊损伤将产生对侧下部面肌及舌肌麻痹，但头面部多数肌肉活动仍基本正常。②运动代表区功能定位总体安排是倒置的，但头面部代表区的内部安排是正立的（图 10-15）。③皮层代表区的大小与躯体运动的精细和复杂程度有关。运动越精细越复杂，其相应肌肉的代表区就越大，如拇指的代表区面积可为躯干代表区的若干倍。

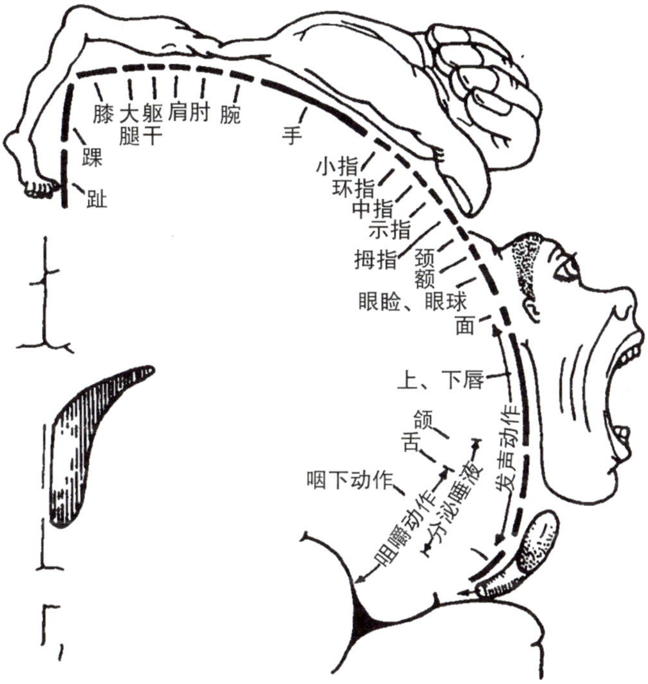

图 10-15　中央前回控制躯体运动的规律示意图

2.其他运动区　第一感觉区以及后顶叶皮层也与运动有关。应用电刺激大脑皮层引起肌肉收缩的研究表明，皮层脊髓束和皮层脑干束中约 31%的纤维来自中央前回，约 29%的纤维来自运动前区和运动辅助区，约 40%的纤维来自后顶叶皮层和第一感觉区。

在大脑皮层运动区也可见到类似感觉区的纵向柱状排列，从而组成运动皮层的基本功能单位，即运动柱（motor column）。一个运动柱可控制同一关节几块肌肉的活动，而一块肌肉可接受几个运动柱的控制。

（二）运动传出通路

1.皮层脊髓束和皮层脑干束　由皮层发出，经内囊、脑干下行，到达脊髓前角运动神经元的传导束，称为皮层脊髓束（corticospinal tract）；而由皮层发出，经内囊到达脑干内各脑神经运动神经元的传导束，称为皮层脑干束（corticobulbar tract）。皮层脊髓束中约 80%的纤维在延髓锥体跨过中线，在对侧脊髓外侧索下行而形成皮层脊髓侧束。侧束纵贯脊髓全长，其纤维终止于同侧前角外侧部的运动神经元。皮层脊髓侧束在种系发生上较新，其功能是控制四肢远端肌肉的活动，与精细的、技巧性的运动有关。其余约 20%的纤维在延髓不跨越中线而在脊髓同侧前索下行形成皮层脊髓前束。前束一般只下降到脊髓胸段，其纤维经中间神经元接替后，终止于双侧脊髓前角内侧部的运动神经元。皮层脊髓前束在种系发生上较古老，其功能是控制躯干和四肢近端肌肉，尤其是屈肌的活动，与姿势的维持和粗略的运动有关。

2.运动传出通路损伤时的表现　皮层脊髓束和皮层脑干束是在进化过程中逐渐发展起来的。非哺乳脊椎动物基本上没有皮层脊髓束和皮层脑干束传导系统，但它们的运动非常灵巧；猫和狗在该系统完全被破坏后仍能站立、行走、奔跑和进食；只有人和灵长类动物在该系统损伤后才会出现明显的运动缺陷。在灵长类动物实验中，横切其延髓锥体，高度选择性地破坏皮层脊髓侧束，动物立即出现并持久地丧失用两手指夹起细小物品的能力，但仍保留腕以上部位的运动能力，动物仍能大体上应用其手，并能站立和行走。这与失去神经系统对四肢远端肌肉精细的、技巧性的运动控制有关。另一方面，损伤皮层脊髓前束后，由于近端肌肉失去神经控制，躯体平衡的维持、行走和攀登均发生困难。这种因单纯的运动传出通路损伤而引起的运动能力减弱，常伴有肌张力下降，但没有腱反射和肌紧张亢进的表现，故将这种运动障碍称为不全麻痹。

运动传导通路损伤后，临床上常出现柔软性麻痹（简称软瘫）和痉挛性麻痹（简称硬瘫）两种表现。两者虽然都有随意运动的丧失，但软瘫表现为牵张反射（包括腱反射和肌紧张）减弱或消失，肌肉松弛，并逐渐出现肌肉萎缩，巴宾斯基征（Babinski sign）阴性，见于脊髓运动神经元损伤，如脊髓灰质炎；而硬瘫则表现为牵张反射亢进，肌肉萎缩不明显，巴宾斯基征阳性，常见于中枢性损伤，如内囊出血引起的卒中。临床上常将运动控制系统分为下运动神经元、上运动神经元，下运动神经元是指脊髓运动神经元，而上运动神经元则是指皮层和脑干中支配下运动神经元的神经元，尤其是指皮层脊髓束神经元。根据以上软瘫和硬瘫的发生规律可得出下运动神经元损伤引起软瘫，而上运动神经元损伤则导致硬瘫的结论，但这一结论显然与前述切断延髓锥体实验中观察到动物出现不全麻痹的事实不符。所以目前认为，中枢运动控制系统中存在功能上的分化。有部分上运动神经元主要在姿势调节中发挥作用，称为姿势调节系统，临床上出现硬瘫主要是由于姿势调节系统受损；此外，有部分上运动神经元主要在运动协调中发挥作用，如小脑和基底神经节中的一些神经元，而由大脑皮层运动区发出的运动传出通路，其主要作用是将皮层运动指令下传给下运动神经元。

巴宾斯基征是神经科常用检查之一，因最早由法国神经学家巴宾斯基发现而得名。用一钝物划足跖外侧，出现拇趾背屈和其他四趾外展呈扇形散开的体征称为巴宾斯基征阳性，是一种异常的跖伸肌反射，常提示皮层脊髓束受损。成年人的正常表现是所有足趾均发生跖屈，称为巴宾斯基征阴性。正常人的巴宾斯基征（即阴性）是一种屈肌反射。由于脊髓平时受高位中枢的控制，这一原始反射被抑制而不表现出来。婴儿因皮层脊髓束发育尚不完全，成年人在深睡或麻醉状态下，也都可出现巴宾斯基阳性体征。

（三）大脑皮层对姿势的调节

大脑皮层对姿势反射也有调节作用。前文已述，皮层与皮层下失去联系时可出现去皮层僵直，说明大脑皮层也具有抑制伸肌紧张的作用。除去皮层僵直外，在去皮层动物中还可观察到两类姿势反应受到严重损害，即跳跃反射（hopping reaction）和放置反射（placing reaction）。跳跃反射是指动物（如猫）在站立时受到外力推动而产生的跳跃运动，其生理意义是保持四肢的正常位置，以维持躯体平衡。放置反射是指动物将腿牢固地放置在一支持物体表面的反应。例如，将动物用布带蒙住眼睛并悬吊在空中，让动物足部的任何部分或动物的口鼻部或触须接触某一个支持平面(如桌面),动物马上会将它的两前爪放置在这个支持平面上。这两个姿势反应的整合需要大脑皮层的参与。

六、基底神经节对运动的调控

基底神经节(basal ganglia)是大脑皮层下的一些神经核群,与躯体运动调控有关的主要是纹状体。纹状体包括发生上较新的新纹状体(尾核和壳核)和发生上较古老的旧纹状体(苍白球)。苍白球常分为内侧部和外侧部两部分。此外,中脑黑质和丘脑底核在功能上与基底神经节密切相关,因而也被纳入基底神经节的范畴,在人和哺乳动物中,参与运动的策划和运动程序的编制。基底神经节的功能失调将引起运动障碍性疾病。

(一)基底神经节的纤维联系

1.基底神经节与大脑皮层之间的神经回路　基底神经节的新纹状体接受来自大脑皮层广泛区域的兴奋性纤维投射,而其传出纤维从苍白球内侧部发出,经丘脑腹前核和腹外侧核接替后回到大脑皮层的运动前区和前额叶。在此神经回路中,从新纹状体到苍白球内侧部的投射有两条通路,即直接通路(direct pathway)和间接通路(indirect pathway)(图 10-16)。前者是指新纹状体直接向苍白球内侧部的投射路径;后者则为新纹状体先后经过苍白球外侧部和丘脑底核两次中继后间接到达苍白球内侧部的投射路径。大脑皮层对新纹状体的作用是兴奋性的,释放的递质是谷氨酸;而从新纹状体到苍白球内侧部以及从苍白球内侧部再到丘脑腹前核和腹外侧核的纤维投射都是抑制性的,递质都是 γ-氨基丁酸(GABA)。因此,当大脑皮层发放的神经冲动激活新纹状体-苍白球内侧部的直接通路时,苍白球内侧部的活动被抑制,使后者对丘脑腹前核和腹外侧核的抑制性作用减弱,丘脑的活动增加,这种现象称为去抑制(disinhibition)。丘脑-皮层的投射系统是兴奋性的,因此,直接通路的活动最终能易化大脑皮层发动运动。由新纹状体-苍白球外侧部-丘脑底核的通路中同样存在去抑制现象,而由丘脑底核到达苍白球内侧部的投射纤维则是兴奋性的,递质为谷氨酸。因此,当间接通路兴奋时,苍白球外侧部的活动被抑制,使之对丘脑底核的抑制作用减弱,加强苍白球内侧部对丘脑-皮层投射系统的抑制,从而对大脑皮层发动运动产生抑制作用。正常情况下,两条通路相互拮抗,但平时以直接通路的活动为主,并保持平衡状态。一旦这两条通路中的某一环节或某种神经递质异常,将引起相应的运动障碍。

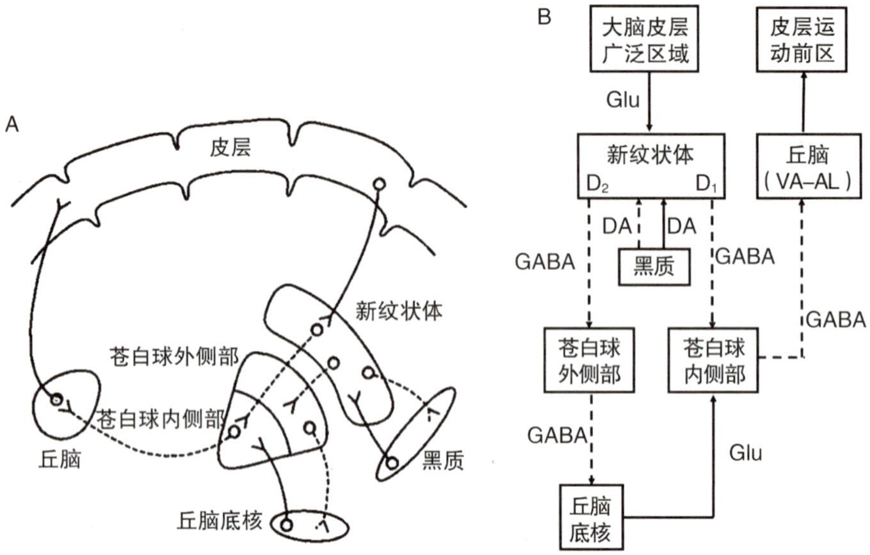

A.基底神经节与大脑皮层的神经回路;B.直接通路和间接通路。
实线:兴奋;虚线:抑制。DA:多巴胺;GABA:γ-氨基丁酸;Glu:谷氨酸。

图 10-16　基底神经节与大脑皮层之间神经回路示意图

2.黑质-纹状体投射系统　新纹状体内有投射神经元和中间神经元两类细胞。中型多棘神经元(medium spiny neuron,MSN)属于投射神经元,是新纹状体内主要的信息整合神经元,释放的递质主要是 GABA。中型多棘神经元除接受大脑皮层发出的谷氨酸能纤维投射外,还接受来自中脑黑质致密部的多巴胺能纤维投射,构成黑质-纹状体投射系统;此外,也接受新纹状体内 GABA 能和胆碱能抑制性中间神经元的纤维投射。中型多棘神经元有两种类型。它们的细胞膜中分别有 D_1 和 D_2 受体,其纤维分别投射到苍白球内侧部和苍白球外侧部,从而分别组成新纹状体-苍白球内侧部之间的直接通路和间接通路。黑质-纹状体多巴胺能纤维末梢释放的多巴胺通过激活 D_1 受体时可增强直接通路的活动,而通过激活 D_2 受体时则抑制其传出神经元的活动从而抑制间接通路的作用。尽管两种不同受体介导的突触传递效应不同,但它们最终对大脑皮层产生的效应却是相同的,即都能使丘脑-皮层投射系统活动加强,从而易化大脑皮层的活动,使运动增多。

(二)与基底神经节损伤有关的疾病

基底神经节病变可产生两类运动障碍性疾病:一类是肌紧张过强而运动过少性疾病,如帕金森病;另一类是肌紧张不全而运动过多性疾病,如亨廷顿病与手足徐动症。

1.帕金森病　帕金森病又称震颤麻痹,是常见的中老年神经系统变性疾病之一,因最早由英国医生帕金森描述而被命名。帕金森病的主要症状是全身肌紧张增高,肌肉强直,随意运动减少,动作缓慢,面部表情呆板,常伴有静止性震颤。运动症状主要发生在动作的准备阶段,而动作一旦发起,则可继续进行。帕金森病的病因是双侧黑质病变,多巴胺能神经元变性受损。由于多巴胺可通过 D_1 受体增强直接通路的活动,亦可通过 D_1 受体抑制间接通路的活动,所以该递质系统受损时,可引起直接通路活动减弱而间接通路活动增强，使皮层对运动的发动受到抑制，从而出现运动减少和动作缓慢的症状。临床上给予多巴胺的前体左旋多巴（L-dopa）能明显改善帕金森病患者的症状，应用 M 受体拮抗剂东莨菪碱或苯海索等也能治疗此病。黑质-纹状体多巴胺递质系统的作用在于抑制纹状体内乙酰胆碱递质的作用。当黑质多巴胺神经元受损后，对纹状体内胆碱能神经元的抑制作用减弱，导致乙酰胆碱递质系统功能亢进，进而影响新纹状体传出神经元的活动而引起一系列症状。

因此，黑质多巴胺系统与纹状体乙酰胆碱系统之间的功能失衡可能是帕金森病发病的原因之一。左旋多巴和 M 受体拮抗剂对静止性震颤均无明显疗效。记录帕金森病患者丘脑腹外侧核的神经元放电，可观察到某些神经元放电的周期性节律与患者震颤肢体的节律相同步，破坏丘脑腹外侧核则静止性震颤消失，因此静止性震颤可能与丘脑腹外侧核等结构的功能异常有关。

2.亨廷顿病　亨廷顿病也称舞蹈病，是一种以神经变性为病理改变的遗传性疾病，因首先由亨廷顿报道而得名。其主要表现为不自主的上肢和头部的舞蹈样动作，伴肌张力降低等症状。其病因是双侧新纹状体病变。新纹状体内 GABA 能中间神经元变性或遗传性缺损，使新纹状体对苍白球外侧部的抑制作用减弱，进而加强对丘脑底核活动的抑制，引起间接通路活动减弱而直接通路活动相对增强，对大脑皮层发动运动产生易化作用，从而出现运动过多的症状。临床上用利血平耗竭多巴胺可缓解其症状。

增值服务：帕金森病的治疗现状

（三）基底神经节的功能

迄今为止，关于基底神经节功能仍不十分清楚。毁损动物的基底神经节几乎不出现任何症状；而记录基底神经节神经元放电，发现其放电发生在运动开始之前；新纹状体内的中型多棘神经元很少或没有自发放电活动，仅在大脑皮层有冲动传来时才开始活动。根据这些观察，结合以上对人类基底神经节损伤后出现的症状、药物治疗效应及其机制分析，可以认为基底神经节可能参与运动的设计和程序编制，并将一个抽象的设计转换为一个随意运动。基底神经节对随意运动的产生和稳定协调、肌紧张的调节、本体感受传入冲动信息的处理可能都有关。此外，基底神经节中某些核团还参与自主神经的调节、感觉传入、心理行为和学习记忆等功能活动。

增值服务：运动训练在化疗诱导的周围神经病变中的应用

第四节　神经系统对内脏活动、本能行为和情绪的调节

一、自主神经系统

自主神经系统(autonomic nervous system)是指调节内脏功能活动的神经系统，也称内脏神经系统。自主神经系统包括传入神经和传出神经两部分，但通常仅指支配内脏器官的传出神经，而不包括传入神经。自主神经包括交感神经(sympathetic nerve)和副交感神经(parasympathetic nerve)两部分。它们分布至内脏、心血管和腺体，并调节这些器官的功能。自主神经系统接受中枢神经系统的控制。

(一)自主神经的结构特征

自主神经由节前神经元和节后神经元组成。节前神经元胞体位于中枢内，发出的神经纤维称为节前纤维(preganglionic fiber)。自主神经节前纤维在抵达效应器官前进入神经节内换元，由节内神经元发出节后纤维(postganglionic fiber)支配效应器官(图10-17)。节前纤维属于有髓鞘的B类纤维，传导速度较快；节后纤维属于无髓鞘的C类纤维，传导速度较慢。交感神经节位于椎旁节和椎前节内，离效应器官较远，因此节前纤维短而节后纤维长；副交感神经节通常位于效应器官壁内，因此节前纤维长而节后纤维短。

交感神经起自胸腰段脊髓灰质的侧角，副交感神经起自脑干的脑神经核和骶段脊髓灰质相当于侧角的部位。交感神经兴奋时产生的效应较广泛，而副交感神经兴奋时的效应相对局限。其主要原因是：①交感神经分布广泛，几乎支配所有内脏器官；而副交感神经分布较局限，有些器官没有副交感神经支配，如皮肤和肌肉的血管、一般的汗腺、竖毛肌、肾上腺髓质和肾脏只有交感神经支配。②交感神经在节前与节后神经元换元时的辐散程度较高，一个节前神经元往往与多个节后神经元发生突触联系；而副交感神经在节前与节后神经元换元时的辐散程度较低。例如，猫颈上神经节内的交感节前纤维与节后纤维之比为1∶11～1∶17，而睫状神经节内的副交感节前纤维与节后纤维之比则为1∶2。

哺乳动物交感神经节后纤维除直接支配效应器官细胞外，还有少量纤维支配器官壁内的神经节细胞，对副交感神经发挥调节作用。

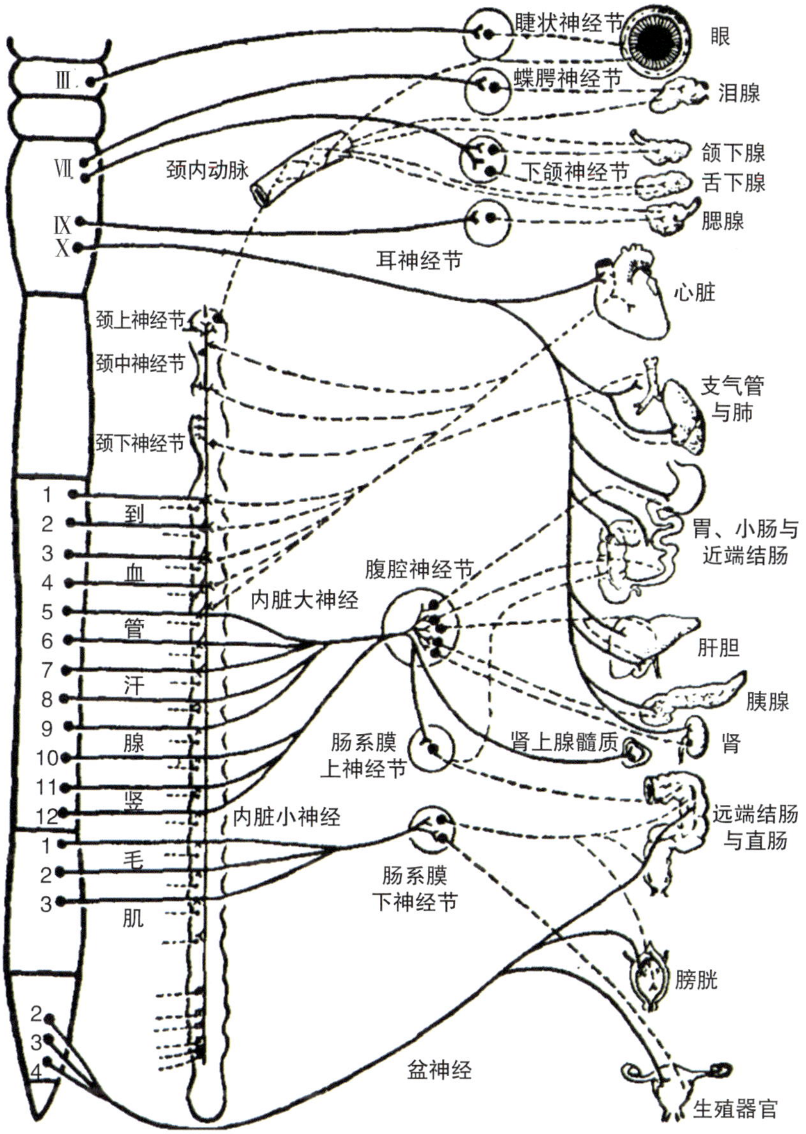

细线：交感神经；粗线：副交感神经；实线：节前纤维；虚线：节后纤维。

图 10-17　自主神经分布示意图

（二）自主神经系统的功能

自主神经系统的主要功能是调节心肌、平滑肌和腺体（消化腺、汗腺、部分内分泌腺）的活动。副交感神经和交感神经主要的递质分别是乙酰胆碱和去甲肾上腺素，此外还存在少量肽类和嘌呤类递质。例如，肠道肌间神经丛的抑制性神经元可释放血管活性肠肽，而兴奋性神经元可释放 P 物质。支配幽门 G 细胞的迷走神经节后纤维的递质是促胃液素释放肽。有关自主神经系统胆碱能和肾上腺素能受体的分布及其生理功能概括于表 10-2 中。

表 10-2 自主神经的功能

器官	交感神经	副交感神经
循环	心跳加强加快； 大部分血管收缩(腹膜内脏、皮肤、外生殖器等)； 肌肉血管可收缩(NE 能)或舒张(ACh 能)	心跳减弱减慢； 部分血管舒张(软脑膜、外生殖器血管等)
呼吸	支气管平滑肌舒张	支气管平滑肌收缩，黏液分泌
消化	分泌黏稠唾液，抑制胃肠运动； 抑制胆囊收缩，促进括约肌收缩	分泌稀薄唾液，促进胃肠运动； 促进胆囊收缩，使括约肌舒张； 促进胃液及胰液分泌
泌尿	逼尿肌舒张，括约肌收缩	逼尿肌收缩，括约肌舒张
生殖	怀孕子宫收缩，未孕子宫舒张	
眼	瞳孔扩大，睫状肌松弛	瞳孔缩小，睫状肌收缩，促进泪腺分泌
皮肤	竖毛肌收缩，汗腺分泌	
代谢	促进糖原分解，促进肾上腺髓质分泌	促进胰岛素分泌

(三)自主神经系统的功能特征

1.紧张性作用　在安静状态下，自主神经持续发放一定频率的冲动，使所支配的器官处于一定程度的活动状态，称为自主神经的紧张性作用。这可通过切断神经后观察它所支配器官的活动是否发生改变加以证实。例如，切断心迷走神经后心率加快，说明心迷走神经通过紧张性传出冲动，对心脏具有持久的抑制作用；而切断心交感神经，则心率减慢，说明心交感神经有兴奋心脏的紧张性传出冲动。又如，切断支配虹膜的副交感神经，瞳孔散大；而切断其交感神经，则瞳孔缩小。自主神经的紧张性来源于其中枢的紧张性活动，而中枢紧张性来源于神经反射和体液因素等多种原因。

2.双重神经支配　许多组织器官都受交感神经和副交感神经的双重支配，两者的作用往往相互拮抗。例如，心迷走神经抑制心脏活动，而心交感神经则兴奋心脏；迷走神经增强小肠的运动和分泌，而交感神经则起抑制作用。这种相互拮抗的双重神经支配，可使器官的活动状态快速调整以适合机体当时的需要。此外，双重神经支配有时对某一器官的作用也可以是协同的。例如，交感神经和副交感神经都有促进唾液腺分泌的作用，但仍有一定差别，交感神经促使少量黏稠唾液分泌，而副交感神经则引起大量稀薄唾液的分泌。

3.受效应器所处功能状态的影响　自主神经的活动与效应器本身的功能状态有关。例如，刺激交感神经可抑制未孕动物的子宫平滑肌，但可兴奋有孕动物的子宫平滑肌。这是因为未孕子宫和有孕子宫表达的受体不同。胃幽门处于收缩状态时，刺激迷走神经能使之舒张，而幽门处于舒张状态时，刺激迷走神经则使之收缩。

4.对整体生理功能调节的意义　交感神经系统的活动一般比较广泛，在环境急剧变化的条件下，可以动员机体许多器官的潜在力量，促使机体适应环境的急变。例如，在肌肉剧烈运动、窒息、失血或寒冷环境等情况下，交感神经系统活动增强，机体出现心率加速、皮肤与腹腔内脏血管收缩、体内血库释放血液以增加循环血量、红细胞计数增加、支气管扩张、肝糖原分解加速及血糖升高、肾上腺素分泌增加等现象。虽然交感神经系统活动具有广泛性，但对于一定的刺激，不同部分的交感神经的反应方式和程度是不同的，表现为不同的整合形式。

副交感神经系统的活动相对比较局限，其意义主要在于保护机体、休整恢复、促进消化、积蓄能量以及加强排泄和生殖功能等。例如，心脏活动的抑制、瞳孔缩小避免强光的进入、消化道功能增强以促进营养物质吸收和能量补充等，以发挥保护机体的作用。

二、中枢对内脏活动的调节

（一）脊髓对内脏活动的调节

脊髓是内脏反射活动的初级中枢，基本的血管张力反射、出汗反射、排尿反射、排便反射、阴茎勃起反射等可在脊髓水平完成。例如，脊休克过去后，患者的血压可恢复到一定水平，可完成基本的排尿与排便反射，表明脊髓内有调节内脏活动的反射中枢。但是，平时脊髓对内脏活动的调节受高位中枢的控制；如果仅依靠脊髓本身的反射活动，则不足以很好地适应生理功能的需要。例如，脊髓离断的患者在脊休克过去后，由平卧位转成直立位时常感到头晕。这是因为此时体位性血压反射的调节能力很差，外周血管阻力不能及时发生适应性改变。此外，患者虽有一定的反射性排尿能力，但排尿不受意识控制，且排尿也不完全。

（二）低位脑干对内脏活动的调节

延髓发出的自主神经传出纤维支配头面部的所有腺体、心、支气管、喉、食管、胃、胰腺、肝和小肠等。同时，脑干网状结构中存在许多与内脏功能活动有关的神经元，其下行纤维支配脊髓，调节脊髓的自主神经功能。许多基本生命现象（如循环、呼吸等）的反射调节在延髓水平已初步完成，因此延髓有“生命中枢”之称。此外，中脑是瞳孔对光反射的中枢部位。有关低位脑干对内脏活动调节的内容均已在前面各章叙述，这里不再重复。

（三）下丘脑对内脏活动的调节

下丘脑是较高级的内脏活动调节中枢。刺激下丘脑能产生自主神经反应，但这些自主神经反应多半与一些较为复杂的生理过程组合在一起，而这些较复杂的生理过程包括体温调节、水平衡调节、本能行为（摄食、饮水和性行为）和情绪调节、内分泌活动调节以及生物节律控制等。

1.体温调节　在哺乳动物间脑以上水平切除大脑皮层，能保持体温的相对稳定；而在下丘脑以下部位横切脑干，动物则不能维持其体温。视前区-下丘脑前部是体温调节中枢的重要部位，此处存在温度敏感神经元，可感受所在部位的温度变化，也能对传入的温度信息进行整合处理，并发出指令调节散热和产热活动，使体温保持相对稳定（见

第七章)。

2.水平衡调节　水平衡包括水的摄入和排出两个方面。人体通过渴觉引起饮水,而排水则主要取决于肾脏的活动。毁损下丘脑可导致动物烦渴与多尿,说明下丘脑能调节水的摄入与排出,从而维持机体的水平衡。下丘脑对肾排水的调节是通过控制视上核和室旁核合成以及释放血管升压素实现的。下丘脑前部可能存在渗透压感受器,可根据血液中渗透压的变化调节血管升压素的合成和分泌。当给动物颈动脉内注入高渗盐水时,视上核某些神经元放电频率增加,这一事实支持视上核存在渗透压感受器的推测。一般认为,下丘脑控制摄水的区域与控制血管升压素分泌的核团在功能上是有联系的,两者协同调节水平衡。

3.对腺垂体和神经垂体激素分泌的调节　下丘脑内的神经分泌小细胞能合成调节腺垂体激素分泌的肽类物质,称为下丘脑调节肽。这些肽类物质经轴浆运输到达正中隆起,再经垂体门脉系统到达腺垂体,可促进或抑制各种腺垂体激素的分泌。下丘脑内还存在监察细胞,能感受血液中某些激素浓度的变化,反馈调节下丘脑调节肽的分泌。

此外,下丘脑视上核和室旁核的神经内分泌大细胞能合成血管升压素和缩宫素。这两种激素经下丘脑-垂体束运抵神经垂体储存。

4.生物节律控制　机体内许多功能活动都按一定的时间顺序发生周期性变化,称为生物节律(biorhythm)。下丘脑视交叉上核(suprachiasmatic nucleus)是日周期的控制中心。视交叉上核通过视网膜-视交叉上核传导束与视觉感受装置发生联系,因此外环境的昼夜光照变化可影响视交叉上核的活动,从而使体内日周期节律与外环境的昼夜节律同步化。毁损大鼠视交叉上核可消除其各种内源性的行为和激素分泌的昼夜节律,包括破坏正常的夜间活动和白天睡觉的行为以及促肾上腺皮质激素和褪黑素分泌的节律。控制生物节律的传出途径既有神经性的,也有体液性的,褪黑素可能对体内器官活动起生物钟作用。如果人为改变每日光照和黑暗的时间,可使一些机体功能的日周期位相发生移动。

5.其他功能　下丘脑能产生某些行为的欲望,如食欲、渴觉和性欲等,并能调节相应的摄食行为、饮水行为和性行为等本能行为。下丘脑还参与睡眠、情绪及情绪的生理反应等活动的调节。

增值服务:下丘脑是调控能量稳态的中枢

(四)大脑皮层对内脏活动的调节

1.边缘叶(limbic lobe)和边缘系统(limbic system)　大脑半球内侧面皮层与脑干连接部和胼胝体旁的环周结构,曾被称为边缘叶。这部分结构从进化上是比较古老的,其中最内侧的环状结构包括海马、穹隆等,称为古皮层。较外圈的环状结构包括扣带回、海马回等称为旧皮层。边缘叶和大脑皮层的岛叶、颞极、眶回,以及皮层下的杏仁核、隔区、下丘脑前核等皮层下结构，统称为边缘系统（图 10-18）。有人把中脑中央灰质及被盖等结构也归入该系统，从而形成边缘前脑（limbic forebrain）和边缘中脑（limbic midbrain）的概念。

边缘系统对内脏活动的调节作用复杂而多变。例如，刺激扣带回前部可引起呼吸抑制或加速、血压下降或上升、心率减慢、胃运动抑制、瞳孔扩大或缩小；刺激杏仁核可引起咀嚼、唾液和胃液分泌增加、胃蠕动增强、排便、心率减慢、瞳孔扩大；刺激隔区可引起阴茎勃起、血压下降或上升、呼吸暂停或加强。

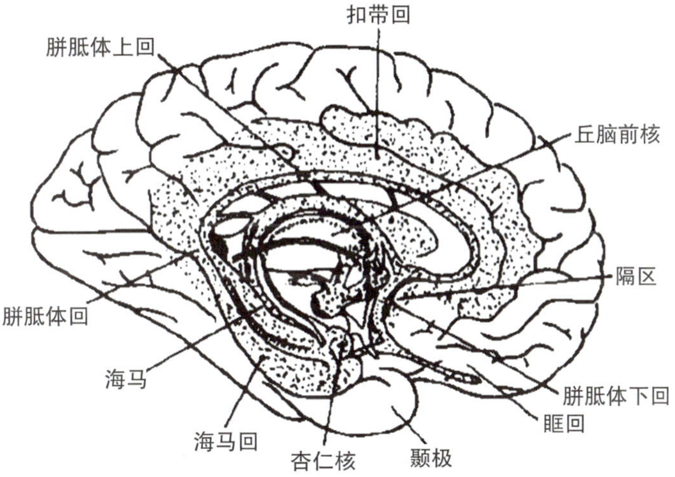

图 10-18　大脑边缘系统示意图

2.新皮层　新皮层是指哺乳动物大脑皮层中除古皮层和旧皮层外的广大区域，人类的新皮层约占皮层的 96%。电刺激动物新皮层，除引起躯体运动外，也可引起内脏活动的改变。例如，刺激大脑半球内侧面 4 区一定部位可产生直肠与膀胱运动的变化；刺激半球外侧面一定部位可产生呼吸、血管运动的变化；刺激 4 区底部可发生消化道运动及唾液分泌的变化；刺激 6 区一定部位可引致竖毛、出汗和上下肢血管舒缩；刺激 8 区和 19 区等，既可引起眼外肌运动，也可引起瞳孔反应。电刺激人类新皮层也可观察到类似的现象。

三、本能行为和情绪的神经基础

本能行为（instinctual behavior）是指动物在进化过程中形成并经遗传固定下来的对个体和种属生存具有重要意义的行为，如摄食、饮水和性行为等。情绪（emotion）是指人类和动物对客观环境刺激所表达的一种特殊的心理体验和某种固定形式的躯体行为表现。情绪有恐惧、焦虑、发怒、平静、愉快、痛苦、悲哀和惊讶等多种表现形式。在本能行为和情绪活动过程中，常伴发自主神经系统和内分泌系统功能活动的改变。本能行为和情绪主要受下丘脑和边缘系统的调节。人类的本能行为和情绪受后天学习和社会因素的影响巨大。

（一）本能行为

1.摄食行为　摄食行为是动物维持个体生存的基本活动。用埋藏电极刺激下丘脑外侧区可引起动物多食，破坏该区则导致拒食，提示该区内存在摄食中枢（feeding center）。刺激下丘脑腹内侧核可引起动物拒食，破坏此核则导致食欲增加而逐渐肥胖，提示该区内存在饱中枢（satiety center）。用微电极分别记录下丘脑外侧核和腹内侧核的神经元放电，观察到动物在饥饿情况下，前者放电频率较高而后者放电频率较低；静脉注射葡萄糖后，则前者放电频率减少而后者放电频率增多。说明摄食中枢和饱中枢之间存在交互抑制的关系。

杏仁核也参与摄食行为的调节。破坏猫的杏仁核，动物可因摄食过多而肥胖；电刺激杏仁核的基底外侧核群可抑制摄食活动。同时记录杏仁核基底外侧核群和下丘脑外侧区（摄食中枢）的神经元放电，可见到两者的自发放电呈相互制约的关系，即当一个核内神经元放电增多时则另一个核内神经元放电减少。因此，推测杏仁核基底外侧核群能易化下丘脑饱中枢并抑制摄食中枢的活动。此外，刺激隔区也可易化饱中枢和抑制摄食中枢的活动。

大脑皮层可以通过对摄食中枢的控制，影响摄食行为。如某些人发生厌食、过多进食喜欢的食物或者主观上强制自己节食等，均与大脑皮层对摄食中枢的控制有关。

2.饮水行为　人类和高等动物的饮水行为是通过渴觉而引起的。引起渴觉的主要因素是血浆晶体渗透压升高和细胞外液量明显减少。前者通过刺激下丘脑前部的渗透压感受器而起作用；后者则主要由肾素-血管紧张素系统所介导。低血容量能刺激肾素分泌增加，此时血液中血管紧张素Ⅱ的含量增高，血管紧张素Ⅱ能作用于间脑的特殊感受区穹隆下器（SFO）和终板血管器（OVLT）。这两个区域都属于脑室周围器（circumventricular organ），此处血-脑屏障较薄弱，血液中的血管紧张素Ⅱ能够达到这些区域而引起渴觉。在人类，饮水常为习惯性行为，不一定都由渴觉引起。

3.性行为　性行为是动物维持种系生存的基本活动。神经系统的许多部位参与对性行为的调控。交媾本身是由一系列的反射在脊髓和低位脑干中进行整合的，但伴随它的行为成分、交媾的欲望、发生在雌性和雄性动物一系列协调的顺序性调节，在很大程度上是在边缘系统和下丘脑进行的。刺激大鼠、猫、猴等动物的内侧视前区，雄性或雌性动物均可出现性行为的表现；破坏该部位，则出现对异性的冷漠和性行为的丧失。在该区注入性激素也可诱发性行为。此外，杏仁核的活动也与性行为有密切关系。实验表明，杏仁外侧核以及基底外侧核具有抑制性行为的作用，而杏仁皮层内侧区则具有兴奋性行为的作用。大脑皮层对性行为具有很强的控制作用。在各种性刺激信号的作用下，大脑皮层兴奋，并将信息传递到皮层下中枢，引起一系列性兴奋反应。

（二）情绪

1.恐惧（fear）和发怒（rage）　动物在恐惧时表现为出汗、瞳孔扩大、蜷缩、左右探头企图寻机逃跑等；而在发怒时则常表现出攻击行为，如竖毛、张牙舞爪、发出咆哮声等。引发恐惧和发怒的环境刺激具有相似之处，一般都是对动物的机体或生命可能或已经造成威胁和伤害的信号。当危险信号出现时，动物通过快速判断后作出抉择，或者逃避，或者进行格斗。因此，恐惧和发怒是一种本能的防御反应（defense reaction），也有人称为格斗-逃跑反应（fight or flight reaction）。

在间脑水平以上切除大脑的猫，只要给予微弱的刺激，就能激发强烈的防御反应，通常表现为张牙舞爪的模样，好像正常猫在进行搏斗时的表现，这一现象称为假怒（sham rage）。这是因为平时下丘脑的这种活动受到大脑皮层的抑制而不易表现出来。切除大脑后则抑制解除，表现为防御反应的易化。研究表明，下丘脑内存在防御反应区，主要位于近中线的腹内侧区。在清醒动物，电刺激该区可引发防御性行为。此外，电刺激下丘脑外侧区也可引起动物出现攻击行为，电刺激下丘脑背侧区则出现逃避行为。人类下丘脑发生疾病时也往往伴随出现不正常的情绪活动。

此外，与情绪调节有关的脑区还包括边缘系统和中脑等部位。例如，电刺激中脑中央灰质背侧部也能引起防御反应。刺激杏仁核外侧部，动物出现恐惧和逃避反应；而刺激杏仁核内侧部和尾部，则出现攻击行为。

2.愉快（pleasure）和痛苦（agony）　愉快是一种积极的情绪，通常由那些能够满足机体需要的刺激所引起，如在饥饿时得到食物；而痛苦则是一种消极的情绪，一般由躯体和精神受伤害的刺激或因渴望得到的需求不能满足而产生，如严重创伤、饥饿和寒冷等。

在动物实验中，预先在脑内埋藏一个刺激电极，并让动物学会自己操纵开关而进行脑刺激，这种实验方法称为自我刺激（self-stimulation）。如果将电极置于大鼠脑内从中脑被盖腹侧区延伸到额叶皮层的近中线部分，包括中脑被盖腹侧区、内侧前脑束、伏隔核和额叶皮层等结构，动物只要在无意中有过一次自我刺激的体验后，就会一遍又一遍地进行自我刺激，很快发展到长时间连续自我刺激，表明刺激这些脑区能引起动物的自我满足和愉快。这些脑区称为奖赏系统（reward system）或趋向系统（approach system）。已知从中脑被盖腹侧区到伏隔核的多巴胺能通路与之有关。应用动物多巴胺 D_1 受体激动剂能增加自我刺激的频率，而给予 D_1 受体拮抗剂则可减少自我刺激频率，D_1 受体可能主要存在于伏隔核内。如果置电极于大鼠下丘脑后部的外侧部分、中脑的背侧和内嗅皮层等部位，则无意中的一次自我刺激将使动物出现退缩、回避等表现，且以后不再进行自我刺激，表明刺激这些脑区可使动物感到嫌恶和痛苦。这些脑区称为惩罚系统（punishment system）或回避系统（avoidance system）。据统计，在大鼠脑内奖赏系统所占脑区约为全脑的35%，惩罚系统区约占5%，而既非奖赏系统又非惩罚系统区约占60%。在一些患有精神分裂症、癫痫或肿瘤伴有顽痛的患者中进行自我刺激实验，其结果也极为相似。

（三）情绪的生理反应

情绪的生理反应（emotional physiological reaction）是指在情绪活动中伴随发生的一系列生理变化，主要包括自主神经系统和内分泌系统功能活动的改变。

1.自主神经系统功能活动的改变　在多数情况下，情绪的生理反应表现为交感神经系统活动的相对亢进。例如，在动物发动防御反应时，可出现瞳孔扩大、出汗、心率加快、血压升高、骨骼肌血管舒张、皮肤和内脏血管收缩等交感神经活动的改变。其意义在于重新分配各器官的血流量，使骨骼肌在格斗或逃跑时获得充足的血供。在某些情况下也可表现为副交感神经系统活动的相对亢进，如食物性刺激可增强消化液分泌和消化道运动，性兴奋使生殖器官血管舒张，焦急不安引起排尿、排便次数增加，悲伤时表现为流泪等。

2.内分泌系统功能活动的改变　情绪的生理反应常引起多种激素分泌改变。例如，在创伤、疼痛等原因引起应激而出现痛苦、恐惧和焦虑等的情绪反应中，血液中促肾上腺皮质激素和肾上腺糖皮质激素浓度明显升高，肾上腺素、去甲肾上腺素、甲状腺激素、生长激素和催乳素等血浓度也升高；情绪波动时往往出现性激素分泌紊乱，性欲亢进或冷淡，并引起育龄期女性月经失调和性周期紊乱。

（四）动机和成瘾

1.动机（motivation）　动机是指激发人们产生某种行为的意念。人类和动物的行为不是偶然发生的，本能行为也都是在一定的欲望驱使下产生的。如摄食、饮水、性行为分别由食欲、渴觉和性欲所驱使。脑内奖赏系统和惩罚系统在行为的激发（动机的产生）和抑制方面具有重要意义，几乎所有的行为都在某种程度上与奖赏或惩罚有一定的关系。一定的行为通常是通过减弱或阻止不愉快的情绪，并且通过奖赏的作用而激励的。例如，实验中动物学习走迷宫可能就是通过刺激奖赏系统产生有效的动机而进行的。

2.成瘾（addiction）　成瘾泛指不能自制并不顾其消极后果地反复将某种物品摄入体内。在药理学中，成瘾是特指连续反复多次使用毒品所造成的慢性中毒。目前被视为毒品的有吗啡、海洛因、可卡因、安非他明（苯丙胺）和大麻等。这些物品虽然对脑的影响途径各不相同，但都与奖赏系统的激活有关，都能增强脑内多巴胺对伏隔核 D_3 受体的作用。长期成瘾者对这些物品将产生耐受性和依赖性，即需要加大剂量才能达到初期使用效果，一旦停止使用便会产生戒断症状，如出现烦躁不安、失眠、疼痛加剧、肌肉震颤、呕吐、腹痛腹泻、瞳孔散大、流泪流涕、出汗等。若给药则症状立即消除。注射 β 受体拮抗剂或 α_2 受体激动剂于终纹能缓解戒断症状。用 6-羟基多巴胺双侧注射毁损被盖外侧区去甲肾上腺素能纤维也有类似效应。成瘾者在接受治疗后有明显的复发倾向，可能与前内侧皮层、海马和杏仁核（与记忆有关）至伏隔核的谷氨酸能兴奋性纤维投射有关。

第五节　脑电活动以及睡眠与觉醒

一、脑电活动

脑电活动是指大脑皮层许多神经元的集群电活动，而非单个神经元的电活动。脑电活动包括自发脑电活动和皮层诱发电位两种不同形式。

(一)自发脑电活动

自发脑电活动(spontaneous electrical activity of brain)是在无明显刺激情况下,大脑皮层自发产生的节律性电位变化。用脑电图仪在头皮表面记录到的自发脑电活动,称为脑电图(electroencephalogram,EEG)。英国生理学家理查德·卡顿(Richard Caton)首先于1875年在动物脑中记录到节律性脑电波,而人的脑电波是在1928年由德国精神病学家汉斯·伯格(Hans Berger)首次记录到的。脑电波的发现和脑电图记录的实际应用实现了人们对睡眠状态的准确判断和定量分析,是研究睡眠的必备手段。

1.脑电图的波形　脑电波的基本波形有α波、β波、θ波和δ波四种(图10-19)。各种波形在不同脑区和在不同条件下的表现可有显著差别。

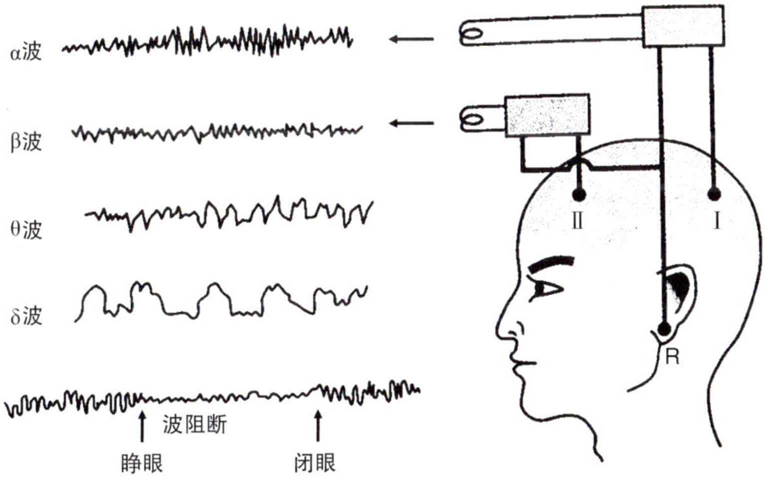

Ⅰ、Ⅱ:引导电极放置位置;R:无关电极放置位置。

图10-19　正常脑电图波形

α波是成年人安静时主要脑电波。在枕叶皮层最为显著,常表现为波幅由小变大、再由大变小,反复变化而形成α波的梭形。α波成年人在清醒、安静并闭眼时出现,睁眼或接受其他刺激时立即消失而呈快波(β波),这一现象称为α波阻断(alpha block)。β波在额叶和顶叶较显著,是新皮层处于紧张活动状态的标志。θ波是成年人困倦时的主要脑电活动表现,可在颞叶和顶叶记录到。δ波常出现在成年人入睡后,或处于极度疲劳或麻醉时,在颞叶和枕叶比较明显(表10-3)。此外,在觉醒并专注于某一事时,常可见一种频率较β波更高的γ波,波幅范围不定;而在睡眠时还可出现另一些波形较为特殊的正常脑电波,如驼峰波、σ波、K-复合波、μ波等。

表10-3　正常脑电图各种波形的特征、常见的部位和出现条件

脑电波	频率/Hz	波幅/μV	常见部位	出现条件
α波	8～13	20～100	枕叶	成人安静闭眼清醒时
β波	14～30	5～20	额叶、顶叶	成人活动时

续表

脑电波	频率/Hz	波幅/μV	常见部位	出现条件
δ波	0.5～3	20～200	颞叶、顶叶	少年正常脑电图，或成人困倦时
θ波	4～7	100～150	颞叶、枕叶	婴幼儿正常脑电，或成人熟睡时

2.脑电波形的变动　一般情况下，频率较低的脑电波幅度较大，而频率较高的脑电波幅度较小。脑电波形可因记录部位及人体所处状态不同而有明显差异。在睡眠时脑电波呈高幅慢波，称为脑电的同步化(synchronization)；而在觉醒时呈低幅快波，称为脑电的去同步化(desynchronization)。

人在安静状态下，脑电图的主要波形可随年龄而发生改变。在婴儿期，可见到β样快波活动，而在枕叶却常记录到0.5～2 Hz的慢波。在整个儿童期，枕叶的慢波逐渐加快。在幼儿期一般常可见到θ样波形，到青春期开始时才出现成人型α波。另外，在不同生理情况下脑电波也可发生改变，如在血糖、体温和糖皮质激素处于低水平，以及当动脉血 P_{CO_2} 处于高水平时，α波的频率减慢；反之，则α波频率加快。

在临床上，癫痫患者或皮层有占位病变(如脑瘤等)的患者，其脑电波可出现棘波、尖波、棘慢复合波等变化。因此，可根据脑电波的改变特征，并结合临床资料，用于肿瘤发生部位或癫痫等疾病的判断。

3.脑电波形成的机制　脑电波的节律比神经元的动作电位慢得多，但与神经元的突触后电位的时程较近似。脑电波是由大量神经元同步发生的突触后电位经总和后形成的，其同步活动较易发生总和而形成强大的电场，从而改变皮层表面电位。皮层电活动的同步化是由于丘脑非特异投射核的同步化EPSP和IPSP交替出现的结果。

(二)皮层诱发电位

皮层诱发电位(evoked cortical potential)是指刺激感觉传入系统或脑的某一部位时，在大脑皮层一定部位引出的电位变化。皮层诱发电位可由刺激感受器、感觉神经或感觉传入通路的任何一个部位而引出。诱发电位一般包括主反应、次反应和后发放三部分。主反应为先正后负的电位变化，在大脑皮层的投射有特定的中心区，出现在一定的潜伏期后，即与刺激有锁时关系。其潜伏期的长短取决于刺激部位与皮层间的距离、神经纤维的传导速度和所经过的突触数目等因素。主反应与感觉的特异性投射系统活动有关。次反应是尾随主反应之后的扩散性续发反应，可见于皮层的广泛区域，与刺激无锁时关系。次反应与感觉的非特异性投射系统活动有关。后发放则为在主反应和次反应之后的一系列正相周期性电位波动，是非特异感觉传入和中间神经元引起的皮层顶树突去极化和超极化交替作用的结果。诱发电位的波幅较小，又发生在自发脑电的背景上，故常被自发脑电淹没而难以辨认出来。应用电子计算机将诱发电位叠加和平均处理，能使诱发电位突显出来。经叠加和平均处理后的诱发电位称为平均诱发电位(averaged evoked potential)。平均诱发电位目前已成为研究人类感觉功能、神经系统疾病、行为和心理活动的方法之一。临床常用的有体感诱发电位(somatosensory evoked potential，SEP)、听觉诱发电位(auditory evoked potential，AEP)和视觉诱发电位(visual evoked potential,VEP)。体感诱发电位是指刺激一侧肢体,从对侧对应于大脑皮层感觉投射区位置头皮引出的电位。以短声或光照刺激一侧外耳或视网膜,分别从相应头皮(对应于颞叶和枕叶皮层位置)引出的电位则为听觉诱发电位或视觉诱发电位。

二、睡眠与觉醒

睡眠(sleep)与觉醒(wakefulness)是人体所处的两种不同状态,两者夜昼交替而形成睡眠-觉醒周期。人们只有在觉醒状态下才能进行各种体力和脑力活动;睡眠则能使人的精力和体力得到恢复,还能增强免疫、促进生长和发育、增进学习和记忆能力、有助于情绪的稳定。因此,充足的睡眠对促进人体身心健康,保证人们充满活力地从事各种活动至关重要。

(一)睡眠的两种状态及生理意义

睡眠是人类生存所必需的。人的一生中大约有三分之一的时间是在睡眠中度过的。一般情况下,成年人每天需要睡眠 7～9 小时,儿童需要更多睡眠时间,新生儿需要 18～20 小时,而老年人所需睡眠时间则较少。

人在睡眠时会出现周期性的快速眼球运动,因此,根据睡眠过程中眼电图(electrooculogram,EOG)、肌电图(electromyogram,EMG)和脑电图的变化观察,可将睡眠分为非快速眼动睡眠(non-rapid eye movement sleep,NREM sleep)和快速眼动睡眠(rapid eye movement sleep,REM sleep)。NREM 睡眠的脑电图呈现高幅慢波,因而也称慢波睡眠(slow wave sleep,SWS),而快速眼球运动期间的脑电波和觉醒期的脑电波类似,表现为低幅快波,故又称快波睡眠(fast wave sleep,FWS)或异相睡眠(paradoxical sleep,PS)。

1.慢波睡眠　在 NREM 睡眠中,由于感觉传入冲动很少,大脑皮层神经元活动趋向步调一致,脑电波以频率逐渐减慢、幅度逐渐增高、δ 波所占比例逐渐增多为特征,表现出同步化趋势,故 NREM 睡眠又称同步化睡眠。根据脑电图的特点,可将 NREM 睡眠分为四期,即Ⅰ期、Ⅱ期、Ⅲ期和Ⅳ期。在 NREM 睡眠阶段,视、听、嗅和触等感觉以及骨骼肌反射、循环、呼吸和交感神经活动等均随睡眠的加深而降低,且相当稳定;但此期腺垂体分泌生长激素则明显增多,因而 NREM 睡眠有利于体力恢复和促进生长发育。

2.快波睡眠　慢波睡眠之后,脑电波的渐进性高幅低频的变化出现逆转,呈现与觉醒相似的不规则 β 波,表现为皮层活动的去同步化,但在行为上却表现为睡眠状态。在 REM 睡眠期,机体的各种感觉进一步减退,肌紧张减弱;交感神经活动进一步降低;下丘脑体温调节功能明显减退,表明其睡眠深度要比慢波睡眠更深。此外,REM 睡眠阶段尚有躯体抽动、眼球快速运动、血压升高、心率加快、呼吸快而不规则等间断的阵发性表现。若在此期间被唤醒,74%～95%的人将诉说正在做梦,但在被唤醒的人中仅有 7%能回忆起梦中的情景。REM 睡眠中的眼球运动和上述阵发性表现可能与梦境有联系。

REM 睡眠期间,脑内蛋白质合成加快,脑的耗氧量和血流量增多,而生长激素分泌则减少。REM 睡眠与幼儿神经系统的成熟和建立新的突触联系密切相关,因而能促进学习与记忆以及精力恢复。但是,REM 睡眠期间出现的上述阵发性表现可能与某些疾病易于在夜间发作有关,如哮喘、心绞痛、阻塞性肺气肿缺氧发作等常发生于夜间。

睡眠并非由“浅睡”到“深睡”的连续过程,而是 NREM 睡眠和 REM 睡眠两个不同时相周期性交替的过程。入睡后,一般先进入 NREM 睡眠,由Ⅰ期开始,随后相继过渡到Ⅱ、Ⅲ、Ⅳ期睡眠,持续 80～120 分钟后转入 REM 睡眠,REM 睡眠持续 20～30 分钟后又转入 NREM 睡眠。NREM 睡眠和 REM 睡眠两个时相在整个睡眠过程中有 4～5 次交替。NREM 睡眠主要出现在前半夜的睡眠中,在睡眠后期的周期中逐渐减少甚至消失。与此相反,REM 睡眠在睡眠后期的周期中比例则逐渐增加。两个时相的睡眠均可直接转为觉醒状态,但由觉醒转为睡眠则通常先进入 NREM 睡眠,而不是直接进入 REM 睡眠。无论是 NREM 睡眠还是 REM 睡眠,均为正常人之所需。一般成年人若持续于觉醒状态 15～16 小时,便可称为睡眠剥夺。当睡眠长期被剥夺后,若任其自然睡眠,则睡眠时间将明显增加以补偿睡眠的不足。进一步研究表明,分别在 NREM 睡眠和 REM 睡眠中被唤醒,导致 NREM 睡眠或 REM 睡眠的剥夺,再任其自然睡眠,则两种睡眠均将出现补偿性延时。在 REM 睡眠被剥夺后,觉醒状态可直接进入 REM 睡眠,而不需经过 NREM 睡眠的过渡。

(二)觉醒与睡眠的产生机制

曾经认为,觉醒的产生和维持是大脑皮层不断接受感觉传入的结果,而睡眠则是个被动过程,此时感觉传入暂停或因脑疲劳而使之活动减缓。目前已发现人和动物脑内有许多部位和投射纤维参与觉醒和睡眠的调控。它们形成促觉醒和促睡眠两个系统,并相互作用、相互制约而形成复杂的神经网络,调节睡眠-觉醒周期和睡眠不同状态的互相转化。所以,觉醒和睡眠都是主动过程。

1.与觉醒有关的脑区　感觉的非特异性投射系统接受脑干网状结构的纤维投射。由于网状结构是个多突触系统,神经元的联系在此高度聚合,形成复杂的神经网络,使各种特异感觉的传入失去专一性,因而非特异性投射系统的主要功能是维持和改变大脑皮层的兴奋状态,换言之,它具有上行唤醒作用。刺激猫的中脑网状结构可将其从睡眠中唤醒,脑电波呈去同步化快波;如果在中脑头端切断网状结构或选择性破坏中脑被盖中央区的网状结构,动物便进入持久的昏睡状态,脑电图呈同步化慢波。可见,觉醒的产生与脑干网状结构的活动有关,故称之为网状结构上行激活系统(ascending reticular activating system)。另一方面,大脑皮层感觉运动区、额叶、眶回、扣带回、颞上回、海马、杏仁核和下丘脑等部位也有下行纤维到达网状结构并使之兴奋。网状结构是个多递质系统,已知网状结构中大多数神经元上行和下行纤维的递质是谷氨酸。许多麻醉药(如巴比妥类)都是通过阻断谷氨酸能系统而发挥作用的。静脉注射阿托品也能阻断脑干网状结构对脑电波的唤醒作用。此外,与觉醒有关的脑区和投射系统还有许多,如脑桥蓝斑去甲肾上腺素能系统、低位脑干的中缝背核 5-羟色胺能系统、脑桥头端被盖胆碱能神经元、中脑黑质多巴胺能系统、前脑基底部胆碱能系统、下丘脑结节乳头体核组胺能神经元和下丘脑外侧区的增食因子能神经元等。而且,脑干和下丘脑内与觉醒有关的脑区之间存在广泛的纤维联系。它们可能经丘脑和前脑基底部上行至大脑皮层而产生和维持觉醒。

另外，在动物实验中还观察到行为觉醒（behavioral arousal）和脑电觉醒（electroencephalographic arousal）分离的现象。行为觉醒表现为对环境的突然改变有探究行为，而脑电觉醒则不一定有探究行为，但脑电波呈去同步化快波。静脉注射阿托品阻断脑干网状结构胆碱能系统的活动后，动物脑电波呈同步化慢波，但在行为上并不表现为睡眠；单纯破坏中脑黑质多巴胺能系统后，动物对环境的突然改变不再有探究行为，但脑电波仍可出现快波。可见，行为觉醒可能与黑质多巴胺能系统的功能有关。这与帕金森病患者缺乏行为觉醒的表现是一致的。

2.与睡眠有关的脑区

(1)促进慢波睡眠的脑区：脑内存在多个促进 NREM 睡眠的部位，其中最重要的是腹外侧视前区（ventrolateral preoptic area，VLPO）。由觉醒进入 NREM 睡眠后，VLPO 神经元放电频率增高，且细胞原癌基因 *c-fos* 表达增加（表示此时处于活动状态）。VLPO 内存在大量促睡眠神经元，它们发出的纤维投射到脑内多个与觉醒有关的部位，如蓝斑去甲肾上腺素能神经元、中缝背核 5-羟色胺能神经元、脑桥头端被盖胆碱能神经元、下丘脑结节乳头体核组胺能神经元等。VLPO 投射纤维的主要递质是 γ-氨基丁酸，通过对促觉醒脑区活动的抑制，促进觉醒向睡眠转化，产生 NREM 睡眠。有研究表明，视交叉上核有纤维通过其他核团中继后投射到下丘脑外侧部的增食因子能神经元和 VLPO，将昼夜节律的信息传递给与促觉醒和促睡眠脑区，调节觉醒与睡眠的相互转换。此外，促进 NREM 睡眠的脑区还有位于延髓网状结构的脑干促眠区（也称上行抑制系统，ascending inhibitory system），位于下丘脑后部、丘脑髓板内核群邻旁区和丘脑前核的间脑促眠区，以及位于下丘脑或前脑视前区和布罗卡（Broca）斜带区的前脑基底部促眠区。对脑干和间脑促眠区施以低频电刺激可引起 NREM 睡眠，而施以高频电刺激则引起觉醒；而在前脑促眠区无论施加低频或高频刺激均能引起 NREM 睡眠的发生。

(2)促进快波睡眠的脑区：位于脑桥头端被盖外侧区的胆碱能神经元在 REM 睡眠的启动中起重要作用。这些神经元称为 REM 睡眠启动（REM-on）神经元，其电活动在觉醒时停止，而在 REM 睡眠期间则明显增加。它们不仅能引起脑电发生去同步化快波，还能激发桥脑网状结构、外侧膝状体和枕叶皮层出现一种棘波，称为脑桥-外侧膝状体-枕叶锋电位，简称 PGO 锋电位（PGO spike）。PGO 锋电位是 REM 睡眠的启动因素。它一方面通过视觉中枢产生快速眼球运动，另一方面通过传出纤维兴奋延髓巨细胞核，再经网状脊髓腹外侧束兴奋脊髓的抑制性神经元，引起四肢肌肉松弛和放电停止。在猫脑桥被盖以上横切脑干后，动物仍能维持正常的 REM 睡眠，包括睡眠期的眼球快速运动和肌紧张消失，但如果毁损脑桥头端被盖及其邻近部位，则 REM 睡眠随即消失。此外，蓝斑去甲肾上腺素能神经元和中缝背核 5-羟色胺神经元既能启动和维持觉醒，也可终止 REM 睡眠，因而称为 REM 睡眠关闭（REM-off）神经元。它们在觉醒时放电频率较高，在转为 NREM 睡眠时放电明显减少，而转为 REM 睡眠时则放电停止。因此，REM 睡眠的发生和维持可能受控于 REM-off 神经元和 REM-on 神经元之间的相互作用。

知识拓展

睡眠疾病

睡眠疾病包括的内容可以分成三大类：一类是睡得太少，失眠；一类是睡得太多，嗜睡；还有一类是睡眠中出现异常行动，所谓异常睡眠。

1.失眠症　此病是指持续相当长时间的对睡眠的质和量不满意的状况，不能以统计上的正常睡眠时间作为诊断失眠的主要标准。对失眠有忧虑或恐惧心理可形成恶性循环，从而使症状持续存在。

2.嗜睡症　患者白天睡眠过多，并非睡眠不足所致，不是药物、脑器质性疾病或躯体疾病所致，也不是某种精神障碍(如神经衰弱、抑郁症)的一部分。

3.睡行症　本病通常出现在睡眠的前 1/3 段的深睡期，起床在室内或户外行走，或同时做些白天的常规活动，一般没有语言活动，询问也不回答，多能自动回到床上继续睡觉，次晨醒来不能回忆，多见于儿童、少年。

4.夜惊　这是指幼儿在睡眠中突然惊叫、哭喊，伴有惊恐表情和动作，以及心率增快、呼吸急促、出汗、瞳孔扩大等自主神经症状。通常在晚间睡眠后较短时间内发作，每次发作持续 1～10 分钟。

5.梦魇　患者从睡眠中为噩梦突然惊醒，对梦境中的恐怖内容能清晰回忆，犹心有余悸。通常在晚间睡眠的后期发作。

第六节　脑的高级功能

一、学习和记忆

学习(leaning)和记忆(memory)是两个密不可分的神经活动过程。学习指人和动物依赖于经验来改变自身行为以适应环境的神经活动过程。记忆是指大脑将学习到的信息进行编码、储存及提取的过程。学习是记忆的前提，而记忆是学习的结果。学习和记忆是脑的高级功能，是一切认知活动的基础。

(一)学习的形式

学习有两种形式，即非联合型学习(nonassociative learning)和联合型学习(associative learning)，前者比较简单，后者则相对复杂。

1.非联合型学习　这种形式的学习不需要在两种刺激或刺激与反应之间建立联系，只是单一刺激的重复进行。习惯化和敏感化就属于非联合型学习。例如，一种单调的声音持续存在，便不再引起人们产生探究反射，通过习惯化人们能避免对许多无意义信息的应答；而创伤部位即使一个轻微的刺激，如伤口被触摸一下也将引起明显的疼痛，通过敏感化则有助于人们注意避开伤害性刺激。

2.联合型学习　这种形式的学习是两种刺激或一种行为与一种刺激之间在时间上很接近地重复发生，最后在脑内逐渐形成联系的过程。人类的学习方式多是联合型学习，如条件反射的建立和消退。条件反射是在非条件反射的基础上，在大脑皮层参与下建立起来的高级反射活动。

（1）经典条件反射（classical conditioning reflex）：经典条件反射也称为巴甫洛夫反射。给狗喂食会引起唾液分泌，这是非条件反射，食物就是非条件刺激（unconditioned stimulus，US）；而给狗以铃声刺激则不会引起唾液分泌，因为铃声与进食无关，是无关刺激。但如果每次给狗喂食前都先出现铃声，然后再给食物，两者多次结合后，单独给予铃声刺激，狗也会分泌唾液。此时，铃声已成为进食的信号，即由无关刺激转变为条件刺激（conditioned stimulus，CS）。这种由条件刺激引起的反射性唾液分泌称为条件反射。因此，条件反射的形成是条件刺激与非条件刺激在时间上反复多次结合，经过后天的学习而建立起来的。这种无关刺激与非条件刺激反复结合的过程称为强化（reinforcement）。经典条件反射的建立使动物习得了两个刺激间的联系，即条件刺激的出现预示着非条件刺激即将到来。虽然在理论上任何无关刺激与非条件刺激反复结合，都可以形成条件反射，但实验表明，非条件刺激如不能激活奖赏系统或惩罚系统引起愉快或痛苦的情绪活动，条件反射很难建立。上述经典条件反射建立后如不反复强化，形成的条件反射就会逐渐减弱，甚至消失，这个过程称为条件反射的消退（extinction）。消退并不是条件反射的简单丧失，而是一个新的学习过程。也就是说，条件反射的消退使动物习得了两个刺激间新的联系，即条件刺激的出现不再预示着非条件刺激即将到来，或条件刺激的出现预示着非条件刺激不会到来。

（2）操作式条件反射（operant conditioning）：操作式条件反射是受意志控制的、一种更为复杂的条件反射，它要求人或动物必须完成某种动作或操作，并在此操作基础上建立条件反射。操作式条件反射的经典动物实验是先训练动物学会主动踩动杠杆而获取食物，然后以灯光作为条件刺激，要求动物在灯光信号出现后必须踩动杠杆才能得到食物，从而建立起条件反射。这类条件反射的特点是，动物必须通过自己完成某种动作或操作后才能得到强化，故称为“操作式”条件反射。以得到食物或水作为奖赏而完成的操作式条件反射是一种趋向性条件反射（approach conditioned reflex）。相反，如果动物踩杠杆获得的是伤害性刺激如电击，它们将为逃避惩罚而不去踩杠杆，形成抑制性条件反射，称为回避性条件反射（avoidance conditioned reflex）。

（二）记忆的形式

1.陈述性记忆（declarative memory）和非陈述性记忆（non-declarative memory）　根据记忆储存和提取方式可将记忆分为陈述性记忆和非陈述性记忆。陈述性记忆指与特定的时间、地点和任务有关的事实或事件的记忆。陈述性记忆与意识有关，能用语言表述出来，或作为影像形式保持在记忆中。日常所说的记忆，通常是指陈述性记忆。陈述性记忆又可分为情景记忆（episodic memory）和语义记忆（semantic memory）。前者是对一件具体事物或一个场面的记忆，后者则是对文字和语言等的记忆。非陈述性记忆指对一系列规律性操作程序的记忆，是一种下意识的感知及反射，又称为反射性记忆。非陈述性记忆只通过一系列行为动作来表达，与意识无关，不容易遗忘。例如弹钢琴、做连贯的体操动作等技巧性操作的完成依赖于非陈述性记忆。

陈述性和非陈述性记忆可同时参与学习记忆的过程，并且两种记忆可相互转化，如从开始学驾驶到熟练驾驶的过程，即是记忆由陈述性转化为非陈述性的过程。

2.短时程记忆(short-term memory)和长时程记忆(long-term memory)　根据记忆保留的时间长短可将记忆分为短时程记忆和长时程记忆。短时程记忆的特点是保存时间短，仅几秒到几分钟，容易受干扰，不稳定，记忆容量有限。如在房间内搜寻遗失物品时的短暂记忆。长时程记忆的特点是保留时间长，可持续几小时、几天或几年。有些记忆甚至可保持终生，称为远期记忆(remote memory)。短时程记忆可向长时程记忆转化，促进转化的因素是反复运用和强化。人类的长时程记忆是一个庞大而持久的储存系统，其容量几乎没有限度。

(三)人类的记忆过程和遗忘

1.人类的记忆过程　人类的记忆过程可以细分成感觉性记忆、第一级记忆、第二级记忆和第三级记忆四个阶段(图 10-20)。前两个阶段相当于短时程记忆，后两个阶段相当于长时程记忆。感觉性记忆是指由感觉系统获取的外界信息在脑内感觉区短暂储存的过程。这个阶段一般不超过 1 秒。没有进行加工处理的记忆信息会很快消失，人们往往感觉不到。如果大脑将上述传入信息进行加工，把不连贯的、先后传入的信息进行整合，感觉记忆就进入第一级记忆阶段。第一级记忆保留的时间仍然很短暂，从数秒到数分钟。储存在感觉通路中的信息大部分会迅速消退，只有小部分信息经过反复运用、强化，得以在第一级记忆中循环，从而延长其停留的时间，并转入第二级记忆。在第二级记忆中，储存的信息可因先前的或后来的信息干扰而造成遗忘(lose of memory)。有些记忆，如自己的名字和每天都在操作的手艺等，通过长年累月的运用则不易遗忘。这一类记忆储存在第三级记忆中成为远期记忆。

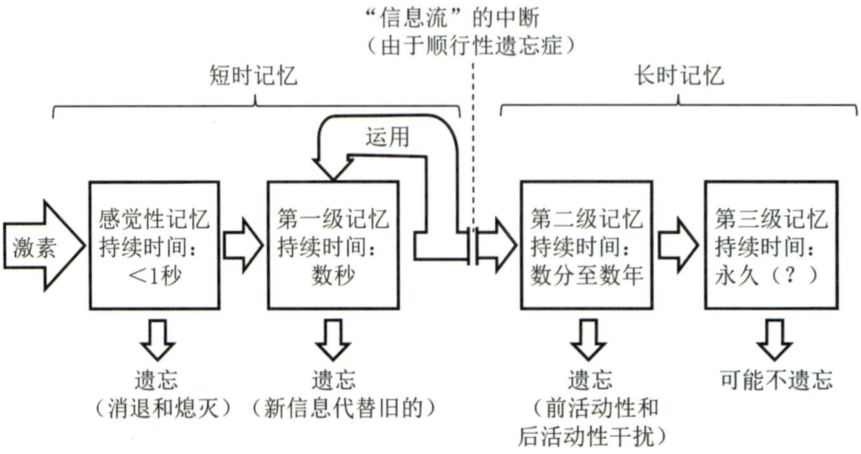

图 10-20　从感觉性记忆至第三级记忆的信息流图解

2.遗忘　遗忘是指部分或完全失去记忆和再认的能力。产生遗忘的主要原因是条件刺激久不强化而引起反射的消退，另一个原因是后来信息的干扰。遗忘是一种不可避免的生理现象。遗忘在学习后即刻开始。在感觉性记忆和第一级记忆阶段，遗忘的速率很快，以后逐渐减慢。遗忘并不意味记忆痕迹的完全消失，例如复习已经遗忘的信息比学习新的知识容易得多。临床上把由于脑疾患引起的记忆障碍称为遗忘症（amnesia），分为顺行性遗忘症（anterograde amnesia）和逆行性遗忘症（retrograde amnesia）两种。顺行性遗忘症指患者不能再形成新的记忆，而已形成的记忆则不受影响，多见于慢性酒精中毒患者。脑自然衰老最早出现的症状就是记忆功能减退，主要表现为新近记忆和短时记忆障碍，对学习新事物感到困难，但对早年经历的记忆却保持完好。海马和颞叶皮层损伤所引起的记忆功能障碍也属于此类。其发生机制与信息不能从第一级记忆转入第二级记忆有关。逆行性遗忘症是指患者不能回忆发生记忆障碍之前一段时间的经历，但仍可形成新的记忆。一些非特异性脑疾患（如脑震荡、电击等）和麻醉均可引起逆行性遗忘。其发生机制可能是由于第二级记忆发生紊乱，而第三级记忆却不受影响。遗忘症患者由于发病原因不同，其非陈述性记忆和陈述性记忆的紊乱可有不同的表现。

（四）学习和记忆的机制

1.参与学习和记忆的脑区　迄今为止，有关学习记忆的机制仍不十分清楚，但众多证据表明，学习和记忆在脑内有一定的功能定位。首先，临床观察发现一些脑区参与学习记忆活动。例如，内侧颞叶（medial temporal lobe）对陈述性记忆的形成极为重要。纹状体参与某些操作技巧的学习，而小脑则参与运动技能的学习。前额叶协调短期记忆的形成，加工后的信息转移至海马，海马在长时记忆的形成中起十分重要的作用，海马受损则短时记忆不能转变为长时记忆。目前已知中枢神经系统有多个脑区参与学习和记忆过程，包括大脑皮层联络区、海马及其邻近结构、杏仁核、丘脑及脑干网状结构等。这些脑区相互间有着密切的神经联系。它们往往同时活动、共同参与学习和记忆过程。如短时程陈述性记忆的形成需要大脑皮层联络区及海马回路的参与，而非陈述性记忆主要由大脑皮层-纹状体系统、小脑、脑干等中枢部位来完成。

2.突触的可塑性　各种感觉信息沿不同的途径传入中枢后，引起学习和记忆相关脑区大量神经元同时活动。由于中枢神经元之间的环路联系，即使神经环路中的传入冲动已经中断，但传出神经元的活动并不立刻消失，即出现神经元活动的后发放。这可能是感觉性记忆的基础。通过神经元之间形成的环路联系（如海马环路），传入信息在神经环路中往复运行，记忆从而可以保存较长的时间。

突触可塑性是学习和记忆的生理学基础。突触结构（如新突触形成、已有突触体积变大等）和生理功能的改变（通道敏感性的变化、受体数目的变化等）都可以引起其传递效能的改变。根据这一可塑性变化维持时间的长短，分为短时程改变和长时程改变。突触效能的短时程改变包括突触易化、突触压抑、强直后增强或增高等形式。这些改变都与突触活动时 Ca^{2+} 在突触前神经元胞体及末梢内积聚以及随后的离去密不可分。长时程改变包括长时程增强（LTP）和长时程抑制（LTD）两种形式。在中枢神经系统的多个脑区，重复刺激能产生 LTP 或者 LTD。LTP 由突触后神经元内 Ca^{2+} 浓度升高所致。Ca^{2+} 浓度升高可启动胞内一系列第二信使反应，从而募集更多的受体进入突触后膜，并增加受体的敏感性。LTD 则由突触后神经元内 Ca^{2+} 浓度轻度增高而引起，最终使突触后受体数目减少和受体敏感性降低所致。突触前机制也参与 LTP 和 LTD。LTP 和 LTD 被认为是各种形式的学习和记忆形成的物质基础。

3.脑内蛋白质和递质的合成　从神经生物化学的角度来看，较长时间的记忆必然与脑内的物质代谢有关，尤其是与脑内蛋白质的合成有关。动物实验证明，在每次学习训练前或训练后的 5 分钟内，给予阻断蛋白质合成的药物，则长时程记忆不能建立。如在训练完成 4 小时后给予这种干预，则不影响长时程记忆的形成。这个观察结果表明，蛋白质的合成是学习记忆过程中必不可少的物质基础。离体脑片实验表明，维持时间在 3 小时以上的长时程 LTP（L-LTP）依赖于蛋白质的合成。此外，学习和记忆也与脑内某些递质含量的变化有关，包括乙酰胆碱、去甲肾上腺素、谷氨酸、GABA 以及血管升压素和脑啡肽等。

4.形态学改变　持久性记忆还可能与脑内新的突触联系的建立有关。在动物实验中观察到，生活在复杂环境中的大鼠大脑皮层比生活在简单环境中的大鼠要厚。这说明学习记忆活动多的大鼠，其大脑皮层发达，突触的联系多。

（五）阿尔茨海默病与学习记忆障碍

阿尔茨海默病（AD）多发于 65 岁以上的老年人。临床表现为进行性的认知和记忆功能障碍。大脑皮层及皮层下脑区神经元及突触的丢失是 AD 典型的神经病理学改变。受累颞叶、顶叶、部分额叶及扣带回皮层弥漫性萎缩，显微镜下清晰可见淀粉样斑块和神经原纤维缠结。β-淀粉样多肽及细胞残片等沉积在神经元周围形成不可溶的斑块，而过度磷酸化的微管联络蛋白（tau 蛋白）在细胞内异常聚积而形成神经原纤维缠结。AD 的发病机制目前仍不清楚。目前公认的发病机制假设主要包括乙酰胆碱合成减少假说、β-淀粉样多肽沉积假说和 tau 蛋白异常聚积假说等；另有 1%～5%的病例发病与遗传因素相关。由于发病机制不清，虽然目前正在或已进行的旨在尝试治疗 AD 的临床试验有上千种，但其疗效并不显著。

增值服务：阿尔茨海默病早期预防的新起点

二、语言和其他认知功能

（一）优势半球和一侧优势

语言是人类相互交流思想和传递信息的工具。语言中枢所在的大脑半球称为优势半球（dominant hemisphere）。在人类，两侧大脑半球的功能是不对等的。习惯使用右手的成年人，其语言活动中枢主要在左侧大脑皮层。这种一侧优势（laterality of cerebral dominance)的现象仅见于人类,与人类习惯使用右手有关。一侧优势现象虽与遗传有关,但主要是在后天生活中逐步形成的。人类的左侧优势自 10～12 岁起逐步建立,如果在成年后左侧半球受损,将很难在右侧皮层再建语言中枢。左侧大脑皮层在语言功能活动上占优势,并不意味着右侧半球不重要。右侧半球在非语词性的认知功能上占优势,如对空间辨认、深度知觉、触-压觉认识、图像视觉认识、音乐欣赏等。但是,这种优势是相对的,因为左侧半球也有一定的非语词性认知功能,而右侧半球同样具有一定的简单的语词活动功能。

(二)大脑皮层的语言中枢

大脑皮层不同的语言功能区损伤后,可引起相应的语言功能障碍(图 10-21)。颞上回后部的损伤可引起感觉失语症(sensory aphasia),患者能讲话及书写,也能看懂文字,但听不懂别人的谈话,因此不能回答别人的问题。事实上,患者能听到别人的发音,但是听不懂说话的含义。Broca 区的损伤可致运动性失语症(motor aphasia),患者能看懂文字,也能听懂别人的说话,但自己却不会讲话,失去语词的组织搭配能力,不能用语词进行口头表达,但与发音有关的肌肉并不麻痹。角回受损的患者可产生失读症(alexia),患者看不懂文字,但其视觉并无损害,其他语言功能活动均仍健全。损伤额中回后部接近中央前回手部代表区的部位,则患者虽能听懂别人的说话,能看懂文字,自己也会讲话,但不会书写;然而,其手部的其他运动功能并无缺陷,这种情况称为失写症(agraphia)。损伤左侧颞叶后部或韦尼克(Wernicke)区可引起流畅失语症(fluent aphasia),患者说话正常,有时说话过度,但言不达意,言语中充满杂乱语和自创词,对别人的说话和文字的理解能力也有明显缺陷。还有一种流畅失语症,表现为患者对语言的输出和理解都正常,仅是对部分词不能很好地组织或想不起来,这种失语症称为传导性失语症(conduction aphasia)。临床上,严重的失语症可同时出现多种语言功能活动的障碍。

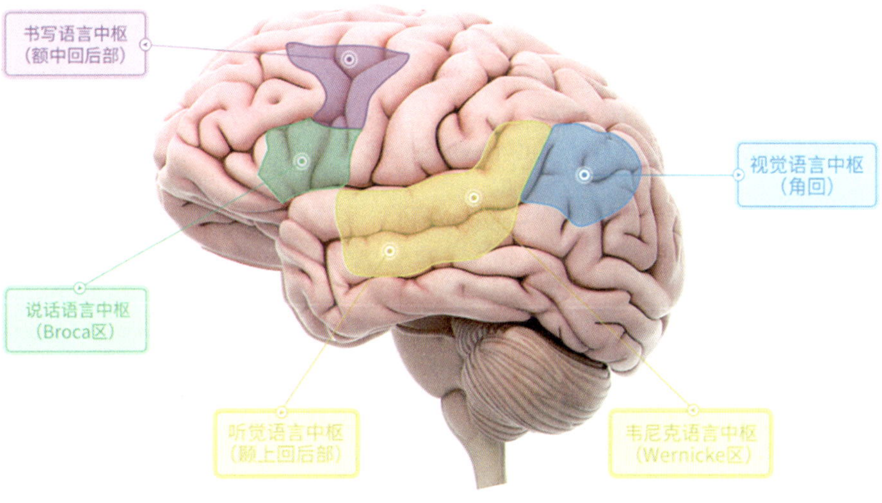

图 10-21　大脑皮层与语言功能相关的主要区域

增值服务：语言功能区定位技术及其在神经外科中的应用

（三）大脑皮层的其他认知功能

大脑皮层除语言功能外，还有许多其他认知功能。如前额叶皮层参与短时程情景记忆和情绪活动，颞叶联络皮层可能参与听觉、视觉的记忆，而顶叶联络皮层则可能参与精细躯体感觉和空间深度感觉的学习等。例如，右侧顶叶损伤的患者常表现为穿衣失用症（apraxia），患者虽然没有肌肉麻痹，但穿衣困难。右侧大脑皮层顶叶、枕叶及颞叶结合部损伤的患者常分不清左右侧，穿衣困难，不能绘制图表。额顶部损伤的患者常有计算能力缺陷，出现失算症（acalculia）。右侧颞中叶损伤常引起患者视觉认知障碍，患者不能分辨他人面貌，有的甚至不认识镜子里自己的面部，只能根据语音来辨认熟人，称为面容失认症（prosopagnosia）。

（四）两侧大脑皮层功能的相关

人类的两侧大脑皮层在功能上出现互补性专门化的分化，但并不互相隔绝，而是能够互通信息、相互配合。未经学习的一侧在一定程度上能获得另一侧皮层经过学习而获得的某种认知功能。例如，右手学会某种技巧动作后，左手虽未经训练，但在一定程度上也能完成该动作。人类大脑两半球之间的胼胝体连合纤维对完成一般感觉、视觉及双侧运动的协调功能起重要作用。通过连合纤维，一侧皮层的学习活动功能可传送到另一侧皮层。

思考题：

1.一个反射弧由哪几部分组成？试举一个体表受温度刺激引起体热产生或散失发生改变的例子加以说明。

2.分析脊髓灰质炎患者出现弛缓性瘫痪的机制。

3.用所学知识解释有机磷农药中毒的表现和抢救措施。

4.根据所学知识分析帕金森患者为何会出现言语减少、开口困难、肌张力增高等症状，以及对该疾病的治疗措施。

5.如果痛觉消失，机体将会有什么变化？

第十一章 内分泌

学习目标

知识目标：掌握激素的概念、激素作用的一般特征，生长素、甲状腺激素、糖皮质激素、胰岛素的生理作用及分泌调节；熟悉下丘脑与垂体的功能联系，肾上腺髓质激素、催乳素、催产素的生理作用，胰高血糖素的作用及分泌调节；了解激素的分类及作用机制。

能力目标：能运用本章所学下丘脑-腺垂体-甲状腺系统对甲状腺激素分泌调节方面的知识，正确分析地方性甲状腺肿大的发生机理。能运用本章所学胰岛素方面的知识，分析临床上糖尿病患者出现"三多一少"的原因。

素质目标：引导学生从认识人体生命活动的基本特征开始，到逐步认识人体各系统正常功能的发生规律；从理性认识生命过渡到自觉尊重生命、热爱生命。

导入及思考

患者，男性，60岁，口干，多饮，多尿，体重下降6个月，空腹血糖10.2 mmol/L，餐后2小时血糖16.7 mmol/L。入院后给予胰岛素治疗，患者出现心慌、手抖、出冷汗、饥饿感。

请思考：

1.该患者最可能的诊断是什么？

2.正常人空腹及餐后2小时血糖正常值是多少？

3.患者心慌、手抖、出冷汗、饥饿感属于什么现象？该如何预防？

第一节　内分泌与激素

一、内分泌与内分泌系统

(一)内分泌

分泌是腺上皮组织的基本功能,表现内分泌和外分泌两种方式。外分泌(exocrine)是腺泡细胞产生的物质通过导管分泌到体内管腔或体外的分泌形式,如胰腺等消化腺将消化液分泌到消化管腔内发挥作用,汗腺将汗液分泌到体外。这些腺体统称外分泌腺。内分泌(endocrine)是指腺细胞将所产生的物质,即激素直接分泌到体液中,并以血液等体液为媒介对靶细胞产生调节效应的一种分泌形式,具有这种功能的细胞称为内分泌细胞(endocrine cell)。典型的内分泌细胞集中位于垂体、甲状腺、甲状旁腺、肾上腺、胰岛等,形成内分泌腺(endocrine gland)。内分泌腺体的分泌过程不需要类似外分泌腺的导管结构,因此也称无管腺。此外,神经元、心肌、血管内皮、肝、肾、脂肪细胞等以及免疫细胞等非典型的内分泌细胞也可产生激素。表面看是一种分泌形式,但就其作用内涵来说,内分泌其实是机体通过分泌激素发布调节信息的整合性功能活动。

激素是由内分泌腺或器官组织的内分泌细胞所合成与分泌,以体液为媒介,在细胞之间递送调节信息的高效能生物活性物质。经典概念认为,激素通过血流将所携带的调节信息递送至机体远处的靶细胞,实现长距细胞通讯,因此内分泌也称远距分泌。但现代研究表明,充当远程信使不再是激素传输调节信息的唯一途径,还存在旁分泌(paracrine)、神经分泌(neurocrine 或 neurosecretion)、自分泌(autocrine)和腔分泌(solinocrine)等短距细胞通讯方式。就细胞通讯而言,激素与其他非内分泌细胞所分泌的生物活性物质,如神经元释放的神经递质、免疫细胞分泌的细胞因子同为传讯分子,在调节活动中充当化学信使的基本属性并无本质差异。它们之间的界限也并不像过去那样绝对。

多数内分泌细胞通常只分泌一种激素,但也有少数可合成和分泌一种以上激素,如腺垂体的促性腺激素细胞可分泌促卵泡激素和黄体生成素。同一内分泌腺可以合成和分泌多种激素,如腺垂体;同一种激素又可由多部位组织细胞合成和分泌,如生长抑素分别可在下丘脑、甲状腺、胰岛、肠黏膜等部位合成和分泌。

(二)内分泌系统

内分泌系统(endocrine system)由内分泌腺与能产生激素的器官及组织共同构成,是发布信息整合机体功能的调节系统。内分泌系统可感受内外环境的刺激,最终通过作为化学信使的激素产生调节效应。尽管激素原本含有“刺激”之意,但事实上,激素既产生兴奋性效应,也能产生抑制性效应,以适应多变的内外环境。如血管升压素和心房利尿钠肽都是直接调节肾脏泌尿功能的激素,前者促进肾脏重吸收水和 Na^+ 保留细胞外液量,而后者却产生相反的调节效应,与前者的作用相抗衡,共同维护循环血量的相对稳定。

内分泌系统通过激素发挥调节作用。激素主要来源于以下三个方面:①经典内分泌腺体,如垂体、甲状腺、甲状旁腺、胰岛、肾上腺、性腺等;②非内分泌腺器官的分泌,包括脑、心、肝、肾、胃肠道等器官的一些细胞除自身所固有的特定功能外,还兼有内分泌功能,如心肌细胞可生成心房利尿钠肽等;③在一些组织器官中转化而生成的激素,如血管紧张素Ⅱ和1,25-二羟维生素D,分别在肺和肾组织转化为具有生物活性的激素。

二、激素的分类

(一)胺类激素

胺类激素(amine hormone)多为氨基酸的衍生物,生成过程比较简单。属于儿茶酚胺(catecholamine)的肾上腺素等由酪氨酸激酶修饰而成;甲状腺激素为由甲状腺球蛋白分子裂解而来的含碘酪氨酸缩合物;褪黑素以色氨酸为原料合成。儿茶酚胺类激素在分泌前通常储存在胞内分泌颗粒中,只在机体需要时才释放。儿茶酚胺类激素水溶性强,在血液中主要以游离的形式存在,且在靶细胞膜受体的介导下发挥作用。儿茶酚胺类激素的半衰期通常只有2～3分钟。同属胺类激素的甲状腺激素却很特殊。它以甲状腺胶质的形式大量储存在细胞外的甲状腺滤泡腔中。甲状腺激素脂溶性强,在血液中99%以上与血浆蛋白结合;其半衰期是激素中最长的,可达7天左右,但游离甲状腺素(T_4)的半衰期仅数分钟。

(二)多肽和蛋白质类激素

肽与蛋白质类激素(peptide and protein hormone)包括从最小的3肽分子到由近200个氨基酸残基组成的多肽链及蛋白质。这类激素种类繁多,分布广泛,遵循蛋白质合成的一般规律,先合成激素前体分子,再经酶切加工而生成激素,如胰岛B细胞合成的前胰岛素原经裂解去除信号肽后成为胰岛素原,再经激素转换酶等催化为胰岛素并形成多聚体。这类激素要在胞内经高尔基复合体的处理,如对肽链的糖基化修饰等,并包装储存在囊泡中,需要时通过出胞方式分泌。对这类激素分泌调节的作用环节主要是在其分泌机制,而不在合成过程中。多肽和蛋白质类激素属于亲水激素(hydrophilic hormone),在血液中主要以游离的形式存在。多肽激素的半衰期一般为4～40分钟,蛋白质类激素则为15～170分钟。由于这类激素的分子量大,且具亲水性,主要通过与靶细胞膜受体结合,启动细胞内信号传导系统而引起细胞生物效应,而自身通常并不进入细胞。下丘脑、垂体、甲状旁腺、胰岛、胃肠道等部位分泌的激素大多属于此类。

激素对机体整体功能的调节作用大致可归纳为以下几个方面:①维持机体稳态。激素参与调节水、电解质平衡和酸碱平衡,以及维持体温和血压相对稳定等过程,还直接参与应激等,与神经系统、免疫系统协调、互补,全面调整机体功能,适应环境变化。②调节新陈代谢。多数激素都参与调节组织细胞的物质代谢和能量代谢,维持机体的营养和能量平衡,为机体的各种生命活动奠定基础。③维持生长发育。激素能促进周身组织细胞的生长、增殖、分化和成熟,参与细胞凋亡过程等,确保并影响各系统器官的正常生长发育和功能活动。④调节生殖过程。激素能维持生殖器官的正常发育成熟和生殖的全过程，维持生殖细胞的生成直到妊娠和哺乳过程，以保证个体生命的绵延和种系的繁衍。

内分泌系统不仅独立地行使自己的职能，也与神经系统和免疫系统一起，共同发挥整体性调节功能。内分泌系统主要对机体代谢活动所致的化学刺激起反应，神经系统更多的是对物理性刺激起反应，而免疫系统则对生物性刺激起反应。这三个系统虽然各具独特功能，却可通过某些传讯分子和受体相互交联，优势互补，形成神经-内分泌-免疫网络，感受各种形式的刺激，整合信息，共同维护机体内环境稳态，为生命活动正常运转提供基本保障。

（三）脂类激素

脂类激素（lipid hormone）指以脂为原料合成的激素，主要为类固醇激素（steroid hormone）和脂肪酸衍生的生物活性类花生酸（eicosanoid）物质。

1.类固醇激素　此类激素因其共同前体是胆固醇而得名。这类激素 6 个家族的典型代表分别是孕酮、醛固酮、皮质醇、睾酮、雌二醇和胆钙化醇（cholecalciferol）。其中，前五种激素由肾上腺皮质或性腺合成与分泌，其分子结构均含有 17 碳的环戊烷多氢菲母核（四环结构）加上一些侧链分支，被形象地称为胶体激素。由胆固醇合成类固醇激素的过程十分复杂，可因不同腺体细胞或同一腺体不同细胞中所含酶系的差异，中间产物多种多样，生物活性也不尽相同。因此，从生物效应看，这些激素除自身特有的作用外，也有部分交叉重叠。类固醇激素以胆固醇酯为储存形式和原料，边合成、边释放，所以分泌率与合成速率相当，对其分泌的调节是在合成过程中。类固醇激素的分子量小（约 300），且因属于亲脂激素（lipophilic hormone），所以血液中 95%以上的类固醇激素与相应的运载蛋白结合而运输。这样，既可降低其脂溶性，又能避免过快经肾排泄而丢失，使其半衰期在数十分钟到数小时之间。此类激素多直接与胞质或核受体结合引起调节效应。钙三醇（calcitriol）即 1，25-二羟维生素 D_3，由皮肤、肝和肾等器官联合合成，因其四环结构 B 环被打开，故也称固醇激素（sterol hormone）。

2.类花生酸　类花生酸包括由花生四烯酸（arachidonic acid，AA）转化而成的前列腺素（prostaglandin，PG）、血栓素（thromboxane，TX）类和白细胞三烯（leukotriene，LT）类等。它们均可作为短程信使广泛参与细胞活动调节，也有人将其视为激素。这类物质的合成原料来源于细胞的膜磷脂，所以几乎所有组织细胞都能生成。它们既可通过细胞膜受体也可通过胞内受体传导信息。其中，前列腺素种类繁多，作用复杂，但其半衰期短，多作为局部激素或细胞内信使发挥其生物效应。

三、激素的细胞作用机制

激素对靶细胞产生调节效应大致经历以下几个连续的环节：①受体识别。靶细胞受体要先从体液众多化学物质中识辨出携带特定调节信息的激素。②信号转导。激素与靶细胞的特异受体结合，启动细胞内信号转导系统。③细胞反应。激素诱导终末信号改变细胞固有功能，即产生调节效应。④效应终止。有多种机制终止激素所诱导的细胞生物反应。

对激素作用细胞机制的探讨始终是内分泌学和生命科学中最为活跃的研究领域之一。1965 年，萨瑟兰(Sutherland)在研究肾上腺素对糖原的作用过程中，开创性地提出第二信使学说，随后杰森(Jesen)和戈尔斯基(Gorski)于 1968 年又提出了基因表达学说。多年来，两种学说一直被用于解释含氮类激素和类固醇激素作用的细胞机制。随着分子生物学研究的进展，以往关于激素作用机制的学说及理论不断得到修正、完善和深入。

(一)靶细胞的激素受体

激素受体位于靶细胞膜或细胞内(包括胞质和胞核内)。已分离获得的激素受体都是大分子蛋白质。激素对靶细胞作用的实质就是通过与相应受体结合，启动靶细胞内一系列信号转导程序，最终改变细胞的活动状态，引起该细胞固有的生物效应。依据激素作用的机制，可将激素分成Ⅰ组与Ⅱ组两大组群。激素受体处于不断更新过程中，特别是受激素水平变化的影响。

膜受体蛋白的胞外域含有多种糖基结构，是识别与结合激素的位点。激素分子和膜受体的胞外域均含有许多功能基团构成的极为复杂而又可变的立体构型。激素和受体可相互诱导而改变各自的构象，以适应对方，这是激素与受体发生专一性结合的基础。激素与受体的结合力称为亲和力(affinity)。受体对激素的亲和力通常与激素的生物作用一致，但激素的类似物也可与受体结合，竞争性地阻碍激素与相应受体的结合，从而阻断激素产生正常的生物效应。亲和力还可随生理条件的变化而变化，如在动物性周期的不同阶段，卵巢颗粒细胞的卵泡雌激素受体的亲和力是变化的。同时，激素与受体结合时，其邻近受体的亲和力也可出现增高或降低的现象。此外，激素还可调节相应受体的数量。高浓度的激素可使相应受体数量减少的现象称为减衰调节(简称下调，down regulation)，如长期使用大剂量胰岛素不仅导致相应受体的亲和力降低，而且受体的数量也减少，当减量使用胰岛素后，受体的数量和亲和力又可恢复。许多激素，如促甲状腺激素、绒毛膜促性腺激素、黄体生成素、尿促卵泡激素等都存在下调现象。相反，低浓度的激素可使相应受体数量增多的现象称为增量调节(简称上调)，如催乳素、尿促卵泡素、血管紧张素等都可产生上调现象。由于激素含量对靶细胞受体数量调节，受体的合成与降解保持动态平衡，最终维持靶细胞对激素的敏感性与反应强度的相对稳定。

(二)激素受体介导的作用机制

1.细胞膜受体作用　细胞膜受体是一类跨膜蛋白质分子，主要有 G 蛋白耦联受体、酪氨酸激酶受体、酪氨酸激酶结合型受体和鸟氨酸环化酶受体等。膜受体能与对应的激素结合，激活后相继通过细胞内不同的信号通路产生调节效应。

细胞膜受体介导的激素作用机制基于萨瑟兰(Sutherland)1965 年所提出的第二信使学说(second messenger hypothesis)。该学说认为：①携带调节信息的激素作为第一信使，先与靶细胞膜中的特异受体结合；②激素与受体结合后，激活细胞膜内的腺苷酸环化酶；③在 Mg^{2+} 存在的条件下，腺苷酸环化酶催化 ATP 转变成 cAMP；④cAMP 作为第二信使，继续使胞质中无活性的蛋白激酶等下游功能蛋白质逐级磷酸化，最终引起细胞的生物效应。

激素经 G 蛋白耦联受体信号通路可产生核外效应和核内效应。核外效应主要为酶系的系列激活或抑制而调节特定代谢过程，如糖原的分解、脂肪的合成等；核内效应主要是调节基因转录，如通过环磷腺苷反应元件结合蛋白（cAMP response element binding protein，CREB）介导和调控基因转录，生成新的功能蛋白等。

激素经酪氨酸激酶受体激活后信息传递的级联反应，最终效应表现为对物质代谢、细胞生长、增殖和分化等过程的调节。激素与鸟氨酸环化受体结合后，通过细胞内 cGMP 浓度的变化产生调节效应。

2.细胞内受体后作用　除经膜受体介导产生效应外，有些激素无需膜受体介导，它们可进入细胞与胞内受体结合成复合物，直接充当介导靶细胞效应的信使，如类固醇激素和甲状腺激素等。杰森（Jesen）和戈尔斯基（Gorski）于 1968 年提出了基因表达学说（gene expression hypothesis）。该学说认为类固醇激素进入细胞后，先与胞质内的受体结合形成激素-受体复合物，后者再进入细胞核生效，即经过两个步骤调节基因转录及表达，改变细胞活动，故又称此机制为二步作用原理。

细胞内受体是指定位在细胞质或细胞核中的激素受体。现已知，即使激素受体定位在细胞质，最终也要转入细胞核内发挥作用，因此也被视为核受体。依据作用的实质，核受体属于由激素调控的一大类转录因子。核受体种类繁多，包括类固醇激素受体、甲状腺激素受体、维生素 D 受体和维 A 酸受体等。核受体多为单肽链结构，都含有共同的功能区段，在与特定的激素结合后作用于 DNA 分子的激素应答元件（hormone response element，HRE），通过调节靶基因转录以及所表达的产物引起细胞生物效应。因此，产生调节效应需要较长的时间。

激素作用所涉及的细胞信号转导机制十分复杂。已有实验证实，有些激素可以通过多种机制产生不同的调节效应。例如，类固醇激素既可通过核受体影响靶细胞 DNA 的转录过程，但也可迅速调节神经细胞的兴奋性，后者显然是通过胞膜受体以及离子通道所引起的快速反应（数分钟甚至数秒），即类固醇激素的非基因组效应（non genomic effect）。

（三）激素作用的终止

激素产生的调节效应只有及时终止，才能保证靶细胞不断接受新信息，适时产生精确的调节效能。以胰岛素为例，进餐使血糖水平升高，刺激胰岛素分泌降低血糖。如若这一作用不及时终止将发生低血糖症，危及脑功能。

激素生物效应的终止是许多环节综合作用的结果：①完善的激素分泌调节系统能使内分泌细胞适时终止分泌激素，如下丘脑-腺垂体-靶腺轴系。②激素与受体分离，其下游的一系列信号转导过程也随之终止。③通过控制细胞内某些酶活性的增强等，如磷酸二酯酶分解 cAMP 为无活性产物，终止细胞内信号转导。④激素被靶细胞内吞处理，如发生内化，并经溶酶体酶分解灭活。⑤激素在肝、肾等器官和血液循环中被降解为无活性的形式，如通过氧化还原、脱氨基、脱羟基、脱碘、甲基化或其他方式被灭活、清除。激素在信号转导过程中常生成一些中间产物，能及时限制自身信号转导过程。如胰岛素受体介导的信号转导通路中，酪氨酸蛋白磷酸酶(PTPase)是胰岛素受体的靶酶，其活化后反而可催化胰岛素受体去磷酸化而失活，随后的信号分子也相继去磷酸化，信号转导终止，起到反馈调节作用。

增值服务：小剂量、大作用，激素是什么？

四、激素作用的一般特征

虽然各种激素对靶细胞的调节效应不尽相同，但可表现出一些共同的作用特征。

(一)特异作用

激素作用的特异性主要取决于分布于靶细胞的相应受体。尽管多数激素均可通过血液循环广泛接触各部位的器官、腺体、组织和细胞，但各种激素只选择性作用于与其亲和力高的特定目标——靶(target)，故分别称为该激素的靶器官、靶腺、靶组织和靶细胞，以及靶蛋白、靶基因等。激素与靶的特异关系是内分泌系统发挥特异调节效应的基础。各种激素的作用范围存在很大差异。有些激素的作用非常局限，如腺垂体分泌的促激素主要作用于外周靶腺；而有些激素的作用却极为广泛，如生长激素、甲状腺激素和胰岛素等的作用可遍及全身各器官组织。这完全取决于这些激素受体的分布。激素作用的特异性并非绝对。有些激素与受体的结合可有交叉现象，如胰岛素与胰岛素样生长因子等，只是亲和力有所差异。

(二)信使作用

激素是一种信使物质或传讯分子，携带某种特定含义的信号，仅起传递某种信息的作用。由内分泌细胞发布的调节信息以分泌激素这种化学方式递送给靶细胞，其作用旨在启动靶细胞固有的、内在的一系列生物效应，激素并不作为底物或产物直接参与细胞的物质与能量代谢反应过程。在发挥作用过程中，激素对其所作用的细胞，既不添加新功能，也不提供额外能量。例如，生长激素促进细胞增殖与分化、甲状腺激素增强多数细胞的能量与物质代谢、胰岛素降低血糖效应等，都是通过诱导靶细胞的固有功能而实现的。

(三)高效作用

激素是高效能的生物活性物质。在生理状态下，激素的血浓度很低，但信号转导环节具有生物放大效应。激素与受体结合后，引发细胞内的信号转导程序，经逐级放大后可产生效能极高的效应。因此，体液中激素含量虽低，但其作用十分强大，如 1 mol 胰高血糖素通过 cAMP-PKA 通路引起肝糖原分解，可生成葡萄糖，其生物效应约放大

300 万倍。

（四）相互作用

内分泌腺体和分泌激素的细胞布于全身，各种激素又都以体液为媒介递送信息，所产生的效应总会相互影响、彼此关联，错综复杂。多种激素联合作用时所产生的倍增效应表现为协同作用（synergistic effect），即大于各激素单独作用所产生效应的总和（图 11-1）。生长激素、糖皮质激素、肾上腺素与胰高血糖素等具有协同的升高血糖效应，而胰岛素与这些生糖激素的作用相反，通过多种途径降低血糖，表现为拮抗作用（antagonistic action），一旦胰岛素缺乏，血糖稳态失衡，血糖显著升高。激素之间还存在一种特殊的关系，即允许作用（permissive action），它是指某激素对特定器官、组织或细胞没有直接作用，但其存在却是另一种激素发挥生物效应的必备基础。这是一种支持性作用。例如，糖皮质激素本身对心肌和血管平滑肌并无直接增强收缩的作用，但只有在它存在时儿茶酚胺类激素才能充分发挥调节心血管活动的作用。雌激素可增加禁食大鼠的肝糖原，摘除肾上腺后此反应消失，注射少量肾上腺提取物后则重新出现。再如甲状腺激素可协助脂肪细胞合成肾上腺素能受体，有助于肾上腺素促进脂肪组织释放脂肪酸等。上述激素的协同作用、拮抗作用和允许作用，其意义是显然的，其机制却较复杂，可能发生在受体水平，也可能发生在胞内信号转导过程的各个环节。

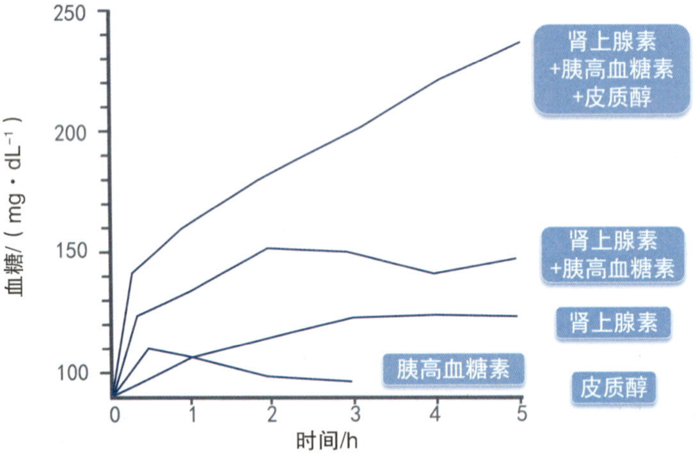

图 11-1　激素的协同效应

注：肾上腺素、胰高血糖素和皮质醇各自的升血糖效应远低于三种激素联合作用时所产生的协同效应。

第二节　下丘脑与垂体

一、下丘脑-腺垂体系统内分泌

下丘脑与腺垂体之间没有直接的神经结构联系，但存在独特的血管网络，即垂体门脉系统（hypophyseal portal system）。来自颈内动脉分支的垂体上动脉先进入正中隆起处的初级毛细管丛，然后再汇集成几条长门脉血管进入垂体次级毛细血管丛。这种血管网络可经局部血流直接实现下丘脑与腺垂体之间的双向沟通，而无需通过体循环。下丘脑的内侧基底部，包括正中隆起、弓状核、腹内侧核、视交叉上核、室周核和室旁核内侧等结构在内，都分布有小细胞神经元(parvocellular neuron，PvC)。这些神经元胞体较小，发出的轴突多终止于下丘脑基底部正中隆起，与初级毛细血管丛密切接触，其分泌物可直接释放到垂体门脉血管丛中(图 11-2)。因为这些神经元能产生多种调节腺垂体分泌的激素，故又将这些神经元胞体所在的下丘脑内侧基底部称为下丘脑促垂体区(hypothalamic hyphysiotrophic area)。

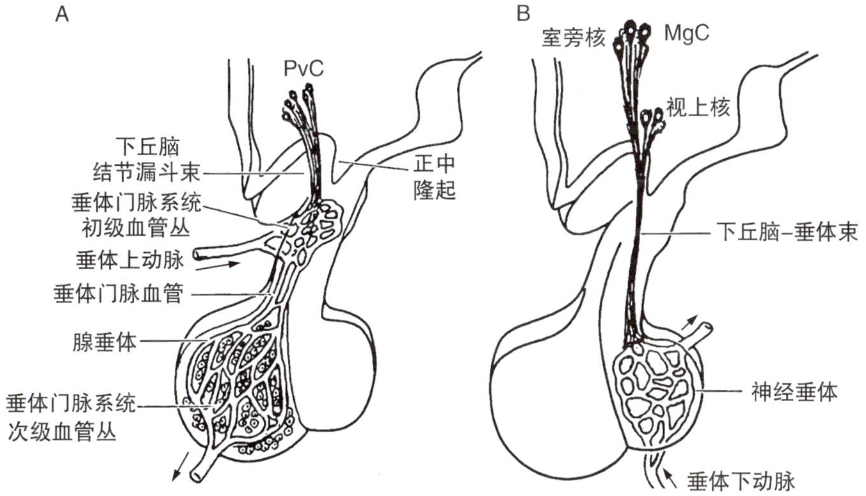

A.下丘脑小细胞神经元(PvC)短轴突形成下丘脑结节漏斗束投射，末梢终止在垂体门脉系统的初级毛细血管丛，所分泌的神经激素经垂体门脉血管进入次级毛细血管丛，调节腺垂体的内分泌活动；B.下丘脑大细胞神经元(magnocellular neuron，MgC)发出的长轴突形成下丘脑-垂体束投射，末梢终止在神经垂体，所储备的神经激素直接分泌进入该部毛细血管，经体循环产生调节效应(箭头示血流方向)。

图 11-2 下丘脑-垂体功能结构联系

(一)下丘脑调节肽

由下丘脑促垂体区小细胞神经元分泌，能调节腺垂体活动的肽类物质，统称为下丘脑调节肽(hypothalamic regulatory peptides，HRP)。1968 年，吉耶曼(Guillemin)实验室首次从 30 万头羊的下丘脑中成功分离出几毫克促甲状腺激素释放激素(TRH)，并于一年后确定其结构为 3 肽。1971 年，沙利(Schally)实验室从 16 万头猪的下丘脑中提纯出促性腺激素释放激素(GnRH)，并鉴定其为 10 肽。而后，生长激素抑制激素(GHIH)、促肾上腺皮质激素释放激素(CRH)及生长激素释放激素(GHRH)等下丘脑调节肽相继被成功分离，还确认了催乳素抑制因子主要是多巴胺。

各种下丘脑调节肽的作用机制有所不同。CRH、GHRH、GHIH 等下丘脑调节肽与腺垂体靶细胞膜受体结合后，以 cAMP/JP3/DG 或 C 作为第二信使；TRH、GnRH 等仅以 IP_3/DG 和 Ca^{2+} 为第二信使。通过这些机制，下丘脑调节肽调节腺垂体相关激素的分泌。由于 TRH、GnRH 及 CRH 均呈脉冲式释放，因此血液中相应的腺垂体激素也出现脉冲式的波动。例如，每间隔一定时间从恒河猴的垂体门脉血管采集血样，可检测到血中 GnRH 的含量每 1～2 小时出现一个脉冲。大鼠 GnRH 的分泌每隔 20～30 分钟出现一个脉冲，血中黄体生成素(LH)和卵泡刺激素(FSH)浓度也随之发生相应的波动。给大鼠注射抗 GnRH 血清后，则血中 LH 与 FSH 浓度的脉冲式波动消失，表明血中 LH 与 FSH 的脉冲式波动是由下丘脑脉冲式释放 GnRH 引起的。

下丘脑调节肽除在下丘脑促垂体区产生外，在中枢神经系统其他部位以及身体的许多组织中都可生成。因此，这些肽类物质除调节腺垂体内分泌活动外，还具有更广泛的作用。

下丘脑肽能神经元的活动受更高位中枢及外周传入信息的影响。影响肽能神经元活动的神经递质的种类及分布也较为复杂，大体可分为两大类：一类是肽类递质，如脑啡肽、脑内啡肽、血管活性肠肽、P 物质、神经降压素及缩胆囊素等；另一类是单胺类递质，主要有多巴胺(DA)、去甲肾上腺素(NE)和 5-羟色胺(5-HT)。各种神经递质对下丘脑调节肽分泌的调节作用也很复杂，如单胺能神经元可直接或间接调节下丘脑肽能神经元的活动，三种单胺类递质对下丘脑调节肽分泌的作用也有明显的区别。

同样，肽类递质对下丘脑调节肽分泌的调节作用也十分复杂。例如 β-内啡肽和脑啡肽可抑制 CRH 和 GnRH 的释放，但可促进 TRH 和 GHRH 的释放。此外，在绵羊下丘脑提取到垂体腺苷酸环化酶激活肽(pituitary adenyly cyclase activating polypeptide, PACAP)，它与其他下丘脑调节肽一样，通过垂体门脉系统作用于滤泡星形细胞，激活腺苷酸环化酶，使细胞内 cAMP 的水平升高，从而促进某些生长因子或细胞因子的生成，这些因子再以旁分泌的方式调节腺垂体细胞的生长发育及分泌活动。需要说明的是，现代研究已发现下丘脑具有激素、神经递质、神经调质等作用的生物活性肽种类其实远不止上述这些。它们的作用广泛且复杂，其意义正在不断被阐明。

(二)腺垂体激素

在下丘脑内分泌功能被确认前，腺垂体一直被认为是体内最高位的内分泌腺。腺垂体包括远侧部、中间部和结节部。远侧部是腺垂体的主要部分。人腺垂体的远侧部约占垂体总质量的 75%，其细胞组成包括分泌激素的颗粒细胞和功能尚未明确的无颗粒细胞两大类。前者至少包括生长激素细胞、催乳素细胞、促甲状腺激素细胞、促肾上腺皮质激素细胞及促性腺激素细胞五种；后者主要是滤泡星形细胞和未分化细胞。

1.生长激素　腺垂体富含生长激素细胞。生长激素(growth hormone, GH)也是腺垂体中含量最多的激素。人生长激素(human growth hormone, hGH)由 191 个氨基酸残基组成，属于蛋白质类激素，其分子质量为 22 kDa。其化学结构与人催乳素(PRL)十分相似，故二者作用有一定的交叉重叠，即 GH 有较弱的泌乳始动作用，而 PRL 也有较弱的促生长作用等。

成年人血清中 hGH 的基础水平不足 0.3 ng/dL，受年龄和性别的影响，通常儿童高于成年人，女性稍高于男性，但一般不超过 12 g/dL。GH 的基础分泌呈节律性脉冲式释放。脉冲的周期与年龄、性别相关，青春期及青春后期平均可达 8 次/天，青年女性

GH 的连续分泌比男性明显，最高可达 6 次/天，可能与性激素有关。在人的一生中，青年期 GH 分泌率最高，随年龄的增长而逐渐减少。血清中 GH 水平还受睡眠、体育锻炼、血糖及性激素水平等多种因素的影响。入睡后 GH 分泌明显增加，60 分钟左右达到高峰，以后逐渐降低。50 岁后睡眠期间的 GH 峰逐渐消失，至 60 岁时仅约青年时的 50%。血中 GH 的半衰期为 6～20 分钟。肝和肾是 GH 降解的主要部位。

血中 GH 以结合型与游离型两种形式存在。GH 与高度特异性的生长激素结合蛋白(GH-binding protein，GHBP)结合，结合型 GH 占 GH 总量的 40%～45%。一分子 GH 可结合两分子 GHBP，形成更大的分子复合物。结合型 GH 成为 GH 的外周储运库，与游离型 GH 保持动态平衡，并决定血中游离型 GH 水平以及进入组织和到达细胞膜表面的量。

(1)生理作用：GH 具有即时效应和长时效应，两者分别与调节物质代谢和生长有关。此外，生长激素还参与机体的应激，是机体重要的应激激素之一。除了自身的生物效应外，生长激素的许多作用也通过胰岛素样生长因子(insulin-like growth factor，IGF)实现。

1)促进生长：GH 对几乎所有组织和器官的生长都有促进作用，尤其是对骨骼、肌肉和内脏器官的作用最为显著，故也被称为躯体刺激素(somatotropin)。GH 的促生长作用主要是促进骨、软骨、肌肉和其他组织细胞的增殖以及增加细胞中蛋白质的合成，促进全身多数器官细胞的大小和数量增加。GH 的作用在青春期达到高峰，在长骨骺闭合前，GH 直接刺激骨生长板前软骨细胞分化为软骨细胞，同时加宽骺板，骨基质沉积，促进骨的纵向生长。幼年期 GH 分泌不足，患儿生长停滞，身材矮小，称为侏儒症；相反，幼年期 GH 分泌过多则表现为巨人症。成年后，如果 GH 分泌过多，由于骨骺已闭合，长骨不再生长，但结缔组织中的透明质酸和硫酸软骨素聚集则会使面部和内脏器官肥大，肢端的短骨、颅骨及软组织异常生长。患者表现为手足粗大、指(趾)末端如杵状、鼻大唇厚、下颌突出及内脏器官增大等现象，称为肢端肥大症。

2)调节新陈代谢：相对于对生长的调节，GH 对肝、肌肉和脂肪等组织新陈代谢的作用在数分钟内即可出现，表现为即时效应。

GH 对蛋白质代谢的总体效应是促进合成代谢，主要促进氨基酸向细胞内转运，并抑制蛋白质分解，增加蛋白质含量。GH 能加速软骨、骨、肌肉、肝、肾、肺、肠、脑及皮肤等组织的蛋白质合成。GH 促进蛋白质合成的效应与其促进生长的作用相互协调。GH 可促进脂肪降解，为脂解激素。GH 可激活对胰岛素敏感的脂肪酶，促进脂肪分解，增强脂肪酸氧化、提供能量，最终使机体的能量来源由糖代谢向脂肪代谢转移，有助于促进生长发育和组织修复。GH 对糖代谢的影响多继发于其对脂肪的动员。血中游离脂肪酸增加可抑制骨骼肌与脂肪组织摄取葡萄糖，减少葡萄糖消耗，使血糖水平升高，表现为“抗胰岛素”效应。GH 也可通过降低外周组织对胰岛素的敏感性而升高血糖。GH 分泌过多时，可造成垂体性糖尿病。

此外，GH 可促进胸腺基质细胞分泌胸腺素，可刺激 B 淋巴细胞产生抗体，提高自然杀伤细胞(NK 细胞)和巨噬细胞的活性，因而参与机体免疫系统功能调节。GH 还具有抗衰老、调节情绪与行为活动等效应。GH 还参与机体的应激反应，是腺垂体分泌的重要应激激素之一。

(2)作用机制：GH 可通过激活靶细胞上生长激素受体(growth hormone receptor，GHR)和诱导靶细胞产生胰岛素样生长因子(IGF)实现其生物学效应。

GHR 属于催乳素/红细胞生成素/细胞因子受体超家族成员，是由 620 个氨基酸残基构成的跨膜单链糖蛋白，分子质量约 120 kDa。GHR 广泛分布于肝、软骨、骨、脑、骨骼肌、心、肾以及脂肪细胞和免疫系统细胞等。GH 分子具有两个与 GHR 结合的位点，能与两分子 GHR 结合，使受体二聚化，成为同二聚体。受体二聚化是 GHR 活化所必需的环节，二聚化后 GHR 的胞内结构域随即招募邻近胞质中具有酪氨酸蛋白激酶活性的分子，如 JAK 激酶 2(Janus kinase 2，JAK2)等，继而通过多条下游信号转导通路转导信号，最终通过调节靶细胞基因转录、物质转运以及胞质内某些蛋白激酶活性的变化等产生多种生物效应。

GH 的部分效应可通过诱导肝细胞等靶细胞产生胰岛素样生长因子而实现。目前已分离出的 IGF 有 IGF-1(somatomedin C，SMC)和 IGF-2(somatomedin A，SMA)，两者肽链的氨基酸序列有 62%相同。循环中 95%的 IGF 由肝脏产生，此外在软骨、肌肉、脊髓等许多组织广泛合成。血液中的 IGF-1 含量依赖于 GH 的水平，IGF-2 的生成对 GH 的依赖性较低。GH 刺激肝、肾、肌肉、软骨和骨等器官组织分泌 IGF-1。IGF-1 可作用于软骨和软组织，促进机体的生长，与 GH 共同形成 GH-IGF-1 轴。目前认为，GH 可能通过诱导前软骨细胞由静止期向增殖期转化，以及提高软骨细胞对 IGF-1 的应答而调节骨的生长。首先是 GH 直接刺激骨骺生长板的前软骨细胞或生发层细胞分化成软骨细胞，诱导 IGF-1 基因表达，IGF-1 合成增加并分泌到细胞外，通过自分泌和旁分泌方式作用于软骨细胞的 IGF-1 受体，促进软骨组织摄取氨基酸以及钙、磷、硫等无机盐，加强核糖核酸和蛋白质的合成，使软骨细胞克隆扩增、肥大，成为骨细胞，从而促使骨骼生长。

(3)生长激素的分泌调节：GH 的分泌主要受下丘脑 GHRH 与 GHIH(SS)的双重调节，二者分别经蛋白耦联受体产生刺激和抑制效应(图 11-3)。实验中若将大鼠的垂体柄切断，以消除下丘脑 GHRH 和 GHIH 对腺垂体 GH 分泌的作用，或离体培养腺垂体，则垂体分泌 GH 的量迅速减少，表明整体条件下 GHRH 的作用占优势。一般认为，GHRH 对 GH 的分泌起经常性的调节作用，而 GHIH 则主要在应激等刺激引起 GH 分泌过多时才抑制 GH 分泌。GHRH 还促进 GH 基因转录，腺垂体细胞的增殖与分化。GHRH 神经元主要位于下丘脑弓状核，GHRH 神经元主要分布于室周区及弓状核等处，而且二者之间存在双向突触联系。这些核团之间的广泛突触联系形成复杂的神经环路，通过多种神经肽或递质相互促进与制约，共同调节 GH 的分泌。

胃生长激素释放素(ghrelin)是最先在胃黏膜中发现的 28 肽，类似 GHRH 作用，具有很强的促 GH 分泌效应，还能刺激食欲，从多方面参与机体能量平衡的调节，但不能促进 GH 合成。胃生长激素释放素在下丘脑、垂体、肝、胰、肾等部位也有表达。与其他垂体激素一样，GH 对下丘脑和腺垂体有负反馈调节作用。摘除垂体后的大鼠血中 GH

浓度降低，而下丘脑内 GHRH 的含量却有所增加。在大鼠侧脑室内注射 GHRH 可引起下丘脑内 GHRH 的含量减少，GH 分泌减少及 GH 脉冲性释放的抑制，表明 GHRH 对其自身释放也有负反馈调节作用。此外胰岛素样生长因子（insulin like growth factor，IGF-1）对 GH 的分泌也有负反馈调节作用。在体外培养的垂体细胞，IGF-1 可直接抑制 GH 的基础分泌和 GHRH 刺激引起的分泌。在整体动物中，IGF-1 能刺激下丘脑释放 GHIH，从而抑制垂体分泌 GH。因此 IGF-1 可通过下丘脑和垂体两个水平对 GH 的分泌进行负反馈调节。

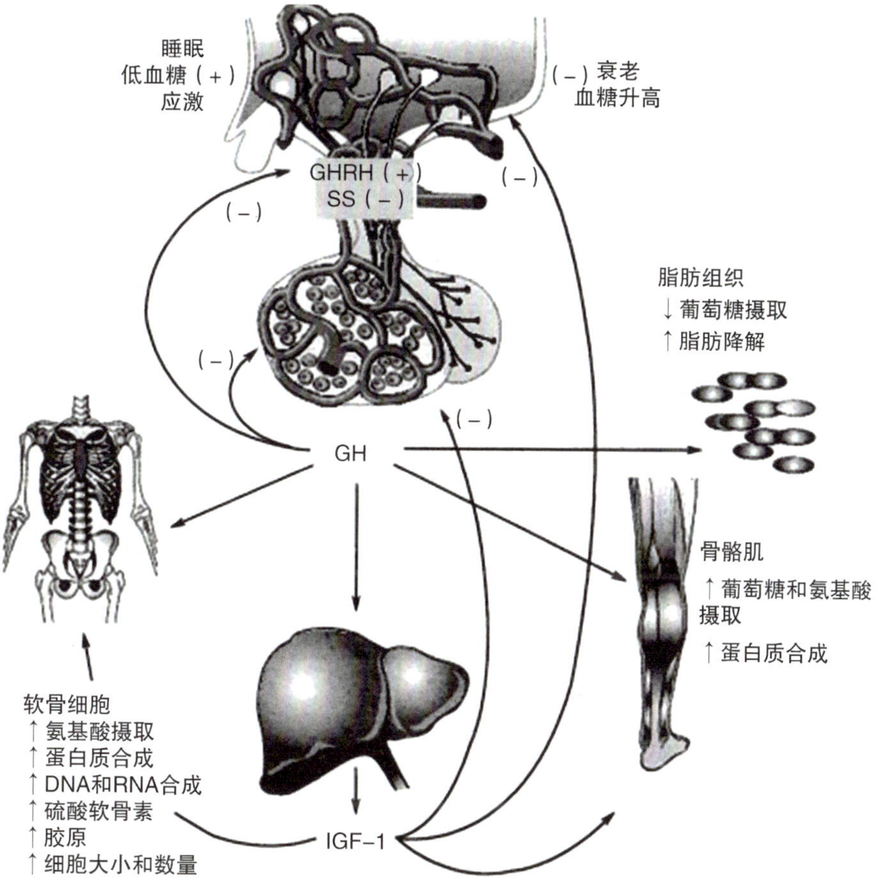

图 11-3　生长激素的主要作用与分泌的调节

人和动物从觉醒状态进入慢波睡眠时，GH 分泌陡增并延续一定时间，随后迅速下降。饥饿、运动、低血糖、应激等使能量供应缺乏或耗能增加时，均可引起 GH 分泌增多。急性低血糖刺激 GH 分泌的效应最显著；相反，血糖升高则可抑制 GH 的分泌。血糖降低时，下丘脑腹内侧核等神经元兴奋性增强，引起腺垂体 GH 的分泌增多。高蛋白饮食及注射某些氨基酸可刺激 GH 分泌，而游离脂肪酸增多时则减少 GH 的分泌。

知识拓展

侏儒症

侏儒症是一种内分泌异常的疾病，由于先天或后天的原因，患者垂体前叶功能减退，生长激素分泌不足，阻碍身体生长与发育。侏儒症的主要临床表现有：生长迟缓，无青春发动期，成年后有“老小孩”早衰形貌；身体矮小，但躯干、四肢和头部比例对称；骨骺发育迟缓，骨龄低于其实际年龄；性器官发育不良，第二性征不发育；蝶鞍可以正常（原发性垂体侏儒）或增大（由肿瘤引起的继发性垂体侏儒）；实验室检查除生长激素分泌不足外，促性腺激素常缺乏，其他几种垂体前促激素的分泌量可正常或偏低。童年各种慢性感染、全身性疾病、严重营养不良等均可引起中枢神经系统功能紊乱，导致全身营养代谢紊乱性侏儒症。此类侏儒症虽各有其病因和临床表现，但都与垂体分泌功能减退有关，所表现的侏儒症状也相似。

2.催乳素（prolactin，PRL） 人催乳素细胞分泌的催乳素是含199个氨基酸残基的蛋白质，分子质量为22 kDa，其分子序列的92%与hGH相同。成年人血浆中PRL浓度较低，妊娠末期增高，PRL也有类似GH的昼夜节律和分泌脉冲。PRL的半衰期约为20分钟。PRL及其受体在垂体外组织也有广泛分布。

（1）生物作用：尽管PRL以催乳作用被发现和命名，其实它的作用十分广泛，除对乳腺和性腺的发育及分泌均起重要作用外，还参与应激和免疫调节。

1）调节乳腺活动：PRL可促进乳腺发育，发动并维持乳腺泌乳。但在女性一生的不同时期，其作用有所不同。在女性青春期乳腺的发育中，生长激素、雌激素、孕激素、糖皮质激素、甲状腺激素及PRL协同作用。在妊娠期，随PRL、雌激素及孕激素分泌的增多乳腺组织进一步发育，但此时血中雌激素和孕激素水平很高，可抑制PRL的泌乳作用，故乳腺虽已具备泌乳能力却并不泌乳。分娩时，乳腺受体水平可增加约20倍。分娩后，血中雌激素和孕激素水平明显降低，PRL才发挥其始动和维持泌乳的作用。PRL能促进乳汁成分中的酪蛋白、乳糖和脂肪等重要成分的合成。

2）调节性腺功能：PRL对性腺的作用比较复杂。实验表明，小剂量应用PRL对卵巢雌激素和孕激素的合成有促进作用，但大剂量则有抑制作用。PRL能刺激卵巢黄体LH受体的生成，调控卵巢内LH受体数量，同时还能为孕酮的生成提供底物，促进孕酮合成，减少其分解；但高浓度时却抑制孕酮合成。患闭经溢乳综合征的妇女表现为闭经、溢乳与不孕。这些症状乃高催乳素血症所致，而高浓度的PRL可负反馈抑制下丘脑分泌GnRH，减少腺垂体分泌FSH和LH，结果导致无排卵及雌激素水平低下，用溴隐亭治疗后即可恢复。

在男性体内，PRL能维持和增加睾丸间质细胞LH受体的数量，提高睾丸间质细胞对LH的敏感性，促进雄性性成熟。但患慢性高催乳素血症时不仅睾酮合成和精子生成都减少，造成不育症，而且性兴奋也减弱。

3)参与应激反应:应激刺激时血中 PRL 浓度升高,并常与促肾上腺皮质激素(ACTH)和 GH 浓度的升高同时出现,于刺激停止后数小时才恢复正常,是应激发生时腺垂体分泌的重要激素之一。

4)调节免疫功能:人的 B 细胞和 T 细胞等免疫细胞都分布有 PRL 受体。PRL 可协同一些细胞因子共同促进淋巴细胞增殖,直接或间接促进 B 淋巴细胞分泌 IgM 和 IgG,增加抗体产量。同时,T 淋巴细胞等又能产生 PRL,以旁分泌或自分泌方式发挥作用。

3.促黑(素细胞)激素(MSH)　人的促黑激素是由腺垂体远侧部的细胞内阿黑皮素原(proopiomelanocortin,POMC)水解生成的肽类激素。体内黑色素细胞分布于皮肤、毛发、眼球、虹膜及视网膜色素层等。MSH 主要作用于黑色素细胞,使细胞内酪氨酸转变为黑色素,同时使黑素颗粒在细胞内散开,使皮肤、毛发等颜色加深。此外,MSH 还参与 GH、醛固酮、CRH、胰岛素及 LH 等激素分泌的调节,并有抑制摄食的作用。MSH 的分泌调节主要受下丘脑移动抑制因子(MIF)和促黑素细胞激素释放因子(MRF)的双重调节,平时以 MIF 的抑制作用占优势。

4.促激素　由腺垂体分泌的促进靶腺生长并分泌靶腺激素的激素称为促激素(trophic hormone)。由于促激素受下丘脑调节肽的调控,在下丘脑、腺垂体和靶腺之间形成分泌活动的调节轴,即下丘脑-腺垂体-甲状腺轴、下丘脑-腺垂体-肾上腺皮质轴、下丘脑-腺垂体-性腺轴,在甲状腺激素、肾上腺皮质激素和性激素分泌的过程中起调节作用。

二、神经垂体激素

神经垂体无内分泌细胞,不能合成激素,其释放的激素是由下丘脑视上核、室旁核的大细胞肽能神经元胞体合成,并以轴浆运输的方式沿下丘脑垂体束下行到神经垂体并贮存。当视上核、室旁核的神经元受到刺激兴奋时,其冲动传导到神经垂体,引起激素释放入血。神经垂体释放的激素有血管升压素(vasopressin,VP)和缩宫素(oxytocin,OXT),化学结构均为 9 肽。

(一)血管升压素

在正常饮水情况下,血浆中 VP 浓度很低。生理量的 VP 主要是促进肾远端小管和集合管对水的重吸收,即抗利尿作用,故也称抗利尿激素(ADH)。当机体脱水或失血时,VP 释放量明显增多,则起到升高和维持血压以及保持体液量的作用。VP 的受体有 V_1 和 V_2 两型。V_1 主要分布在血管平滑肌的细胞膜上,经 IP_3 和 Ca^{2+} 介导使血管平滑肌收缩,血压升高;V_2 主要分布于肾远端小管和集合管上皮细胞上,经 cAMP 介导使细胞内含有水孔蛋白的囊泡转移到上皮细胞管腔膜上,形成水通道,促进水的重吸收。VP 的分泌主要受血浆胶体渗透压、循环血量和血压变化的调节。此外,VP 还有增强记忆、调制疼痛等作用。

(二)缩宫素

缩宫素也是 9 肽激素,其分子结构中保留有 6 肽环和 VP 的 3 肽链,而作用却迥异。OXT 可通过抑制下丘脑 GnRH 和垂体促性腺激素的合成和释放,抑制生殖系统的活动，也能抑制动物的排卵活动等。

1.缩宫素的生物学作用

(1)缩宫素对乳腺的作用：哺乳期妇女的乳腺不断分泌乳汁并贮存于腺泡中。OXT使乳腺腺泡周围的肌上皮细胞收缩，腺泡内压力升高，促使乳汁经输乳管排出，称为射乳。此外，OXT还有营养乳腺的作用，可维持哺乳期乳腺丰满。

(2)缩宫素对子宫的作用：OXT能促进子宫平滑肌收缩，但该作用与子宫的功能状态有关。OXT对非孕妇女子宫的作用较弱，而对妊娠妇女子宫的作用则较强。OXT促进子宫收缩的机制是促进Ca^{2+}内流，提高子宫平滑肌细胞质内的Ca^{2+}浓度，引起肌细胞收缩。孕激素能降低子宫肌对OXT的敏感性，而雌激素则能提高子宫肌对OXT的敏感性(允许作用)。临近分娩时，子宫肌细胞表面的OXT受体数量明显增多，使OXT的作用在分娩时显著增强。

此外，OXT对机体的神经内分泌、学习与记忆、痛觉调制、体温调节等生理功能也有一定的影响。

2.缩宫素分泌的调节　OXT的分泌受控于两个神经内分泌反射。一个是婴儿吸吮乳头时，感觉信息沿传入神经到达下丘脑，兴奋分泌OXT的神经元，神经冲动经下丘脑垂体束至神经垂体，使OXT释放入血，引起射乳反射。在射乳反射的基础上，很容易建立条件反射，如母亲见到婴儿或听到婴儿哭叫声，甚至抚摸婴儿，均可引起条件反射性射乳。婴儿吸吮乳头的刺激除引起射乳反射外，还可抑制下丘脑GnRH释放，使腺垂体FSH和LH分泌减少，导致哺乳期妇女月经周期暂停。另一个神经内分泌反射是在分娩过程中，胎儿对子宫颈的压迫刺激可反射性引起OXT的释放，并通过正反馈调节，使子宫收缩力逐渐加强，成为分娩时起催产作用的决定因素。在性交过程中，阴道和子宫颈受到刺激也可引起OXT分泌和子宫肌收缩，有利于精子在女性生殖道内的运行。

分娩后哺乳，不仅对胎儿有益，还可以通过刺激OXT的释放，促进母体子宫收缩，既减少产后出血，又加速子宫复旧。

第三节　甲状腺内分泌

甲状腺是人体内最大的内分泌腺，重20～25 g。腺体内含有约三百万个大小不等的由单层上皮细胞围成的滤泡，滤泡上皮细胞是甲状腺激素(thyroid hormone，TH)合成与释放的部位。滤泡腔内充满滤泡上皮细胞分泌的胶质，其主要成分是含有甲状腺激素的甲状腺球蛋白(thyroglobulin，TG)，胶质是甲状腺激素的贮存库。在甲状腺滤泡与滤泡之间和滤泡上皮细胞之间有滤泡旁细胞，也称C细胞，可分泌降钙素，参与钙、磷代谢调节。

增值服务：书写世界现代医学史的巨人们——甲状腺生理的研究

一、甲状腺激素及其代谢

（一）甲状腺激素

由甲状腺滤泡分泌到循环血中具有生物活性的甲状腺激素有甲状腺素（thyroxin；或称四碘甲腺原氨酸，3，5，3′，5′-tetraiodothyronine，T_4）和三碘甲状腺原氨酸（3，5，3′-triiodothyronine，T_3），分别约占分泌总量的 93%和 7%，但 T_4 的生物活性却高于 T_3，约为后者的 5 倍，且引起生物效应所需的潜伏期短。此外还有极少量无生物活性的化合物，如逆-三碘甲状腺原氨酸。

（二）甲状腺激素的合成与分泌

1.甲状腺激素合成的条件　TH 由甲状腺球蛋白中含碘酪氨酸残基缩合而成，故甲状腺球蛋白与碘元素是合成 TH 的必需原料。甲状腺滤泡是合成和分泌 TH 的功能单位，并受促甲状腺激素（thyroid stimulating hormone，TSH）的调控。

（1）碘：TH 的正常合成需要碘 60～75 μg/d，国人摄入碘量为 10～200 mg/d。若低于 50 μg/d 将影响 TH 的正常合成。进入体内的碘化物以离子形式存在，经肠黏膜吸收，约 1/3 被甲状腺摄取。人体合成 TH 所需的碘 80%～90%来自食物，其余来自饮水和空气。妊娠期和哺乳期均需适当增加碘的摄入量，人体内含碘总量为 20～50 mg，甲状腺含碘总量为 8～10 mg，多以二碘酪氨酸和一碘酪氨酸的形式存在。碘与甲状腺疾病的关系密切，不论碘缺乏还是碘过剩均可导致甲状腺疾患。碘缺乏常引起单纯性甲状腺肿、克汀病、甲状腺结节、甲状腺肿瘤等。长期缺碘可致缺碘性甲状腺结节，是因为缺碘，TH 分泌减少，促甲状腺激素分泌水平提高，甲状腺组织的代偿性增生所致。碘过剩可患甲状腺炎，诱发毒性弥漫性甲状腺肿（Graves 病）、淋巴细胞性甲状腺炎等疾病。临床上观察到，碘摄入过多将引起碘甲亢，特别是在碘缺乏地区，当补充碘盐后，毒性甲状腺结节的发病率明显高于非缺碘地区。

（2）甲状腺球蛋白（thyroglobulin，TG）：TG 由 5496 个氨基酸残基构成，分子质量为 660 kDa 的同二聚体糖蛋白。TG 在滤泡细胞内合成并被包装储存于囊泡中，以出胞的方式被转运到滤泡腔成为胶状质的基本成分。TG 中所含的百余个酪氨酸残基仅约 20%可被碘化。正常碘化条件下约 5 个 TG 才含一分子 T_3。已被碘化的酪氨酸残基和 TH 在分泌之前始终结合在 TG 分子上，因此认为 TG 是 T_3 和 T_4 的前体。

（3）甲状腺过氧化物酶（thyroid peroxidase，TPO）：TPO 由甲状腺滤泡细胞合成，是催化 TH 合成的关键酶。TPO 由 933 个氨基酸残基构成，分子质量为 103 kDa，是一种 10%被糖化的含血色素的蛋白质，其 C 端有一跨膜片段，但绝大部分结构位于滤泡腔一侧。实验中摘除大鼠垂体 48 小时后，TPO 活性便消失，应用 TSH 后，TPO 活性即可恢复，可见 TPO 的生成和活性均受 TSH 的调控。抗甲状腺的硫脲类（thioureahomologues）药物，如丙硫氧嘧啶、卡比马唑等可抑制 TPO 活性，因而能抑制 TH 的合成，临床上常用于治疗甲状腺功能亢进（甲亢）。

2.甲状腺激素的合成过程　甲状腺滤泡上皮细胞合成 TH 的过程可分为以下步

骤：聚碘、碘的活化、酪氨酸的碘化与碘化酪氨酸的耦联（图 11-4）。

（1）甲状腺滤泡聚碘：聚碘是将细胞外液的碘转运至甲状腺滤泡上皮细胞内，是合成甲状腺激素的第一步。由于甲状腺内的碘浓度比血浆高 25 倍左右，故聚碘是一个逆电化学梯度的、由滤泡上皮细胞基底膜侧的钠-碘同向转运体介导并依赖膜上的钠-钾泵活动提供能量而实现的碘的继发性主动转运。聚碘能力大小是判断甲状腺功能的一个重要指标，临床上常用放射性碘示踪法来检查和判断甲状腺聚碘能力。

（2）碘的活化：摄入滤泡细胞内的碘在 TPO 的催化下被迅速氧化为“活化碘”。活化过程在滤泡细胞顶端膜的微绒毛与滤泡腔交界处完成。

（3）酪氨酸碘化与碘化酪氨酸的耦联：酪氨酸碘化是由活化碘在 TPO 的作用下取代 TG 上的酪氨酸残基上的氢，生成一碘酪氨酸（monoiodotyrosine，MIT）和二碘酪氨酸（diiodotyrosine，DIT）。两个分子的 DIT 耦联生成 T_4，一分子的 MIT 与一分子的 DIT 耦联则生成 T_3 以及极少量的 tT_3。

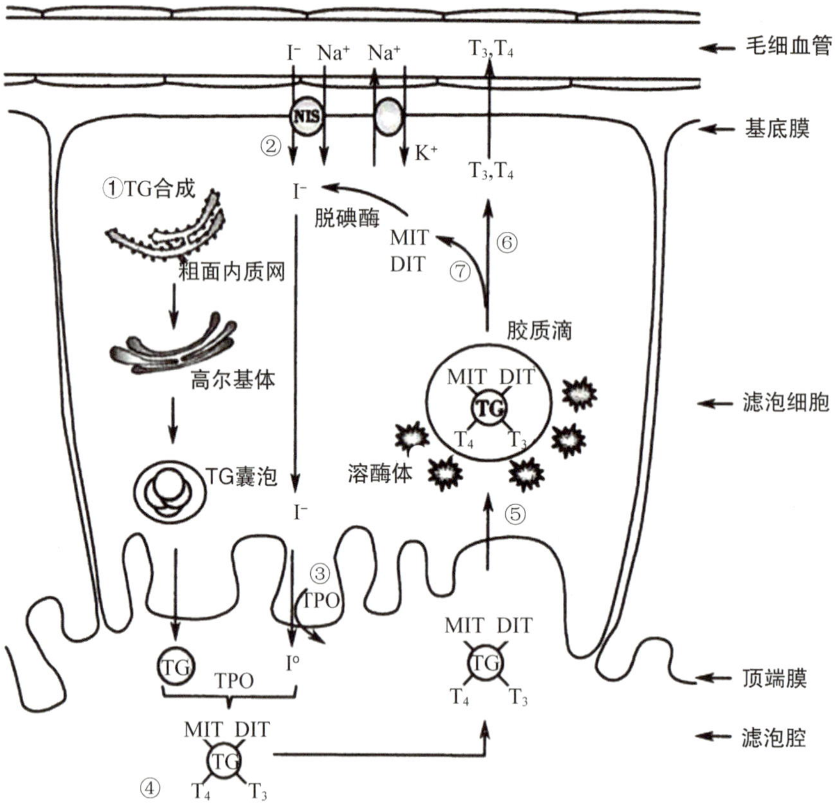

①TG 在滤泡上皮细胞合成后分泌到滤泡腔；②滤泡上皮细胞基底膜的 NIS 介导的继发性主动转运将 I^- 转运进细胞内；③I^- 被 TPO 活化；④TG 分子上酪氨酸残基经 TPO 作用被碘化为 MIT 和 DIT，继续缩合生成 T_4 和 T_3；⑤在 TSH 刺激下，滤泡上皮细胞吞饮含 TG 的胶质滴，溶酶体蛋白酶水解 TG，释放 T_4、T_3 以及 MIT 和 DIT；⑥T_4、T_3 分泌释放入血；⑦脱碘，碘回收。

TG：甲状腺球蛋白；TPO：甲状腺过氧化物酶；NIS：钠-碘同向转运体；MIT：一碘酪氨酸；DIT：二碘酪氨酸。

图 11-4 甲状腺激素的合成与分泌

知识拓展

你所不知道的“大脖子病”

了解甲亢的人都知道，得了甲亢后大多数人脖子会变粗，所以很多人认为甲亢和“大脖子病”属于同一种疾病。实际上“大脖子病”是甲状腺肿的俗称，它可分为单纯性甲状腺肿和毒性甲状腺肿。单纯性甲状腺肿是由多种原因引起的甲状腺非炎症性非肿瘤性的肿大，不伴有甲状腺功能减退或者亢进，又可分为地方性甲状腺肿和散发性甲状腺肿。单纯性甲状腺肿早期表现为弥漫性肿大，后期为结节性肿大；而毒性甲状腺肿就是临床上常见的甲状腺功能亢进症的表现。单纯性甲状腺肿应着重预防，特别是地方性甲状腺肿，食盐中加碘是有效的预防方法。青春期甲状腺肿多可自行消退，对已形成的甲状腺肿不消退者可服甲状腺制剂治疗，有压迫症状或影响外观或生活时，可行手术治疗。

3.甲状腺激素的贮存、释放、运输与代谢

(1)贮存：TG 合成后以胶质贮存在滤泡腔内，也是唯一贮存在细胞外的激素。其贮存量大，居各种激素贮存量的首位，可供机体利用 50～120 天。

(2)释放：在 TSH 的刺激下，甲状腺细胞顶端膜的微绒毛伸出伪足，将滤泡中含有 TG 胶质小滴吞饮到滤泡上皮细胞内并与溶酶体融合。在水解酶的作用下 TG 被水解，释放 T_3、T_4 入血。MIT 和 DIT 在脱碘酶作用下迅速脱碘，脱下的碘大部分被重新利用。

(3)运输：TH 释放入血后，以结合型和游离型两种形式运输。结合型 TH 与血浆蛋白结合，占 99%以上，因不能进入细胞而没有生物活性。游离型 TH 能进入靶细胞，与核受体结合，发挥生物学效应。结合型与游离型的 TH 之间可相互转化，维持二者的动态平衡。

(4)代谢：血浆 T_4 半衰期约为 7 天，T_3 半衰期约为 1.5 天。脱碘是 TH 降解的主要方式。T_4 脱碘变为 T_3(45%)和 rT_3(55%)，T_3 与 rT_3 可再脱碘则失活。约 20%的 T_4、T_3 在肝脏降解，其产物随胆汁排出。肾脏也能降解少量 T_4、T_3，产物随尿排出。研究证明，脱碘酶中含有硒，硒缺乏时，脱碘酶的活性降低，T_4 脱碘受阻，外周组织中 T_3 含量减少。

二、甲状腺激素生物作用

(一)调节新陈代谢

1.增强能量代谢　早年的研究发现，甲状腺功能减退(甲减)时基础代谢率(basal metabolic rate，BMR)显著降低，而甲亢时 BMR 可提高 60%～80%。除了脑、脾和性腺(睾丸)等少数器官组织外，TH 能使全身绝大多数组织的基础氧消耗量增加。

2.调节物质代谢　TH 广泛影响物质的合成代谢和分解代谢，因此十分复杂。就整体而言，生理水平 TH 对糖、脂肪、蛋白质的合成和分解代谢均有调节作用，而分泌过量时则促进分解代谢的作用更明显。

(1)蛋白质代谢：在生理情况下 TH 能促进 DNA 转录过程和 mRNA 形成，促使结构蛋白质和功能蛋白质的合成，有利于机体的生长发育及各种功能活动，表现正氮平衡。同时，TH 也能刺激蛋白质降解，实际效应取决于 TH 分泌量。过量的 T_3 可抑制蛋白质合成，引起负氮平衡。TH 分泌过多时，以骨骼肌为主的外周组织蛋白质分解加速，可引起尿酸含量增加，尿酸排泄增加，肌肉收缩无力；骨基质蛋白质分解，Ca^{2+} 析出，导致血钙升高，骨质疏松。TH 分泌缺乏时，则蛋白质合成障碍，组织间黏蛋白沉积，使水滞留于皮下，引起黏液性水肿。应用 TH 制剂，可消除黏液性水肿，尿氮排泄减少。

(2)糖代谢：甲状腺激素能促进小肠黏膜对葡萄糖的吸收，增加糖异生和糖原分解，提高糖皮质激素、胰高血糖素、GH 等多种激素的升糖作用，使血糖升高。因而甲亢患者常表现餐后血糖升高，甚至出现糖尿。甲状腺激素又能增强外周组织对糖的利用，使血糖降低。

(3)脂类代谢：甲状腺激素促进脂肪酸氧化，加速胆固醇降解，并加强儿茶酚胺和胰高血糖素对脂肪的分解作用。甲亢患者体脂减少，血中胆固醇含量低于正常。生理水平的甲状腺激素对三大营养物质的合成和分解代谢均有调节作用，但过量则促进分解代谢的作用更加明显。因此，甲亢患者常表现为多食善饥，消瘦明显。

(二)促进生长发育

古尔(Gull)于 1874 年就观察并认识到以严重智力迟钝、身材矮小等多发性先天性缺陷为特征的克汀病(又称呆小症)与先天性甲减有关。随后，古德马赫(Gudematsch)于 1912 年进行的经典实验，即给幼龄蝌蚪喂以少量马甲状腺组织碎片后，可使其提前变态并发育成“微型蛙”，揭示了 TH 是促进机体正常生长、发育必不可少的因素。

TH 是胎儿和新生儿脑发育的关键激素。在胚胎期，TH 能促进神经元的增殖和分化以及突起和突触的形成，促进胶质细胞的生长和髓鞘的形成，诱导神经生长因子和某些酶的合成，促进神经元骨架的发育等。TH 能与 GH 协同调控幼年期的生长发育。TH 可刺激骨化中心发育成熟，加速软骨骨化，促进长骨和牙齿生长。TH 缺乏将影响 GH 正常发挥作用，导致长骨生长缓慢和骨骺闭合延迟。先天性甲状腺发育不全的患儿出生时的身长可基本正常，但脑的发育已受累。一般在出生后数周至 3～4 个月后这些患儿才表现出明显的智力迟钝和长骨生长迟滞。

知识拓展

呆小症

呆小症(cretinism)是一种机体发育障碍疾病，因甲状腺功能低下而引起。由于先天性缺乏甲状腺或甲状腺功能严重不足，人体会出现一系列的代谢障碍，致使骨骼、肌肉和中枢神经系统发育阻滞。患者智力低下，精神发育缓慢，皮肤有面团状浮肿，即黏液性水肿，由于骨化过程延缓，身体异常矮小。

现代研究认为，呆小症的发生除与胎弱等因素有关外，还与社会环境、生活条件有密切关系。因此，本病的防治，主要在于大力宣传优生优育知识，提高人口素质。一旦发现本病，应及早治疗，除内服补肾健脾、强筋壮骨药物外，可配合针灸疗法及康复教育措施。

(三)对神经系统的影响

甲状腺激素不仅影响中枢神经系统的发育,对已成熟的神经系统也有提高其兴奋性的作用。甲状腺激素可易化儿茶酚胺的效应,使交感神经系统兴奋。甲亢时,患者中枢神经系统的兴奋性过高,表现为注意力不集中、易激动、失眠多梦、肌肉震颤等;甲减时,中枢神经系统兴奋性过低,出现记忆力减退、行动迟缓、少言嗜睡等症状。

(四)对心血管活动的影响

甲状腺激素能直接使心率增快、心肌收缩能力增强、心排血量与心脏做功增加。故甲亢患者常表现心动过速、心肌肥大,可因过度耗竭而致心力衰竭;同时又由于耗氧量和代谢产物的量增加而间接使外周血管舒张,外周阻力降低,舒张压降低,故脉压常增大。

(五)对消化系统的影响

TH 可促进消化道的运动和消化腺的分泌。甲状腺功能亢进时,食欲亢进,胃肠运动加速,肠吸收减少,甚至出现顽固性吸收不良性腹泻;甲状腺功能减退时,食欲减退,由于胃肠运动减弱可出现腹胀和便秘。

此外,TH 对全身其他多种器官组织也有不同程度的影响,例如,对呼吸系统有增加呼吸频率和深度,以及促进肺泡表面活性物质生成的作用;对泌尿系统有增加肾小球滤过率,促进水排出的作用;对内分泌功能的影响主要是通过负反馈机制调节 TRH 和 TSH 的合成与分泌,从而影响甲状腺的功能;对生殖功能也有一定影响,可维持正常性欲和性腺功能。

三、甲状腺功能的调节

(一)下丘脑-腺垂体-甲状腺轴的调节

1.下丘脑-腺垂体对甲状腺的调节　下丘脑促垂体区释放的 TRH 能促进腺垂体合成 TSH,并释放入血再作用于甲状腺。TSH 是调节甲状腺功能的主要激素,它一方面促进甲状腺激素的合成(可作用于合成的每个环节)与释放,另一方面促进甲状腺增生,使腺体肥大。下丘脑 TRH 神经元还接受神经系统其他部位传来的信息,如寒冷刺激的信息能通过大脑皮质加强下丘脑-腺垂体-甲状腺轴的活动。

2.甲状腺激素的负反馈调节　血中游离 T_3、T_4 的水平对垂体 TSH 的分泌起经常性负反馈调节作用。血中 T_3、T_4 浓度升高时,通过下调胞膜上 TRH 受体数量,降低腺垂体对 TRH 的反应性,使 TSH 合成和分泌减少;反之则作用相反。

由于食物及饮水中缺碘,引起血中 T_3、T_4 降低,对腺垂体的负反馈作用减弱,使 TSH 分泌增多,甲状腺代偿性增生、肥大,称为地方性甲状腺肿。青春期以及妊娠、哺乳期的妇女,由于机体消耗较多的甲状腺激素,有时甲状腺也生理性肿大。

(二)甲状腺的自身调节

不受神经和体液因素的影响,甲状腺也能根据血碘水平调节其对碘的摄取与合成甲状腺激素的能力,称为甲状腺的自身调节。当血碘含量降低时,甲状腺的聚碘和合成激素能力增强;反之则相反。当血碘浓度过度增高时,甲状腺聚碘作用下降甚至完全消失，这种过量的碘所产生的抗甲状腺效应称为沃尔夫-契可夫(Wolff-Chaikoff)效应。临床上常利用此效应，给予过量碘来处理甲状腺危象和作为甲状腺手术的术前准备。

(三)自主神经对甲状腺活动的影响

甲状腺受交感神经和副交感神经支配。刺激交感神经，T_3 和 T_4 合成和分泌增加；刺激副交感神经，则抑制 T_3 和 T_4 合成和分泌。

第四节　甲状旁腺与甲状腺C细胞内分泌

甲状旁腺分泌的甲状旁腺激素(parathyroid hormone，PTH)、甲状腺C细胞分泌的降钙素(calcitonin，CT)以及钙三醇(calcitriol，即1,25-二羟维生素 D_3)是协同调节机体钙、磷与骨代谢稳态的三种基础激素，称为钙调节激素类(calcium-regulating hormones)。其实，雌激素、生长激素、胰岛素及甲状腺激素等也参与钙、磷代谢的调节。各种相关激素主要通过作用于骨、肾和小肠等靶器官维持血钙与血磷的稳态。

一、甲状旁腺激素的生物作用与分泌调节

PTH主要由甲状旁腺主细胞合成和分泌。人的PTH是84肽的蛋白质，分子质量为9.5 kDa，其氨基端34个氨基酸片段集中了PTH的全部生物活性。正常人血浆中PTH的浓度呈昼夜节律波动，清晨6时最高，以后逐渐降低，至下午4时达最低，以后又逐渐升高，其血浆浓度在1～5 mg/dL范围波动。PTH的半衰期约为4分钟，主要在肝内裂解为无活性的片段，经肾脏排出。

(一)生物作用

PTH作用的总效应主要是升高血钙和降低血磷。实验性切除动物的甲状旁腺后，其血钙降低，出现抽搐，可致死亡，而血磷则升高。临床上行甲状腺手术时若误切甲状旁腺，可造成患者出现严重的低血钙，神经元稳定性降低，发生搐搦、惊厥，如不及时救治，可因喉部肌肉痉挛而窒息。而PTH过度分泌将造成骨质过度溶解，骨量减少，患骨炎、骨质疏松症以及血钙过高所致一系列功能障碍，出现如肾结石、木僵等。

1.对肾脏的作用　PTH主要促进肾近曲小管和集合管重吸收 Ca^{2+}，减少钙的排泄，升高血钙。甲状旁腺功能减退时，Ca^{2+} 随尿大量丢失。PTH还能抑制近端和远端小管重吸收无机磷(Pi)，促进磷的排泄，使尿磷增加，血磷降低。这样可防止血钙升高时造成过多的钙磷化合物生成而损害机体，因而具有保护意义，PTH能抑制近端小管重吸收 Na^+、HCO_3^- 和水。

PTH对肾的另一作用是激活肾近端小管细胞线粒体中的1α-羟化酶，催化25(OH)-D_3 转变为生物活性更高的钙三醇，进而间接促进小肠黏膜上皮细胞吸收钙和磷。

2.对骨的作用　PTH可直接或间接作用于各种骨细胞，调节骨转换，既促进骨形成(bone formation)，又促进骨吸收(bone resorption)，作用较复杂。骨转换过程中骨吸收和骨形成保持平衡，维持骨的正常结构及其更新。破骨细胞活动增强时，在骨内膜与骨

外膜下侵蚀骨基质，骨吸收占优势，骨基质溶解，释放 Ca^{2+} 和 Pi。成骨细胞活动增强时，骨形成占优势，Ca^{2+} 和 Pi 沉积于骨。骨代谢状态可影响血中钙、磷水平。PTH 的生物效应取决于应用的方式和量。持续应用 PTH 可促进骨钙入血，表现快速与延迟效应两个时相。快速效应在数分钟内即可产生，主要因激活骨细胞的膜系统钙通道、钙泵等，将毗邻的骨液中非结晶磷酸钙等转运至细胞外液中，引起血钙升高。延迟效应在 12～14 小时后出现，一般需几天才能达高峰，其作用是 PTH 通过刺激成骨细胞等释放多种细胞因子，诱导破骨细胞增殖、融合、发育，以及活性的增强。破骨细胞加速骨基质溶解，析出 Ca^{2+} 和 Pi，使钙、磷释放入血。因此，PTH 分泌过多将增强溶骨过程，导致骨量减少，骨质疏松。与此不同，小量、间歇应用 PTH 则表现骨形成为主，骨量增加。PTH 经其受体作用于成骨细胞，可促进成骨细胞释放 IGF-1 等生长因子，使前成骨细胞继续分化为成骨细胞，且能抑制成骨细胞凋亡，以及促进前成骨细胞表达 PTH 受体等效应。

增值服务：肾上腺皮质的激素及其结构和生物效应

（二）分泌调节

1.血钙水平　血钙降低可促进 PTH 分泌和合成。甲状旁腺主细胞分布有钙受体，对血钙变化极为敏感。血钙水平轻微下降，在 1 分钟内即可增加 PTH 分泌，从而促进骨钙释放和肾小管对钙的重吸收，使血钙水平迅速回升，及时防止低血钙症的发生。血钙水平降到 7.0 mg/L 或升至 10.5mg/L 时，分别对 PTH 分泌产生最大兴奋与最大抑制效应。急性实验性低血钙可在 1 小时内增加动物 PTH mRNA 水平，促进 PTH 合成。持续的低血钙还可使甲状旁腺增生；相反，长时间的高血钙则可发生甲状旁腺萎缩。因此血钙水平是调节甲状旁腺分泌最主要的因素。

2.其他因素　血磷升高可促进 PTH mRNA 表达，也可通过降低血钙和钙三醇水平，间接刺激 PTH 的分泌。血镁降低也可刺激 PTH 分泌，但血镁慢性降低则减少 PTH 分泌。

二、降钙素的生物作用与分泌调节

CT 由甲状腺 C 细胞（或称滤泡旁细胞）分泌。此外，支气管、前列腺和脑内等组织中也发现 CT。CT 是含有一个二硫键的 32 肽，分子质量为 3.4 kDa。CT 与胰淀素、肾上腺髓质素和降钙素基因相关肽（calcitonin gene-related peptide，CGRP）等同属一个家族，这些活性肽广泛分布于外周组织和神经系统。

（一）生物作用

CT 的主要靶器官是骨和肾，主要通过抑制破骨细胞骨吸收，减少骨转换，产生降低血钙和血磷的效应。CT 与其受体结合后，经 AC-cAMP 及 PLC-IP_3/DG 通路产生细胞调节效应。前一通路反应出现较早，而后一通路反应则出现较迟。

1.对骨的作用　破骨细胞与成骨细胞均含有 CT 受体。CT 能直接迅速抑制破骨细胞的活性，减少其分泌，阻止其分化、增殖，从而抑制骨吸收和溶骨过程，减少 Ca^{2+} 释放，CT 同时刺激成骨细胞，增强成骨过程，使骨组织中钙、磷沉积增加，血中钙、磷水平降低，CT 抑制溶骨作用的效应出现较快。在应用大剂量 CT 后的 15 分钟内，破骨细胞的活动便可减弱 70%；在 1 小时后，成骨细胞的活动加强，骨组织释放的钙、磷减少，反应可持续数天。此外，CT 还可升高碱性磷酸酶的活性，促进骨形成和矿化过程。

2.对肾的作用　CT 能抑制肾近端小管重吸收作用，从而可增加这些离子在尿中的排出量，特别是降低血钙与血磷。CT 分泌过量或过少并不造成明显的疾患，因此它对人体的重要性目前尚存争议。尽管如此，CT 在临床上能有效用于治疗那些骨吸收过度的疾病，如佩吉特(Paget)骨病，以及绝经期妇女或衰老过程中骨量过快丢失所致的骨质疏松症等，用以提高骨的力学特性。综上所述，钙、磷代谢调节激素分别通过对各自靶细胞的作用，维持血钙、血磷水平与骨代谢之间的稳态，其作用关系见图 11-5。此外，其他一些激素在发挥调节生长及发育效应时也从不同角度参与骨代谢的调节。

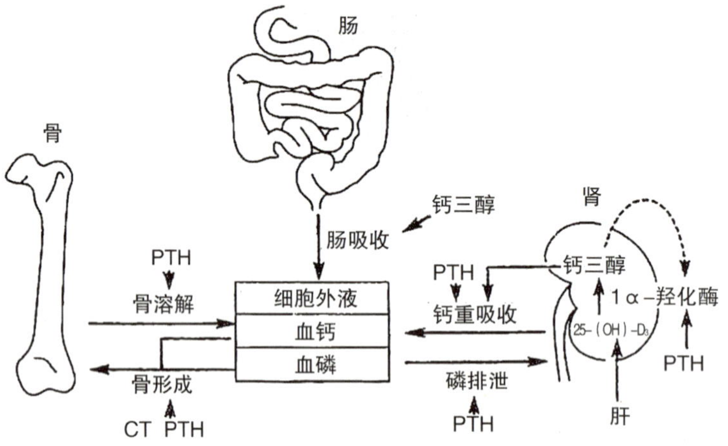

图 11-5　调节钙磷代谢部分激素的主要作用环节

知识拓展

如何有效地补钙

增加钙的摄入量：成年人每天建议摄入 800～1000 mg 的钙，可以通过食物或补充剂来获得足够的钙；也可选择富含钙的食物，如牛奶、酸奶、芝士、豆腐、鱼类、绿叶蔬菜等。

避免高磷食物：高磷食物会干扰钙的吸收，应避免食用过多磷酸盐含量高的食物，如碳酸饮料、糖果、薯片等。

补充维生素 D：维生素 D 有助于促进钙的吸收和利用。建议在日常饮食中增加含有维生素 D 的食物，如鱼肝油、蛋黄等。

适当运动：适当的运动可以促进骨骼健康，增加骨密度，从而减少骨折的风险。

（二）降钙素的分泌调节

1.血钙水平　CT 的分泌主要受血钙水平的调节。血钙浓度增加时，CT 分泌增多。当血钙浓度升高 10%时，血中 CT 的浓度可增加 1 倍。CT 与 PTH 对血钙的调节作用相反，两者共同维持血钙稳态。与 PTH 相比，CT 对血钙的调节作用快速而短暂，启动较快，1 小时内即可达到高峰；PTH 的分泌则需要几个小时达到高峰，当其分泌增多时，可部分或全部抵消 CT 的作用。由于 CT 作用快速而短暂，故对高钙饮食引起血钙浓度升高后血钙水平的恢复起重要作用。

2.其他因素　进食后，胃肠激素的分泌可刺激 CT 的分泌，促胃液素、促胰液素、缩胆囊素等都有促进 CT 分泌的作用，其中以促胃液素的作用最强。

第五节　胰岛内分泌

胰岛（pancreatic islet）为胰腺的内分泌部，是呈小岛状分布于外分泌腺泡之间的内分泌细胞团。细胞之间有丰富的毛细血管分布，有利于胰岛细胞分泌的激素进入循环血液。胰岛内分泌细胞按形态学特征及分泌的激素分类至少有五种：分泌胰高血糖素的 A 细胞，约占胰岛细胞总数的 25%；分泌胰岛素的 B 细胞，占 60%～70%；分泌生长抑素的细胞，约占 10%；分泌血管活性肠肽（vasoactive intestinal peptide，VIP）的细胞和分泌胰多肽（pancreatic polypeptide，PP）的细胞数则很少。

一、胰岛素

（一）胰岛素及其受体

胰岛素（insulin）是含 51 个氨基酸残基的小分子蛋白质，分子质量为 5.8 kDa，由 2 肽的 A 链和 30 肽的 B 链组成。A、B 两链之间借助于两个二硫键相连，A 链内还有一个二硫键，如果二硫键断开，胰岛素便失去活性。在 B 细胞内，前胰岛素原（preproinsulin）在粗面内质网中被水解成胰岛素原（proinsulin），随后被运至高尔基复合体进一步加工，最后经剪切形成胰岛素和连接肽（connecting peptide，C 肽）。由于 C 肽与胰岛素一同被释放入血，两者的分泌量呈平行关系，故测定 C 肽含量可反映 B 细胞的分泌功能。B 细胞分泌时亦有少量的胰岛素原进入血液，但其生物活性仅为胰岛素的 3%～5%。C 肽虽无胰岛素活性，但具有激活钠泵及内皮细胞中一氧化氮合酶等作用。正常成年人胰岛素的分泌量为 40～50 U/d（1.6～2.0 mg/d）。胰岛素在血液中以与血浆蛋白结合和游离的两种形式存在，二者之间保持动态平衡，只有游离的胰岛素具有生物活性。人血中胰岛素的半衰期仅 5～6 分钟，主要在肝脏被胰岛素酶灭活，亦有少量胰岛素在肌肉和肾脏中被灭活。

胰岛素受体（insulin receptor，IR）及受体后信号转导胰岛素受体属于酪氨酸激酶受体家族成员，几乎分布于哺乳动物所有细胞膜中，但在不同细胞 IR 的数量可有显著差异，如在肝细胞癌脂肪细胞膜中可有多个受体分布，而在红细胞膜中仅有 40 多个，这就决定了不同组织细胞对胰岛素敏感性的差异。IR 是由完全暴露在细胞膜外的两个 α 亚单位和跨膜的两个 β 亚单位组成的四聚体糖蛋白。两个 α 亚单位之间、α 与 β 亚单位之间均由二硫键相连。α 亚单位的分子质量为 135 kDa，含 719 个氨基酸残基，是与胰岛素结合的部位。β 亚单位的分子质量为 95 kDa，含 620 个氨基酸残基，分为三个结构域：N 末端的 194 个氨基酸残基为膜外结构域；中间的 23 个氨基酸残基组成跨膜结构域；C 末端的膜内结构域具有酪氨酸激酶活性的片段（图 11-6）。实验发现 α 亚单位被去除后，β 亚单位则处于持续激活状态，表明 α 亚单位起着抑制 β 亚单位酪氨酸蛋白激酶活性的作用。

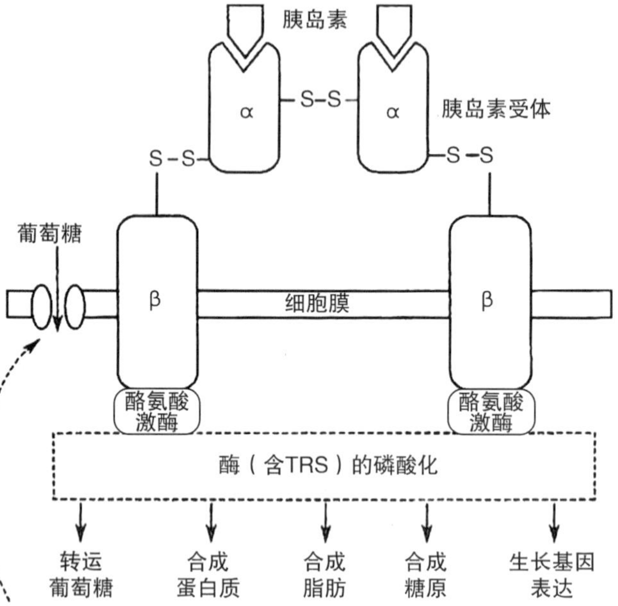

图 11-6　胰岛素的作用机制

胰岛素受体介导的细胞内信号转导机制十分复杂。胰岛素受体底物（insulin receptor substrate，IRS）广泛存在于胰岛素敏感组织细胞内，是介导胰岛素生物学作用的关键信号蛋白。当胰岛素与 α 亚单位结合后，α 亚单位对 β 亚单位的抑制效应被解除，使 β 亚单位的酪氨酸激酶自我磷酸化而激活，活化的 β 亚单位可引起自身及胞内多种信号蛋白（包括 IRS）的酪氨酸残基进一步磷酸化，启动细胞内 IRS 等多种信号蛋白的活化和相互作用，通过级联反应引起细胞内与代谢、生长等有关的酶激活（或失活）、基因表达等，最终实现胰岛素的生物效应。目前已发现人组织细胞内含有多种 IRS，如 IRS-1～IRS-4，分别表达于不同的组织细胞，参与不同的信号转导通路。IRS-1 表达于各种组织细胞中，但主要是骨骼肌细胞也是 IGF-1 受体的底物，主要影响细胞生长；IRS-2 也表达于各种组织细胞中，但在肝脏和胰岛 B 细胞大量表达，主要影响肝的代谢和胰岛细胞的生长与分化；IRS-3 存在于脑和脂肪等组织中，参与脂代谢调节；IRS-4 分布于垂体和脑组织中。

（二）胰岛素的生物作用

胰岛素是促进物质合成代谢，维持血糖水平稳态的关键激素，对于机体能源物质的储存及生长发育有重要意义。

根据胰岛素与 IRS 结合后出现生物效应的时间顺序，可先后表现即刻作用、快速作用和延迟作用。即刻作用发生在数秒内，通过转运蛋白的磷酸化，促进靶细胞快速转运葡萄糖、氨基酸、K^+、磷酸根离子等进入肌肉和脂肪细胞；快速作用发生在数分钟内，通过改变酶的活性，促进糖原合成、糖酵解、蛋白质合成，抑制糖原分解、糖异生、蛋白质分解等；延迟作用发生在数小时或数天后，通过调控基因转录，影响多种 mRNA 的生成，促进脂肪、蛋白质合成及细胞生长。

1.对糖代谢的作用　胰岛素具有降低血糖的作用，它是通过增加血糖的去路及减少血糖的来源而实现的，并与其他激素共同维持血糖稳态。胰岛素在不同组织细胞的降糖作用机制不尽相同。

（1）促进肌肉摄取、储存和利用葡萄糖：安静时，肌肉主要利用脂肪酸氧化来提供能量。但在肌肉活动时则利用葡萄糖氧化供能，此时葡萄糖摄入增多，主要原因是肌肉收缩可诱发细胞膜对葡萄糖通透性增加和葡萄糖在细胞内代谢加速。胰岛素大量分泌时，葡萄糖迅速进入肌肉组织，以肌糖原形式储存备用。胰岛素通过增加肌肉和脂肪组织细胞膜中葡萄糖转运体（glucose transporter，GLUT）的数量来促进葡萄糖的摄取、储存和利用。

GLUT 是由 495～524 个氨基酸残基组成的一类转运蛋白，位于胞质中。按发现顺序分为 GLUT1～GLUT7 七种类型。各种 GLUT 的分布，与葡萄糖的亲和力及作用机制均有一定差异。正常情况下，CLUT4 存在于对胰岛素敏感的靶细胞（如骨骼肌、心肌与脂肪等组织的细胞）的胞质中。当 IRS 被激活后，通过活化磷脂酰肌醇 3-激酶（PI3-K），使胞质中含 GLUT4 的囊泡转位到细胞膜并与之融合，使 GLUT4 嵌入细胞膜中，加速葡萄糖的跨膜转运。肌肉活动过程中，与肌肉收缩有关的转录因子（GLUT4 增强因子、肌肉增强因子 2）激活，肌细胞表达 GLUT4 增加。

（2）促进肝脏摄取、储存和利用葡萄糖：胰岛素的重要作用之一是调节肝糖代谢，主要作用环节是：①提高葡萄糖苷酶的活性，促进葡萄糖的磷酸化，从而促进肝细胞摄取葡萄糖；②提高糖原合酶的活性，促进肝糖原合成；③抑制磷酸化酶活性、阻止糖原分解；④抑制糖异生有关活性，抑制肝糖异生。

一般情况下，食物中 60%的糖以肝糖原的形式储存于肝脏中。胰岛素缺乏时，糖的摄取、利用障碍，可引起血糖增高，一旦超过肾糖阈，尿中出现葡萄糖，导致糖尿。

2.对脂肪代谢的作用　胰岛素可促进脂肪的合成与储存，抑制脂肪的分解和利用，降低血中脂肪酸的浓度。主要作用环节是：①促进葡萄糖进入脂肪细胞，小部分用于合成脂肪酸，大部分形成 α-磷酸甘油，后者与脂肪酸结合成三酰甘油，储存于脂肪细胞；②当肝糖原储存饱和（肝糖原浓度达到 5%～6%）时，进入肝细胞的葡萄糖合成糖原受阻，多余的葡萄糖转化为脂肪酸，以三酰甘油的形式被装载于极低密度脂蛋白（VLDL）中，经血液运输至脂肪组织储存；③抑制对激素敏感的脂肪酶活性，减少脂肪细胞中三酰甘油的分解，从而抑制脂肪酸进入循环血液；④增加机体大多数组织对葡萄糖的利用，而减少对脂肪的利用。胰岛素缺乏可导致脂肪代谢紊乱，脂肪分解加强，脂肪酸的储存减少，大量脂肪酸在肝内氧化生成过多酮体，可引起酮症酸中毒，甚至昏迷。

3.对蛋白质代谢的作用　胰岛素能促进蛋白质合成和储存，抑制蛋白质的分解。主要作用环节是：①促进氨基酸进入细胞，与生长激素协同增加细胞对氨基酸的摄取；②直接加强核糖体功能，加速 mRNA 的翻译过程，增加蛋白质合成；③加速细胞核内 DNA 的复制和转录过程，增加 mRNA 及蛋白质数量，尤其是增加与糖、脂肪、蛋白质生成有关的酶的合成；④抑制蛋白质的分解，减少氨基酸从组织细胞，尤其是从肌细胞释放入血；⑤促进肝糖异生关键酶的降解，抑制糖异生，使血中的氨基酸用于蛋白质合成。对电解质代谢的作用胰岛素可促进 K4 及磷酸盐进入细胞，参与细胞物质代谢活动。

4.对生长的作用　在促进机体生长方面，胰岛素与生长激素具有协同作用。实验发现同时切除胰腺及垂体的动物，生长停滞，如果单独给予胰岛素或生长激素，促生长作用不显著；但如果这两种激素同时应用，则动物生长明显加快。

（三）胰岛素分泌的调节

胰岛素在调节体内物质代谢等活动的同时，其分泌活动也受到营养物质、神经体液等诸多因素的调节。

1.血糖浓度的调节　葡萄糖刺激胰岛 B 细胞分泌胰岛素与 ATP/ADP 比率有关。在生理情况下，细胞膜中的 GLUT2 转运葡萄糖进入胞内的量与血糖浓度成正比。进入口细胞的葡萄糖即刻被葡萄糖激酶（G_K）磷酸化，成为 6-磷酸葡萄糖。6-磷酸葡萄糖的进一步氧化使 ATP 生成增加，ATP/ADP 比率增高，导致 B 细胞膜中的 ATP 敏感的钾通道关闭，使细胞膜去极化，激活电压门控 L 型钙通道，导致 Ca^{2+} 内流增加，与神经末梢释放递质相似，触发胰岛素出胞释放。在上述过程中，GLUT2 和 G_K 起到葡萄糖感受器的作用。如果 GLUT2 和 G_K 存在缺陷，可致 B 细胞对血糖的敏感性下降，刺激胰岛细胞分泌胰岛素的血糖浓度将升高。

在持续高血糖刺激（葡萄糖钳制试验）的情况下，胰岛素的分泌过程可分三个阶段：①在血糖急剧升高后的最早 3～5 分钟内，胰岛素分泌量迅速增高，几乎达到基础分泌水平的 10 倍，出现胰岛素分泌的脉冲峰。这是由于细胞内近质膜处的胰岛素储存颗粒快速释放 B 细胞内储存的激素量不大，一般在此后的 5～10 分钟促胰岛素的分泌量又快速回降到约 1/2 峰值水平。②前一阶段（约 15 分钟）结束后，胰岛素分泌又逐渐增加，并在此后的 2～3 小时达到一个平稳的高水平。在此阶段胰岛素的分泌量大，分泌速率可大于前一阶段，且持续时间长，是由 B 细胞内远离质膜处的分泌颗粒中的胰岛素和新合成的胰岛素共同释放所致。③如果高血糖持续一周左右，胰岛素的分泌将进一步增加，这是由于长时间高血糖刺激 B 细胞，使之增殖而引起的（图 11-7）。

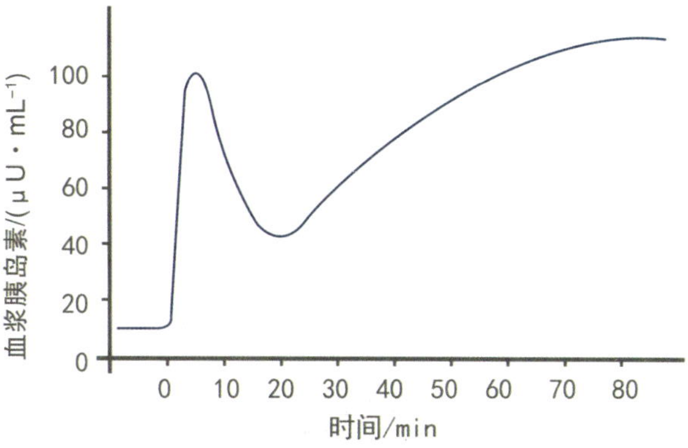

图 11-7 高血糖对胰岛素分泌的影响

2.激素的调节作用

多种激素参与对胰岛素分泌的调节(图 11-8)。

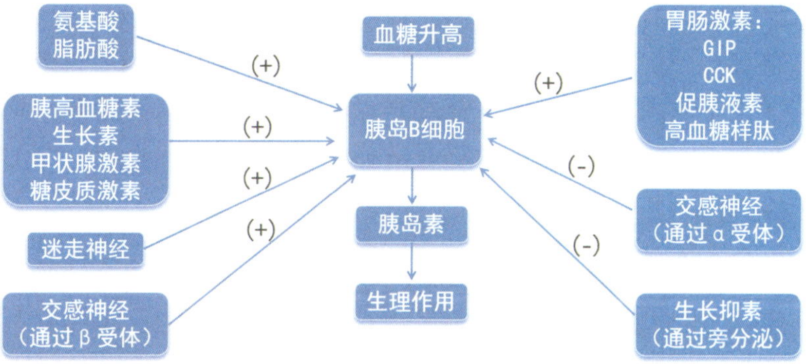

GIP:抑胃肽;CCK:缩胆囊素。

图 11-8 胰岛素分泌调节示意图

(1)胃肠激素:在胃肠激素中,促胃液素、促胰液素、缩胆囊素和抑胃肽(GIP)等均可促进胰岛素分泌,其中 GIP 的刺激作用属于生理性调节,而其余胃肠激素的作用都是通过升高血糖而间接实现的。实验表明:①口服葡萄糖引起血糖升高和 GIP 分泌量呈平行上升,结果使胰岛素分泌迅速而明显增加,且超过由静脉注射等量葡萄糖所引起的胰岛素分泌量。②口服葡萄糖并注射 GIP 抗血清的大鼠,在其血糖水平升高的同时,胰岛素水平升高却不显著。可见,于小肠吸收葡萄糖的同时,小肠黏膜分泌的 GIP 入血后可刺激胰岛素分泌,即 GIP 促进胰岛素分泌的作用具有葡萄糖依赖的特性,故将 GIP 又称为葡萄糖依赖性促胰岛素多肽。除葡萄糖外,氨基酸、脂肪酸及盐酸等均能刺激 GIP 释放,进而促进胰岛素分泌。餐后 GIP 的分泌可在血糖升高前就促进胰岛素分泌,因而这一调节属于前馈控制。

胃肠激素与胰岛素分泌之间的功能联系构成肠-胰岛素轴(entero-insular axis),其生理意义在于餐后血糖升高前就刺激胰岛素分泌,为营养物质吸收后的细胞利用做好准备。肠-胰岛素轴活动受到支配胰岛的副交感神经调节。

(2)胰岛激素:胰岛内胰高血糖素可通过直接作用于B细胞及升高血糖间接促进胰岛素的分泌。生长抑素则通过旁分泌抑制细胞分泌胰岛素。胰腺内的垂体腺苷酸环化酶激活肽也能引起B细胞Ca^{2+}内流和细胞内Ca^{2+}释放,促进胰岛素分泌。胰岛素还可通过自分泌方式对B细胞进行调整。此外,胰岛素也有促进B细胞分裂的正反馈作用。生长激素、皮质醇及甲状腺激素均可通过升高血糖间接刺激胰岛素分泌,所以长期、大量使用这些激素可使口细胞衰竭而导致糖尿病。

增值服务:促胰液素的发现

3.神经调节　胰岛B细胞受迷走神经和交感神经的双重支配。右侧迷走神经兴奋时释放乙酰胆碱,可直接作用于B细胞膜中的M受体,刺激胰岛素分泌,也可通过引起胃肠激素分泌增多而间接促进胰岛素分泌。交感神经兴奋时释放去甲肾上腺素,可通过作用于B细胞膜上的受体抑制胰岛素分泌。神经调节对正常情况下的胰岛素分泌作用不大,主要在于胰岛细胞对葡萄糖的敏感性。运动时交感神经抑制胰岛素分泌可防止低血糖的发生。

二、胰高血糖素

胰高血糖素是由胰岛A细胞分泌的含29个氨基酸的多肽,血中半衰期为5～10分钟,主要在肝脏失活,肾脏也有降解作用。

(一)胰高血糖素的生物学作用

与胰岛素的作用相反,胰高血糖素是一种促进物质分解代谢的激素,动员体内能源物质的分解供能。

胰高血糖素的主要靶器官是肝。胰高血糖素的作用主要有以下几个方面:①促进肝糖原分解、减少肝糖原合成及增强糖异生作用,从而提高血糖水平;②减少肝内脂肪酸合成三酰甘油,促进脂肪酸分解,使酮体生成增加;③抑制肝内蛋白质合成,促进其分解,同时增加氨基酸进入肝细胞的量,加速氨基酸转化为葡萄糖,即增加糖异生;④通过旁分泌促进胰岛B细胞的分泌;⑤大量的胰高血糖素还具有增加心肌收缩力、组织血流量(尤其是肾血流量)、胆汁分泌及抑制胃液分泌等作用。

(二)胰高血糖素分泌的调节

血糖水平是调节胰高血糖素分泌最主要的因素。低血糖时,胰高血糖素的分泌增加,引起肝释放大量的葡萄糖入血,使血糖升高;反之,则分泌减少。饥饿时胰高血糖素分泌的增加对维持血糖稳态、保证脑的物质代谢和能量供应具有重要意义。血中氨基酸增加时,在促进胰岛素分泌降低血糖的同时,还刺激胰高血糖素分泌而使血糖升高,从而防止低血糖的发生。

知识拓展

糖尿病

糖尿病是一种由多种原因引起的以高血糖为特点的代谢性疾病。正常情况下，胰腺释放胰岛素，帮助身体储存和利用食物中的糖和脂肪。当胰腺分泌胰岛素减少，或身体对胰岛素反应敏感性降低时，就会导致糖尿病。最典型的症状是“三多一少”，即喝水多、吃饭多、尿多、体重减轻；另外还可表现为容易疲劳、视力模糊。但真正典型症状的患者为数并不多，通常通过体检发现血糖异常。

不同类型的糖尿病可有不同的症状表现。1 型糖尿病：早期患者常无明显症状，随疾病进展，患者表现为体重减轻、恶心呕吐、易饥饿、易疲劳、易口渴、尿频、皮肤瘙痒、视物模糊等。2 型糖尿病：早期患者常无明显症状，随疾病进展，患者表现为受伤后伤口愈合缓慢、腿脚疼痛或麻木、皮肤瘙痒、体重减轻、视力下降等。妊娠糖尿病：患者通常无明显症状，多表现为比平时更渴，或更频繁地小便。

第六节　肾上腺内分泌

肾上腺由皮质和髓质两部分组成，二者在发生、结构和功能上都不相同，实际上是两个独立的内分泌腺。皮质与髓质之间有特殊门脉系统相通，故两者也有功能上的联系。皮质分泌的类固醇激素在维持机体基本生命活动中起重要作用，髓质分泌的胺类激素在机体应急反应中起重要作用。

增值服务：肾上腺皮质激素的发现

一、肾上腺皮质激素

肾上腺皮质激素（adrenal cortical hormone 或 corticoid）包括盐皮质激素（mineralocorticoid，MC）、糖皮质激素（glucocorticoid，GC）和性激素。肾上腺皮质由外向内依次分为球状带、束状带和网状带。由于细胞所含酶系的差异，球状带分泌以醛固酮（aldosterone）为代表的盐皮质激素，束状带与网状带主要分泌以皮质醇（cortisol）为代表的糖皮质激素和极少量的雄激素。这些激素都属于类固醇激素。实验发现，切除双侧肾上腺的动物很快就死亡，若能及时补充肾上腺皮质激素则能维持生命，可见肾上腺皮质激素是维持生命所必需的。

(一)肾上腺皮质激素的合成与代谢

胆固醇是肾上腺皮质激素合成的原料,主要来自血液中的低密度脂蛋白(LDL),少量由皮质细胞内的乙酸合成。胆固醇与皮质细胞膜中的LDL受体结合后,胆固醇进入细胞,以胆固醇酯的形式储存(图11-9)

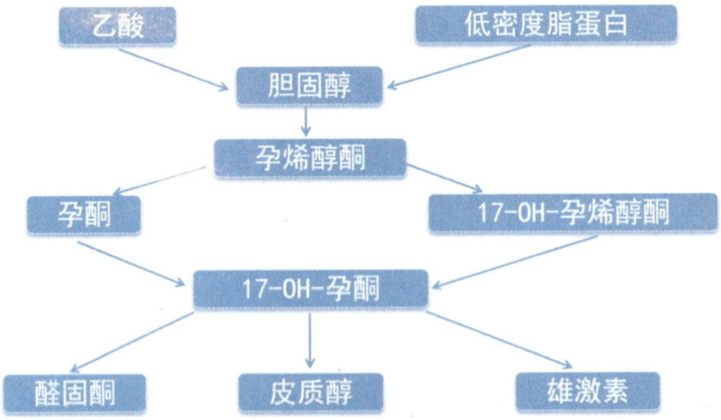

图11-9 肾上腺皮质类固醇合成的主要步骤示意图

血液中的皮质醇75%~80%与皮质醇结合球蛋白或皮质类固醇结合球蛋白(corticosteroid binding globulin,CBG),又名皮质激素转运蛋白(transcortin)结合,约15%与白蛋白结合,仅5%~10%呈游离状态。结合型与游离型之间可相互转化,保持动态平衡。只有游离的皮质醇才能进入靶细胞发挥生物作用。正常成年人肾上腺每天约合成20 mg皮质醇,其半衰期为60~90分钟,主要在肝内降解而失活,其降解产物中约70%为17-羟类固醇化合物,可从尿中排泄,测定其尿中含量能反映皮质醇的分泌水平;另有约15%以原型的形式从胆汁分泌排泄,少量从尿中排泄。因为影响尿17-羟类固醇化合物含量的因素较多,所以测定24小时尿游离皮质醇的特异性与敏感性更高。

醛固酮与CBG的结合力较弱,主要与白蛋白结合。血液中结合型醛固酮约占60%,其余约40%处于游离状态。醛固酮的日分泌量仅约100 mg,血浆浓度在0.06 mg/L以下,血浆游离醛固酮的半衰期为15~20分钟,其代谢与皮质醇相似。

肾上腺皮质激素主要通过调节靶基因的转录而发挥生物效应。糖皮质激素和盐皮质激素都是脂溶性的类固醇激素,它们很容易通过细胞膜进入细胞内,与胞质受体结合,并形成激素受体复合物。激素受体复合物进入细胞核内,与特异的DNA位点结合,调节靶基因的转录和翻译,产生相应的生物效应。肾上腺皮质激素也可与靶细胞膜中的受体结合,通过第二信使产生快速效应(非基因组效应)。

知识拓展

库欣综合征

库欣综合征是一种由肾上腺皮质分泌过多皮质醇所导致的疾病，而肾上腺皮质功能亢进则是由肾上腺皮质分泌过多的醛固酮所导致的。这些病症会导致机体代谢紊乱，引发肥胖、“满月脸”和“水牛背”等症状。“满月脸”和“水牛背”的病因主要与肾上腺皮质功能亢进有关。肾上腺皮质功能亢进可能是由肾上腺增生、肿瘤等原因引起的。这些病症会导致肾上腺皮质分泌过多的皮质醇和醛固酮，进而引发机体代谢紊乱，出现“满月脸”“水牛背”等症状。治疗库欣综合征主要是通过手术治疗，去除垂体肿瘤或肾上腺腺瘤，然后通过药物治疗维持患者的身体状况。若手术失败或无法开展手术，患者还可以通过放射治疗。治疗的目的为治疗原发病，降低皮质醇水平，缓解临床症状体征，治疗相关系统的并发症，保护垂体功能，提高生活质量。

增值服务：肾上腺皮质的激素及其结构和生物效应

（二）糖皮质激素

1.生物学作用　人肾上腺皮质分泌的GC中，90%为皮质醇，10%为皮质酮，且95%的GC效应来源于皮质醇。GC可通过基因组效应和非基因组效应发挥作用，体内大多数组织存在糖皮质激素受体，因此GC的作用广泛而复杂。其作用主要体现在以下几个方面：

（1）对物质代谢的影响：GC对体内糖、脂肪和蛋白质代谢有明显的影响。

1）糖代谢：GC是调节糖代谢的重要激素之一，因能显著升高血糖而得名。GC主要通过减少组织对糖的利用和加速肝糖异生而使血糖升高。主要作用环节是：①增强肝内糖异生和糖原合成所需酶的活性，利用外周组织，尤其是肌肉组织蛋白质分解产生的氨基酸，加速肝糖原异生；②加强禁食期间肝对糖原异生激素（胰高血糖素和肾上腺素）的反应性；③抑制还原型烟酰胺腺嘌呤二核苷酸（NADH）的氧化，从而减少葡萄糖酵解，降低外周组织细胞对葡萄糖的利用；④抑制胰岛素与其受体结合，降低组织细胞对胰岛素的敏感性，使外周组织，特别是肌肉和脂肪组织对糖的利用减少。因此，GC缺乏将导致低血糖，而GC过多则可升高血糖。

2）脂肪代谢：GC对脂肪组织的主要作用是提高四肢部分的脂肪酶活性，促进脂肪分解，使血浆中脂肪酸浓度增加，并向肝脏转移，增强脂肪酸在肝内的氧化，以利于肝糖原异生。GC也能加强细胞内脂肪酸氧化供能，特别是在饥饿及应激情况下，GC引起的高血糖可继发引起胰岛素分泌增加，反而加强脂肪合成，增加脂肪沉积。由于机体不同部位对 GC 的敏感性不同，所以在肾上腺皮质功能亢进或大剂量应用 GC 类药物时，机体内脂肪重新分布，主要沉积于面、颈、躯干和腹部，而四肢分布减少，形成“满月脸”、“水牛背”、四肢消瘦的“向心性肥胖”体征。

3)蛋白质代谢：GC 对肝内和肝外组织细胞的蛋白质代谢影响不同。GC 能抑制肝外组织细胞内的蛋白质合成，加速其分解，减少氨基酸转运入肌肉等肝外组织，为肝糖原异生提供原料；相反，却能促进肝外组织产生的氨基酸转运入肝和肝细胞内蛋白质的合成，肝内蛋白质增加，血浆蛋白也相应增加。因此，当糖皮质激素分泌过多时，可出现肌肉消瘦、骨质疏松、皮肤变薄等体征。

(2)调节水盐代谢：GC 有一定的促进肾远曲小管和集合管的保钠排钾作用，但这种作用仅约醛固酮的 1/500；另一方面，GC 能降低入球小动脉的血流阻力，增加肾血浆流量和肾小球滤过率，还能抑制血管升压素的分泌，因而有利于肾排水。当肾上腺皮质功能减退时，可发生肾排水障碍，甚至引起“水中毒”，若补充 GC 则可缓解症状。另外，大量服用 GC 可减少小肠黏膜吸收钙，还能抑制肾近端小管对钙、磷的重吸收，增加其排泄量。

(3)对血细胞的影响：GC 可使血液中红细胞、血小板和中性粒细胞的数量增加，而淋巴细胞和嗜酸性粒细胞数量减少。红细胞、血小板数量增加是因为骨髓造血功能增强，中性粒细胞的数量增加是附着在血管壁及骨髓中的中性粒细胞进入循环血液之故。淋巴细胞和嗜酸性粒细胞数量减少的原因是 GC 能抑制淋巴细胞有丝分裂，促进淋巴细胞凋亡，使淋巴结和胸腺萎缩，并增加淋巴细胞与嗜酸性粒细胞在脾和肺的破坏。所以，长期应用 GC 可导致机体免疫功能下降，容易发生感染。

(4)对循环系统的作用：GC 对心血管系统的作用包括以下几个方面：①通过对儿茶酚胺类激素的允许作用，增加心肌、血管平滑肌细胞肾上腺素能受体的数量，并使这些受体与儿茶酚胺的亲和力增加，加强心肌收缩力，增加血管紧张度，参与正常血压的维持；②抑制前列腺素的合成，降低毛细血管的通透性，减少血浆滤过，有利于维持循环血量。

(5)参与应激反应：当机体遭受各种有害刺激，如创伤、手术、感染、中毒、疼痛、缺氧、寒冷、恐惧等，腺垂体立即释放大量 ACTH，并使 GC 快速大量分泌，引起机体发生非特异性的防御性反应，即应激（stress）。引起应激反应的刺激统称为应激原（stressor）。应激反应机制十分复杂，儿茶酚胺、催乳素、生长激素、血管升压素、β-内啡肽、胰高血糖素和醛固酮等物质的分泌也明显增加。此外，交感神经系统的活动也增强。应激有利于机体对抗应激原，在整体功能全面动员的基础上，提高机体对有害刺激的耐受能力，减轻各种不良反应，对维持机体生命活动具有极其重要的意义。

(6)对胃肠道的影响：GC 可促进胃腺分泌盐酸和胃蛋白酶原，也可增高胃腺细胞对迷走神经与促胃液素的反应性，故长期大量应用 GC 易诱发或加重消化性溃疡。

除上述作用外，GC 尚能促进胎儿肺泡发育及肺泡表面活性物质的生成，防止新生儿呼吸窘迫综合征的发生；GC 还可维持中枢神经系统的正常兴奋性，改变行为和认知能力，影响胎儿和新生儿的脑发育，过量使用 GC 还可以引起失眠、情绪激动或压抑、记忆力减退等症状。药理剂量(大剂量)的 GC 还具有抗炎、抗毒、抗过敏和抗休克等作用。可见,GC 的作用十分广泛而复杂。

2.分泌调节　GC 的分泌可表现为基础分泌和应激分泌两种情况。基础分泌是指在正常生理状态下的分泌,应激分泌是在机体发生应激反应时的分泌,两者均受下丘脑-腺垂体-肾上腺皮质轴的调节。

(1)下丘脑-腺垂体-肾上腺皮质轴的调节:下丘脑室旁核分泌 CRH 与 VP,通过垂体门脉系统到达腺垂体,分别与 ACTH 细胞 CRH 受体(CRH-R1)和 V_3R 结合,促进腺垂体分泌 ACTH,继而促进 GC 分泌。研究发现缺乏 CRH,ACTH 释放量将大大减少。ACTH 是腺垂体 ACTH 细胞分泌的 39 肽,血中的半衰期为 10～25 分钟,主要通过氧化或酶解而灭活。ACTH 对维持肾上腺皮质正常的结构以及 GC 的合成与分泌具有重要作用。ACTH 可促进肾上腺皮质细胞内核酸(DNA、RNA)和蛋白质的合成,刺激肾上腺皮质细胞的分裂和增殖。ACTH 与肾上腺皮质细胞膜受体结合后,通过 AC-cAMP-PKA 或 PLC-IP_3/DG-PKC 通路促进胆固醇转化为孕烯醇酮,继而增加皮质醇的合成。ACTH 对肾上腺皮质束状带和网状带细胞的作用强度是对球状带细胞作用的 20 倍。由于受视交叉上核生物钟的影响,下丘脑 CRH 的分泌具有昼夜节律。CRH 的分泌量于清晨觉醒前为最高,白天维持在低水平,入睡后逐渐降低,午夜降至最低水平,然后逐渐升高。由于下丘脑 CRH 的节律性释放,故 ACTH 和 GC 的分泌量也发生相应的日周期波动。

在正常情况下,血浆中 ACTH 和 GC 的水平相平行。当切除动物腺垂体后,其血液中 GC 的含量在几分钟内便降到很低水平,24 小时内即可出现肾上腺皮质明显萎缩。如果给摘除腺垂体的动物注射 ACTH,GC 的分泌量在数分钟内即可增加数倍,连续注射则可引起肾上腺皮质增生与肥厚。

(2)反馈调节:在生理情况下,当血中 GC 浓度增大时,可反馈抑制腺垂体 ACTH 细胞和下丘脑 CRH 神经元的活动,使 ACTH 和 CRH 的合成和释放减少,且 ACTH 细胞对 CRH 的敏感性下降,使血中 GC 降低,这种长反馈调节有利于维持血液中 GC 的稳态。腺垂体 ACTH 分泌过多时可反馈抑制下丘脑 CRH 神经元(短反馈),而下丘脑 CRH 神经元还可通过分泌 CRH 反馈影响自身的活动(超短反馈)。

临床上长期大剂量应用 GC,可通过长反馈抑制 CRH 与 ACTH 的合成和分泌,导致患者肾上腺皮质束状带和网状带的萎缩,分泌功能减退或停止。如果这时突然停药,可因体内 GC 突然减少而出现急性肾上腺皮质功能减退的严重后果。因此,应逐渐减量停药或在治疗过程中间断补充 ACTH,防止肾上腺皮质萎缩。

(3)应激性调节:当机体受到应激原刺激时,下丘脑 CRH 神经元分泌增强,刺激腺垂体 ACTH 分泌,最后引起肾上腺皮质激素的大量分泌,以提高机体对伤害性刺激的耐受能力。在应激情况下,由中枢神经系统通过增强 CRH-ACTH-GC 系统的活动,可使 ACTH 和 GC 的分泌量明显增多,完全不受上述轴系负反馈的影响。应激时 ACTH 分泌的增加几乎全部受控于下丘脑室旁核所释放的 CRH,如果毁损正中隆起,可阻断各种应激原刺激引起的 ACTH 分泌增加。有证据表明,脑内许多部位有投射纤维会聚到室旁核。例如,来自杏仁核有关情绪应激的神经冲动可引起 ACTH 分泌增加,由外周伤害性感觉通路和网状结构上行的冲动也能触发 ACTH 的分泌。此外,血管升压素、缩宫素、羟色胺、血管紧张素Ⅱ和儿茶酚胺等多种激素与神经肽也参与应激时 ACTH 分泌的调节。

(三)盐皮质激素

盐皮质激素主要包括醛固酮、11-去氧皮质酮和 11-去氧皮质醇等,其中以醛固酮的生物活性最强,其次为 11-去氧皮质酮。

1.生物作用 醛固酮的主要作用是促进肾远曲小管和集合管上皮细胞重吸收 Na^+ 和排泄 K^+,即保钠排钾作用,在重吸收 Na^+ 的同时也等渗性地重吸收水,因而对维持细胞外液量及循环血量的相对稳定具有重要意义。醛固酮也可作用于汗腺、唾液腺导管及胃肠道上皮细胞,通过保钠排钾作用,使汗液、唾液及粪便中 Na^+ 排出减少,而 K^+ 排出增多。此外,醛固酮还能增强血管平滑肌对缩血管物质的敏感性,且该作用强于 GC。

醛固酮分泌过多可致机体水钠潴留,引起高血钠、低血钾、碱中毒,甚至发生顽固性高血压;相反,醛固酮分泌过低则可使 Na^+、水排出过多,出现低血钠、高血钾、酸中毒和低血压。

增值服务:你所不知道的醛固酮

2.分泌调节

(1)肾素-血管紧张素系统的调节:血管紧张肽通过 C_q 蛋白耦联受体通路促进球状细胞的生长、提高醛固酮合酶的活性,从而促进醛固酮的合成和分泌。

(2)血 K^+ 和血 Na^+ 的调节:血 K^+ 水平升高和血 Na^+ 水平降低均能刺激醛固酮分泌,但球状细胞对血 K^+ 水平的改变更为敏感,血 K^+ 水平仅升高 0.1 mol/L,就可直接刺激醛固酮的分泌。细胞膜外高钾可引起球状带细胞膜去极化,使电压门控钙通道开放,进而引起醛固酮合成增加。而血 Na^+ 水平需降低 10%以上时,才能有效刺激醛固酮分泌。

(3)应激性调节:在生理情况下,ACTH 对醛固酮的分泌无明显影响;但在发生应激反应时,ACTH 可促进醛固酮分泌。

二、肾上腺髓质激素

肾上腺髓质与交感神经节后神经元在胚胎发生了同源,既属于自主性神经系统又属于内分泌系统。因此,肾上腺髓质嗜铬细胞在功能上相当于无轴突的交感神经节后神经元,分泌的激素主要为肾上腺素和去甲肾上腺素,还有少量的多巴胺。血中的肾上腺素主要来自肾上腺髓质,去甲肾上腺素则来自肾上腺髓质和肾上腺素能神经纤维末梢。

（一）生物作用

肾上腺素和去甲肾上腺素作用于靶细胞 α 受体和 β 受体后，分别通过 PLC-IP_3/DG-PKC和 AC-cAMP-PKA 信号转导通路而发挥作用。下面主要讨论它们对物质代谢的影响和在应急反应中的作用。

1.调节物质代谢　肾上腺素和去甲肾上腺素与各型肾上腺素能受体结合后调节新陈代谢的机制不同。例如，骨骼肌运动增强时，肾上腺素可通过激活区受体，加强肌糖原的分解，为肌肉收缩提供即时的能源供应；必要时也能通过激活受体加强脂肪组织的脂肪分解，为肌肉较为持久的活动提供游离脂肪酸分解供能；肾上腺素还能通过激活肝细胞的受体来促进糖异生，以维持血糖浓度；此外，骨骼肌运动时还能通过局部自主神经的支配激活受体，抑制胰岛素分泌，促进糖异生，协同血糖浓度的维持。

2.参与应急反应　肾上腺髓质嗜铬细胞受交感神经胆碱能节前纤维的支配。一般生理状态下，血中儿茶酚胺浓度很低，几乎不参与机体代谢及功能的调节。但当机体遇到紧急情况时，如遭遇恐惧、愤怒、焦虑、搏斗、运动、低血糖、低血压、寒冷等刺激，通过传入纤维将有关信息传到延髓、下丘脑及大脑皮层，进而使支配肾上腺髓质嗜铬细胞的交感神经兴奋，肾上腺髓质激素分泌水平急剧升高（可达基础水平的 1000 倍），引起中枢神经系统兴奋性增强。此时机体反应极为机敏，处于警觉状态；心率加快，心排血量增加，血压升高，全身血量重新分布，以确保心、脑与肌肉等器官的血流量增加；呼吸加深加快；血糖升高，脂肪分解，葡萄糖、脂肪氧化增强，以满足机体在紧急情况下急增的能量需求。总之，尽最大可能动员机体许多器官的潜能，提高应对能力。这种在紧急情况下发生的交感-肾上腺髓质系统活动增强的适应性反应，称为应急反应（emergency reaction）。现在认为坎农（Cannon）的“应急”和塞里（Seyle）的“应激”学说，实质上都是在机体受到伤害性刺激时，通过中枢神经系统的整合，经协调神经-内分泌调节活动而实现的自我保护性反应，以应对并迅速适应突然出现的环境变化。一般而言，前者在于提高机体对环境突变的应变能力，后者则是增强机体对伤害性刺激的耐受能力。

（二）分泌调节

1.交感神经的作用　肾上腺髓质嗜铬细胞直接受交感神经节前纤维的支配。交感神经兴奋时，节前纤维末梢释放乙酰胆碱，作用于嗜铬细胞膜中的 N 受体，促使肾上腺髓质激素的分泌，同时也提高靶细胞中儿茶酚胺合成酶系的活性，促进儿茶酚胺的合成。

2.ACTH 和 GC 的作用　腺垂体分泌的 ACTH 可直接或间接（通过引起 GC 分泌）提高嗜铬细胞瘤催化儿茶酚胺有关合成酶的活性，促进儿茶酚胺的合成及分泌量。实验摘除动物的垂体，其肾上腺髓质中酪氨酸羟化酶、多巴胺 β-羟化酶的生物活性均降低。若补充 ACTH 可使这三种酶的活性恢复，若只补充 GC，则只能使后两种酶的活性恢复。

3.自身反馈性调节　当肾上腺髓质嗜铬细胞中去甲肾上腺素或多巴胺含量增多到一定水平时，可负反馈抑制酪氨酸羟化酶的活性；而当肾上腺素合成增多到一定程度时，则可负反馈抑制苯基乙醇胺-N-甲基转移酶（PNMT）的活性，阻止儿茶酚胺的进一步合成。反之，当嗜铬细胞内儿茶酚胺含量减少时，对上述合成酶的抑制作用被解除，使儿茶酚胺合成增加，从而保持激素合成的稳态。

肾上腺髓质嗜铬细胞除能合成和分泌儿茶酚胺类激素外，还可合成和分泌一种称为肾上腺髓质素（adrenomedullin，ADM）的多肽激素。人的 ADM 为 52 肽，与降钙素基因相关肽（CGRP）属同一家族。血管平滑肌和内皮细胞也可分泌 ADM，血中的 ADM 主要来源于血管内皮细胞。ADM 通过 ADM 受体及 CGRP 受体可使靶细胞内的 cAMP 增多而发挥生物效应。ADM 虽可通过远距分泌方式发挥作用，但主要以旁分泌方式直接调节血管平滑肌的张力。ADM 的作用十分广泛，它具有舒张血管、降低外周阻力、利尿、利钠等作用，还可抑制血管紧张素和醛固酮的释放。ADM 在高血压的发病和防治方面有一定的作用。

思考题

1.促进蛋白质合成、促进生长发育的激素有哪些？升高血糖的激素有哪些？促脂肪分解的激素有哪些？能提高中枢神经系统兴奋性的激素有哪些？

2.机体长期缺碘，为什么会发生甲状腺肿大？

3.试述紧急情况下，肾上腺皮质和髓质的分泌调节及其生理意义。

4.临床上长期大量使用糖皮质激素时，为何不能突然停药？

5.甲状腺功能亢进患者会出现哪些临床表现？为什么？

6.根据糖尿病的临床表现和胰岛素的生理作用，思考糖尿病患者在自我管理中如何监控危险因素。

第十二章　生　殖

学习目标

知识目标：掌握睾酮、雌激素和孕激素主要生理作用；月经周期的概念、月经周期中卵巢和子宫内膜变化；妊娠、受精和着床的概念。熟悉睾丸功能的调节，卵巢功能的调节。了解避孕、人类辅助生殖的措施和原理。

能力目标：通过本节内容的学习，学生能了解避孕和人类辅助生殖的措施和原理；能比较月经周期和卵巢周期变化，掌握两者之间关系；能用所学知识，解释月经周期中卵巢和子宫内膜变化。

素质目标：通过生活实例与理论内容的契合，培养学生发现问题、分析问题、解决问题的能力，激发学生的学习兴趣；与案例的结合，更有利于学生灵活运用所学知识，提升自身思维。

导入及思考

患者男性，28 岁，结婚 3 年，因不育及高胆固醇血症就诊。两年前，患者夫妇曾因婚后不育到医院求医，当时检查表明妻子生殖功能无异常，患者的精液常规检测显示精子数量及成熟度都在正常范围，其他检查也未发现任何明显的问题。医生建议观察等待。患者却听信他人建议自行服用雄激素类药物。服药一段时间后，患者虽然肌肉更加发达，行为更具攻击性，但妻子仍未怀孕。患者最近的精液常规检测显示其生精功能及精子成熟异常，原来血脂检查正常，现在却低密度脂蛋白增加，高密度脂蛋白降低。诊断：男性不育症。

请思考：

该患者使用雄激素类药物后为什么反而导致生精功能和精子成熟异常以及血中脂蛋白的变化？

生殖(reproduction)是指生物体生长发育成熟后，能够产生与自己相似的子代个体的功能。它是维持生物绵延和种系繁殖的重要生命活动。人的生殖过程是通过两性生殖系统的共同活动而实现的,包括两性生殖细胞(精子和卵子)的生成、交配与受精、受精卵着床与胚胎发育以及胎儿分娩等重要环节。生殖的过程是在以下丘脑-腺垂体-性腺轴为主的神经和内分泌系统的调控下完成的。

第一节　男性生殖功能与调节

男性生殖系统的主性器官是睾丸,附属性器官包括输精管道(附睾、输精管、射精管和尿道)、附属腺(精囊腺、前列腺和尿道球腺)以及外生殖器等。睾丸具有产生精子和内分泌的功能,附属性器官的功能是完成精子的成熟、储存、运输和排放。

一、睾丸的功能

睾丸位于阴囊内,左右各一。睾丸实质由200～300个睾丸小叶组成,睾丸小叶内有曲细精管和睾丸间质细胞(Leydig cell),前者是生成精子的部位,后者则具有合成和分泌雄激素的功能。

(一)睾丸的生精作用

睾丸的精子发生(spermatogenesis)是指精原细胞发育为成熟精子的过程。从精原细胞发育成为精子的整个过程称为一个生精周期(spermatogenic cycle)。人类的生精周期平均需要两个半月左右的时间。

1.精子的生成过程　精子的生成是在睾丸的曲细精管内完成的。曲细精管由生精细胞和支持细胞(supporting cell或Sertoli cell)构成。精原细胞是原始的生精细胞,紧贴于曲细精管的基膜上。青春期开始后,在睾丸分泌的雄激素和腺垂体分泌的卵泡刺激素的作用下,精原细胞开始分裂,出现生精周期。精子的生成是一个连续的过程。首先,精原细胞进入增殖期,通过多次有丝分裂变成初级精母细胞。然后,初级精母细胞经第一次成熟分裂(减数分裂)形成次级精母细胞,染色体数目减少一半,为22条常染色体和1条X或Y性染色体。此后随即进行第二次成熟分裂形成精子细胞,此时染色体数目不再减半。最后,靠近管腔的精子细胞经过一系列形态的变化,形成成熟的精子,释放入曲细精管腔内(图12-1)。

新生成的精子自身没有运动能力,被输送至附睾进一步成熟,需停留18～24小时后,才能获得运动能力。人的精子形如蝌蚪状,长约60 μm,分为头、尾两部分。头部主要由核、顶体及后顶体鞘组成,尾部又称鞭毛。成年人每克睾丸组织能产生约10^7个精子,每天双侧睾丸可产生上亿个精子。在45岁以后,随着曲细精管的萎缩,生精能力将逐渐减弱。正常男性射精每次射出精液3～6 mL,每毫升精液含$(0.2\sim4)\times10^8$个精子。如果每毫升少于0.2×10^8个精子,则不易使卵子受精。

正常情况下,精子生成和存活的适宜温度低于体温1～2 ℃。阴囊内的温度比腹腔内低2 ℃左右,较适合精子的生成和存活。如果由于某种原因,睾丸滞留于腹腔,未能下降到阴囊内,称为隐睾症,可引起男性不育。另外,长期吸烟、过量饮酒、放射线照射以及某些药物等，也可影响男性精子生成。

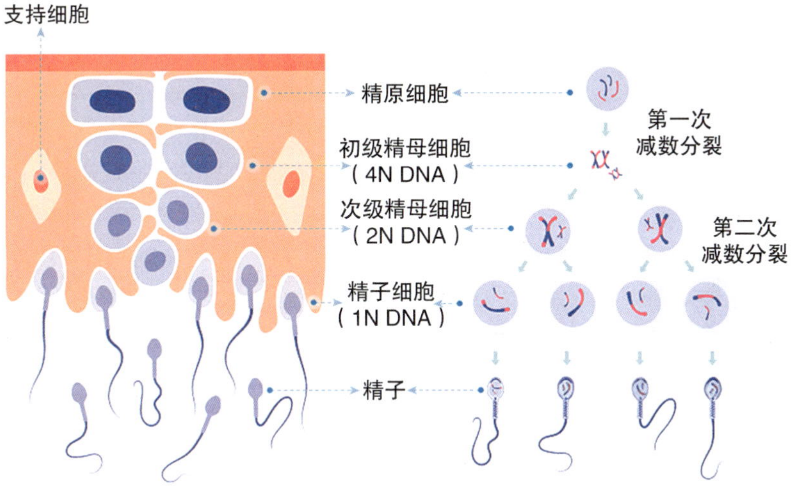

图 12-1 睾丸曲细精管生精过程示意图

2.支持细胞的作用 支持细胞位于曲细精管的管壁中，其体积较大，从曲细精管基膜一直伸达腔面，在精子的生成和发育过程中具有重要的作用，主要包括以下几个方面：

(1)支持、保护和营养作用：支持细胞伸出一些细长的突起，包围着各级生精细胞，对生精细胞起着机械支持和保护作用。另外，支持细胞胞质中含有丰富的糖原和脂肪，可为发育阶段的各级生精细胞提供营养。

(2)参与形成血-睾屏障：支持细胞之间的紧密连接是构成血-睾屏障的主要结构基础。血-睾屏障一方面可选择性地通透某些物质，为生精细胞营造适宜的微环境；另一方面也可防止生精细胞的抗原物质进入血液循环而引起自身免疫反应。

(3)分泌功能：支持细胞还分泌多种生物活性物质，如雄激素结合蛋白(androgen-binding protein，ABP)、抑制素(inhibin)等。ABP 可与雄激素结合，为生精细胞提供高浓度的雄激素环境，有利于精子生成。

(二)睾丸的内分泌功能

1.雄激素(androgen) 雄激素主要由睾丸间质细胞分泌，主要包括睾酮(testosterone，T)、脱氢表雄酮(dehydroepiandrosterone，DHEA)、雄烯二酮(androstenedione)和雄酮(androsterone)等。在以上这些雄激素中，睾酮的生物活性最强，其余几种的生物活性不及睾酮的 1/5；睾酮在进入靶组织后可转变为活性更强的双氢睾酮(dihydrotestosterone，DHT)。

知识拓展

雄激素对男性的负面影响

雄激素虽然对男人来说是利大于弊的，却也是一把双刃剑。过高的雄激素会增加心血管疾病和糖尿病的发病率，会影响糖和脂肪的正常代谢，导致肥胖、高血压等，促使心血管疾病和糖尿病的发生。雄激素会将脂肪分布在腰腹部，从而男性更易出现向心性肥胖，也就是苹果型肥胖。向心性肥胖者发生各种并发症的危险性较高，其并发动脉硬化、脑卒中、高血压、冠心病、糠尿病、高脂血症等各种并发症的危险性是其他型肥胖者的2～3倍，而且腰围越粗，危险性越高。

雄激素会使五官更为硬朗立体、轮廓分明。这对男人的外貌来说是件加分的好事，然而过高的雄性激素还会使皮肤毛孔粗大、皮肤粗糙、生痘长痤疮，并且会更早更易秃顶。这是因为皮脂腺主要受雄激素的控制。如果雄性激素分泌过于旺盛，人体的背部、胸部，特别是面部、头顶部就会分泌出过多的油脂。这不仅会导致皮肤问题，还会使头顶的毛孔被油脂所堵塞，头发的营养供应发生障碍，最终导致逐渐脱发而最后成为秃顶。综上所述，男人的雄激素保持在正常或较高的水平为佳，雄激素的水平过低或过高都不适宜。

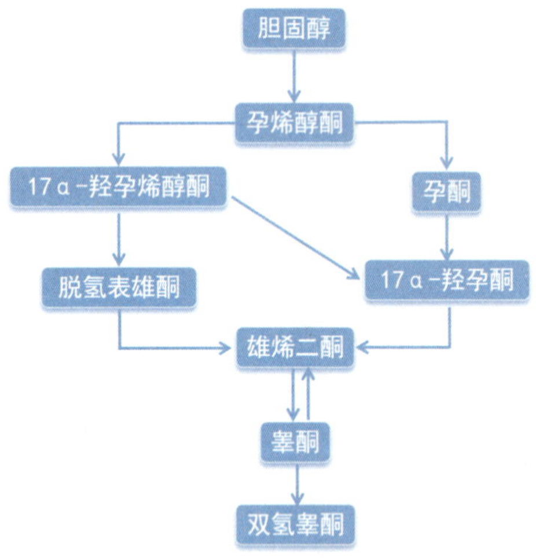

图 12-2　雄激素的合成示意图

(1)雄激素的合成、代谢和降解：在睾丸间质细胞内储存着合成雄激素所需要的多种羟化酶、裂解酶和脱氢酶等。在间质细胞内，胆固醇经羟化、侧链裂解形成孕烯醇酮，再经17-羟化并脱去侧链形成雄烯二酮，雄烯二酮再转化为睾酮。睾酮在某些靶器官(如附睾和前列腺)内，被5α-还原酶还原为双氢睾酮，再与靶细胞内受体结合而发挥作用(图12-2)。正常男性在20～50岁，血浆浓度为(22.7±4.3)nmol/L，有昼夜周期性波动。早晨醒来时最高，傍晚最低，但波动范围较小。50岁以后随年龄增长，睾酮分泌量逐渐减少。

血浆中仅约2%的睾酮以游离的形式存在，游离的睾酮具有生物活性的形式。绝大部分睾酮与血浆蛋白结合，其中，约65%的睾酮与血浆中的性激素结合球蛋白(sex hormone binding globulin，SHBG)结合。SHBG是存在于血浆中与睾酮亲和力很高的一种蛋白质；其余约33%的睾酮与血浆白蛋白或其他血浆蛋白质结合。结合形式与游离形式的睾酮处于动态平衡状态。结合形式的睾酮可作为血浆中的储存库。睾酮主要在肝内降解、灭活，最终转变为17-酮类固酮，包括雄酮、异雄酮及胆烷醇酮等代谢产物随尿液排出，少数经粪便排出。循环中少量的雄激素在芳香化酶的作用下还可转变为雌激素。

（2）睾酮的生理作用：睾酮的作用比较广泛，主要有以下几个方面。

1）对胚胎性分化的影响：含有Y染色体的胚胎在第7周时分化出睾丸，并能分泌雄激素。雄激素可诱导中肾小管、中肾管以及尿生殖窦和生殖结节等分化为男性的内、外生殖器。如果睾酮在胚胎时期含量过低，则可能导致男性假两性畸形。

2）对附属性器官和第二性征的影响：睾酮能刺激附属性器官的生长发育，也能促进男性第二性征的出现并维持其正常状态。

3）对生精过程的影响：睾酮进入曲细精管可直接与生精细胞的雄激素受体结合，或转化为活性更强的双氢睾酮再与雄激素受体结合，促进生精细胞的分化和精子的生成。

4）对性行为和性欲的影响：睾酮与男性的性行为以及正常性欲的维持有关。睾丸功能低下的患者，血中雄激素水平较低，常出现阳痿和性欲降低，用雄激素治疗效果较好。

5）对代谢的影响：睾酮能促进蛋白质的合成并抑制其分解。这种促进作用不仅表现在促进附属性器官组织的蛋白质合成，还表现为促进肌肉、骨骼、肾脏和其他组织的蛋白质合成，因而能加速机体生长；睾酮还参与调节机体水和电解质的代谢，有类似于肾上腺皮质激素的作用，可使体内水钠潴留。此外，睾酮还能通过促进肾合成促红细胞生成素，刺激红细胞的生成。

2.抑制素（inhibin）　抑制素是由睾丸支持细胞分泌的一种分子质量约32 kDa的糖蛋白激素，由α和β两个亚单位组成。由于β亚单位的差异，可分为抑制素A（$\alpha\beta_A$）和抑制素B（$\alpha\beta_B$）两种形式。抑制素的主要作用是抑制腺垂体FSH的合成和分泌。此外，在性腺还存在与抑制素结构近似但作用相反的物质，称为激活素（activin）。它是由抑制素的两种β亚单位组成的同二聚体（$\beta_A\beta_A$，或$\beta_B\beta_B$）或异二聚体（$\beta_A\beta_B$）。激活素可促进腺垂体FSH的分泌。

二、睾丸功能的调节

睾丸的生精作用和内分泌功能均受下丘脑-腺垂体的调节。下丘脑、腺垂体和睾丸在功能上联系密切，构成下丘脑-腺垂体-睾丸轴。睾丸分泌的激素又通过反馈机制影响下丘脑-腺垂体的功能，从而维持生精过程和各种激素水平的稳态。

此外，睾丸内生精细胞、支持细胞和间质细胞之间还存在复杂的局部调节机制。

（一）下丘脑-腺垂体对睾丸活动的调节

下丘脑合成和分泌的促性腺激素释放激素（GnRH）经垂体门脉系统直接作用于腺垂体，促进腺垂体促性腺细胞分泌卵泡刺激素（follicle stimulating hormone，FSH）和黄体生成素（luteinizing hormone，LH）。FSH主要作用于曲细精管，影响精子生成；而LH主要作用于睾丸间质细胞，调节睾酮的分泌。这两种促性腺激素协同作用，共同调节睾丸的生精作用及内分泌活动。

1.对生精作用的影响　FSH 和 LH 对生精过程都有调节作用。研究发现，曲细精管生精细胞膜中上无 FSH 受体，FSH 受体主要存在于支持细胞膜上。因而推测 FSH 对生精过程的调节作用可能是通过支持细胞实现的。FSH 与支持细胞 FSH 受体结合后，促进支持细胞分泌雄激素结合蛋白(androgen binding protein，ABP)。ABP 与睾酮结合转运至曲细精管内，提高睾丸微环境中雄激素的局部浓度，有利于生精过程。FSH 起着始动生精的作用，而睾酮则有维持生精的效应。LH 对生精过程也有调节作用，但并非直接影响生精细胞，而是通过刺激睾丸间质细胞分泌睾酮，通过睾酮的作用间接地发挥作用。

2.对睾酮分泌的调节　睾丸间质细胞合成和分泌睾酮主要受 LH 的调节。LH 经血液循环到达睾丸后，可直接与间质细胞膜中的 LH 受体相结合，通过 G 蛋白-AC-cAMP 信号通路促进胆固醇进入线粒体内合成睾酮。另外，LH 还可增强间质细胞中与睾酮合成有关酶的活性，从而加速睾酮的合成。如果垂体分泌 LH 不足，将引起睾丸间质细胞萎缩，睾酮合成减少。FSH 也可促进睾酮的分泌，但 FSH 的这种作用并非直接作用于间质细胞促进睾酮合成，而是通过诱导 LH 受体间接实现的，说明 FSH 和 LH 对间质细胞分泌睾酮具有协同作用。

(二)睾丸激素对下丘脑-腺垂体的反馈调节

睾丸分泌的雄激素和抑制素在血液中的浓度变化可对下丘脑-腺垂体进行反馈调节，从而维持生精过程和各种激素水平的稳态(图 12-3)。

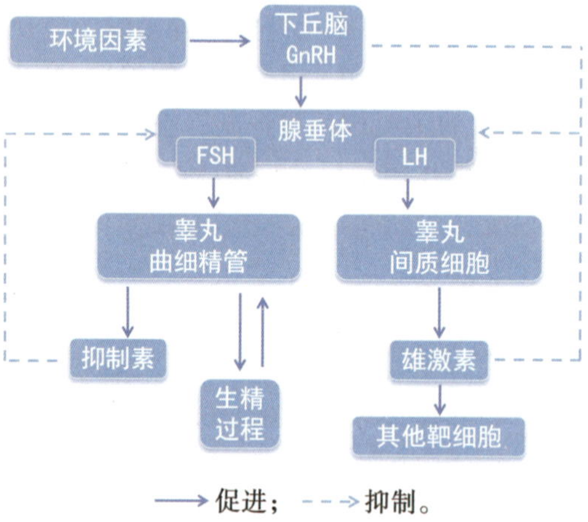

CnRH：促性腺激素释放激素；FSH：卵泡雌激素；LH：黄体生成素；ABP：雄激素结合蛋白。

图 12-3　睾丸功能的调节示意图

1.雄激素　当血中睾酮浓度达到一定水平后，可作用于下丘脑和腺垂体，通过负反馈机制抑制 GnRH 和 LH 的分泌，而对 FSH 的分泌却无影响。切除动物的睾丸后，垂体门脉血中的 GnRH 含量增加；在去势大鼠垂体细胞培养系统中加入睾酮，可抑制 LH 的分泌。研究表明，在下丘脑与垂体都存在雄激素受体，提示睾酮的负反馈作用可发生在下丘脑与垂体两个水平。

2.抑制素　在离体培养的成年大鼠睾丸支持细胞，给予FSH可刺激抑制素分泌，两者之间呈剂量-效应关系。给大鼠注射抑制素后，可使血液中FSH含量明显下降，而对LH浓度无显著影响。这些观察提示FSH可促进抑制素的分泌，而抑制素又可对腺垂体FSH的合成和分泌发挥选择性抑制作用。机体通过这一负反馈环路可调节腺垂体FSH的分泌。

(三)睾丸内的局部调节

睾丸的功能除受到下丘脑-腺垂体-性腺轴的调控外，睾丸内部还存在局部调节系统，对睾丸的功能具有一定调节作用。睾丸间质细胞可产生多种肽类物质，如胰岛素样生长因子(IGF)、转化生长因子(TGF)、表皮生长因子(EGF)等生长因子。睾丸间质中的巨噬细胞能分泌肿瘤坏死因子、白细胞介素等细胞因子。这些生长因子或细胞因子可通过旁分泌或自分泌的方式，参与睾丸功能的局部调节。此外，睾丸支持细胞能合成一些转运蛋白，如雄激素结合蛋白(ABP)、转铁蛋白(TF)和细胞内视黄醇结合蛋白(CRBP)等。这些转运蛋白所转运的雄激素、铁、维生素A等物质在精子发生和成熟中也发挥着重要的作用。

增值服务：新冠病毒感染对男性生殖健康与性功能影响的研究进展

第二节　女性生殖功能与调节

女性生殖系统的主性器官是卵巢，附属性器官包括输卵管、子宫、阴道及外阴等。卵巢具有产生成熟卵子的生卵作用和分泌激素的内分泌功能。在中枢神经系统及下丘脑-腺垂体系统的调控下，成熟女性卵巢的活动呈周期性变化；而卵巢分泌的激素除可使子宫内膜发生周期性变化而产生月经周期外，还可对下丘脑、腺垂体激素的分泌进行反馈性调节。

一、卵巢的功能

(一)卵巢的生卵作用

卵巢的生卵作用是成熟女性最基本的生殖功能。卵泡是卵巢的基本功能单位，由卵母细胞和卵泡细胞组成。青春期前，原始卵泡生长一直受到抑制。青春期开始后，在下丘脑-腺垂体-性腺轴的调控下，原始卵泡开始发育，卵巢的形态和功能发生周期性的变化，称为卵巢周期(ovarian cycle)。卵巢周期分三个阶段，即卵泡期(follicular phase)、排卵期和黄体期(luteal phase)(图12-4)。

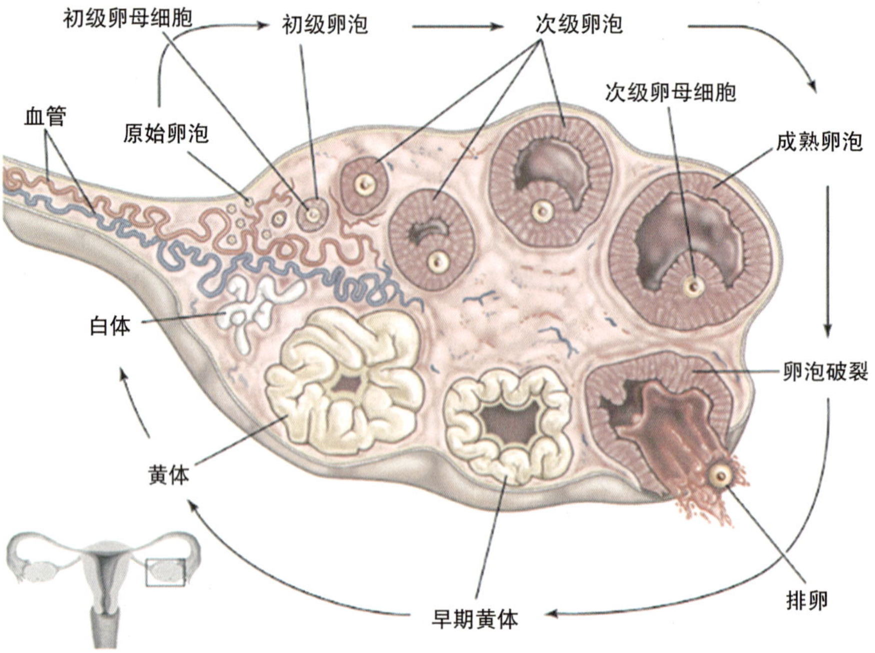

图 12-4　卵巢生卵过程示意图

1.卵泡期　卵泡期是指原始卵泡经初级卵泡和次级卵泡的发育阶段，最终发育为成熟卵泡的时期。

(1)原始卵泡：原始卵泡由停留在减数分裂前期的初级卵母细胞和周围单层的扁平梭形颗粒细胞构成，直径为 30～60 μm。原始卵泡形成后聚集在卵巢皮质部位，形成原始卵泡库。

(2)初级卵泡：随着原始卵泡开始生长发育，初级卵母细胞不断增大，周围的卵泡颗粒细胞分化增殖达 6～7 层；同时颗粒细胞合成和分泌糖胺聚糖，包绕在卵母细胞周围形成透明带，形成初级卵泡。

(3)次级卵泡：初级卵泡进一步发育，颗粒细胞增殖至 6～12 层，卵泡内液体逐渐积聚形成一些不规则的腔隙，并逐渐合并成一个大的卵泡腔。卵泡液中含有激素、血浆蛋白质、糖胺聚糖和电解质等。这些卵泡液将覆盖有多层颗粒细胞的卵细胞推向一侧而形成卵丘。紧贴透明带的卵泡细胞呈放射状排列，称为放射冠。

(4)成熟卵泡：是卵泡发育的最后阶段。此时，卵泡液急骤增加，卵泡腔扩大，卵泡体积显著增大，在排卵前 48 小时，卵泡直径可达 18～20 mm 以上。

在卵泡发育的同时，原始卵泡中的卵母细胞也经历一系列成熟分裂过程。在胚胎 3～7 个月即开始进行第一次成熟分裂，成为初级卵母细胞，并停止于双线期，直至青春期前，初级卵母细胞不再生长。青春期后，在每个月经周期排卵前 LH 峰的刺激下，部分初级卵母细胞进一步发育，完成第一次成熟分裂，形成较大的次级卵母细胞和较小的第一极体，细胞内染色体减半。次级卵母细胞随即开始第二次成熟分裂并停止于分裂中期(M2)，直到排卵后受精时，精子激活使第二次成熟分裂完成，并排出第二极体，形成含有 23 条染色体的成熟卵子。若受精成功，精卵原核融合，则形成具有 23 对染色体的新个体。卵泡的发育是一个连续、漫长的过程。一个初级卵母细胞的发育成熟需要经过几个月经周期才能完成。仅从次级卵泡发育至成熟卵泡排卵就需 85 天左右。

2.排卵　成熟卵泡在 LH 分泌高峰的作用下，向卵巢表面移动，卵泡壁破裂，出现排卵孔，卵细胞与透明带、放射冠及卵泡液排出，此过程称为排卵。排卵大多发生在两次月经中间。若以 28 天为一个月经周期计算，排卵一般发生在下次月经来潮前的 14 天左右。卵子可由两侧卵巢轮流排出，也可由一侧卵巢连续排出。

3.黄体期　排卵后，卵泡壁塌陷，卵泡膜血管破裂，血液进入卵泡腔，形成血体。之后卵泡腔中的血液被吸收，颗粒细胞和内膜细胞失去原有的形态特征，在 LH 作用下转化为黄体细胞而形成黄体，此为月经黄体(corpus luteum of menstruation)。若卵子未能受精，在排卵后 9～10 天黄体便开始退化，一般黄体寿命为 12～16 天，平均 14 天。退化的黄体逐渐转变为纤维组织，成为白体。人类黄体退化的机制目前尚未阐明，可能与 PGE_2 和 PGF_2 的溶黄体作用、黄体细胞凋亡等有关。排卵后若受精，黄体细胞在胚胎分泌的人绒毛膜促性腺激素(human chorionic gonadotropin，hCG)的作用下转变为妊娠黄体(corpus luteum of pregnancy)。

在女性胚胎期，卵巢内可有$(6\sim7)\times10^6$ 个原始卵泡，随后大部分卵泡发生退化闭锁，到出生时卵巢内卵泡数量减少至$(1\sim2)\times10^6$ 个，至青春期时进一步减少到$(3\sim4)\times10^5$ 个卵泡。青春期后卵泡发育，在每个月经周期中可有 15～20 个原始卵泡同时开始生长发育，使卵巢内同时存在多个处于不同发育阶段的卵泡，但通常只有 1～2 个卵泡可发育成优势卵泡，最后发育成熟并排卵，其他卵泡在发育过程中退化并形成闭锁卵泡。卵泡闭锁是一个有多种激素和因子参与的复杂过程，其机制目前还不十分清楚。在女性整个生命周期中，只有 400～500 个卵泡可发育成熟并排卵。

知识拓展

卵巢早衰

“卵巢早衰”能直接影响女性的健康和美丽，因为卵巢分泌的雌激素，与月经来潮有关，而雌激素直接影响皮肤的状态。正常情况下，女性 40～50 岁，卵巢功能开始逐渐衰退，进入围绝经期。但是，现今社会多种因素会导致女性卵巢功能在 40 岁之前就发生衰退，被称为卵巢早衰。这将会导致年轻女性出现闭经、不孕、性欲减退，并伴有失眠、出汗、记忆力减退等围绝经期症状，给女性的生活质量、身心健康都带来了极大的影响。

作为女性，第一，要重视卵巢保养，不要过度忧思，不要熬夜，情绪非常影响卵巢的健康。应多做运动，比如瑜伽，时常进行冥想，让自己保持一个健康积极的心态。第二，要合理搭配三餐饮食。吃健康的原型食材，一定要减少加工食品包括各种不健康油脂的摄入。第三，合理地补充雌激素、孕激素，模拟正常月经周期中激素水平的变化。

(二)卵巢的内分泌功能

卵巢主要分泌雌激素、孕激素和少量雄激素,此外,还可分泌多种肽类激素。体内的雌激素有三种,包括雌酮(estrone)、雌二醇(estradiol,E_2)和雌三醇(estriol,E_3)。雌二醇的活性最强,雌酮和雌三醇的活性分别为雌二醇的10%和1%。卵巢分泌的雌激素主要为雌酮和雌二醇,两者可相互转化,最终代谢产物为雌三醇。孕激素主要有孕酮(P)和17α-羟孕酮,以孕酮的生物活性最强。

1.卵巢性激素的合成、代谢和降解　卵巢性激素的生物合成也利用血液运输来的胆固醇为原料,首先合成孕烯醇酮,再经不同的途径合成雄激素、雌激素和孕激素等性激素。卵巢细胞(卵泡内膜细胞、颗粒细胞和黄体细胞)含有合成雄激素、雌激素和孕激素所需的全部酶系统,但在卵巢不同细胞中,各种酶的浓度存在一定差异,从而决定合成的最终产物不同。排卵前雌激素主要在卵泡颗粒细胞和内膜细胞合成,而排卵后,雌激素和孕激素主要由黄体细胞分泌。

在排卵前的卵泡期,卵巢主要分泌雌激素。在卵泡发育过程中,卵泡内膜细胞在LH作用下产生的雄烯二酮和睾酮通过卵泡的基膜扩散进入颗粒细胞。颗粒细胞经FSH刺激使芳香化酶活性增强,进而将雄烯二酮转变为雌酮,而将睾酮转变为雌二醇。因此,卵巢雌激素的合成需要卵泡内膜细胞和卵泡颗粒细胞共同参与,称为雌激素合成的双细胞双促性腺激素学说。这些雌激素主要经卵泡周围的毛细血管进入体循环,小部分存留于卵泡内。在排卵后的黄体期,卵巢黄体细胞能分泌大量孕酮。黄体期孕酮的分泌主要通过使孕烯醇酮转化为孕酮。颗粒细胞也能合成和分泌少量孕酮。妊娠时胎盘能合成大量孕酮,以维持妊娠。孕酮的分泌在排卵后5～10天达到高峰,以后分泌量逐渐降低。妊娠两个月左右,胎盘开始合成大量孕酮。

雌激素和孕激素在血中主要以结合型存在,游离型存在的量很少。其中,雌激素在血液循环中约70%与特异的性激素结合球蛋白(SHBG)结合,约25%与血浆白蛋白结合,其余为游离型。血浆中的孕酮约48%与皮质类固醇结合球蛋白或皮质醇结合球蛋白(cortico-steroid binding globulin,CBG)结合,约50%与血浆白蛋白结合,其余为游离型。雌激素和孕激素主要在肝脏代谢失活,以葡萄糖醛酸盐或硫酸盐的形式由尿排出,小部分经粪便排出。因此,肝功能障碍可导致体内雌激素过多。

2.雌激素的生理作用　雌激素对女性生殖系统有着重要的调控作用,对全身许多器官组织也有影响。

(1)对生殖器官的作用:雌激素能促进子宫、输卵管、阴道、外阴等生殖器官的发育和成熟,并维持其正常功能。若在青春期前雌激素过少,则生殖器官不能正常发育;雌激素过多,则出现性早熟现象。

1)卵巢:雌激素可协同FSH促进卵泡发育,诱导排卵前LH峰的出现而诱发排卵,是卵泡发育、成熟、排卵不可缺少的调节因素。

2)子宫:雌激素能促进子宫发育,引起子宫内膜增生、腺体数增加,子宫颈分泌大量清亮、稀薄的黏液,有利于精子穿透及存活。雌激素也能促进子宫平滑肌细胞增生肥大,使子宫收缩力增强,增加子宫平滑肌对缩宫素的敏感性。

3)输卵管:雌激素能促进输卵管发育和节律性收缩,有利于精子与卵子的运行。

4)阴道:雌激素可使阴道黏膜上皮细胞增生、角化,糖原含量增加。糖原分解使阴道内保持酸性环境,提高阴道抵抗力,有利于防止细菌感染。

(2)对乳腺和第二性征的影响:雌激素可刺激乳腺导管和结缔组织的增生,促进乳房的发育,乳头、乳晕着色;也可促使脂肪沉积于乳房、臀部等部位,维持女性第二性征。

(3)非生殖系统作用:雌激素的靶器官还包括很多非生殖系统,如骨骼、心血管系统、中枢神经系统和肝脏、肾脏等。

1)骨骼系统:雌激素可促进青春期骨的成熟及骨骺愈合。如果雌激素水平降低,将引起骨成熟延迟,导致成人期身高过高。此外,雌激素可刺激成骨细胞活动,而抑制破骨细胞活动,前者促进骨中钙的沉积,增加骨骼坚硬度,后者则抑制骨质再吸收的速率,减少骨量丢失。绝经期后由于雌激素分泌减少,骨骼中的钙逐渐流失,易引起骨质疏松。

2)心血管系统:雌激素对心血管系统有保护作用。雌激素可直接作用于心血管,使血管内皮细胞中 NO 等血管活性物质的合成增加,促进血管内皮细胞修复,抑制血管平滑肌增殖;雌激素还能抗氧化、降低血浆 LDL,发挥对心血管系统的保护作用。女性进入更年期尤其是绝经后,由于体内雌激素水平急剧下降,心血管疾病发生率升高。

3)中枢神经系统:雌激素对中枢神经系统有保护作用,主要表现为促进神经细胞的生长、分化、存活和再生、突触形成以及调节许多神经肽和递质的合成、释放与代谢。在阿尔茨海默病的众多病因中,雌激素缺乏是其重要因素之一。

4)其他作用:雌激素对蛋白质和脂肪代谢以及水盐平衡也有一定作用。雌激素可促进肝内多种蛋白质的合成以及胆固醇代谢酶的合成,降低血浆 LDL 胆固醇,升高高密度脂蛋白(HDL)胆固醇的浓度,改善血脂成分。高浓度的雌激素可使体液向组织间隙转移;循环血量减少而引起醛固酮分泌,促进肾小管对钠和水的重吸收,导致水钠潴留。

雌激素补充治疗(estrogen replacement therapy,ERT)是指通过补充雌激素来治疗雌激素分泌减退或缺乏所引起的疾病的治疗方法。适量补充雌激素对减轻更年期症状、预防骨质疏松症及阿尔茨海默病有较好的效果。但随着研究的深入,雌激素替代疗法的不良反应也不断被揭示,目前发现长期大量使用雌激素与多种癌症的发生有关。

3.孕激素的生理作用　孕激素主要作用于子宫内膜和子宫平滑肌,为受精卵的着床做好准备,并维持妊娠。由于孕酮受体含量受雌激素的调节,因此,孕酮的绝大部分作用需要在雌激素作用的基础上才能发挥。

(1)影响生殖器官的生长发育和功能:孕激素能促使处于增生期的子宫内膜进一步增厚,并转化为分泌期内膜,为受精卵的着床提供适宜环境;孕激素能降低子宫肌细胞膜的兴奋性,降低妊娠子宫肌对缩宫素的敏感性,也能抑制母体对胎儿的免疫排斥反应,因而有利于胚胎在子宫腔内的生长发育。此外,孕激素还能抑制输卵管的节律性收缩,减少宫颈黏液分泌,增大其稠度,使精子难以通过。

(2)促进乳腺的发育:在雌激素作用的基础上,孕激素可促进乳腺腺泡的发育和成熟，为分娩后的泌乳做好准备。

(3)升高基础体温：正常女性基础体温在排卵后可升高0.5℃左右，并在黄体期一直维持在此水平。临床上常将这一基础体温的变化作为判定排卵的指标之一。妇女在绝经或卵巢摘除后，这种双相的体温变化将消失。注射孕酮可引起女性基础体温升高，因此，认为基础体温的升高与孕激素有关。

(4)其他作用：孕激素与雌激素有拮抗作用，能促进钠、水排泄。另外，孕激素能使血管和消化道肌张力下降。因此，妊娠期妇女易发生静脉曲张、痔疮、便秘、输卵管积液等。

4.雄激素的生理作用　女性体内有少量雄激素，主要由卵泡内膜细胞和肾上腺皮质网状带细胞产生，适量的雄激素配合雌激素可刺激女性阴毛与腋毛的生长。女性体内雄激素分泌过多时，可引起男性化与多毛症。雄激素能增强女性的性欲，维持性快感，这可能是由于它促进阴蒂的发育并提高其敏感性或是由于它对中枢神经系统的作用。

5.抑制素的生理作用　抑制素是最早发现的一种卵巢糖蛋白激素。抑制素可通过诱导FSH受体的表达，促进卵泡内膜细胞分泌雄激素，抑制颗粒细胞分泌孕激素等多种方式，调控卵泡的生长发育。

二、卵巢功能的调节

卵巢的周期性活动受下丘脑-腺垂体的调节，而卵巢分泌激素的周期性变化又使子宫内膜发生周期性变化，同时又对下丘脑-腺垂体活动进行反馈调节，形成下丘脑-腺垂体-卵巢轴。

（一）月经周期

在卵巢激素周期性分泌的影响下，子宫内膜发生周期性剥落，产生流血的现象，称为月经(menstruation)。月经具有明显的周期性，约一个月出现一次，称为月经周期(menstrual cycle)。成年女性月经周期变动在20～40天，平均为28天，每次月经持续3～5天。

月经周期中子宫内膜周期性的变化一般分为月经期、增生期和分泌期三期，前两期相当于卵巢周期的卵泡期，而分泌期则相当于黄体期。在一个月经周期中，下丘脑分泌的GnRH、腺垂体分泌的FSH和LH、卵巢激素以及子宫内膜均呈现周期性变化(图12-5)。

1.月经期　月经周期第1～5天，相当于卵泡期早期。由于卵巢内的黄体退化，雌激素和孕激素分泌量骤然下降，子宫内膜缺乏性激素的支持，引起子宫内膜功能层的螺旋动脉发生收缩、痉挛，造成子宫内膜缺血、缺氧，子宫内膜的功能层失去营养而剥离、出血，经阴道流出，即为经血，故称为月经期。

2.增生期　月经周期第6～14天，相当于卵泡期晚期。在卵泡分泌的雌激素作用下，子宫内膜增厚，子宫腺增多，并不断增长和弯曲，螺旋动脉也增长并弯曲，此期称为增生期。至增生期末，卵巢内的成熟卵泡排卵，子宫内膜由增生期转入分泌期。

3.分泌期　月经周期第15～28天，即排卵后期，相当于卵巢黄体期。子宫内膜在雌激素作用的基础上又受到孕激素的刺激，使内膜细胞体积增大，糖原含量增加，腺管继续增长而变弯曲，分泌含糖原的黏液，使子宫内膜进入子宫周期的分泌期。分泌期的子宫内膜可为受精卵的植入提供适宜环境。

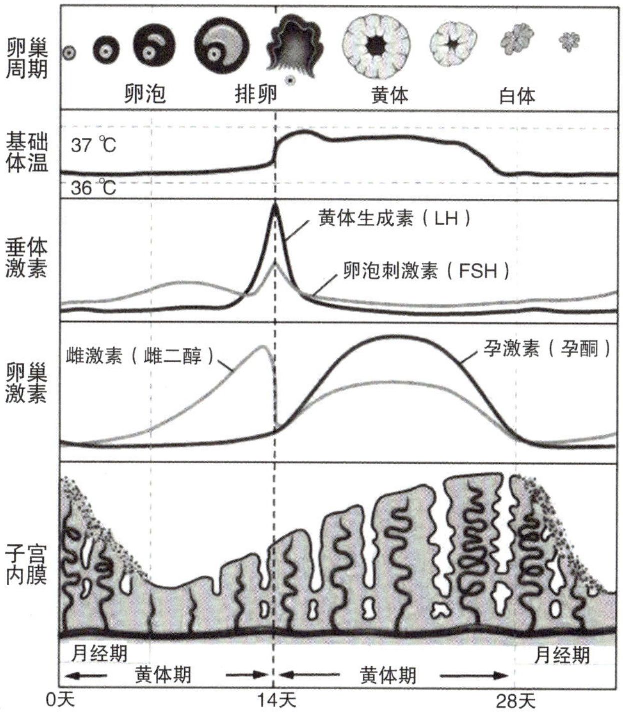

GnRH：促性腺激素释放激素；FSH：卵泡刺激素；LH：黄体生成素。

图 12-5 月经周期中激素含量以及子宫内膜的变化示意图

（二）卵巢周期的激素调节

卵巢的周期性变化是在下丘脑-腺垂体-卵巢轴的调控下完成的。在下丘脑 GnRH 的控制下，腺垂体分泌 FSH 和 LH。FSH 和 LH 作用于卵巢，刺激卵泡发育、成熟卵泡排卵、黄体形成以及合成雌激素和孕激素。同时，卵巢合成的雌激素和孕激素对下丘脑-腺垂体的活动也有反馈性调节作用（图 12-6）。

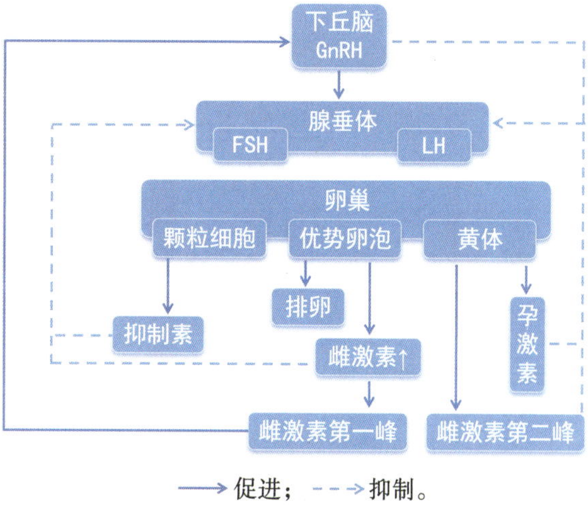

GnRH：促性腺激素释放激素；FSH：卵泡刺激素；LH：黄体生成素。

图 12-6 卵巢功能的调节示意图

女性在青春期前，下丘脑 GnRH 神经元尚未发育成熟，对卵巢激素的反馈抑制作用敏感性较高，因此 GnRH 的分泌很少，使腺垂体 FSH 和 LH 的分泌及卵巢的功能处于低水平状态。至青春期，下丘脑 GnRH 神经元发育成熟，对卵巢激素的反馈抑制作用的敏感性逐渐下降，GnRH 的分泌增加，FSH 和 LH 分泌也随之增加，卵巢功能开始呈现周期性变化，表现为卵泡的生长发育、排卵与黄体形成，每月一次，周而复始。

1.卵泡期　在卵泡早期（月经周期第 1～5 天），由于卵泡未发育成熟，雌激素与孕激素分泌量少，对垂体 FSH 和 LH 分泌的反馈抑制作用较弱，血中 FSH 和 LH 表现逐渐增高的趋势。FSH 促进颗粒细胞增殖，诱导颗粒细胞中的芳香化酶活性使雌激素分泌量逐渐增加，FSH 还刺激颗粒细胞产生抑制素。当雌激素和抑制素分泌达到一定水平时，反馈抑制腺垂体 FSH 分泌，使血中 FSH 的水平有所下降（雌激素和抑制素可选择性地抑制 FSH 而不抑制 LH）。在卵泡晚期（月经周期第 6～14 天），卵泡逐渐发育成熟，形成优势卵泡，颗粒细胞分泌的雌激素水平持续升高，在排卵前一天左右，血中雌激素浓度到达最高值，形成月经周期中雌激素的第一高峰。在这一雌激素峰的作用下，下丘脑 GnRH 分泌增强，GnRH 经垂体门脉运送至腺垂体，刺激 LH 与 FSH 的分泌，以 LH 的分泌明显增加而形成 LH 峰。雌激素这种促进 LH 大量分泌的作用，称为雌激素的正反馈效应。

2.排卵　LH 峰是引发排卵的关键因素。在 LH 峰出现之前，由于初级卵母细胞周围的颗粒细胞分泌一种卵母细胞成熟抑制物（oocyte maturation inhibitor，OMI），使卵母细胞的成熟分裂停止于初级卵母细胞阶段。当 LH 峰出现时，高浓度的 LH 可抵消 OMI 的抑制作用，使初级卵母细胞恢复分裂，形成次级卵母细胞和第一极体。随即次级卵母细胞开始第二次成熟分裂，最后，次级卵泡逐渐发育为成熟卵泡并突出于卵巢表面，形成透明的卵泡小斑（排卵孔）。LH 峰的出现还能促进卵泡细胞分泌孕激素和前列腺素。孕激素可激活纤溶酶、胶原酶、蛋白水解酶及透明质酸酶等，使卵泡壁溶解破裂。前列腺素可促使卵泡壁肌上皮细胞收缩。这些作用都有助于卵细胞从排卵孔排出。

3.黄体期　排卵后，卵巢周期进入黄体期，卵泡颗粒细胞和内膜细胞分别转化为颗粒黄体细胞和膜黄体细胞。黄体细胞在 LH 的作用下分泌孕激素和雌激素，血中孕激素和雌激素水平逐渐升高，一般在排卵后 7～8 天形成雌激素的第二个高峰及孕激素分泌峰。与在卵泡期形成的雌激素第一个高峰相比，雌激素第二个高峰升高的程度略低。由于高浓度的雌激素与孕酮对下丘脑和腺垂体的分泌的负反馈抑制作用，抑制下丘脑 GnRH 以及腺垂体 LH 和 FSH 的分泌，使黄体期 LH 和 FSH 一直处于低水平。如果未能受精，在排卵后 9～10 天，黄体开始退化，雌激素、孕激素分泌量逐渐减少，对腺垂体的负反馈作用减弱，FSH 和 LH 分泌又开始增加，于是进入下一个卵巢周期。

三、卵巢功能的衰退

一般女性性成熟期约持续 30 年。45～50 岁的女性卵巢功能开始衰退，对 FSH 和 LH 的反应性下降；卵泡常停滞在不同发育阶段，不能按时排卵，雌激素分泌减少，子宫内膜不再呈现周期性变化而进入更年期。此后卵巢功能进一步衰退，丧失生殖功能而步入老年期。

更年期对于女性来说，是指由卵巢功能逐渐衰退到完全消失的一个过渡时期，包括绝经前期、绝经期和绝经后期（月经停止1年以后）。在我国，更年期平均年龄在50岁左右，大多数在44～54岁。由于女性更年期是一个逐步发展的过程，存在很大的个体差异。目前也有学者认为用“围绝经期”一词代替“更年期”更为准确。

进入更年期后，卵巢功能开始衰退，卵巢体积缩小，质量仅为性成熟期卵巢的1/3～1/2；卵泡不能发育成熟和排卵；雌激素分泌水平下降。更年期综合征（climacteric syndrome）是指在妇女进入更年期后，因卵巢功能逐渐衰退，雌激素水平下降所引起的以自主神经功能紊乱为主的一系列综合征，主要表现为以潮热、出汗、易激动、抑郁、失眠、注意力难于集中为主的精神、神经症状，伴有心悸、胸闷、皮肤干燥、脱发、骨质疏松、尿频、月经不调、性冷淡等多器官系统的症状。更年期虽是女性的自然生理过程，但更年期症状却因人而异。大多数妇女可通过神经内分泌的自我调节适应这种变化，不出现自觉症状或仅有轻微症状。但也有少数妇女由于更年期生理与心理变化较大，机体不能很快适应，症状比较明显，影响身心健康。极少数症状严重，甚至影响生活和工作。

更年期是人类生命过程中的正常发展阶段。精神乐观、情绪稳定是顺利度过更年期最重要的心理条件。对于更年期症状严重的妇女，应及时到医院进行检查和诊治。

增值服务：医路漫漫护佑女性健康

第三节　妊娠与分娩

一、妊娠

妊娠（pregnancy）是指子代新个体的产生和孕育的过程，包括受精、着床、妊娠的维持及胎儿的生长。

（一）受精

受精（fertilization）是指精子与卵子结合的过程，受精的部位在输卵管壶腹部。精子与卵子相融合成为受精卵。每一个精子和卵子各带23条染色体，受精卵则含有23对染色体，因此具有父母双方的遗传特性。

1.精子的运行　精子进入阴道后，需要经过子宫颈、子宫腔、输卵管等几道生理屏障，才可以到达受精部位，即输卵管壶腹部。

（1）精子在子宫颈管的运行：子宫颈是精子在女性生殖道内要通过的第一个关口。精子在子宫颈管的运行与卵巢周期有关。排卵前，在雌激素的作用下，宫颈黏液清亮、稀薄，其中的黏液蛋白纵行排列成行，有利于精子的穿行。排卵后的黄体期，在孕激素的作用下，宫颈黏液变黏稠，黏液蛋白卷曲，交织成网，能阻止精子通过。

(2)精子在子宫腔的运行：除依靠精子本身的运动外，精液中含有很高浓度的前列腺素，可刺激子宫收缩。收缩后的松弛造成子宫腔内负压，可把精子吸入宫腔内。

(3)精子在输卵管的运行：精子在输卵管的运行主要受输卵管蠕动的影响，这也与卵巢周期有关。排卵前，在雌激素的作用下，输卵管的蠕动由子宫向卵巢方向移行，推动精子由峡部运行至壶腹部。排卵后黄体期，分泌的大量孕酮能抑制输卵管的蠕动。

正常男性每次射出上亿个精子，但在经过女性生殖道的几个屏障后，只有极少数活动力强的精子（一般不超过 200 个）能到达受精部位，而最后一般只有一个精子与卵子受精，形成受精卵。

2.精子获能（sperm capacitation） 人类和大多数哺乳动物的精子必须在雌性生殖道内停留一段时间，才能获得使卵子受精的能力，称为精子获能。睾丸产生的精子经过在附睾中的发育，已获得受精能力，但由于在附睾和精液中存在一些称为去获能因子的物质，它们大多含有糖蛋白，可附着于精子表面，抑制精子的受精能力。精子进入女性生殖道后，女性生殖道中存在的 α-淀粉酶、β-淀粉酶、β-葡萄糖苷酸酶、胰蛋白酶及唾液酸酶，可水解由糖蛋白组成的去获能因子。去获能因子的作用被解除后，精子才具有真正的受精能力。精子获能使精子获得穿透卵子透明带的能力，是精子在受精前必须经历的一个重要阶段。

3.顶体反应（acrosomal reaction） 获能的精子在输卵管壶腹部与卵子相遇后，精子头部的顶体外膜与精子细胞膜融合、破裂，形成许多小孔，释放出包含多种蛋白水解酶的顶体酶，使卵子外围的放射冠及透明带溶解，这一过程称为顶体反应。顶体反应是精子在受精时的关键变化。只有完成顶体反应的精子才能与卵母细胞融合，实现受精（图 12-7）。精子进入卵细胞后立即激发卵细胞完成第二次成熟分裂，并形成第二极体。进入卵细胞的精子，尾部迅速退化，细胞核膨大形成雄性原核，并与雌性原核融合，形成一个具有 23 对染色体的受精卵。

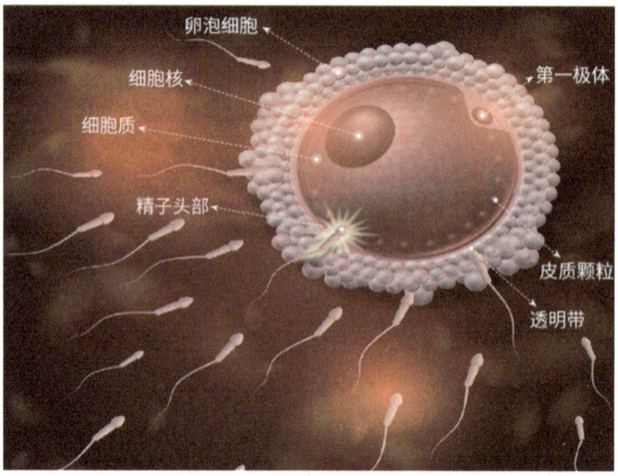

图 12-7 精子与卵子相互作用示意图

4.受精卵的形成 主要包括以下几个环节：①精子通过头部的摆动穿过卵周的放射

冠到达透明带，精子细胞膜受体与透明带蛋白，如 ZP_3 相互作用，诱发顶体反应；②在顶体酶的作用下以及精子本身的机械运动，精子穿过透明带；③精子以头部暴露的顶体后膜与卵膜结合，进而融合，精子头部的核物质随即进入卵子；④精子进入卵内，使卵内 Ca^{2+} 升高，触发卵内的皮质反应，卵膜下的皮质颗粒以出胞的形式释放出特殊酶使透明带变硬，阻止其多次受精；⑤卵内[Ca^{2+}]升高导致卵的激活，迅速完成第二次减数分裂，释放出第二极体，细胞核的染色体随即解聚形成雌原核，进入卵内的精子核也解聚形成雄原核；⑥雌、雄原核融合形成一个新的细胞，即合子，来自雌、雄配子的染色体合在一起，恢复为体细胞的染色体构成，即 23 对染色体，其中一对为性染色体。

（二）着床

胚胎着床是指胚泡植入子宫内膜的过程。精子和卵子结合的部位虽在输卵管，但输卵管处营养贫瘠，远不能满足胎儿发育的需要。子宫内膜富于营养并适合于胚胎发育，因此受精卵必须进入子宫内膜才能正常发育。受精后，受精卵借助输卵管蠕动和纤毛推动，逐渐运行至子宫腔。受精卵在运行途中，不断进行细胞分裂，在受精后第 2～4 天，分裂成桑葚胚，也称早期胚泡。在受精后第 4～5 天，桑葚胚或早期胚泡进入子宫腔并继续分裂发育成晚期胚泡。进入子宫腔的胚泡会在宫腔内漂浮 1～2 天，此时透明带溶解、消失，胚泡从透明带被解脱出来并逐渐与子宫内膜接触。在受精后第 5～9 天，胚泡内细胞团一侧的滋养层细胞靠近子宫内膜，黏附在子宫壁上，并通过与子宫内膜的相互作用逐渐进入子宫内膜，至受精第 11～12 天，胚泡几乎全部植入子宫内膜中（图 12-8）。通常胚泡着床部位一般是在子宫底部或子宫体的前壁或者后壁上，多见于后壁。有时胚泡着床发生在子宫以外的部位，称为宫外孕，最常见的部位是输卵管。

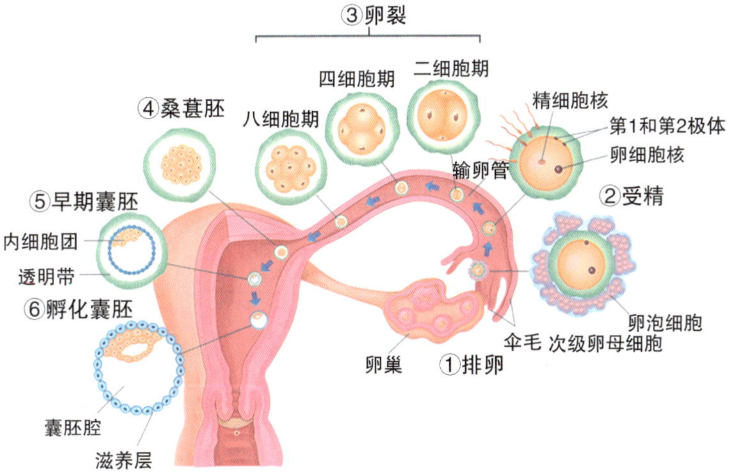

图 12-8　受精卵的形成、运行及着床示意图

着床成功的关键在于胚泡与子宫内膜的同步发育和相互配合。胚泡的分化和到达子宫的时间必须与子宫内膜发育程度相一致。子宫对胚泡接受的敏感性可分为接受前期、接受期和非接受期。只有子宫处于接受期的时候，胚泡才可能着床，这个时期称为

着床窗(implantation window),此时子宫环境最有利于胚泡着床。如果胚泡提前或推迟到达子宫腔,这时的子宫内膜不适合受精卵着床和继续发育,也就不可能怀孕。人类的胚胎着床窗口期在月经周期的第20～24天。着床窗的形成严密受卵巢激素所控制。子宫内膜在孕激素的刺激下发生蜕膜化,并在雌激素和孕酮的影响下处于接受态。实验发现,大鼠和小鼠去卵巢后,只有在给予孕激素后再给予小剂量雌激素,着床才能发生。如果只给孕激素而不给予小剂量雌激素,胚胎只是游离在子宫腔内,不能着床。除卵巢激素外,前列腺素、组胺、降钙素、多种细胞因子和生长因子等也都参与着床窗开放的分子调控。如果这些调控分子表达异常,将可能导致妊娠并发症,如早期着床失败、胚胎不完全侵入,将会引起产前惊厥和血管发生延迟等。

(三)妊娠的维持及激素调节

正常妊娠的维持主要依赖于垂体、卵巢及胎盘分泌的各种激素的相互配合。受精与着床之前,在腺垂体促性腺激素的作用下,卵巢黄体分泌大量孕激素和雌激素,使子宫内膜进入分泌期,为妊娠做好准备。如果受孕,则在受精后第6天左右,胚泡滋养层细胞开始分泌人绒毛膜促性腺激素,并刺激月经黄体转化为妊娠黄体,继续分泌孕激素和雌激素,以适应妊娠的需要。胎盘形成后,不仅在母体和胎儿之间可有效进行选择性的物质交换,而且,胎盘是妊娠期间重要的内分泌器官,可分泌大量的蛋白质激素、肽类激素和类固醇激素,调节母体与胎儿的代谢活动。

1.人绒毛膜促性腺激素　人绒毛膜促性腺激素(hCG)是由胎盘绒毛组织的合体滋养层细胞分泌的一种糖蛋白激素,分子质量为45～50 kDa,由α、β两个不同亚单位组成。hCG的α亚单位氨基酸残基数量和序列几乎与TSH、FSH和LH的α亚单位相同,其β亚单位的组成也有很大部分与LH相同,仅在其羧基端有30个氨基酸残基是独特的,因此hCG与LH有高度的同源性,生物效应及免疫特性也基本相似。

卵子受精后第6天左右,滋养层细胞开始分泌hCG,到妊娠8～10周时达高峰,随后分泌逐渐减少,到妊娠20周左右降至较低水平,并一直维持到妊娠末期。在妊娠早期,hCG刺激月经黄体转变成妊娠黄体,妊娠黄体的寿命只有10周左右,以后便发生退缩,与此同时胎盘分泌孕激素和雌激素,逐渐接替妊娠黄体的作用。因为hCG在妊娠早期即出现,所以检测母体血中或尿中的hCG浓度,可作为诊断早期妊娠的一个指标。

2.类固醇激素　胎盘能分泌大量孕激素和雌激素。胎盘本身不能独立产生类固醇激素,需要从母体或胎儿得到前体物质,再合成孕激素与雌激素。

(1)孕激素:孕激素由胎盘的合体滋养层细胞分泌。胎盘内有活性很强的3β-羟脱氢酶,可将母体和胎儿提供的孕烯醇酮转变成孕酮。在妊娠期间,母体血中孕酮浓度逐渐升高,妊娠第6周,胎盘开始分泌孕酮,12周以后孕酮含量迅速增加,至妊娠末期达到高峰。

(2)雌激素:胎盘分泌的雌激素中,90%是雌三醇,而雌酮和雌二醇则很少。雌三醇的合成过程,首先是胎儿肾上腺形成的脱氢表雄酮硫酸盐在肝内羟化为16α-羟脱氢表雄酮硫酸盐,然后随血液进入胎盘并脱去硫酸基,经芳香化酶的作用转变为雌三醇。可见,雌三醇是胎儿与胎盘共同参与合成的。因此,检测孕妇血中雌三醇的含量,可反映胎儿在子宫内的情况，可用来判断胎儿是否存活。如雌三醇突然降低，则预示胎儿危险或发生宫内死亡。

3.其他蛋白质激素和肽类激素　胎盘还可以分泌人绒毛膜生长素、绒毛膜促甲状腺激素、ACTH、TRH、GnRH 及内啡肽等。人绒毛膜生长素（human chorionic somatomammotropin，HCS）是合体滋养层细胞分泌的单链多肽，含有 191 个氨基酸残基，其中 96%氨基酸残基序列与人生长激素相同，故具有生长激素的作用，可调节母体与胎儿的糖、脂肪和蛋白质代谢，促进胎儿生长。

辅助生殖技术（assisted reproductive technology，ART）是指运用医学技术和方法对卵子、精子、受精卵或胚胎进行人工操作，以达到受孕的目的，是治疗不育症的一种医疗手段。体外受精-胚胎移植术（in vitro fertilization and embryo transfer，IVF-ET）是目前世界上最广为采用的生殖辅助技术，是将母体取出的卵子和经优选诱导获能处理的精子置于培养液内使其受精（体外受精），并发育成前期胚胎后移植回母体子宫内发育成胎儿（胚胎移植），然后与正常受孕妇女一样，正常分娩出婴儿。由于胚胎最初 2 天在试管内发育，所以该技术又称试管婴儿技术。利用体外受精技术出生的婴儿称为试管婴儿。

知识拓展

哪一代的试管婴儿技术更好？

一代、二代试管只是授精方式不同，并无孰优孰劣之说。如果男方精子活力和数量正常，选择一代试管；如果男方为严重少弱畸形精子症或者穿刺精子或者上个试管周期受精率低，则可以选择二代试管，俗称卵胞浆内单精子显微注射技术；三代试管婴儿技术俗称胚胎植入前遗传学诊断技术，主要是针对男女双方有一方患有遗传性疾病的患者，对早期胚胎进行活检，选择健康胚胎进行移植，达到阻断遗传性疾病、生育健康宝宝的技术。

二、分娩

分娩（parturition）是指胎儿和胎盘通过母体子宫和阴道排出体外的过程。

（一）分娩的过程

分娩是一个正反馈的过程。子宫末期，子宫颈胶原纤维聚集减少而使其软化且子宫肌出现有节律的阵发性收缩，子宫的阵发性收缩促使子宫颈充分开大，并迫使胎儿挤向子宫颈，一旦子宫开始了强有力的阵发性收缩，从产道来的刺激还可通过脊髓的神经反射引起腹壁肌肉和膈肌收缩，促使胎儿的娩出。子宫阵发性收缩的生理意义在于保障胎儿的血液供应，胎儿不会因子宫肌持续收缩而发生窒息。

（二）妊娠期间子宫收缩性的变化

根据子宫平滑肌的功能状态，将孕期子宫的活动分为舒张期（静息期）、分娩前的激活期、分娩时的收缩期和产后的复原期。在孕期的前 36～38 周，在孕激素和松弛素的作用下子宫处于舒张状态，且随着胎儿的长大而扩大。孕期最后 2～4 周，由舒张期向收缩期过渡并被激活，此时，子宫肌和宫颈的结构和功能发生明显变化，如子宫平滑肌细胞间缝隙连接增加，缩宫素和前列腺素受体等收缩相关蛋白大量增加，子宫肌对缩宫素和前列腺素的反应增强、宫颈软化成熟及子宫下段形成等。在激活期可以出现弱而不规则的子宫收缩。到了分娩发动时，子宫平滑肌对缩宫素和前列腺素的敏感性进一步加强，从不规律收缩发展为有节律的强烈收缩。

（三）分娩启动的机制

分娩启动的关键就是子宫从舒张期（静息期）进入激活期，有关这方面的机制尚不清楚。一般认为，分娩启动不是由某个单一因素引起的，而是需要胎儿、胎盘和母体因素的共同作用。

1.胎儿信号的作用　一些动物如羊，胎儿的成熟决定分娩启动的时间。随着胎儿的成熟，一方面胎儿迅速生长对子宫的机械性扩张作用可促进子宫激活；另一方面，胎儿下丘脑-垂体-肾上腺轴的激活，糖皮质激素逐渐增多，促进胎盘的孕激素向雌激素转化，使孕激素水平下降，而雌激素水平上升。

2.胎盘激素的作用　胎盘分泌的雌激素和孕激素在子宫激活中起重要作用。妊娠末期母体血中雌激素进一步升高，一方面促使子宫肌收缩相关蛋白如缝隙蛋白和缩宫素受体等的表达；另一方面刺激蜕膜、羊膜和子宫肌生成前列腺素等，进而促进宫颈成熟和子宫收缩。大多数动物的分娩均是由母体“孕激素撤退”而触发的，即孕激素水平急剧下降从而触发启动分娩。因为孕激素是维持子宫静息的主要激素，它可阻断子宫平滑肌动作电位的形成和使胞质内 Ca^{2+} 浓度降低，使其处于松弛状态。与之截然不同的是，人类在整个妊娠及分娩过程中孕激素水平维持在较高水平，仅在胎盘娩出后孕激素水平才出现下降。然而孕激素受体拮抗剂可以增强子宫肌收缩，诱导子宫由静息转向激活而启动分娩。因此，有学者提出人类分娩启动由“功能性孕激素撤退”触发。前列腺素（prostaglandin，PG）能诱发宫缩，促进宫颈成熟，在分娩发动中起重要作用。妊娠期子宫蜕膜、子宫肌层、宫颈黏膜、羊膜、绒毛膜、脐带、血管、胎盘均能合成和释放 PG。

3.母体来源的激素　缩宫素是分娩中起重要作用的母体来源激素。应用缩宫素成功引产已有很长历史，然而缩宫素不是分娩发动的决定因素。分娩过程中，胎儿刺激宫颈可反射性引起神经垂体释放缩宫素，促使子宫肌收缩力度增加。

第四节　性生理与避孕

人类生殖功能的维系与男女的性功能密切相关，性功能是人类繁衍和生殖活动的基石。

一、性成熟

性成熟（sexual maturity）是指生殖器官的形态、功能已发育成熟以及第二性征发育成熟，且基本具备正常的生育能力。青春期是从儿童期到成年期的过渡阶段，也是性功能从不成熟到成熟的时期。青春期前，与其他生长较迅速的器官相比，生殖器官的发育非常缓慢。进入青春期后，在内分泌激素的影响下，生殖器官迅速发育成熟，并出现体格形态及第二性征的明显变化。

（一）男性性成熟的表现

1.男性生殖器官的发育　睾丸是最重要的男性生殖器官，在青春期前睾丸体积不超过 3 mL，发育也很不完全。进入青春期后，睾丸迅速发育增大，至青春期末可增至 20 mL左右。在体积增大的同时，睾丸曲细精管长度、弯曲度也迅速增长，精原细胞不断分裂繁殖，最后发育成精子。伴随着睾丸的发育，附睾、精囊腺、前列腺等附属性器官也迅速发育，并分泌液体，与精子混合后形成精液。除产生精子外，睾丸还能分泌雄激素，因此，睾丸既是生殖器官，也是内分泌器官。雄激素能直接影响男性的生殖器官发育及第二性征的出现。

2.男性第二性征的出现　青春期阶段，在雄激素作用下，开始出现男性第二性征，主要表现为骨骼粗壮、肌肉发达有力、长出胡须和阴毛、喉结突出、声音变粗钝等男性特有的体貌特征。

（二）女性性成熟的表现

1.女性生殖器官的发育　进入青春期后，在性激素的作用下卵巢开始迅速发育。月经初潮时，卵巢的质量仅为成年人的 30%，之后继续增大，至 17～18 岁时卵巢发育基本成熟。成熟卵巢一方面具有周期性的排卵功能，另一方面还可不断地分泌雌激素、孕激素和少量的雄激素，使生殖器官得以迅速发育。子宫在 10 岁左右开始迅速发育，18 岁时接近成年人水平。子宫内膜在卵巢激素的作用下呈周期性的变化，并形成月经。

2.女性第二性征的出现　进入青春期后，随着生殖器官的发育，出现女性第二性征，主要表现为乳腺发育、乳房增大、长出阴毛和腋毛、体态丰满、骨盆宽大、声音细润等女性特有的体貌特征。第二性征的发育以乳房的发育为最早，阴毛出现和乳房发育基本同步，腋毛的出现比阴毛晚半年至一年。这些身体形态方面的变化具有生理意义，妇女宽大的骨盆对分娩有益，发达的乳腺为哺乳所需。

（三）性成熟的调节

青春期是从儿童发育为成年人的重要时期，包括性器官的发育、生殖功能的成熟和第二性征的出现。与此同时，体格发育加速，心理和智力发育成熟。青春期启动一般始于 9～12 岁，至 18～20 岁结束。青春期启动是一个复杂的过程，受神经和内分泌因素的调控，并受到遗传、种族、社会因素、环境、情绪、营养和疾病等因素的影响。青春期的启动从两个独立的发育过程开始，即性腺功能初现（gonadarche）和肾上腺（皮质）功能初现（adrenarche）。

女性性腺功能初现是指女性进入青春期后，下丘脑-垂体-卵巢轴被激活，促使卵巢卵泡发育成熟、排卵，产生雌激素，临床上表现为乳房发育和月经初潮。肾上腺皮质功能也与性成熟有关。在青春期前 1～2 年，腺垂体 ACTH 分泌增多，使肾上腺皮质雄激素分泌显著增加，这段时期称为肾上腺(皮质)功能初现。肾上腺皮质雄激素主要为脱氢表雄酮、硫酸脱氢表雄酮及雄烯二酮。阴毛、腋毛的出现代表肾上腺(皮质)功能初现。临床上，性腺功能不全的患者，在青春期仍有阴毛和腋毛生长，而肾上腺(皮质)功能低下的患者，则几乎没有阴毛和腋毛，说明青春期阴毛与腋毛的生长与肾上腺(皮质)功能有关，而与性腺功能可能无明显的依赖性关系。目前认为，性腺功能初现和肾上腺(皮质)功能初现是两个独立的过程，两者之间不存在因果关系。对女性来讲，青春期启动主要指卵巢功能被激活。

(四)青春期性发育的异常

青春期性发育的异常是指青春期生殖内分泌功能紊乱所致的病理生理学变化及临床体征，包括性早熟和青春期延迟两种。

1.性早熟　性早熟是指儿童超前出现青春发育期，进而发育到性成熟的病理状态。女性性早熟指 8 岁前出现乳房发育，阴毛、腋毛生长，大、小阴唇增大，月经来潮等情况；男性在 9 岁以前出现生殖器官明显发育和第二性征。

2.青春期延迟　青春期延迟比正常儿童晚 2～3 年或更长时间。青春期延迟的年龄限度并无明确的定义。一般认为，若女性到 13 岁仍无乳房发育，16 岁尚无月经来潮，男性超过 14 岁仍无任何青春期发育的表现，应考虑为青春期延迟。男性青春期延迟大多有父系家族史，一般多有下丘脑-垂体功能遗传性缺陷。也有一部分性发育延迟是病理性的，通常是因为内分泌异常、染色体畸变、患有慢性病或因胎儿在子宫内的生长发育环境不良引起。

二、性兴奋与性行为

当人在精神或肉体上受到有关性的刺激时，性器官和其他相关部位将出现一系列生理变化，称为性兴奋(sexual excitation)。性行为(sexual behavior)主要是指在性兴奋的基础上，男女两性发生性器官的接触或交媾，即性交(sexual intercourse)的过程。

(一)男性的性兴奋与性行为

男性性兴奋反应除心理性活动外，主要表现为阴茎勃起和射精。

1.阴茎勃起　阴茎勃起是指由于受到性刺激，阴茎海绵体快速充血，阴茎迅速胀大、变硬并挺伸的现象。阴茎勃起的本质是心理性和外生殖器局部机械性刺激引发的反射活动，其传出神经主要是副交感舒血管纤维，通过释放共存于神经元内的乙酰胆碱和血管活性肠肽，使阴茎的血管舒张。副交感神经中还有含一氧化氮合酶(NOS)的神经纤维，其末梢释放的 NO 具有强烈的舒血管效应。此外，降钙素基因相关肽(CGRP)也可能参与阴茎勃起。CGRP 的作用机制可能与促进前列腺素释放有关。

2.射精(ejaculation)　射精是男性性行为时将精液射出体外的过程，包括移精和排射两步。射精是一种反射活动，初级中枢位于腰骶段脊髓。第一步移精是指感觉冲动由阴茎龟头的触觉感受器传入，经交感神经传出冲动引起输精管和精囊腺平滑肌收缩，将精子移送至尿道，并与前列腺、精囊腺的分泌物即精浆混合，组成精液。第二步排射是指阴部神经兴奋，使阴茎海绵体根部的横纹肌收缩，从而将尿道内精液射出。射精的同时伴有强烈快感，即性兴奋达到性高潮。在男性射精后的一段时间内，一般不能再次发生阴茎勃起和射精，称为不应期。不应期的长短与年龄和身体状况等多种因素有关。

（二）女性的性兴奋与性行为

女性的性兴奋反应主要包括阴道润滑、阴蒂勃起及性高潮。

1.阴道润滑作用 女性在受到性刺激后，阴道的分泌液会增多，使阴道高度润滑。阴道分泌液可由阴道流至外阴部，润滑阴道和外阴，有利于性交的进行。

2.阴蒂勃起 阴蒂是女性的性感受器之一。阴蒂头部分布有丰富的感觉神经末梢，是女性性器官中最敏感的部位。性兴奋时，阴蒂充血、膨胀，敏感性升高，使女性获得性快感并达到性高潮。

3.性高潮 当外阴和阴道受到的刺激达到一定程度时，子宫、阴道、会阴及骨盆部的肌肉会突然出现自主的节律性收缩，并伴有一些全身性反应，类似男性射精时的兴奋状态，称为女性性高潮。

（三）性行为的调节

人类性行为受中枢神经系统与内分泌激素的调节，也受环境及心理等因素的影响。

1.性行为的神经调节 性行为的调节主要是在中枢神经系统的控制下，通过条件反射和非条件反射来实现的。例如，阴茎勃起的基本反射中枢位于腰骶段脊髓，同时受大脑皮层的性功能中枢及间脑、下丘脑的皮层下中枢调节。人的精神和心理因素也可干扰性功能中枢的正常活动，调节多种递质释放，进而影响阴茎勃起反射的进行。

2.性行为的激素调节 调节性反应的激素主要包括雄激素、雌激素和孕激素。在男性，雄激素可刺激性欲，引起自发性阴茎勃起。在女性，雌激素也具有刺激性欲的作用。此外，孕激素有抗动情、降低性欲的作用。因此，性行为与多种内分泌激素有关。

（四）性功能障碍

性功能是一个复杂的生理和心理过程，包括性欲、勃起、性交等多个环节及复杂的心理变化。性功能障碍（sexual dysfunction）是指不能进行正常的性行为或在正常性行为中不能得到性满足的一类障碍。性功能障碍可按发病原因分为器质性性功能障碍与功能性性功能障碍两大类。

器质性性功能障碍是由于机体某个器官或系统发生病理改变而引起的性功能障碍。男性器质性性功能障碍可因多种因素引起，如垂体或性腺功能减退等内分泌因素，肾上腺皮质或甲状腺功能异常、心脑血管疾病、肿瘤、血液病以及外伤、手术、药物因素等。女性器质性性功能障碍除上述引起男性器质性性功能障碍的神经和内分泌异常外，还有自然绝经、卵巢功能早衰及长期服用避孕药物等因素。

功能性性功能障碍多数是由于缺乏性知识、精神心理紊乱及环境不适当引起的。如夫妻双方不能把握性活动的规律和方法、对性生活的畏惧、期望值过高或缺乏自信、心理创伤及情绪失控等。据统计，10％～30％的男性勃起功能障碍是心理性的，而90％以上女性性高潮障碍与精神性因素有关。

三、避孕

避孕(contraception)是指采用一定的方法使女性暂时不受孕。避孕主要通过控制生殖过程中以下环节来达到不受孕的目的:抑制精子与卵子产生;阻止精子与卵子结合;使女性生殖道内环境不利于精子获能、生存,或者不适宜受精卵着床和发育。针对受孕的各个环节,采用相应的阻断或终止受孕的措施,可以达到避孕的目的。目前常用的避孕方法有以下几种:

1.避孕药　避孕药主要指类固醇激素类避孕药,包括口服或外用剂型。类固醇激素类避孕药包括复合型口服避孕药(雌激素、孕激素)、仅含有孕激素的避孕药、孕激素注射针剂、孕激素皮下埋植剂、激素贴剂等。

2.屏障避孕法　屏障避孕法指依赖物理或化学屏障来阻止精子通过,使之不能与卵细胞结合。例如,男性使用的避孕套和女性使用的隔膜。

3.宫内节育器　宫内节育器是一种直接放置在子宫腔内的小型器械,有多种形状和尺寸。宫内节育器有含药(激素缓释)和不含药物成分之分。

4.自然避孕法　这是指那些没有采用机械或药物的避孕方法,如安全期避孕法。

5.绝育　绝育是指采用手术方法达到永久性不育目的的方法。女性绝育通常采用输卵管结扎术或黏堵术,男性绝育通常采用输精管结扎术。

理想的避孕方法应该是安全可靠、简便易行的。各种避孕方法有不同的优缺点,应根据男女双方的年龄、健康情况以及生育情况进行选择。

知识拓展

口服避孕药的发明

口服避孕药的主要研发者是美国生殖生物学家格里高利·平克斯(Gregory Pincus)和治疗不孕的专家约翰·洛克(John Locke)。1960年口服避孕药获得美国食品和药品管理局批准,获得公开应用。由于它高效、方便、价格低廉,受到全世界广大妇女的欢迎。口服避孕药的研制与开发成功使女性掌握了生育的主动权和控制权,是用生理学原理控制人口增长的一次革命,被认为是20世纪最重要的发明之一。

思考题:

1.为什么检测血或尿中hCG浓度可作为诊断早期妊娠的重要指标?

2.根据所学的生理学知识,解释常用避孕方法的原理。

3.为什么有生育要求的育龄男性不能滥用雄激素?

4.试分析可能导致卵泡发育及排卵障碍的原因。

5.为什么说胎盘的形成才使妊娠得以维持?

参考文献

1.郭建，杜联.生理学[M].北京：人民卫生出版社，2021.

2.寿天德.神经生物学[M].3 版.北京：高等教育出版社，2012.

3.唐四元.生理学[M].北京：人民卫生出版社，2022.

4.武宇明，祁文秀.生理学[M].北京：人民卫生出版社，2020.

5.姚泰.生理学[M].2 版.北京：人民卫生出版社，2010.

6.郑煜.生理学[M].北京：高等教育出版社，2010.

7.朱大年.生理学[M].7 版.北京：人民卫生出版社，2008.

8.朱妙章.大学生理学.北京：高等教育出版社，2009.

9.BARRETT K E，BARMAN S M，BOITANO S，et al.Ganong's review of medical physiology[M].23rd ed. New York：McGraw-Hill，2009.

10.BORON W F，BOULPAEP E L. Medical physology：A cellular and molecular approach[M]. 2nd ed.Philadelphia：Saunders，2009.

11.FOX S I.Human physiology[M].12th ed.New York：McGraw-Hill，2011.

12.GUYTON A C，HALL J E. Textbook of medical physiology[M]. 12th ed. Philadelphia： Saunders，2010.

13.MARIEB E N.Human anatomy&physiology[M]. 6th ed.San Francisco：Person Benjamin Cummings，2003.

14.TORTORA G J，DERICKSON B.Principles of anatomy and physiology[M]. 13th ed.Hoboken N J：John Wiley & Sons，2012.

中英文名词索引

E

F

G